U0277317

国家科学技术学术著作出版基金资助出版

盆底功能障碍性疾病诊治与康复系列

盆底功能障碍性疾病诊治与康复：

泌尿分册

主　编　吕坚伟　张正望　文　伟

副主编　施国伟　胡　青　杨剑辉

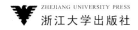
ZHEJIANG UNIVERSITY PRESS
浙江大学出版社

图书在版编目（CIP）数据

盆底功能障碍性疾病诊治与康复：泌尿分册 / 吕坚伟，
张正望，文伟主编． — 杭州：浙江大学出版社，2019.12
（2023.6重印）
ISBN 978-7-308-19164-7

Ⅰ．①盆… Ⅱ．①吕… ②张… ③文… Ⅲ．①骨盆底－
功能性疾病－诊疗②骨盆底－功能性疾病－康复③泌尿系统
疾病－诊疗④泌尿系统疾病－康复 Ⅳ．①R323.5②R69

中国版本图书馆CIP数据核字（2019）第101456号

《盆底功能障碍性疾病诊治与康复——泌尿分册》

主编 吕坚伟 张正望 文 伟

责任编辑 张 鸽 代小秋
责任校对 季 峥
封面设计 雷建军 黄晓意
排 版 杭州兴邦电子印务有限公司
出版发行 浙江大学出版社
（杭州市天目山路 148 号邮政编码 310007）
（网址：http://www.zjupress.com）
印 刷 浙江省邮电印刷股份有限公司
开 本 710 mm×1000mm 1/16
印 张 31
字 数 558 千
版 印 次 2019 年 12 月第 1 版 2023 年 6 月第 2 次印刷
书 号 ISBN 978-7-308-19164-7
定 价 258.00 元

《盆底功能障碍性疾病诊治与康复：泌尿分册》
编　委　会

主　编　　吕坚伟　张正望　文　伟

副主编　　施国伟　胡　青　杨剑辉

编委会　（按姓氏拼音字母顺序排序）

胡　青　浙江中医药大学附属第二医院

胡　洋　浙江大学金华医院

黄邦高　浙江省人民医院

黄贤德　甘肃省人民医院

黄晓军　浙江中医药大学附属第二医院

蒋　晨　上海交通大学医学院附属仁济医院

李旭东　西安交通大学第一附属医院

吕坚伟　上海交通大学医学院附属仁济医院

施国伟　复旦大学附属上海市第五人民医院

唐金华　上海交通大学附属第一人民医院

陶婷婷　浙江中医药大学附属第二医院

田复波　复旦大学附属妇产科医院

王文志　浙江中医药大学附属第二医院

王阳赟　复旦大学附属上海市第五人民医院

文　伟　上海交通大学医学院附属第一人民医院

翁锡君　宁波市鄞州区第二医院

吴海啸　浙江大学金华医院

肖友平　贵阳中医院第二附属医院

徐智慧　浙江省人民医院

杨剑辉　宁波市鄞州区第二医院

余燕岚　浙江大学医学院附属邵逸夫医院

张　杰　浙江中医药大学附属第二医院

张艳平　河北医科大学第二医院

张正望　复旦大学附属华东医院

张忠云　复旦大学附属华东医院

章　俊　复旦大学附属上海市第五人民医院

朱伟新　浙江大学金华医院

朱依萍　上海交通大学医学院附属第一人民医院

随着我国社会经济发展水平的不断提高，人们对健康的需求也逐渐增加，从以往关注疾病本身以及疾病所导致的功能障碍层面，逐渐提高到关注功能障碍所导致的日常生活水平受限和生活质量下降层面。人们对提高社会参与程度和生活质量的需求进一步增加。2017年，党的十九大报告明确提出"实施健康中国战略"，将维护人民健康提升到国家战略的高度，以人民为中心，全面实施健康中国战略。

盆底功能障碍性疾病是由盆底支持结构缺陷、损伤及功能障碍而引起的盆腔器官位置或功能异常，其主要包括盆腔器官脱垂、大小便控制障碍、性生活障碍及慢性盆腔疼痛等。盆底功能障碍性疾病是影响人类生活质量的五大疾病之一。在社会交往中，患者常因大小便障碍所导致的身体异味而产生恐惧和抑郁心理，故盆底功能障碍性疾病也常被称为"社交癌"。然而，受传统观念和人们对疾病认识程度不足等因素的影响，许多患者存在"诊治延迟"和"讳疾忌医"的情况。

就尿失禁而言，50%以上的经产妇存在不同程度的盆底功能障碍性疾病，50%以上的老年妇女会有不同程度的尿失禁症状。由此可见，盆底功能障碍性疾病患者是一个不可忽视的群体。因此，适时地对盆底功能进行评估，及早发现异常，及时进行康复治疗，是预防和治疗盆底功能障碍性疾病，提高患者生活质量的关键。

当患者存在盆底功能障碍性疾病时，不仅要忍受疾病本身所带来的痛苦，而且要经历后续坎坷的就诊过程。盆底功能障碍性疾病所涉及的疾病种类较多，诊治过程复杂，常常需要多学科协作诊治。因此，患者常常在泌尿科、肛肠科、妇产科等科室反复就诊，却得不到有针对性的诊断和治疗。

为此，丛书主编召集国内从事盆底功能障碍性疾病诊断、治疗和康复工作的专家们编写了该丛书，针对性地解决目前盆底功能障碍性疾病诊治过程中的难点和重点问题，完善盆底功能障碍性疾病的诊治体系，为践行健康中国战略助力。

众所周知，盆底肌评估不仅包括常规的症状问卷、生活质量问卷，以及体格检查、盆底肌肌力徒手测量等常规检查，而且包括较为专业化的尿动力学检查、阴道测压、肛管直肠测压、盆底超声检查、盆底动态磁共振检查、盆底肌表面肌电图检查、盆底诱发电位、排粪造影、尿路造影检查、尿垫试验、结肠传输试验等。不同的检查归属于不同的科室，而各个科室对相同检查结果的解读和看法也存在专业倾向。故本丛书试着将各个评估手段综合于一体，简洁、易懂又专业。

目前，虽然大多数盆底功能障碍性疾病的指南推荐将保守治疗作为首要的治疗手段，但仍有较多的专科医师并不了解保守治疗的手段和方法。单纯的电刺激或生物反馈治疗已经无法满足盆底功能障碍性疾病患者日益提高的康复需求。因此，本丛书专门设置了盆底功能障碍性疾病的泌尿分册、肛肠分册、妇产分册和康复分册。各个分册分别重点阐述，各有侧重。并且，本丛书罗列分析了康复医学专业的声、光电、热、磁等理疗手段，加入了盆底肌康复训练手段（如Kegel训练、家庭功能康复器、腹部核心肌群训练、人工手法按摩、关节紊乱复位、姿势矫正训练、牵伸训练、控制训练、局部问题处理、呼吸训练、有氧训练、肌内效贴等），同时结合中医针灸、中药熏蒸等手段，系统又完整地介绍了盆底功能障碍性疾病康复治疗的范围，充分拓展了除手术治疗、骶神经调控、电刺激治疗以外的盆底功能障碍性疾病治疗范围。

随着时代的发展，以生存为核心的医学模式已经转变为以生活质量为核心的医学模式。人们的思想正在逐步开放，盆底功能障碍性疾病的诊断率大大上升。本丛书可以为盆底功能障碍性疾病的早发现、早诊断、早治疗和早康复提供坚实的基础，值得从事盆底功能障碍性疾病诊治与康复的相关专业人员阅读和参考。

江苏省人民医院康复医学科主任

美国国家医学科学院外籍院士

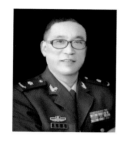

近几年来，全国各地对盆底疾病的关注如雨后春笋一般迅猛发展，盆底疾病涉及许多学科，如泌尿科、妇科、肛肠科和康复科等，属于跨学科领域。尿失禁、便失禁、盆底器官脱垂、盆底疼痛、排尿困难及性功能障碍等盆底疾病，虽不致命，但严重影响患者的生活质量，可能使其生活变得压抑，性格变得孤僻。过去因为此类疾病的特殊性，患者在与医生沟通时常有所保留，导致医生无法对患者的病情做出最正确的判断，从而丧失最佳的治疗时机。因此，盆底疾病应该引起广大医务工作者的高度关注。

医生已经不仅仅是救人性命的代名词。随着社会的高速发展，患者对医生的要求也不断提高。现在的医务工作者不仅要救死扶伤，而且要改善患者的生活状态，提高患者的生活质量，让患者有尊严地生活。医务工作者在这个领域不断探索，随着人类研究知识面的不断扩展、接触事物的不断更新、医学的不断进步，针对盆底功能障碍性疾病的诊治方法和手段也不断增多。近几年，国内泌尿科、妇科、康复科等不同领域的学会都分别成立了盆底学组或专业委员会，中华医学会泌尿科分会也于 2015 年成立了女性泌尿学组，为从事女性盆底疾病工作的医生提供了学术交流的平台。

本书从泌尿科的范畴介绍了与泌尿系统相关的盆底疾病，病种齐全，包括针对这些盆底疾病的定义、流行病学、诊断评估、手术治疗以及康复治疗的最新介绍和国内外进展，特别增加了许多丰富的图片和手术操作视频（见二维码），使读者能够更易于理解和掌握。对于有志于盆底医疗工作的医务工作者来说，该书是非常宝贵的学习及参考资料。

我诚挚地向大家推荐这本书，并祝愿我国盆底医疗蓬勃发展！

中国人民解放军中部战区总医院

2019 年 6 月 18 日

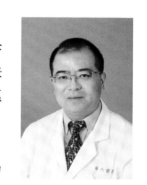

我国逐渐步入老龄化社会，人们对生活质量也日益重视，女性盆底功能障碍性疾病的发病、预防、诊治和康复越来越受到人们的关注。因为涉及隐私并缺乏此方面的相关知识与认知，许多盆底疾病患者不愿或不知去哪里就诊，从而未能及时得到合理的诊治，使得病情越发严重，大大影响了生活质量与幸福指数。此书的亮点在于，不仅通过文字的方式介绍了盆底功能障碍性疾病的预防、诊治和康复的方法，而且通过扫二维码的方式可以观看诊治和康复方法具体操作的视频，实用性强，有助于广大医务人员更深入地学习和理解。

本书的编者均是长期工作于盆底诊疗的临床一线专家，有着扎实的盆底基础知识，丰富的临床实战经验。针对不同的患者、不同的病情，能制定不同的诊疗措施，对盆底的手术和康复治疗形成了一套整体理论，使更多患者得到帮助。由于盆底功能障碍性疾病在此之前并未受到广大民众的关注，所以需要更多的本专业医师加入盆底疾病知识宣传的科普工作中，包括社区讲座、义诊、电台广播宣教等。值得提出的是，本书的三位主编在盆底界被称为"盆底三剑客"，正是这三位专家在盆底领域不断地深入研究，引领创新，使得越来越多的医生对盆底疾病的诊治产生了兴趣，加入了"盆底"大家庭，为上海乃至全国盆底医疗的蓬勃发展做出了重要贡献。学习"盆底三剑客"的钻研、创新及团队精神，以他们为标杆与榜样，让更多的医生和患者能全面了解盆底功能障碍性疾病的诊治与康复。

这是一本能让泌尿科、妇科等盆底相关专业住院医师、盆底康复师以及医学生获得更多有关盆底知识的宝典，希望阅读此书的你可以得到最大的收获。

上海交通大学医学院附属第六人民医院

2019 年 6 月 20 日

目　录

第一章 概　论

第一节　泌尿生殖系统的组织胚胎学

一、早期胚胎系统的发育

受精 5 ～ 6d，人类的胚泡进入子宫腔；大约第 7 天，胚泡开始种植，并于 5 ～ 7d 内完成种植。在此期间，细胞群发育成两层胚盘结构。妊娠第 2 周，内细胞群近胚泡腔一面的细胞分裂增生，形成一层整齐的立方细胞，称内胚层（Endoderm）；内胚层周边细胞向腹部增生，并在腹侧愈合成一个囊，称卵黄囊（Yolk sac）。妊娠第 2 周末，在内胚层上方的内细胞群形成一层柱状细胞，称为外胚层（Ectoderm）。妊娠第 3 ～ 8 周为中胚层（Mesoderm）发育时期。妊娠第 3 周，外胚层和内胚层之间的中胚层开始形成，中胚层细胞内陷并向远侧迁移，除头部的脊索和尾部的泄殖腔外，其余部分被中胚层完全分隔开。妊娠第 4 周后，胚胎的纵向生长开始超过其横向生长，所产生的张力使脐带周围的头尾相互折叠，这种折叠形成了泄殖腔。中胚层组织从尿囊的基底部移向泄殖腔膜，形成泌尿生殖膈，泄殖腔被分为腹侧泌尿生殖窦和背侧直肠两部分（见图 1-1）。

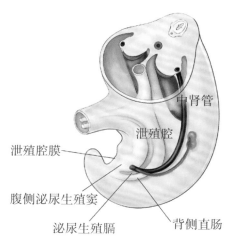

中肾管

泄殖腔

泄殖腔膜

腹侧泌尿生殖窦

泌尿生殖膈

背侧直肠

图 1-1　中胚层的形成。泌尿生殖膈把泄殖腔分为腹侧泌尿生殖窦和背侧直肠两部分（引自 Walters MD, Karram MM. Urogynecology and Reconstructive Pelvic Surgery [M]. 4th Ed. London, UK: Elsevier, 2015: 33.）

泌尿道和生殖系统由中胚层的中肾管（Wolffian 管）和副中肾管（Müllerian 管）发育而来。大致在妊娠第 7 周，两者在胚胎背后靠近泄殖腔处朝向泌尿生殖窦方向生长。在此过程中，中肾管位于比较外侧的部位。中肾管的生长主要与泌尿系统的发育有关；而副中肾管位于更外侧，副中肾管的生长主要与生殖系统的发育有关，其逐渐延长，在中平面并列形成男性或女性性腺。在女性，它将融合形成"Y"形子宫阴道原基或管道；子宫阴道原基突入尿生殖膈的背侧形成一个突起，称为窦结节（Müllerian 结节）。此外，Müllerian 管的开口进入体腔，发育为之后的子宫角和输卵管。

随后，内胚层、中胚层和外胚层三个胚层分化成各个特定的组织和器官，其中间介中胚层分化为泌尿和生殖系统的器官，其他部分的中胚层则分化成心血管系统、脾脏、结缔组织和内脏血管等多种组织结构。

二、肾和输尿管的形成

肾脏的发育形成是一个复杂的过程，受间质和输尿管芽相互诱导以及许多分化因子的影响。肾脏的发育分为三个阶段。第一阶段为原肾期，出现于妊娠的第 3 周，原肾小管发展为颅端并延伸至尾部，但迅速退化，没有泌尿功能；从第 5 周开始，原肾小管逐渐消失。第二阶段为中肾期，在妊娠第 4 周末，中肾管道出现在中肾的第 9 和第 10 体节，与泄殖腔相通。这些导尿管在妊娠第 28 天在近泄殖腔膜处上皮生长形成输尿管芽，在中线融合向上形成肾盏、输尿管、肾盂和集合管，最终向下形成膀胱。与原肾不同的是，中肾具有短暂的排泄功能。一些小管形成的管腔和囊泡成"S"形，其中外侧部分变成中肾管，内侧部分围绕起源于主动脉的毛细血管并形成原始肾单位小体。中肾期在发育的第 4 个月逐渐消失，仅留下一些残余物。在男性，这些残余物将形成附睾和输精管；在女性，这些残余物持续存在成为卵巢冠和卵巢旁体。第三阶段为后肾期，在妊娠第 28 天左右，间介中胚层和输尿管芽相互诱导，共同分化形成后肾（见图 1-2）。肾脏的排泄系统由后肾中胚层发育而来。

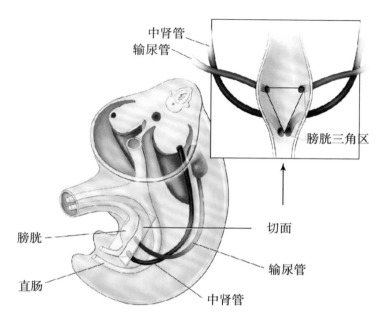

中肾管
输尿管
膀胱三角区
切面
膀胱
输尿管
直肠
中肾管

图 1-2 肾脏不断上升并内旋，中肾管和输尿管分离（引自 Mark D. Walters， et al. Urogynecology and Reconstructive Pelvic Surgery [M]. 4th Ed. London, UK: Elsevier, 2015: 34.）

输尿管芽在胚胎发育的第 6 ～ 32 周反复分化，最终形成收集系统，包括集合管、肾盏、肾盂和输尿管。后肾间充质部分产生肾的实质部分，包括肾小球、近端和远端小管，发挥过滤和清除的作用。由于输尿管芽发生分支的时间过长，有时会导致肾实质的肾上腺间充质生长不均匀，近侧肾单位过早形成，从而比周围的肾单位更成熟。肾单位在人体中经历了四个发展阶段。第一阶段，后肾间充质与输尿管芽完全分离；第二阶段，"S"形肾单位与输尿管芽连接；第三阶段，出现卵圆形结构；第四阶段，出现圆形肾小球。人类大多数肾单位是在第四阶段产生的。

随着肾脏从最初的盆腔位置上升到上腹膜后（即从第 28 对体节处上升 4 个体节），它们在胚胎中的位置逐渐变得更加接近头部，这可能是肾实质的活跃生长以及胚胎尾部的偏向性生长增加所致的结果。随着肾脏的上升，头部位置的胚胎组织会产生新的血管，更多尾部的血管会消失分解。如果肾脏不能正常上移，就近生长在骨盆髂血管附近时，则称为骨盆肾（Pelvic kidney），该肾脏血液供应通常是异常的，因为当肾脏停止上升时，血管生成也停止。因此，对任何肾异位患者都应考虑异常血供的可能性。双侧肾脏距离较近以致于下级融合，则易形成"马蹄肾"，这主要是由肠系膜下动脉的根部阻碍肾脏上升至腰部所致的。

三、膀胱和尿道的形成

妊娠第 4 ～ 7 周，中胚层组织从尿囊的基底部移向泄殖腔膜，形成泌尿生殖膈。泄殖腔被泌尿生殖膈分为泌尿生殖窦和肛管两部分。泌尿生殖窦上段扩张形成膀胱；泌尿生殖窦中段在男性中形成尿道的前列腺部和膜部，在女性中形成后尿道和阴道近端；泌尿生殖窦下段在男性中形成尿道的阴茎部，在女性中形成尿道远端和阴道的远端 1/3。泌尿生殖窦的头部在妊娠第 3 个月逐渐变细，尿囊闭锁，形成条索状结构，被称为脐尿管，联系膀胱颈部和脐部，成年后形成脐正中韧带。膀胱内壁在妊娠的其余阶段发展。由于上皮、间充质相互作用，故胶原蛋白形成始于固有层并随后插入壁间肌肉纤维，起到保持膀胱的弹性和顺应性的重要作用。

同时，中肾管横向弯曲，形成输尿管芽。泌尿生殖窦和输尿管芽之间的中肾管，到妊娠第 33 天时，被吸入泌尿生殖窦，在以内胚层为主的泌尿生殖窦中形成中胚层岛；中胚层岛横向扩展形成膀胱三角，其尾端继续变窄，最终形成完整的尿道。值得注意的是，膀胱三角区与膀胱独立发展，这很好地解释了为什么膀胱三角区的肌肉层是与输尿管肌连续，而不是与膀胱逼尿肌连续。这种特性也说明，膀胱颈部和三角区肌肉的药理学反应是与膀胱逼尿肌不同的。

四、泌尿生殖窦和外生殖器的形成

在妊娠 12 周以前，男性和女性胚胎在形态上是相同的。随着泄殖腔尾部的溶解和下腹壁的进一步发育，泄殖腔返回到更背侧的位置；到妊娠第 5 周左右，中胚层增殖形成生殖器结节，这些结节最终在中线融合形成阴茎或阴蒂。泌尿生殖窦保留在结节的基部，其褶皱最终在男性中融合形成阴茎尿道，在女性中扩大而形成阴道前庭和小阴唇。到妊娠第 6 周，泌尿生殖窦发展为尿道内的尿道凹槽，此后不久便形成尿道板（此凹槽的加深）。在缺乏雄激素的环境中，两性潜能的外生殖器向女性分化。在女性中，生殖器结节形成阴道板，向子宫阴道原基末端延伸，在其中间生成空腔，之后发育成阴道。男性外生殖器的成功分化依赖于原始生殖细胞表面 Y 染色体基因决定的组织相容性 Y 抗原，从而在细胞内产生 5α 还原酶作用下的来自睾酮的产物二氢睾酮（Dihydrotestosterone，DHT），在雄激素的作用下开始男性外生殖器的分化。

五、泌尿生殖窦发育异常

输尿管芽相对于泌尿生殖窦的位置往往是输尿管先天畸形异常的关键因素。如果肾管上的输尿管芽过快地并入膀胱，将导致输尿管小结节的横向移位，壁内输尿管隧道纵形肌肉缺陷，容易发生原发性膀胱输尿管反流现象；相反，如果泌尿生殖窦距离很远，输尿管芽较缓慢地并入泌尿生殖窦，将可能导致先天性输尿管狭窄以及输尿管异位开口等情况。此外，如果输尿管芽过早地发生分裂，将会表现为双肾、双输尿管的先天异常。

据统计，每 3 万例新生儿中约有 1 例发生膀胱外翻的异常发育现象；通过体外受精孕育的新生儿，该现象的发生率更是高出 7 倍，在男性中更常见，男女发生比例约为 3 ∶ 1。这种疾病的特征是泄殖腔膜早期破裂，同时与腹壁外胚层发育缺陷有关。外胚层与内胚层之间的间充质向内生长，泄殖腔膜最终形成下腹前壁。发育中，如果腹侧腹壁的中胚层功能不全，导致外胚层发育不全，将会使膀胱前壁退化，膀胱广泛开口于腹壁。该疾病的发生还常伴有其他器官系统的畸形，包括四肢、前腹壁下部、骨盆带以及后肠外泄殖腔。

尿道下裂（Hypospadias）是男性泌尿生殖系统最常见的先天畸形。正常情况下，在妊娠第 7 周后，尿道皱襞自尿道近端逐渐向龟头端融合成一管形（即尿道）。该过程有赖于胚胎性腺分泌的雄激素，也取决于胚胎尿道沟及皱襞对睾酮的反应。当雄激素分泌不足，尿道皱襞形成管形发生障碍，尿道沟融合不全时，可导致尿道下裂。若尿道开口处的间质组织不发育，仅形成一条扇形的纤维索，围绕尿道外口并延伸和嵌入龟头，则常导致阴茎弯曲。尿道下裂可分为四型，即阴茎头型、阴茎型、阴囊型和会阴型。当尿道下裂合并双侧隐睾时，尤其要注意患者有无性别异常。

六、性腺发育

睾丸的发育始于妊娠第 5 周。卵黄囊中的生殖细胞迁移到邻近的间质，产生具有上皮和胚状体的原始性腺，后者由松散的上皮细胞形成，随后诱导形成中肾内侧泌尿生殖嵴，分化为索状的曲细精管前体，再分化为曲细精管、精直小管和睾丸网（见图 1-3）。其中，曲细精管由两种细胞组成：一种是 Sertole 细胞，是从 6 周分化后表面上皮衍生而来的支持细胞；另一种是精原细胞，从胚细胞分化而来。分布在曲细精管周围的间充质细胞则分化为间质细胞（Leydig 细胞），该细胞大约在妊娠 8 周时产生睾酮。睾丸的其他输入小管从中肾管分化而来，最终在睾丸周围形成一层厚厚的纤维膜，即白膜。由 Leydig 细胞分泌的睾酮和由 5α-还原酶作用产生的二氢睾酮在男性导尿管解剖结构和外生殖器的发育中起到关键作用。睾酮诱导形成输精管和输出小管；中肾小管变性，形成附睾及其附件；远端中肾管形成精囊。睾酮和局部转化的二氢睾酮还能诱导前列腺的发育形成。

在妊娠 12 周内，男性和女性胚胎基本一致。妊娠 12 周以后，内部或外部生殖器的发育就受到基因、内分泌和旁分泌等因素的影响。Sry 是 Y 染色体短臂上的基因。在妊娠 8 ~ 10 周，Sry 和 SOX-9 可影响多条通路，从而诱导 Sertole 和 Leydig 细胞的形成，促使抗苗勒管激素（Anti-Müllerian hormone，AMH）分泌，也称为苗勒管抑制物质（Müllerian inhibiting substance，MIS），诱导副中肾管的退化。男性副中肾管的退化残留物包括前列腺囊和附睾。AMH 具有单侧旁分泌活性，以实现消除 Müllerian 结构的作用。如果睾丸分泌 AMH 失败或不足，将会导致同侧的副中肾管结构持续存在，或可能形成微型子宫和输卵管，还通常伴有腹股沟疝。在没有 SRY 蛋白和 AMH 的情况下，未分化的性腺在 3 ~ 4 个月时从成熟的皮质发育成卵巢滤泡（见图 1-3）。

卵巢的发育取决于基因在 X 染色体以及常染色体上的定位。大约在妊娠第 10 周，卵巢才能被分辨出。由于没有组织相容性 Y 抗原的作用，所以原始性腺开始退化，在髓质形成原基卵巢网。在未分化阶段，卵巢的原始胚芽细胞继续有丝分裂，形成卵巢细胞。在妊娠第 20 周，卵原细胞数量达到最高峰 600 万 ~ 700 万；然后不断退化和闭锁，到出生时数量不到 200 万。睾酮的缺乏导致中肾管退化，同时副中肾管得以保留并进一步分化。副中肾管的头侧游离缘将发育成输卵管，子宫阴道原基将发育成子宫内膜上皮和腺体，子宫基质与子宫肌层由邻近的间质组织分化而来。在子宫阴道原基的形成过程中，如果副中肾管不能正常融合，将导致各种类型的先天性子宫和阴道发育异常。

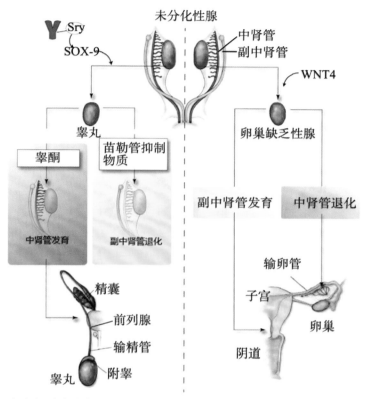

图 1-3　参与性腺发育与分化的机制（引自 Walters MD, Karram MM. Urogynecology and Reconstructive Pelvic Surgery［M］. 4th Ed. London, UK：Elsevier, 2015: 38.）

七、内外生殖器发育异常

内外生殖器的发育异常可以分为仅影响外生殖器和影响内、外生殖器两类。外生殖器受影响的疾病被认为是模糊的生殖器（两性畸形）。男性假两性畸形的基因组表现为 46XY，保留有 Wolffian 管状结构和内部睾丸组织，但临床表现为女性化的外部生殖器。女性假两性畸形的基因组表现为 46XX，保留有苗勒结构和内部卵巢组织，外生殖器没有一致的外观，约 75％患者的临床表现为外部生殖器男性化，同时有尿道下裂和可变的性腺下降。常见的内外生殖器发育异常类型如下。

（一）真两性畸形

若一名患者体内既有睾丸组织又有卵巢组织，则被称为真两性畸形。真两性畸形共有三种类型。①分侧型：一侧为卵巢，另一侧为睾丸，最少见。②单侧型：一侧为卵睾（即一个腺体内既有卵巢组织又有睾丸组织）。③双侧型：两侧均为卵睾。患者外阴部常男女难分，但比较倾向于男性表现，约3/4的患儿当男孩抚养，均有不同程度的尿道下裂，阴囊发育不良似大阴唇。此外，真两性畸形常伴有睾丸肿瘤风险的增加。

（二）女性假两性畸形

在女性假两性畸形中，最常见的是21-羟化酶缺乏症，这是一种常染色体隐性遗传疾病。21-羟化酶缺乏会导致肾上腺类固醇合成分泌紊乱，雄激素分泌过度增加，从而使性分化发生异常。临床大多表现为外生殖器的男性化，而正常的女性内生殖器可被保留，比如可以有正常的阴道，但与男性尿道下裂合并双侧隐睾类似。在类固醇合成途径中，其他受到影响的酶还有3β-羟化酶、11β-羟化酶、17-羟化酶、18-羟化酶等。其中，11β-羟化酶缺乏症的临床表现还有钠潴留和高血压。无论哪种临床表现，对患者的治疗都应包括纠正电解质异常和重建功能性表型。

（三）男性假两性畸形

男性假两性畸形患者染色体组型为46XY，体内只有一种生殖腺，而外生殖器介于男女之间，体内虽具有睾丸，但外阴部似女性，阴蒂肥大。因雄激素合成或发育中胚胎的识别缺陷而导致。据统计，6万名新生儿中约有1例男性假两性畸形，其发生原因主要是雄激素耐受，这是一种X连锁的异常。患者虽有睾丸形成且功能正常，但靶组织对雄激素不敏感或受体缺陷。这些患者多发现于青春期，但出生后不久也可鉴定，可给予睾酮或人绒毛膜促性腺激素治疗，以刺激阴茎生长并确定男性性别分配是否可行。

（四）女性生殖道的发育异常

Müllerian管形成女性生殖系统依赖于原始结构的融合，而融合异常并不少见。Müllerian系统的正常发育依赖于Wolffian管外侧上皮管的延长和到达 Müller 结节后各导尿管的融合，任一步骤失败都可能导致女性生殖道的发育异常。其临床表现因病变部位而异，如缺乏第二性征、无月经或月经紊乱、经血潴留、性交困难、不育、难产等，其中以处女膜闭锁最为常见，俗称石女。子宫发育异常也较常见，临床常见的有先天性无子宫、无阴道、双角子宫、双子宫、单子宫、残角子宫、子宫纵隔等。阴道发育异常有先天性无阴道、双阴道以及阴道横隔、纵隔等。

（五）男性生殖道的发育异常

男性生殖道的分化是在雄激素作用下生殖结节长大形成阴茎；至妊娠第 8 周左右，尿生殖褶由后向前愈合，尿道沟变为尿道，并包入尿道海绵体内。尿道上皮大部分来自内胚层，尿道外层上皮来自外胚层，左右阴唇囊隆起相互靠拢，并在中线愈合形成阴囊。任一步骤失败都可能导致男性生殖道的发育异常，常见的临床表现如下。①睾丸发育异常：主要是位置异常，即隐睾、无睾、单睾、多睾等畸形。②阴茎和尿道发育异常：有尿道下裂、尿道上裂、后尿道瓣膜、包茎等。尿道下裂较常见，是由胚胎时期阴茎腹侧尿道沟由后向前闭合不全所致。轻者仅阴茎头部有尿道下裂，可不影响功能，重者可包括阴囊及会阴，对排尿、性交均有影响。有尿道下裂的阴茎往往发育不好，向腹侧弯曲。会阴尿道有下裂时，外生殖器外形可类似女性表现。尿道下裂合并两侧隐睾，则为男性假性两性畸形。③外阴发育异常：如假两性畸形，可见阴茎小，会阴呈阴唇样皱襞，阴囊裂开，有盲端阴道等。

第二节　盆底的解剖和功能

一、盆底肌肉与筋膜

骨盆以骶岬、弓状线、耻骨梳、耻骨结节和耻骨联合上缘的连线（界线）分为上方的大骨盆和下方的小骨盆。大骨盆参与腹腔的组成，本节所指的盆底是指界线以下的小骨盆部分，它包括盆壁、盆膈和盆腔器官等，盆底上口由界线围成，下口封以盆膈；盆膈以下的软组织被称为会阴。

（一）盆底肌肉

盆底肌肉主要由骨盆肌和盆膈组成（见图1-4）。

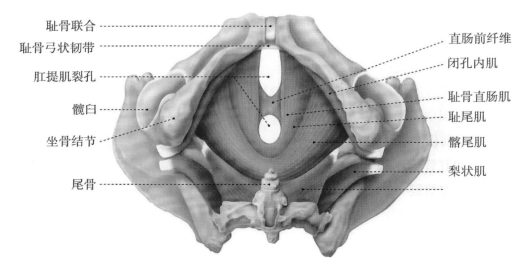

图1-4 盆底肌肉主要由骨盆和盆膈组成（女性）

1. 骨盆肌

骨盆肌为附着于盆壁内面的肌肉，分为闭孔内肌（Obturator internus）和梨状肌（Piriformis）。闭孔内肌位于盆腔侧壁，起自闭孔膜内面及其邻近骨面，经从骨小孔出盆腔，止于股骨转子窝。它的前上缘及其筋膜参与闭膜管的围成。梨状肌位于盆腔后壁，起自骶骨盆面外侧部，经坐骨大孔出盆腔，止于股骨大转子。该肌未能完全封闭坐骨大孔，其上、下缘的空隙分别称为梨状肌上、下孔。

2. 盆膈

盆膈由前方的肛提肌和后方的尾骨肌以及覆盖在两肌上、下面的盆膈上、下筋膜组成。盆膈具有承托盆腔脏器，协助排尿、排便、分娩等的功能。

（1）肛提肌（Levator ani muscle）：为阔肌，两侧连合成漏斗状，起于耻骨联合的盆面、盆筋膜腱弓（肛提肌腱弓）和坐骨棘的盆面。肌纤维向后内方，在中线处与对侧肌纤维会合止于会阴中心腱、肛尾韧带和尾骨尖。

在会阴中心腱前方，两侧前份的肌纤维围成盆膈裂孔，在男性有尿道通过，在女性有尿道和阴道通过。

根据肌纤维的起止和排列，肛提肌自前向后又可分为耻骨阴道肌（Pubovaginalis）（女性）或前列腺提肌（Levator prostatae）（男性）、耻骨直肠肌（Puborectalis）、耻尾肌（Pubococcygeus）和髂尾肌（Illiococcygeus）等四部分（见图1-4）。

女性的耻骨阴道肌和男性的前列腺提肌均起自耻骨联合及肛提肌腱弓前份，耻骨阴道肌的肌纤维沿尿道、阴道的两侧行走，并与尿道、阴道的肌纤维交织，有协助缩小阴道口的作用。前列腺提肌的肌纤维经前列腺两侧止于会阴中心腱，有支持前列腺的作用。耻骨直肠肌起于耻骨盆面和肛提肌腱弓前份，肌纤维行向后内，并与对侧纤维交织构成"U"形襻，围绕于直肠和肛管交界处的侧方和后方，协助肛门括约肌发挥收缩功能。耻尾肌起于肛提肌腱弓中份，止于肛尾韧带。髂尾肌起于肛提肌腱弓后份和坐骨棘盆面，止于肛尾韧带以及尾骨侧缘。

（2）尾骨肌（Coccygeus）：属退化结构，位于肛提肌后上方，骶棘带的前方。它起于坐骨棘和骶棘韧带，止于尾骨的外侧缘。

（二）盆筋膜

根据分布不同，盆筋膜可分为盆壁筋膜和盆脏筋膜。

1. 盆壁筋膜

盆壁筋膜（Parietal pelvic fascia）是覆盖在盆腔前、后和两侧壁内面以及梨状肌、闭孔内肌表面的筋膜，向下至盆底与盆膈上筋膜相连续。覆盖闭孔内肌的称为闭孔筋膜（Obturator fascia），此外还有梨状筋膜和骶前筋膜。闭孔筋膜上部附着于骨盆入口缘，在此与髂筋膜相延续；中部在耻骨联合后方坐骨棘之间增厚形成盆筋膜腱弓（Tendinous arch of pelvic fascia）（肛提肌腱弓），为肛提肌的起点之一；下部为坐骨直肠窝的外侧壁。骶前筋膜位于骶骨前面，向上附于第3、4骶椎，向下与直肠筋膜相连续。

2. 盆脏筋膜

盆脏筋膜（Visceral pelvic fascia）是包绕在盆腔脏器、血管和神经周围的结缔组织的总称。其中，包绕在脏器周围的被称为脏器筋膜，形成囊或鞘。包绕在一些容积经常变化的器官（如膀胱、直肠）周围的筋膜比较薄而疏松，而包绕在体积较恒定的器官（如前列腺）周围的筋膜坚韧厚实。盆脏筋膜在有些局部会增厚，附着于邻近的骨面，称作韧带，它们起着支持和固定脏器位置的作用，例如男性的耻骨前列腺韧带，女性的耻骨膀胱韧带以及子宫骶韧带等。有些韧带内含有少许平滑肌纤维；有些韧带中有进出脏器的血管、神经穿行，例如膀胱侧韧带、直肠侧韧带以及子宫主韧带等，有的学者将之称为器官旁组织，如子宫旁组织、直肠旁组织等。此外，在器官与器官之间有额状位的结缔组织膈，上连腹膜盆腔陷凹的底，下达盆膈上筋膜，两侧附于盆腔侧壁的盆壁筋膜。男性的位于直肠与膀胱之间，称直肠膀胱膈；女性的位于直肠与阴道之间，称直肠阴道膈。一般认为，它们是腹膜直肠膀胱陷凹或直肠子宫陷凹的凹底两层腹膜愈合的遗迹。

（三）盆筋膜间隙

盆壁筋膜与盆脏筋膜之间形成许多筋膜间隙。间隙内有大量疏松结缔组织和脂肪，有利于盆腔脏器的容积变化。在临床上较为重要的间隙有以下两种。

1. 耻骨后隙

耻骨后隙（Retropubic space）位于耻骨联合与膀胱之间，又称膀胱前隙。间隙向上与前腹壁的腹膜外组织相延续，因此临床上常将该间隙作为膀胱、前列腺和剖宫产的腹膜外手术入路。若膀胱前壁或男性尿道前列腺损伤，外渗的尿液可经此间隙向腹壁的腹膜外组织蔓延。

2. 直肠旁间隙

直肠旁间隙（Perirectal space）位于盆底腹膜与盆膈之间，直肠筋膜的周围。此间隙被直肠侧韧带（此韧带由直肠下动、静脉及周围结缔组织构成）分为前、后两部：前部称直肠前隙或骨盆直肠间隙，它的前方为直肠膀胱膈（男）或直肠阴道膈（女），后方为直肠和直肠侧韧带；后部为直肠后隙，位于直肠侧韧带与骶骨之间，此间隙向上直接与腹膜后隙相通，故临床上常将气体注入该间隙行腹膜后隙的充气造影。

二、盆底血管、淋巴和神经分布

（一）盆底的动脉分布

盆底的动脉供应除主要来自髂内动脉外，还有直肠上动脉、骶中动脉、卵巢动脉（女）。

1. 髂内动脉

髂内动脉（Internal iliac artery）自髂总动脉分出，在骨盆后外侧壁下行，分为前、后两干，后干为壁支，而前干除发出壁支外还发出脏支（见图1-5）。

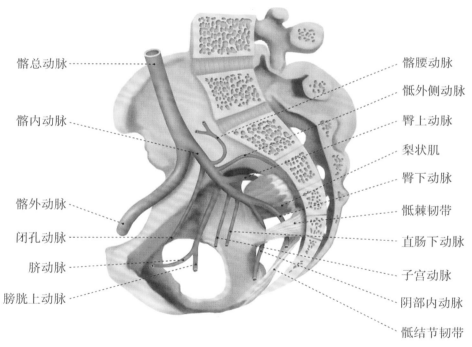

髂总动脉	髂腰动脉
髂内动脉	骶外侧动脉
	臀上动脉
	梨状肌
	臀下动脉
髂外动脉	骶棘韧带
闭孔动脉	直肠下动脉
脐动脉	子宫动脉
膀胱上动脉	阴部内动脉
	骶结节韧带

图1-5 盆底髂内动脉的各分支（女性）

（1）髂内动脉壁支分为以下动脉。①髂腰动脉（Iliolumbar artery）：有1～2支，向外上进入腰大肌的深面，分支营养髂腰肌、腰方肌等。②骶外侧动脉（Lateral sacral artery）：沿骶前孔前内侧下行，营养梨状肌、尾骨肌、肛提肌等。③臀上动脉（Superior gluteal artery）：经腰骶干和第1骶神经前支间穿梨状肌上孔出盆腔，营养臀部肌肉。④臀下动脉（Inferior gluteal artery）：经第1和第2骶神经前支间穿梨状肌下孔出盆，营养臀部肌肉和髋关节等。⑤闭孔动脉（Obturator artery）：沿骨盆侧壁向前下，穿闭膜管入股部，营养大腿内收肌群、髋关节等。闭孔动脉在穿闭膜管前发出一细小的耻骨支与腹壁下动脉的耻骨支吻合。有时，闭孔动脉本干发育不良或缺如，则由腹壁下动脉或髂外动脉发出粗大的耻骨支替代，形成所谓"异常闭孔动脉"，行经股环的内侧或外侧。

（2）髂内动脉脏支分为以下几种动脉。①膀胱上动脉（Superior vesical artery）：发自脐动脉根部，营养膀胱上部。脐动脉为髂内动脉前干的延续，向内上方沿腹前壁内面至脐。出生后，其远侧部闭锁形成脐内侧韧带。②膀胱下动脉（Inferior vesical artery）：有时与阴部内动脉共干，沿盆腔侧壁向后下行，营养膀胱下部、精囊腺、前列腺等。③直肠下动脉（Inferior rectal artery）：常起自阴部内动脉或臀下动脉，营养直肠下段。④阴部内动脉（Internal pudendal artery）：可与臀下动脉共干，经梨状肌下孔出盆腔，再经坐骨小孔入坐骨直肠窝，发支营养会阴区结构。⑤子宫动脉（Uterine artery）：见于女性，沿盆腔侧壁向下内行，营养子宫、阴道等。

2. 直肠上动脉

直肠上动脉（Superior rectal artery）为肠系膜下动脉分支，经乙状结肠系膜根部入盆腔，分支营养直肠上部。

3. 骶中动脉

骶中动脉（Median sacral artery）起自腹主动脉分叉处，在骶骨盆面正中下行，营养邻近结构。

4. 卵巢动脉

卵巢动脉(Oval artery)发自腹主动脉，先后跨过输尿管和髂外血管入盆，经卵巢悬韧带和卵巢系膜进入卵巢，有侧支与子宫动脉的分支吻合。

（二）盆底的静脉分布

盆底的静脉均与同名动脉伴行，多数注入髂内静脉，但骶中静脉和直肠上静脉分别注入髂总静脉和肠系膜下静脉，右侧卵巢静脉注入下腔静脉，左侧卵巢静脉注入左肾静脉。

髂内静脉（Internal iliac vein）始于坐骨大孔上部，在髂内动脉后内方上行，收集同名动脉供应区的静脉血，在骶髂关节前方上部与髂外静脉

（External iliac vein）形成髂总静脉。

盆底脏器的静脉回流静脉：首先在脏器下部两侧广泛吻合，形成静脉丛，如膀胱静脉丛、前列腺静脉丛或阴道静脉丛、子宫静脉丛、直肠静脉丛等；然后由静脉丛汇合成相应的静脉，再注入髂内静脉。此外，骶外侧静脉和骶中静脉的属支间也有广泛吻合，形成骶静脉丛，位于骶前筋膜与骶骨之间。这些静脉丛之间吻合丰富，可经骶静脉丛向上与椎静脉丛吻合。在盆底手术时，应注意勿损伤骶前筋膜。若造成骶静脉丛的损伤，会造成难以处理的出血。

（三）盆底的淋巴分布

收集盆底淋巴的淋巴结群可分为壁层淋巴结和脏层淋巴结。

1. 盆底壁层淋巴结

盆底壁层淋巴结（Partial lymphnodes）有髂外淋巴结、髂内淋巴结和髂总淋巴结（见图1-6）。

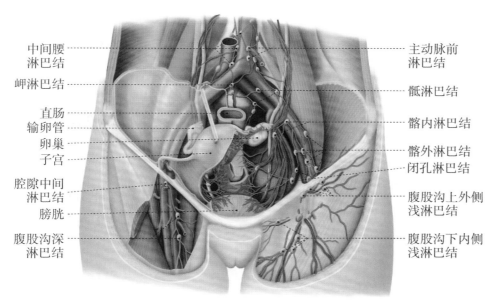

中间腰淋巴结　　主动脉前淋巴结
岬淋巴结　　骶淋巴结
直肠　　髂内淋巴结
输卵管
卵巢　　髂外淋巴结
子宫　　闭孔淋巴结
腔隙中间淋巴结　　腹股沟上外侧浅淋巴结
膀胱
腹股沟深淋巴结　　腹股沟下内侧浅淋巴结

图1-6　盆底的淋巴分布（女性）

（1）髂外淋巴结（External iliac lymphnodes）：沿髂外动脉排列，收集腹股沟深、浅淋巴结的输出管，盆壁和部分盆底脏器如膀胱、前列腺或子宫颈和阴道上段的淋巴管。

（2）髂内淋巴结（Internal iliac lymphnodes）：沿髂内动脉排列，收集盆底脏器、会阴和臀部等回流的所有淋巴。

（3）髂总淋巴结（Common iliac lymphnodes）：沿髂总动脉排列，除收集髂内、外淋巴结的输出管外，还收集沿骶中动脉排列的骶淋巴结的输出管，后者收集直肠、前列腺、骨盆后壁的部分淋巴。

2. 盆底脏层淋巴结

盆底脏层淋巴结（Visceral lymphnodes）位于器官周围，沿髂内动脉的脏支排列，如膀胱旁淋巴结、子宫旁淋巴结等，它们的输出管注入壁层淋巴结，但直肠旁淋巴结的输出管则注入肠系膜下淋巴结。

（四）盆底的神经分布

盆底的躯体神经来自腰丛和骶丛，自主神经主要来自骶交感干、腹下丛和盆内脏神经（见图1-7）。

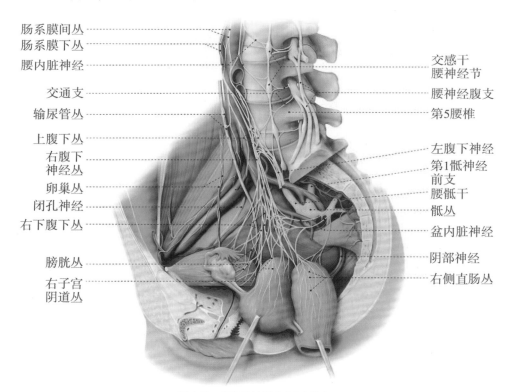

肠系膜间丛
肠系膜下丛
腰内脏神经
交通支
输尿管丛
上腹下丛
右腹下
神经丛
卵巢丛
闭孔神经
右下腹下丛
膀胱丛
右子宫
阴道丛

交感干
腰神经节
腰神经腹支
第5腰椎
左腹下神经
第1骶神经
前支
腰骶干
骶丛
盆内脏神经
阴部神经
右侧直肠丛

图1-7 盆底的神经分布（女性）

1. 躯体神经

骶丛（Sacral plexus）位于梨状肌前方，由腰骶干和所有骶神经、尾神经的前支组成。骶丛呈三角形，其尖端朝向坐骨大孔，前方有髂内动脉的主干及其分支。骶丛分支主要有臀上神经、臀下神经、阴部神经、股后皮神经以及坐骨神经等。

2. 自主神经

（1）骶交感干（Sacral part of sympathetic trunk）：为腰交感干的延续，沿骶骨前面下行，至尾骨处与对侧骶交感干汇合，每条骶交感干上有 3～4 个神经。其节后纤维部分参与组成盆丛；部分形成灰交通支，与骶神经和尾神经连接。

（2）腹下丛（Hypogastric plexus）：可分为上腹下丛和下腹下丛。上腹下丛发出腹下神经与盆内脏神经和骶交感干的节后纤维共同组成下腹下丛，即盆丛；再从盆丛发出直肠丛、膀胱丛、前列腺丛或子宫阴道丛，随相应的血管入脏器。

（3）盆内脏神经（Pelvic splanchnic nerve）：属副交感神经，发自第 2～4 骶神经前支，参与盆丛组成。大部分纤维随盆丛支配内脏器官；部分纤维经腹下神经再穿过上腹下丛上行，随肠系膜下动脉分布于结肠左曲、降结肠和乙状结肠。

三、盆底脏器

盆底脏器分别由泌尿系统、生殖系统和消化系统组成。它们在盆内大致的排列关系是：泌尿系统器官在前，消化系统器官在后，生殖系统器官位于两者之间（见图 1-8 和图 1-9）。

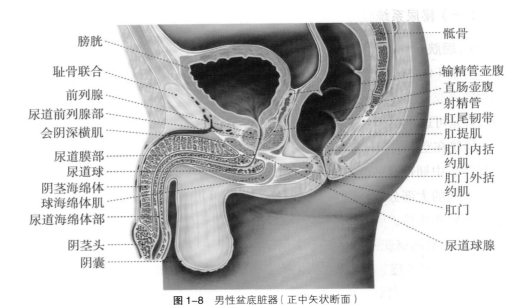

膀胱　　　　　　　　　　　　　　　　　骶骨

耻骨联合　　　　　　　　　　　　　　　输精管壶腹

前列腺　　　　　　　　　　　　　　　　直肠壶腹

尿道前列腺部　　　　　　　　　　　　　射精管

会阴深横肌　　　　　　　　　　　　　　肛尾韧带

尿道膜部　　　　　　　　　　　　　　　肛提肌

尿道球　　　　　　　　　　　　　　　　肛门内括
　　　　　　　　　　　　　　　　　　　约肌
阴茎海绵体
　　　　　　　　　　　　　　　　　　　肛门外括
球海绵体肌　　　　　　　　　　　　　　约肌

尿道海绵体部

阴茎头　　　　　　　　　　　　　　　　肛门

阴囊　　　　　　　　　　　　　　　　　尿道球腺

图1-8　男性盆底脏器（正中矢状断面）

左髂总动、
　　　　　　　　　　　　　　　　　　　静脉
卵巢悬韧带（卵
巢动、静脉）　　　　　　　　　　　　　第5腰椎

右输卵管　　　　　　　　　　　　　　　右输尿管

右髂外动、
静脉　　　　　　　　　　　　　　　　　右侧卵巢

子宫底　　　　　　　　　　　　　　　　卵巢韧带

子宫圆韧带　　　　　　　　　　　　　　子宫体

壁腹膜　　　　　　　　　　　　　　　　直肠子宫
　　　　　　　　　　　　　　　　　　　陷凹
膀胱子宫陷凹　　　　　　　　　　　　　直肠

膀胱　　　　　　　　　　　　　　　　　子宫颈

耻骨联合　　　　　　　　　　　　　　　阴道后穹窿

阴道　　　　　　　　　　　　　　　　　阴道前穹窿

阴蒂脚　　　　　　　　　　　　　　　　肛提肌

会阴深横肌　　　　　　　　　　　　　　肛门外括
　　　　　　　　　　　　　　　　　　　约肌

图1-9　女性盆底脏器（正中矢状断面）

（一）泌尿系统器官

1. 膀胱

膀胱（Urinary bladder）是储存尿液的肌性囊状器官，其大小、形状和位置均随其充盈程度而变化。正常成年人膀胱的平均容量约为 300 ～ 500mL，最大容量可达 800mL。老年人由于膀胱肌紧张度降低，容积增大。

膀胱在空虚时呈三棱锥体形。其顶端尖细，朝向前上方，称为膀胱尖，并有脐正中韧带与脐相连；底部呈三角形，朝向后下方，称为膀胱底；尖与底之间的大部分称为膀胱体；膀胱的下部变细，称为膀胱颈，其在男性与前列腺相连接；膀胱各部之间没有明显的界线。空虚的膀胱黏膜皱襞较多，这些皱襞随膀胱的充盈而消失。但在膀胱底的内面有一个三角形的区域，由于缺少黏膜下层，黏膜与肌层紧密相连，因而无论在膀胱空虚或膨胀时，始终光滑平坦，称为膀胱三角（Trigone of bladder）。膀胱三角的尖向前下续为尿道内口，两侧角为双侧的输尿管口。两侧输尿管口之间的黏膜形成一横行皱襞，称为输尿管间襞（Interureteric fold）。在膀胱镜检时，此间襞为一苍白带，可作为寻找输尿管口的标志。膀胱壁的肌层很厚，可分为外纵、中环和内纵三层，但各层间界限不明显。在膀胱颈处肌层增厚环行围绕尿道内口，称为尿道内括约肌。膀胱属腹膜间位器官，其前壁、侧壁和底的下部均无腹膜覆盖。

2. 输尿管盆部

输尿管腹部左侧越过髂总动脉的末端，右侧越过髂外动脉的起始段进入盆腔。进入盆腔后，成为输尿管盆部（Pelvic part of ureter），沿盆腔侧壁先向后下行，至坐骨棘平面再转向前内。在男性经输精管后下方到达膀胱底；在女性则行于阔韧带底部，在子宫颈外侧约 2cm 处经子宫动脉后下方到膀胱底。最后，斜穿过膀胱壁，开口于膀胱三角的外上角。当膀胱充盈时，膀胱内压增加，壁内部的管腔被压扁，从而阻止膀胱内的尿液发生逆流。

3. 男性、女性尿道

男性尿道（Male urethra）有排尿和排精的功能。成年人男性尿道平均长 18cm，平均直径为 5 ～ 7mm，全长可分为尿道前列腺部、膜部和海绵体部三部分。前列腺部为尿道穿过前列腺的部分，中部有隆起的部分称精阜，精阜两侧有一对细小的射精管开口。膜部为尿道穿过尿生殖膈的部分，周围有尿道膜部括约肌。海绵体部为尿道穿过尿道海绵体的部分，尿道球内的尿道较宽，称尿道球部。临床上将前列腺部和膜部尿道称作后尿道，将海绵体部称作前尿道。

女性尿道（Female urethra）短且直，长约4cm，平均直径为6mm。尿道内口约与耻骨联合后面中央齐平或略上方，经耻骨后间隙，向前下方穿过尿生殖膈，开口于阴道前庭。尿道后方即为阴道，两者的壁紧贴在一起。尿道黏膜近端与膀胱黏膜相连续，远端则与阴道黏膜相连续。尿道黏膜近膀胱颈处下方有一层富含弹力纤维的疏松结缔组织，构成固有层，参与尿道关闭机制。尿道黏膜外侧有一层雌激素依赖的海绵状血管组织，外周括约肌对此组织的轻微压迫可产生明显的闭合尿道的作用。因此，在妇女绝经后，此组织关闭尿道的功能显著下降。

（二）男性盆底内生殖器官

男性盆底内生殖器官主要包括前列腺、精囊和射精管（见图1-10）。

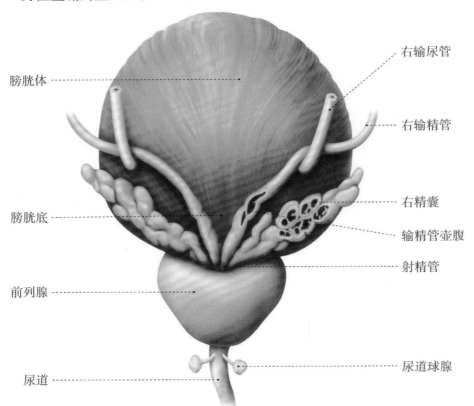

图1-10 男性泌尿生殖器官

膀胱体 .... 右输尿管

右输精管

膀胱底 .... 右精囊

输精管壶腹

射精管

前列腺 ....

尿道球腺

尿道 ....

1. 前列腺

前列腺（Prostate）为男性内生殖器官中不成对的附属腺体，其分泌物是精液的主要成分。其分泌物中含有前列腺素，是内分泌激素的一种。前列腺呈栗子状，分为前列腺底、前列腺体和前列腺尖三部。其底向上接膀胱颈、精囊腺和输精管壶腹，前列腺尖朝下，与尿生殖膈相接。前列腺前面较隆凸，后面平坦，并借膀胱直肠膈与直肠前壁相邻。

前列腺可分为五叶。前叶位于尿道前方；中叶在尿道与射精管之间；左、右侧叶在尿道两侧，为前列腺的主体；后叶覆盖于侧叶和中叶的后方。成年后，前列腺前叶萎缩，中叶、后叶和侧叶相互融合而无明显界线。当发生前列腺肿瘤或腺体内纤维组织增生（尤其是中叶）时，可压迫尿道前列腺部造成排尿困难。

2. 精囊

精囊（Seminal vesicle）为成对的附属腺体。其分泌物参与精液的组成，也是前列腺的分泌腺体之一。精囊位于膀胱底后下部、输精管壶腹的外侧，呈长椭圆形，外观为结节状，内部为盘曲的囊状结构，下端变细成为排泄管，与输精管末端汇合成射精管。

3. 射精管

射精管（Ejaculatory duct）由输精管壶腹的终末端与精囊腺的排泄管汇合而成，穿入前列腺向内下方下行，开口于尿道前列腺部，全长约为 1.5～2cm。

（三）女性盆底内生殖器官

女性盆底内生殖器官包括卵巢、输卵管、子宫和阴道。临床上，常将卵巢和输卵管称为子宫附件（见图 1-11）。

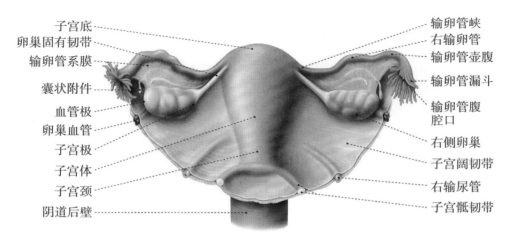

图 1-11 女性内生殖器官

左侧标注（从上到下）：子宫底、卵巢固有韧带、输卵管系膜、囊状附件、血管极、卵巢血管、子宫极、子宫体、子宫颈、阴道后壁

右侧标注（从上到下）：输卵管峡、右输卵管、输卵管壶腹、输卵管漏斗、输卵管腹腔口、右侧卵巢、子宫阔韧带、右输尿管、子宫骶韧带

1. 卵巢

卵巢（Ovary）为女性生殖腺，具有产生卵细胞和分泌女性性激素的功能。其位于小骨盆侧壁，髂内、外动脉之间的夹角内，呈扁卵圆形，略呈灰红色，有上下两端、内外两面和前后两缘。上端为输卵管端；内外两面附于小骨盆侧缘，内有至卵巢的血管、淋巴管和神经等走行；下端为子宫端，有卵巢固有韧带（由结缔组织和平滑肌构成）与子宫相连；后缘游离；前缘有卵巢系膜附着于子宫阔韧带的后层，因此前缘又称为系膜缘。卵巢中部为血管、神经进出之处，称为卵巢门（Hilum of ovary）。卵巢的大小、形状随年龄的不同而有差异。

2. 输卵管

输卵管（Uterine tube）位于阔韧带上缘内，全长约为 10 ~ 12cm，连于子宫底的两侧。其自外侧向内侧可分为四部，即输卵管漏斗部、输卵管壶腹部、输卵管峡部和输卵管子宫部。

3. 子宫

子宫（Uterus）是孕育胎儿的器官，呈前后略扁的倒置梨形，可分为子宫底、子宫体、子宫颈三部。在输卵管入口平面上方、向上隆凸的部分称子宫底；下端呈圆筒状的部分称子宫颈；底和颈之间的部分为子宫体。子宫颈的下部突入阴道内，所以子宫颈又可分为子宫颈阴道部和阴道上部。

子宫颈、子宫体交界处稍细，称为子宫峡。子宫峡在非妊娠时不明显，长约1cm；在妊娠期，峡部逐渐伸长、变薄，形成子宫下段；在妊娠末期，此部可长达7～11cm。子宫底的外侧部与输卵管连接的部分称为子宫角。

子宫体腔的黏膜受性激素的影响发生周期性的增生和脱落，但子宫颈处的黏膜无此变化。除子宫颈的前面和阴道部外，子宫各部均有腹膜覆盖，故子宫属腹膜间位器官。

子宫位于小骨盆腔中部，前邻膀胱，后隔直肠子宫陷凹与直肠相邻。正常子宫呈前倾前屈位，前倾是指阴道纵轴与子宫主轴相交形成向前开放的直角，前屈为子宫颈与子宫体纵轴相交形成向前开放的角度（约130°）。子宫的前倾、前屈，受体位、邻近器官的充盈程度以及支持韧带的紧张度等因素的影响。

子宫能保持正常位置，主要依靠盆底软组织的承托。此外，子宫韧带也起重要的固定作用。重要的子宫韧带有子宫阔韧带、子宫圆韧带、子宫骶韧带和子宫主韧带等（见图1-12）。

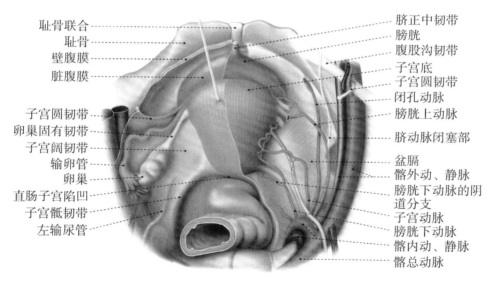

耻骨联合　　　脐正中韧带
耻骨　　　　　膀胱
壁腹膜　　　　腹股沟韧带
脏腹膜　　　　子宫底
子宫圆韧带　　子宫圆韧带
卵巢固有韧带　闭孔动脉
子宫阔韧带　　膀胱上动脉
输卵管　　　　脐动脉闭塞部
卵巢　　　　　盆膈
直肠子宫陷凹　髂外动、静脉
子宫骶韧带　　膀胱下动脉的阴道分支
左输尿管　　　子宫动脉
　　　　　　　膀胱下动脉
　　　　　　　髂内动、静脉
　　　　　　　髂总动脉

图1-12　支持及固定子宫的结构

（1）子宫阔韧带（Broad ligament of uterus）：指子宫前、后面有腹膜自子宫侧缘向两侧延伸，形成的双层腹膜皱襞。子宫阔韧带向外侧达到盆侧壁，移行为盆壁的腹膜壁层。上缘游离，内有输卵管，外侧端移行于卵巢悬韧带。子宫阔韧带有限制子宫向侧方移动的作用。

（2）子宫圆韧带（Circular ligamernt of uterus）：由平滑肌和结缔组织构成，起自子宫角前下部，行径子宫阔韧带和腹股沟管，止于大阴唇皮下，为胚胎时期卵巢引带的遗迹。其主要作用是维持子宫的前倾位。

（3）子宫骶韧带（Sacrouterine ligamernt）：由腹膜外的结缔组织和平滑肌纤维构成，起于子宫颈，向后绕直肠外侧附着于骶骨。此韧带可防止子宫向前移位，维持子宫的前屈位。

（4）子宫主韧带（Cardinal ligament of uterus）：位于子宫阔韧带底部，由子宫颈阴道上部两侧向外后方连于骨盆侧壁，内含少量平滑肌纤维，输尿管和子宫的血管也行于其中。该韧带对子宫颈位置的固定有重要的作用，可防止子宫向下脱垂。

4. 阴道

阴道（Vagina）是位于膀胱、尿道和直肠之间的肌性管道，全长 8～10cm。其前、后壁相互贴近，向上接子宫颈，下端以阴道口开于会阴部的阴道前庭。由于子宫颈阴道部突入阴道内，因而子宫颈与阴道壁之间形成环状的间隙，称为阴道穹（Fornix of vagina）。阴道穹可分为前穹、后穹和左、右侧穹，以阴道后穹为最深，直接与直肠子宫陷凹紧贴，可作为盆内手术的入路之一，也可经阴道后穹行直肠子宫陷凹穿刺。

（四）盆底消化器官

直肠（Rectum）和肛管（Anal canal）为消化道的终末段。直肠在第3骶椎水平续于乙状结肠，在穿过盆膈处移行为肛管，肛管的下端开口于肛门。直肠全长约为11cm，肛管长约为4cm。直肠位于盆腔后部，肛管则位于会阴部的肛区内。直肠和肛管的行程在矢状面上分别有两个弯曲，即骶曲和会阴曲。骶曲（Sacral flexure）与骶骨盆面的曲度一致，凸弯向后；会阴曲（Perineal flexure）在尾骨尖处，凸弯向前。在冠状面上，直肠还有三个向侧方的弯曲，但不甚恒定。直肠下段肠腔膨大，称为直肠壶腹；腔内有 3 个由环形肌和黏膜形成的半月形皱襞，称为直肠横壁。上直肠横襞位于乙状结肠与直肠移行部的左侧壁上，距肛门约 13cm；中直肠横襞最大且较恒定，在壶腹上部的前右侧壁上，距肛门约 11cm，可作为直肠镜检的定位标志；下直肠横襞位置不恒定，多位于直肠左后壁，距肛门约 8cm（见图 1-13）。

　　肛管上部黏膜有 8 ～ 10 条纵襞，称为肛柱（Anal columns）。相邻肛柱下端有半月状态的皱襞相连，称为肛瓣（Anal vaives）。肛柱和肛瓣之间的间隙为肛窦（Anal sinuses），窦口向上，窦底或肛瓣上有肛腺的开口。所有的肛瓣互相连接形成锯齿状的环形线，称为齿状线或肛皮线。齿状线下方约有 1cm 宽、表面平滑的环状带，称为肛梳（痔环）。肛梳下方有一浅沟，称为白线或 Hilton 氏线，为肛门内括约肌与肛门外括约肌皮下部的分界，线下 1cm 左右即为肛门。直肠和肛管的肌层为平滑肌，其中环形肌在肛管下端增厚形成肛门内括约肌（Sphincter ani internus）（见图 1-13）。

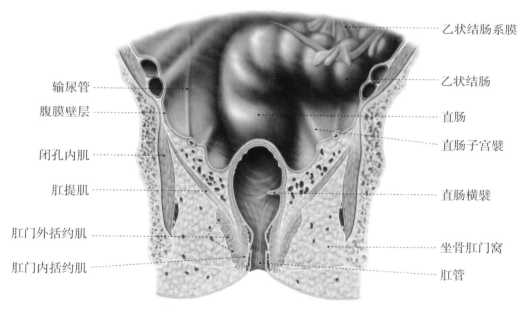

图 1-13 盆底的消化器官（直肠和肛管）

四、女性盆底的支持结构与功能

（一）女性盆底支持结构的局部解剖

　　女性盆底由封闭骨盆出口的多层肌肉和筋膜组成，有尿道、阴道和直肠贯穿其中。盆底肌肉群、筋膜、韧带及其神经构成了复杂的盆底支持系统。盆底支持系统互相作用和支持，承托并保持子宫、膀胱和直肠等盆腔脏器保持正常位置。

盆底肌肉是维持盆底支持结构的主要成分，在盆底肌肉中，肛提肌起着最主要的支持作用。肛提肌是成对的宽厚扁肌群，两侧肌肉相互对称，向下向内聚集成漏斗状。每侧肛提肌从前内向后外由耻尾肌、髂尾肌和坐尾肌三部分组成。肛提肌的内、外面还各覆盖有一层筋膜。内层位于肛提肌上面，称为盆筋膜，为坚韧的结缔组织膜，覆盖骨盆底及骨盆壁。盆筋膜某些部分的结缔组织较肥厚，上与盆腔脏器的肌纤维汇合，分别形成相应的韧带，对盆腔脏器有很强的支持作用。

肛提肌作为一个整体发挥作用，但可分成两个主要部分——盆膈部分（尾骨肌和髂尾肌）和支持脏器部分（耻骨尾骨肌和耻骨直肠肌）。这些肌肉源自两侧骶骨和尾骨的侧壁。肛尾肌或肛提肌代表尾骨肌在尾骨的融合。肛提肌由髂尾肌和耻尾肌组成，在两侧沿盆壁延伸到达耻骨联合后方。肛提肌形成盆膈，其内有尿道、阴道和直肠穿过，称为生殖裂孔。当盆腔肌肉功能正常时，盆腔器官保持在肛提肌板之上，远离生殖裂孔；当腹腔内压力增加，将盆腔内器官向骶骨窝推挤时，肛提肌板能防止其下降（见图1-14）。

（二）女性盆底结缔组织结构特征

虽然结缔组织与盆腔肌肉对盆腔脏器的支持作用不同，但重要性相同。结缔组织作为整个盆腔的连续网状结构，在某些部位增厚而发挥特定的作用。筋膜分为壁层筋膜和脏层（盆腔内）筋膜两种。壁层筋膜被覆盆腔的骨骼肌，形成肌肉与骨盆的连接，其组织学特点是胶原质排列规则。脏层筋膜连续性强，像网状结构一样分布于盆腔，它由疏松排列的胶原质、弹性蛋白、脂肪组织组成，其内有血管、淋巴系统和神经穿过到达相应的盆腔器官。盆腔内的脏层筋膜包绕着盆腔器官，使其相互独立，又被称为分离的"韧带"，如子宫主韧带和骶韧带。附着于骨盆侧壁的结缔组织存在两个水平，即肌肉弓腱和筋膜弓腱。肛提肌附着于闭孔内肌壁层筋膜的部分，被称为肛提腱弓或肌肉腱弓。脏层筋膜包裹着由纤维肌肉构成的阴道，其侧面的增厚部分为盆筋膜弓，即筋膜腱弓，又称白线，将阴道固定于侧盆壁（见图1-14）。

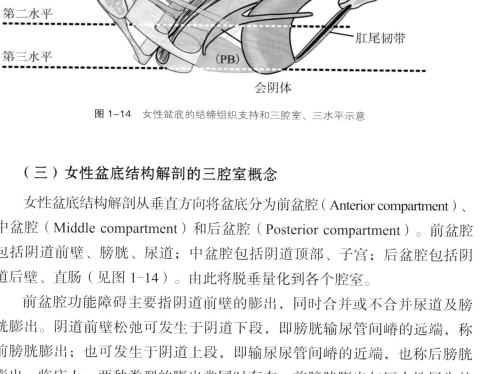

前盆腔　　中盆腔　　后盆腔

盆筋膜弓腱

耻骨尿道韧带

子宫

膀胱

宫颈环

第一水平

第二水平

子宫骶韧带

肛尾韧带

第三水平

（PB）

会阴体

图 1-14　女性盆底的结缔组织支持和三腔室、三水平示意

（三）女性盆底结构解剖的三腔室概念

女性盆底结构解剖从垂直方向将盆底分为前盆腔（Anterior compartment）、中盆腔（Middle compartment）和后盆腔（Posterior compartment）。前盆腔包括阴道前壁、膀胱、尿道；中盆腔包括阴道顶部、子宫；后盆腔包括阴道后壁、直肠（见图 1-14）。由此将脱垂量化到各个腔室。

前盆腔功能障碍主要指阴道前壁的膨出，同时合并或不合并尿道及膀胱膨出。阴道前壁松弛可发生于阴道下段，即膀胱输尿管间嵴的远端，称前膀胱膨出；也可发生于阴道上段，即输尿尿管间嵴的近端，也称后膀胱膨出。临床上，两种类型的膨出常同时存在。前膀胱膨出与压力性尿失禁密切相关；后膀胱膨出为真性膀胱膨出，与压力性尿失禁无关。重度膀胱膨出可出现排尿困难，有时需将膨出的膀胱复位以促进膀胱排空。重度膀胱膨出患者可以掩盖压力性尿失禁的症状，需将膨出组织复位后明确诊断。

中盆腔功能障碍表现为盆腔器官膨出性疾病，主要以子宫或阴道穹隆脱垂以及直肠膨出、道格拉斯窝疝形成为特征。

后盆腔功能障碍主要表现为直肠膨出和会阴体组织的缺陷。

（四）女性盆底阴道支持结构三个水平理论

DeLancey 于 1994 年提出了阴道支持结构的三个水平理论，即在水平方向上将阴道支持轴分为三个水平。第一水平：顶端支持，由骶韧带、子宫主韧带复合体垂直支持子宫、阴道上 1/3，是盆底最为主要的支持力量；第二水平：水平支持，由耻骨宫颈筋膜附着于两侧腱弓形成白线和直肠阴道筋膜肛提肌中线，水平支持膀胱、阴道上 2/3 和直肠；第三水平：远端支持，耻骨宫颈筋膜体和直肠阴道筋膜远端延伸融合于会阴体，支持尿道远端（见图 1-14）。

不同腔室和水平的脱垂之间相对独立，例如阴道支持轴的第一水平缺陷可导致子宫脱垂和阴道顶部脱垂，而第二、三水平缺陷常导致阴道前壁和后壁膨出；不同腔室和水平的脱垂之间又相互影响，不同腔室、不同阴道支持轴水平共同构成一个解剖和功能的整体。

第三节　尿控的神经生理学

一、概　述

尿液的储存和排空取决于下尿路中两个功能单元的协调活动：储存尿液的膀胱，以及由膀胱颈、尿道和尿道括约肌组成的出口。这些器官之间的协调活动是由位于脑、脊髓和周围神经节的复杂的神经控制系统所介导的。尿液的储存和排空取决于自主神经系统、外周神经系统和中枢神经系统的相互作用。下尿路结构与许多其他的内脏结构（如胃肠道、心血管系统等）不同，即使在外源性神经输入已被切除或损伤之后，其仍能保持一定的功能水平。此外，排尿的过程是在自愿控制之下形成的，而许多其他的内脏功能是非自愿的。排尿和储尿的正常生理功能依赖于自主和躯体神经传出机制，来协调内脏器官（即膀胱和尿道）与尿道括约肌之间的活动。下尿路的神经调节机制非常复杂，凡是能影响神经系统的各种损伤、疾病和敏感化学物质均会导致储尿和排尿功能障碍。

二、正常尿控的神经生理

（一）外周神经支配

作用于下尿路的外周神经主要有骶旁副交感神经（即盆神经）、胸腰交感神经（即腹下交感神经丛）和躯体神经（阴部神经等）。这些神经共同参与膀胱储尿和排尿的神经通路调节（见图 1-15）。

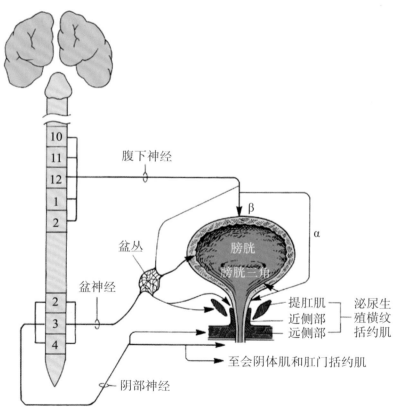

图 1-15 下尿路的外周神经支配〔引自 Walters MD, Karram MM. Urogynecology and Reconstructive Pelvic Surgery [M]. 4th Ed. London, UK: Elsevier, 2015: 55.〕

1. 骶旁副交感神经

副交感神经节前纤维起源于脊髓的骶椎 2 至骶椎 4 神经根，然后在骶孔内上方出梨状肌，在髂内动脉后面坐骨棘水平进入骶前筋膜，最后融入盆丛。来自骶髓中间区域的胆碱能神经节将轴突送入盆神经丛和膀胱壁的神经节细胞，通过烟碱型胆碱能受体介导神经节兴奋的传播。在逼尿肌中，副交感神经节后纤维的神经递质储存于轴突膨体中，称为突触小泡。众多突触小泡弥散在膀胱的神经肌肉纤维中。突触小泡内含有丰富的胆碱能神经递质，释放后能与膀胱逼尿肌的 M 受体相结合，导致膀胱快速收缩。

在一些物种（如猫、兔）的研究中发现，神经节突触就像门控回路一样，在反复的节前刺激期间显示出明显的激活作用，并且能通过多种传递系统（包括毒蕈碱、肾上腺素能、嘌呤和脑啡肽等）对膀胱神经产生调节作用。至于人类膀胱神经节是否有相似的性质，尚不清楚。对控制人下尿路的神经节和神经的组织研究显示，许多神经节细胞含有乙酰胆碱转移酶、乙酰胆碱酯酶和囊泡乙酰胆碱转运蛋白。乙酰胆碱转移酶、乙酰胆碱酯酶和乙酰胆碱转运蛋白阳性神经在膀胱的所有组织中大量存在，但在尿道中却并不广泛存在。此外，也发现 40%～95% 神经肽 Y 和一氧化氮合酶存在于膀胱组织的神经节内。膀胱平滑肌中存在的 M 受体主要是 M_2 和 M_3 毒蕈碱型受体亚型。在一项对亚型选择性毒蕈碱受体拮抗剂和毒蕈碱受体敲除小鼠的研究中发现，M_3 亚型是参与膀胱兴奋传递的主要受体，M_3 受体的激活由细胞内 Ca^{2+} 的释放触发；而 M_2 受体的激活可能是通过抑制腺苷酸环化酶，从而抑制由 β_3- 肾上腺素能受体介导的肾上腺素能分泌和腺苷酸环化酶的刺激来促进膀胱收缩。在各种动物的膀胱中证实，阿托品和其他毒蕈碱受体阻断剂能有效抑制副交感神经的刺激传导，从而抑制胆碱能收缩。三磷腺苷（Adenosine triphosphate，ATP）被认为是介导膀胱逼尿肌非胆碱性收缩的兴奋性递质，ATP 可通过作用于配体门控离子通道的 P2X 嘌呤受体激发膀胱平滑肌兴奋收缩，在膀胱中已鉴定的 P2X 嘌呤受体有 7 种。其中，P2X1 是大鼠和人类膀胱平滑肌中表达的主要亚型。

此外，作用于尿道的副交感神经还能使排尿期间尿道肌肉松弛。在各种动物实验中发现，尿道肌肉的松弛不受毒蕈碱拮抗剂的影响，因此尿道肌肉松弛并不是乙酰胆碱介导的作用。然而，一氧化氮合酶抑制剂能阻止尿道肌肉的松弛，提示一氧化氮在尿道肌肉松弛的机制上可能有着重要的作用。

2. 胸腰交感神经

由胸椎 11 到腰椎 2 脊髓节段产生的交感神经节纤维传递到交感神经节，通过腹下神经丛到达骶前筋膜，然后加入盆神经，形成盆腔神经丛。研究表明，α-肾上腺素能受体主要集中在膀胱基部和近端尿道，而膀胱体部大部分为 β-肾上腺素能受体。节前交感神经主要分泌乙酰胆碱能神经递质，作用于烟碱型受体；节后交感神经主要分泌去甲肾上腺素神经递质，位于膀胱体上的 β-肾上腺素能受体受到去甲肾上腺素神经递质刺激后，引起膀胱平滑肌松弛。在膀胱基底部和尿道中，α-肾上腺素能受体受到去甲肾上腺素神经递质的刺激后，兴奋尿道和膀胱基部的平滑肌，从而抑制排尿。在 β-肾上腺素能受体亚群中，$β_3$-肾上腺素能受体亚型是抑制膀胱收缩的主要受体，而 $α_1$-肾上腺素能受体亚型可引起膀胱收缩。研究发现，$β_3$-肾上腺素能受体亚型在正常膀胱中最为突出；但在膀胱出口梗阻患者的膀胱中，$α_1$-肾上腺素能受体亚型明显增多，提示膀胱 $α_1$-肾上腺素能受体数量的增加可能是前列腺增生（Benign prostatic hyperplasia，前列腺增生症）患者发生下尿路刺激症状的原因之一。

3. 躯体神经（阴部神经）

躯体神经从第 3 和第 4 骶节段的前角细胞的阴部神经束传出，支配外侧的尿道括约肌、肛门括约肌以及部分会阴肌。阴部神经和其他骶部躯体神经的分支也对骨盆肌肉产生传出冲动，并从这些肌肉传出本体感觉信号以及来自尿道的感觉信息。临床研究发现，雌性大鼠膀胱在储尿期或打喷嚏时，腹压或膀胱压增高，尿道中段的压力升高，同时尿道闭合压力升高。这主要是阴部神经的传出通路介导到尿道外括约肌以及髂尾肌和耻骨尾肌所产生的作用，而不是通过交感神经或副交感神经通路发生作用的。能够引起阴部神经功能的节段性脊髓反射反应包括了几个脊髓段的参与。参与此反射的传入神经纤维具有节段性和脊髓上通路，这种双通路可以解释为什么在阴部感觉神经受到刺激时，阴部运动神经元会出现双模式反应，这与膀胱逼尿肌传入神经反应是不同的。

4. 神经调控机制

节后神经末梢是交感神经和副交感神经之间"信息交流"和门控的位点。

在大鼠下尿路实验中发现，激活神经末梢的 M_2/M_4（毒蕈碱样）胆碱能受体，可以抑制乙酰胆碱和去甲肾上腺素的释放；而激活 M_1（烟碱样）胆碱能受体或 α_1-肾上腺素能受体，则可以增强乙酰胆碱的释放。在神经的系列活动中，以抑制 M_2/M_4 机制的低频率占更多主导地位，此机制可能有助于储尿功能的发挥；而 M_1 激活机制在神经刺激的高频率是显性的，此机制可能有助于增强神经诱发下的膀胱收缩排尿，直至膀胱完全排空。已确定在动物和人类的下尿路神经调控中，传出通路可以调节感觉神经的传递。神经肽 Y 在肾上腺素能和胆碱能神经元中均有表达。当给予外源性刺激时，它能抑制去甲肾上腺素和节后神经末梢释放乙酰胆碱。虽然一氧化氮能使尿道平滑肌松弛，但它在膀胱平滑肌中是不活跃的，它可能对膀胱内传入神经起调节兴奋性的作用。血管活性肠肽（Vasoactive intestinal peptide，ViP）是也由乙酰胆碱能神经释放的，可能是膀胱内的抑制性递质。

5. 腰骶传入通路

膀胱中产生的感觉传入信号是通过自主神经传递到中枢神经系统的。其中，最重要的传入神经是通过骨盆神经传递到骶骨脊髓的传入神经。这些传入神经由细小的有髓神经（A）和无髓神经（C）组成，在膀胱壁上分别传递来自牵张感受器和疼痛感受器的冲动。一项关于猫的电生理学研究显示，传入神经激活后的膀胱内牵张压力阈值范围为 $5 \sim 15$mmHg，这与人类研究膀胱充盈测压期间膀胱刺激感觉的牵张压力是一致的。研究发现，随着膀胱内压力的增高，猫的 A 纤维传入神经兴奋冲动呈线性增加，最后进一步转化为 C 纤维感受的膀胱疼痛感受刺激。

在正常情况下，对膀胱充盈扩张初期没有反应的传入神经为沉默的 C 纤维，但 C 纤维可以通过某些化学刺激来激活，使膀胱在充盈扩张时表现出膀胱自发性收缩。一种使 C 纤维传入神经脱敏的神经毒素（辣椒辣素），可以阻断这种作用，但不阻断正常的排尿反应，表明 C 纤维传入通路对于正常排尿来说不是必需的。在大鼠中，A 纤维和 C 纤维传入神经在基础刺激模式上是不可区分的，这两种类型的传入神经均由机械敏感性和化学敏感性纤维组成。C 纤维传入神经对神经毒素（辣椒辣素）、树脂毒素以及其他物质（如神经肽物质、一氧化氮、ATP、前列腺素和神经营养因子等）敏感。尿道上皮细胞和炎性细胞在膀胱内释放这些物质可以刺激传入神经，从而改变这些神经对机械刺激的反应。

6. 尿路上皮传入相互作用

研究表明，膀胱上皮细胞被认为是膀胱黏膜表面的被动屏障，同时还有特殊的感觉和信号传导功能。尿路上皮细胞能够对化学和物理环境做出反应，并进行相互化学交流，这些特性包括烟碱、毒蕈碱、神经肽、肾上腺素能、嘌呤能和辣椒素（TRPV1）等受体的表达。乙酰胆碱（Acetylcholine）和一氧化氮（Nitric oxide）等是能够调节邻近神经活动从而引发局部血管变化或复原膀胱收缩的化学介质。近年来，ATP在尿路上皮–传入通路中的作用颇受关注，膀胱或尿路上皮所释放的ATP能诱导膀胱过度活动。据报道，慢性疼痛性膀胱疾病如间质性膀胱炎（Interstitial cystitis，IC）患者或猫的IC模型上，尿路上皮细胞释放的ATP明显大于正常人或猫的尿路上皮。P2X嘌呤能受体拮抗剂可以阻断膀胱传入神经的兴奋作用。研究发现，P2X3受体被敲除的小鼠的膀胱活动减少，排尿功能降低，这表明尿道上皮释放的ATP能激活膀胱传入神经上的P2X3受体，该作用对于维持正常的膀胱功能是必不可少的。此外，在IC人群和猫的IC模型中，其他物质（包括一氧化氮和APF的九肽糖蛋白）也异常升高，这些物质的刺激可能提高了尿路上皮与传入神经之间信号传导的强度，从而引起尿频和膀胱疼痛。

（二）中枢神经通路

1. 传出神经元

在关于猫的实验研究中发现，骶副交感神经核被分为背带和侧带两组细胞。在骶髂副交感神经核中，脊神经前交感神经核中的节前神经元分布于脊髓的中间外侧区域，其中支配膀胱的神经元位于侧带。这些神经元具有广泛的轴突网络，与膀胱活性的反复抑制调节机制有关。此外，这些神经元将树突分支分配到离散的脊髓区域，包括外侧和背侧侧索、背侧外缘、背侧的灰色连合以及自主神经核腹侧的灰质和外侧小索。已有学者提出，外侧索中的树突从大脑的下行通路接收输入信号，而其他树突从中间神经元或主要传出神经接受节段性输入信号。支配外尿道括约肌的Onuf's核的腰交感节前神经元和运动神经元有相似的树突分布。

2. 传入神经

从下尿路的传入路径到背侧索离散区域。离散区域支配下尿路的传出神经元的体细胞或树突。研究发现，来自猫和大鼠的膀胱盆神经传入通路投射到背角顶点处的利索尔（Lissauer's）通道中，然后发出横向和中间延伸的侧支，通到背角（第一层）到背角底部的较深层。最明显的投射路径终止于骶副交感神经核，并将一些轴突发送到背侧联合体。研究还发现，猫的外尿道括约肌阴部神经传入通路从Ⅰ、Ⅴ、Ⅶ和Ⅹ侧面薄层的膀胱传入部分到达传入中心末端。此外，研究发现雌性大鼠性器官的传出神经通路也终止于这些末端，由于后者传入的激活信号能显著地影响膀胱功能，所以膀胱传入神经、阴部神经中的传入部分与阴部神经中性器官、尿道的传出神经通路是部分重叠的。

3. 脊髓中间神经元

目前，已经通过神经生理学和解剖学的追踪技术明确了下尿路和性器官的感觉传入脊神经元，并检测到应答膀胱扩张、机械刺激阴道或子宫颈的中间神经元位于靠近骶骨旁侧的脊髓中间灰质侧区。通常情况下，性器官传入神经元的刺激抑制了膀胱扩张神经元的活性，这与传入神经对膀胱反射性抑制的作用是一致的。

脊髓中间神经元的鉴定可以通过基因 *FOS* 的表达和来自膀胱的伪狂犬病病毒的跨膜运输来实现。*FOS* 基因的蛋白质产物可以在突触激活后 $30 \sim 60min$，在神经元的细胞核中采用免疫细胞化学方法等检测到。在一项关于大鼠的研究中发现，对大鼠膀胱和尿道的刺激以及对盆腔或阴部神经的电刺激均能增加 FOS 蛋白的水平。FOS 蛋白水平增加的范围主要集中在背侧联合处和骶副交感神经核区域。这些区域中的神经元同样也能被伪狂犬病病毒所标记，从节后神经元到节前传出神经元，然后到节段中间神经元，最终到达脑神经元。研究发现，脊髓背侧内联合区的中间神经元也向括约肌运动核投射这些结果，表明脊髓中间灰质和背部联合区域的中间神经元在协调下尿路功能方面也发挥重要的作用。在大鼠脊髓切片制备过程中，对副交感神经节前神经元进一步研究发现，位于紧邻副交感神经核背侧和内侧的中间神经元与节前神经元（Preganglionic neurons，PGN）可形成直接的单突触连接，两个位置中的中间神经元的微刺激可引发 PGN 中谷氨酸能、N- 甲基 -D- 天冬氨酸（N-methyl-D-aspartate，NMDA）和非 NMDA 兴奋性突触后的抽动电流。此外，刺激内侧中间神经元也能诱导 γ-

氨基丁酸（γ–Aminobutyric acid，GABA）与甘氨酸能抑制性突触后电流发生，提示局部中间神经元可能在节前神经元下泌尿道兴奋性和抑制性的反射途径中起到重要的作用。

4. 脑中的通路

至今，已经在多种物种中用各种解剖示踪技术对大脑控制下尿路的神经元进行研究。在大鼠中，跨神经元病毒追踪法鉴定出许多参与膀胱、尿道和尿道括约肌控制的中枢神经元群，包括巴灵顿（Barrington）核、脑桥排尿中心（Pontine micturition center，PMC）、含有 5- 羟色胺能神经元的髓质中缝核、含有去甲肾上腺素能神经元的蓝斑位点、中脑导水管周围灰质（Periaqueductal gray，PAG）和 A5 去甲肾上腺素能细胞组。在下丘脑和大脑皮层的几个区域也追踪到病毒感染的细胞。皮质中的神经元主要位于内侧额叶皮层区。

研究发现，示踪剂进入骶副交感神经核和括约肌运动核内的下丘脑标记终端的室旁核；下丘脑前部的神经元最终向 PMC 投射。PMC 的神经元主要包括骶骨副交感神经核以及背角和背侧联合的外侧边缘，也包括来自神经节前神经元、括约肌运动神经元和膀胱传入神经树突投影的区域。相反，外侧桥中神经元的投射选择性终止在括约肌运动核（即 Onuf's 核）上；PMC 下行投射的终止位置在脊柱水平，可参与膀胱松弛机制的调节。

（三）反射机制控制下尿路

中枢神经系统对下尿路控尿功能的控制，可简单理解为"通断开关电路"，其主要调节膀胱与尿道出口之间的相互关系。人体和动物的膀胱内压力测量研究显示，当膀胱体积低于诱导排尿的阈值时，膀胱压力维持在相对恒定的较低水平；膀胱容量增加主要依赖于膀胱平滑肌的固有牵张性质和副交感传出通路的被动静止现象。在一些对动物的进一步研究中发现，尿液储存也可以通过交感神经反射性调解或抑制膀胱活动而实现，同时还可加强阴部神经传出，使括约肌肌电活动增加，从而增加尿道出口阻力，有助于维持尿控，避免尿失禁的发生。

在膀胱的储存阶段，可以不由自主地（通过反射）或自愿地切换到排尿阶段。前者常发生在人类婴儿期、麻醉过程中尿液量超过排尿阈值时，以及中枢或周围神经异常导致的膀胱逼尿肌不稳定的患者。此时，膀胱内张力受体传入冲动增加，使传出路径的模式发生逆转，在骶管副交感神经通路同时抑制交感神经和体细胞通路，从而产生不自主的排尿现象。排尿阶段包括尿道括约肌的初始松弛；随后几秒钟内，膀胱收缩，膀胱压力增加，尿液流出，伴随交感神经和阴部神经的抑制；最后，通过尿道初始排尿引起的二次正反馈作用，促进膀胱完全排空。这些反射需要各级神经轴的神经元群体相互协调、共同作用才能完成（见图 1-16 和图 1-17）。

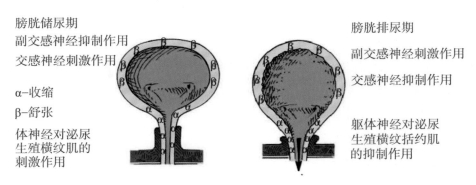

膀胱储尿期
副交感神经抑制作用
交感神经刺激作用

α-收缩
β-舒张
体神经对泌尿生殖横纹肌的刺激作用

膀胱排尿期
副交感神经刺激作用
交感神经抑制作用

躯体神经对泌尿生殖横纹肌的抑制作用

图 1-16　交感、副交感以及躯体神经在膀胱储尿期和排尿期中的作用（引自 Walters MD, Karram MM. Urogynecology and Reconstructive Pelvic Surgery [M]. 4th Ed，London, UK: Elsevier, 2015: 55.）

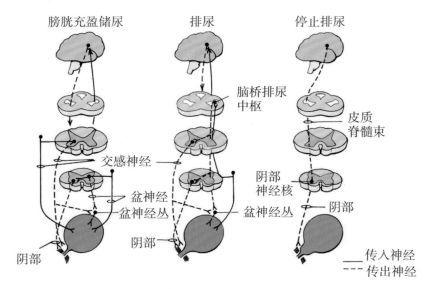

膀胱充盈储尿　　排尿　　停止排尿

脑桥排尿中枢

皮质脊髓束

交感神经

盆神经
盆神经丛

阴部神经核

阴部

阴部

盆神经丛

阴部

＿＿传入神经
－－－传出神经

图 1-17　控制储尿和排尿的神经通路。膀胱充盈和储尿：经骨盆神经传入信号冲动，经交感神经传导至大脑脑桥的储尿中枢，通过交感负反馈传出冲动，抑制膀胱逼尿肌和增加尿道外括约肌活动。排尿：脑桥排尿中枢通过脊髓延髓反射通路，激活盆腔副交感神经引起膀胱逼尿肌收缩，抑制交感神经和阴部神经，使膀胱颈开放、尿道外括约肌松弛。停止排尿：排尿自主性中断，阴部神经核经皮质脊髓束传出冲动，使尿道外括约肌收缩（引自 Walters MD, Karram MM. Urogynecology and Reconstructive Pelvic Surgery [M]. 4th Ed. London, UK: Elsevier, 2015: 60.）

1. 储尿反射

（1）交感神经通路：通过药理学方法阻断交感神经通路，可以降低尿道阻力、膀胱容量和膀胱壁顺应性，增加膀胱收缩的频率和振幅。交感神经通路大部分从骶腰椎节间脊髓反射通路出发，经骨盆交感神经丛激发膀胱和尿道的各种活性。这种膀胱和尿道的交感神经反射是一种负反馈机制，膀胱内压力的增加会触发对膀胱的抑制性冲动传导的增加，从而允许膀胱容纳更多的尿液。在排尿过程中，该反射通路则受到抑制。研究发现，在胸段切断脊髓的大鼠中，这种抑制作用被消除，表明该反射通路起源于胸腰段脊髓以上的部位，可能是脑桥排尿中枢。

（2）躯体神经反射抑制尿道括约肌：尿道横纹括约肌的反射控制类似于下尿路交感神经通路的控制。在储尿期，膀胱充盈时，阴部运动神经元被膀胱感觉传入神经所激活；而在排尿期间，阴部运动神经元则被抑制，从而使尿道横纹括约肌保持松弛状态。该抑制作用也起源于胸腰段脊髓以上部位，因为在慢性脊髓损伤和截瘫患者中，这种反馈抑制作用很弱或不存在。在截瘫患者中，不受脊髓中枢神经控制的括约肌兴奋性反射通路通常引起尿道外括约肌收缩，同时往往伴随膀胱的过度收缩，即膀胱 - 尿道括约肌协同失调（Detrusor-sphincter dyssynergia，DSD）。这种异常反射常造成患者排尿困难甚至尿潴留。

有学者利用动物电生理学技术，运用电刺激脊髓外侧索或刺激大脑不同区域，对猫的尿道横纹括约肌胸腰段脊柱以上的运动神经元控制机制进行了研究。结果显示，尿道横纹括约肌运动神经元兴奋性突触后电位增加，括约肌肌电活动也相应增加。进一步研究发现，刺激侧脑桥网状结构或背内侧脑桥部位（例如PMC），能兴奋膀胱收缩并抑制尿道括约肌的肌电活动，其潜伏期为40～50ms。这些结果表明，控制尿液储存的脊髓前路通路受大脑输入信号的强烈调节。

2. 排尿反射

（1）脊髓延髓排尿反射通路：排尿过程最终是通过骶副交感神经传出通路，使膀胱兴奋激活和尿道外括约肌通路抑制相互作用来实现的。采用脑损伤技术对动物进行的研究显示，在下丘脑水平，脑干中的神经元在排尿副交感神经的控制中发挥了重要的作用。通过去除下丘脑上方的区域，可消除来自头部区域的抑制性信号，从而促进排尿；而去除下丘脑下方的任何区域，将抑制排尿。这些观察结果解释了脊髓延髓排尿反射通路的概念，该通路通过延髓脑干的脑桥排尿中枢产生抑制与兴奋作用，类似于"通断开关"作用，该开关受大脑与脑桥区域（即间脑和大脑皮质）以及其他相应部位的调控影响。

（2）脑桥排尿中枢：大鼠的生理学和药理学实验研究已证实，脑桥排尿中枢的神经元通路在排尿反射通路中起到了"开关"控制的重要作用。其类似"开关"的作用能调节膀胱容量，并协调膀胱和尿道外括约肌的活动。电或化学刺激可以诱导猫或狗的脑桥排尿中枢产生抑制尿道括约肌的活动。在猫的脑桥排尿中枢中注射微量抑制性递质，可以提高诱导排尿的体积阈值，增加膀胱容量；如进一步注射高剂量抑制性递质，则可完全阻断排尿反射。该研究表明，脑桥排尿中枢可通过中继站或直接从骶脊髓侧壁，Ⅰ、Ⅴ和Ⅶ脊髓后部区接收传导信号，后者主要接受膀胱传入通路的感受传导信号，从而对膀胱扩张或收缩做出相应的反应。

（3）脊髓排尿反射通路：介导膀胱的收缩和排空。在大多数物种中，该反射机制在成年时由于受大脑中枢神经的抑制，作用是微弱甚至缺乏的。然而，在新生儿或腰骶部以上脊髓损伤后的成年动物中，其作用就显现出来了。在猫中，脊髓排尿反射由 C 传入纤维介导；而在其他动物中，脊髓排尿反射则由来自膀胱紧张受体的 A 传入纤维介导触发。脊髓水平的自主神经在受到相应的刺激时，也会诱发排尿反射，该排尿反射往往是不自主或自动排尿的，临床表现为不自主的急迫性尿失禁，常伴有上尿路的损害。

（4）大脑的排尿中枢：在一些动物和人类的研究中已发现，除直接参与排尿反射通路的中枢部位外，大脑中还有许多其他部位也参与了排尿反射，从而影响排尿功能。

在大鼠中应用突触传递伪狂犬病病毒显示，许多大脑区域的神经元与调节膀胱功能的反射通路之间存在直接的关联。在将病毒注射入膀胱壁后，短时间内可见脊髓前节神经元和中间神经元标记显示；在时间较长的情况下，大脑各个区域的神经元，包括脑桥排尿中枢、室旁和内侧下丘脑视前核、大脑皮层、红核、中脑导水管周围灰质中缝核等均能发现病毒标记显示。目前，通过一些动物的电生理研究和人类的成像研究已证实，这些神经元在下尿路排尿功能调节中发挥重要的作用。

人类和动物的病变研究表明，排尿的自主控制取决于额叶皮质和前脑结构（如前扣带回、下丘脑、杏仁核、纹状体和中隔核），电刺激这些区域能增加膀胱的兴奋性。由肿瘤、动脉瘤或脑血管疾病引起的这些皮层区域的损害，消除了其对下丘脑前区的抑制性控制，从而兴奋脑桥排尿中心（Pontine micturition center，PMC）。

关于下丘脑对下尿路功能影响的研究文献是最多的。电刺激动物的下丘脑前部或外侧，能激活骶副交感神经的兴奋通路，并诱导膀胱的收缩和排空。在一项对猫的研究中发现，下丘脑刺激的可能是脑干并直接反射到脊髓。猫的神经轴索示踪研究显示，下丘脑对膀胱功能的控制有重要作用。例如，下丘脑前区可直接穿过内侧前脑束到达PMC；下丘脑外侧区可投射到臂旁核区，其对排尿有促进作用；下丘脑的前、中、下室区向中央灰质和髓质中缝核投射，电刺激该区域和相邻的网状结构，包括室旁核在内的下丘脑内部和后部区域、括约肌运动核（即Onuf's核）以及脊髓中的某些部位可起到调节膀胱和尿道括约肌活动的作用。下丘脑的调节可通过脑桥和PMC的直接传导或通过其他脑干区域的间接机制发挥作用。

下丘脑在影响膀胱功能的同时，也受到膀胱传入信号的影响。研究表明，这些神经元大部分（60%）接受来自下泌尿道的传入神经调节。这种脊髓下丘脑通路可提供一种通过改变膀胱压力来调节下丘脑神经元通路的途径，该途径还为假定的脊髓-下丘脑-脊髓和脊髓-下丘脑旁路提供了解剖学基础，其可以对排尿反射进行重要的调节控制。

在大鼠中，前额叶皮质被认为是内脏运动区，而岛叶皮质被认为是内脏感觉区。在一侧大脑动脉梗死的大鼠研究中，膀胱容量显著下降，这意味着膀胱功能存在强直性皮质抑制。然而，研究发现有很多涉及谷氨酸能和多巴胺能通路的突触改变与抑制和促进机制有关。因此，大脑皮质对膀胱排尿控制的影响是非常复杂的。

人类PET研究显示，在排尿期间，大脑的两个皮层区域（右侧背外侧前额叶皮质和前扣带回）是活跃的（即展现出血液流动的增加）；下丘脑包括视前区、脑桥和PAG也表现出与自愿排尿一致的活动。值得注意的是，活动区域主要位于大脑的右侧，这与相关文献所报道的尿失禁的发生与右半球病变相关是符合的。其他一些 PET 研究检测了膀胱充盈时大脑活动的变化，发现 PAG、中线脑桥、中扣带回和双侧额叶活动增加，这些结果提示 PAG 可能接收关于膀胱充盈的信息，然后将这些信息传递给涉及膀胱储存控制的其他大脑区域。此外，还有学者对成年女性志愿者进行了 PET 研究，以确定自发控制骨盆肌肉时的大脑状态。结果显示，在骨盆肌收缩期间，大脑运动皮层最中间部分的超前中央前回被激活，右侧前扣带回在持续骨盆肌紧张过程中也被激活。

三、神经系统疾病对尿控功能的影响

（一）大脑病变

1. 帕金森病

在特发性帕金森病患者中，含多巴胺成分的神经元容易发生病变，常导致逼尿肌过度活动。应用破坏多巴胺神经元的神经毒素［猴中的 1- 甲基 -4- 苯基 -1,2,3,6- 四氢吡啶（1-methyl-4-phenyl-1, 2, 3, 6-tetrahydropydine，MPTP）和大鼠中的 6- 羟基 - 多巴胺］的动物模型，除了显示出典型的帕金森病的运动症状外，还表现出膀胱过度活动。应用 MPTP 处理的猴子的药理学研究显示，膀胱过度活动是由 D_1- 多巴胺能受体介导的多巴胺能抑制作用的丧失引起的，用 SKF38393 刺激 D_1- 多巴胺能受体可抑制膀胱过度活动。

2. 脑血管意外

在大鼠中研究了大脑中动脉永久闭塞（Middle cerebral artery occlusion，MCAO）引起膀胱功能障碍所涉及的神经递质机制。在清醒的大鼠中，MCAO 使膀胱容量显著并持续地减少，并表现出膀胱过度活动。NMDA-谷氨酸能机制可能在这种膀胱功能障碍中发挥作用。因为在 MCAO 之前，通过用 NMDA 受体拮抗剂 MK-801 预处理，可以预防膀胱活动过度的发生；在 MCAO 之后，通过 MK-801 处理，可短暂地降低膀胱活动过度的程度。在 MCAO 后，会发生两个阶段：第一阶段是在梗死发生的起始阶段，NMDA- 谷氨酸能受体的激活具有增强膀胱收缩的功能；第二阶段是 D_2- 多巴胺能受体也参与了 MCAO 诱导的膀胱活动过度，进一步促进膀胱的收缩。

在正常大鼠中，D_2-多巴胺能受体拮抗剂不能阻断膀胱的过度活动。MCAO后，D_2-多巴胺能受体拮抗剂却能改善逼尿肌过度活动，提示梗死后D_2-多巴胺能受体易化机制上调。因此，临床中发生脑血管意外的患者常表现为尿频、尿急和急迫受体性尿失禁。

（二）脊髓病变

动物的电生理学研究表明，慢性脊髓损伤和正常完整神经通路动物的排尿反射途径显著不同。在对慢性脊髓损伤猫的研究中发现，排尿反射中发生变化最显著的是感觉传入异常。研究发现，在应用神经毒素破坏有完整脊髓的猫的C纤维传入神经后，有髓神经A能发挥替代作用，激活排尿反射。在正常的猫中，辣椒辣素不能阻断膀胱或有髓神经A所诱发的膀胱收缩反射；然而在慢性脊髓损伤的猫中，辣椒辣素却能完全阻断膀胱的节律性收缩，这可能与慢性脊髓损伤后C纤维传入的激活机制有关。

在慢性脊髓损伤动物中，C纤维传入反射的出现与截瘫患者其他类型反射的出现是类似的。比如，截瘫患者的膀胱在灌注冰水后会出现反射性排尿，然而冷刺激对正常患者无效。进一步对猫研究后发现，低温会激活C纤维传入神经在截瘫患者中的反应，从而导致C纤维诱发的膀胱不稳定收缩的出现。

（三）马尾病变

马尾损伤综合征包括骶骨前根和后根损伤，因此具有躯体和副交感神经的运动神经元效应以及躯体和内脏感觉效应。其临床表现包括排尿困难、尿潴留、尿失禁、会阴区片状感觉缺失，即"马鞍"感觉迟钝及肛门、尿道和性反应功能的不同程度丧失。其常见的原因是椎间盘疾病。另外，脊髓外伤、椎管狭窄、脊髓栓系综合征也可能导致马尾神经损伤。

（四）外周神经病变

膀胱功能障碍也常见于外周神经病变，包括小纤维损伤，如糖尿病、淀粉样变和全自主神经性病变。在发达国家，最常见的是糖尿病，包括小型感觉神经和节后副交感神经纤维损伤，最终导致调节过度、膀胱感觉降低、残余尿增加、尿流率降低以及膀胱容量明显增加。其他神经紊乱体征也是常见的，但是不会出现单独有膀胱功能障碍的现象。

（五）盆神经损伤

子宫切除、直肠癌手术或前列腺切除手术都会引起盆神经损伤，从而导致膀胱功能障碍，这主要是因为副交感神经支配的损伤。在阴道分娩时，神经也可能受压迫、伸展或横断损伤。目前，若压迫或拉伸损伤涉及骨盆神经，则神经损伤是不易恢复的。另一个常见的损伤类型是膀胱过度膨胀，多见于硬膜外麻醉时。膀胱过度膨胀与不同程度的尿潴留常并存。无神经疾病的年轻女性在出现尿潴留症状时，通常与假性肌强直有关。这种疾病在进行尿道括约肌针刺检查时，可以发现一种特殊的波形。但是这种类型的肌电图（Electromyography，EMG）活性并不是假性肌强直所特有的，也可见于其他类型的膀胱功能障碍或下尿路功能正常的患者。有尿潴留和EMG异常的女患者常有多囊卵巢综合征，提示这种疾病与荷尔蒙异常有关，被称为 Fowler 综合征，可以通过骶神经调控的方法来治疗。

参考文献

Anatomy of the lower urinary tract, rectum and pelvic floor. In: Karram MK. Urogynecology and Reconstructive Pelvic Surgery[M]. 3rd Edition. St. Louis: Mosby, 2007.

Andersson KE, Arner A. Urinary bladder contraction and relaxation: physiology and pathophysiology [J]. Physiol Rev, 2004, 84: 935-986.

Barber MD, Bremer RE, Thor KB, et al. Innervation of the female levator ani muscles[J]. Am J Obstet Gynecol, 2001, 187: 64-71.

Bartlett JE, Lee SM, Mishina Y, et al. Gubernacular development in mullerian inhibiting substance receptor-defi cient mice [J]. BJU Int, 2002, 89: 113-118.

Casale P, Grady RW, Waldehausen JHT, et al. Cloacal exstrophy variants: can blighted conjoined twinning play a role? [J]. J Urol, 2004, 172: 1103-1107.

Chuang Y, Fraser MO, Yu Y, et al. The role of bladder afferent pathways in the bladder hyperactivity induced by intravesical administration of nerve growth factor [J]. J Urol, 2001, 165: 975-979.

Cohn MJ. Developmental genetics of the external genitalia [J]. Adv Exp Med Biol, 2004, 545: 149-157.

de Groat WC, Fraser MO, Yoshiyama M, et al. Neural control of the urethra [J]. Scand J Urol Nephrol, 2003, 35: 35-43.

Delancey J, Gosling J, Creed K, et al. Gross anatomy and cell biology of the lower urinary tract. In: The Second International Consultation on Incontinence [Z]. Geneva: World Health Organization, 2002: 16.

Glassberg KI. Normal and abnormal development of the kidney: a clinician's interpretation of current knowledge [J]. J Urol, 2002, 167: 2339-2351.

Hoshiya M, Christian BP, Cromie WJ, et al. Persistent Müllerian duct syndrome caused by both a 27-bp deletion and a novel splice mutation in the MIS type II receptor gene[J]. Birth Defects Res, 2003, 67: 868-874.

Hossain A, Saunders GF. Role of Wilms tumor 1 (WT1) in the transcriptional regulation of the Müllerian-inhibiting substance promoter [J]. Biol Reprod, 2003, 69: 1808-1814.

Kamo I, Torimoto K, Chancellor MB, et al. Urethral closure mechanisms under sneeze-induced stress condition in rats: a new animal model for evaluation of stress urinary incontinence [J]. Am J Physiol, 2003, 285: 356-365.

MacLaughlin DT, Donahoe PK. Sex determination and differentiation [J]. N Engl J Med, 2004, 350: 367-378.

Matsui M, Motomura D, Fujikawa T, et al. Mice lacking M2 and M3 muscarinic acetylcholine receptors are devoid of cholinergic smooth muscle contractions but still viable [J]. J Neurosci, 2002, 22: 106-107.

Misra M, MacLaughlin DT, Donahoe PK, et al. The role of müllerian inhibiting substance in the evaluation of phenotypic female patients with mild degrees of virilization [J]. J Clin Endocrinol Metab, 2003, 88: 787-792.

Morrison J, Steers WD, Brading A, et al. Neurophysiology and Neuropharmacology. In: The Second International Consultation on Incontinence [Z]. Geneva: World Health Organization, 2002: 83.

O'Reilly BA, Kosaka AH, Knight GF, et al. P2X receptors and their role in female idiopathic detrusor instability [J]. J Urol, 2002, 167: 157-164.

Ogawa T, Kamo I, Pfl ug BR, et al. Differential roles of peripheral and spinal endothelin receptors in the micturition refl ex in rats [J]. J Urol, 2005, 172: 1533-1537.

Pandita RK, Mizusawa H, Andersson KE. Intravesical oxyhemoglobin initiates bladder overactivity in conscious normal rats [J]. J Urol, 2000, 164: : 545-550.

Pierce ML, Reyes M, Thor KB, et al. Innervation of the levator ani muscles in the female squirrel monkey [J]. Am J Obstet Gynecol, 2003, 188: 1141-1147.

Piscione TD, Rosenblum ND. The malformed kidney: disruption of glomerular and tubular development [J]. Clin Genet, 1999, 56: 341-356.

Raizada V, Mittal RK. Pelvic floor anatomy and applied physiology [J]. Gastroenterol Clin N Am, 2008, 37: 493-509.

Rong W, Spyer KM, Burnstock G. Activation and sensitization of low and high threshold afferent fi bres mediated by P2X receptors in the mouse urinary bladder[J]. J Physiol (Lond), 2002, 541: 591-600.

Sculptoreanu A, de Groat WC, Buffi ngton CAT, et al. Abnormal excitability in capsaicin-responsive DRG neurons from cats with feline interstitial cystitis [J]. Exp Neurol, 2005, 193: 437-443.

Shao X, Johnson JE, Richardson JA, et al. A minimal KSP-cadherin promoter linked to a green fl uorescent protein reporter gene exhibits tissue-specifi c expression in the developing kidney and genitourinary tract [J]. J Am Soc Nephrol, 2002, 13: 1824-1836.

Shlomo Raz, Larissa V. Female Urology[M]. 3th ed. Rodriguez, : Elsevier, 2008.

Spevak MR, Cohen HL. Ultrasonography of the adolescent female pelvis. Ultrasound Q, 2002, 18: 275-288.

Vizzard MA. Neurochemical plasticity and the role of neurotrophic factors in bladder refl ex pathways after spinal cord injury. In: Weaver LC, Polosa C (eds). Autonomic Dysfunction after Spinal Cord Injury: The Problems and Underlying Mechanisms. Amsterdam: Elsevier, 2006.

Walsh PC, Retik AB, VaughanED Jr, et al. Campbell''s Urology[M]. 8th ed. Philadelphia: WB Saunders, 2002.

Wood HM, Trock BJ, Gearhart JP. In vitro fertilization and the cloacal-bladder exstrophy-epispadias complex: is there an association? [J]. J Urol, 2003, 69: 1512-1515.

Yoshimura N, Seki S, Erickson KA, et al. Histological and electrical properties of rat dorsal root ganglion neurons innervating the lower urinary tract [J]. J Neurosci, 2003, 23: 4355-4361.

Yoshimura N, Seki S, Novakovic SD, et al. The role of the tetrodotoxinresistant sodium channel Nav1.8 (PN3/SNS) in a rat model of visceral pain [J]. J Neurosci, 2001, 21: 8690-8696.

Yucel S, Liu W, Cordero D, et al. Anatomical studies of the fi broblast growth factor-10 mutant, Sonic Hedge Hog mutant and androgen receptor mutant mouse genital tubercle [J]. Adv Exp Med Biol, 2004, 545: 123-148.

Zhong Y, Banning AS, Cockayne DA, et al. Bladder and cutaneous sensory neurons of the rat express different functional P2X receptors [J]. Neurosci, 2003, 120: 667-675.

（吕坚伟）

第二章　泌尿盆底功能检测

第一节　下尿路尿动力学

一、概　述

尿动力学检查是功能泌尿外科学的一个重要组成部分，主要依据流体力学和电生理学的基本原理和方法，检测尿路收集、输送系统各部的压力、流率及生物电活动，从而了解尿路储存、排送尿液的功能，以及储尿期、排尿期功能障碍性疾病的病理生理学变化。全面的尿动力学检查是直观检测尿路功能最为理想的方法之一。

尿动力学包括尿液流动的基本概念及其相关影响因素，包括储尿、排尿活动相关的解剖生理基础，储尿期、排尿期的尿动力学检测等内容。检查技术是功能泌尿外科学的一个重要组成部分。但是尿动力学检查本身就在干扰尿路的正常生理活动，影响受检查者的心理状态，并且由此可能造成功能改变。因此，检查结果并不一定反映患者的真实情况，并且绝不能忽视详细的病史采集、全面的查体和必要的辅助检查项目。

尿动力学依检查方法分为上尿路尿动力学及下尿路尿动力学两个方面。上尿路尿动力学检查技术包括经皮肾盂穿刺灌注测压术、利尿性大剂量静脉肾盂造影同步动态放射学检查术、经肾或输尿管造瘘管测压术及经膀胱镜输尿管插管测压术等。但是由于对疾病的认知少，所以上尿路动力学研究开展得较少，临床应用以及临床诊断也存在一定的不确定性。

下尿路尿动力学检查技术已较为成熟，是功能泌尿外科以及盆底外科临床工作的常规检查项目。内容包括自由尿流率测定、膀胱压力容积测定术（Cystometngram，CMG）、排尿期压力流率测定术、尿道压力分布测定术（Urethral pressure profile，UPP）、排尿性尿道压力分布测定术（Micturition urethral pressure profile，MUPP）、漏尿点压力测定术（Leak point pressure，LPP）、外括约肌电流图测定术（Electromyogram，

EMG）、排尿性膀胱尿道造影术、各种同步多道程测定术、影像尿动力学检查、盆底神经电生理术及动态尿动力学测定术（Holter）等。通过这些检查，可以获得患者尿道内外括约肌的长度及压力分布，储尿及排尿时膀胱内的压力变化，逼尿肌和括约肌的协调程度及排尿时的尿流率，为临床医师提供丰富的临床信息，有助于他们对患者做出最真实的诊断，并可以提出针对性的处理意见。

在下尿路尿动力学检查时，需注意以下事项。检查前，检查人员须将检查项目的意义和方法告知患者，以获得合作。记录病史、体检结果以及排尿日记结果。由排尿日记可知患者日尿量、功能性排尿量。尽管尿动力学检查无损伤，但毕竟是侵入性检查，必要时应执行知情同意签字手续。

除尿流率检查外，尿动力学检查均为侵入性的，能够测量尿动力学的非侵入性手段仍在研究中。患者处在高科技仪器的包围中，多少会受到一些非生理性因素的影响。对于检查结果，必须用客观的态度进行分析，有所取舍。重复检查是避免出现赝像的一个好方法。检查时，应尽可能还原患者的日常表现，当没有检测出某种日常存在的异常情况时，不能否定其存在。此外，并非每种异常都有临床意义。尽可能还原患者的真实情况是所有检查的最终目的。

二、尿流率测定

尿流率测定是一种简单、无创的方法，可反映下尿路贮尿、排尿功能的一般水平，为下尿路尿动力学检查的最基本项目。其常用于排尿障碍性疾病的筛查、疗效评价以及治疗后随访，同时可以与侵入性尿动力学检查项目（如压力 - 流率测定等）联合测定。

尿流率是指单位时间内尿道外口排出的液体量，以时间的函数形式计算，其单位为 mL/s。尿流率是膀胱逼尿肌的收缩力和流出道的阻力相互作用的结果。检查时，按照患者平时的排尿习惯和体位，将尿液收集到一个与电子测量设备相连的收集容器中。如今已经有基于蓝牙技术的尿流率仪，使检测更方便（见图 2-1）。

尿流率测定的重要参数有最大尿流率（Maximum urinary flow rate，MFR）、平均尿流率（Average urinary flow rate，AFR）、排尿时间、尿流时间、

排尿量以及达峰时间等。其中，MFR 意义最大，但 MFR 可受患者年龄、性别、体位、心理及尿量等因素影响。需注意的是，当一般尿量为 500mL 时，MFR 反有下降趋势。男性 MFR 随着年龄的增长有降低倾向；50 岁以后，MFR 明显降低。检查时，一般要求患者排尿量应在 200 ~ 500mL，不得少于 200mL。当尿量≥ 200mL 时，正常男性 MFR ≥ 20mL/s，而女性≥ 25mL/s。MFR ≤ 15mL/s，应疑为排尿功能异常；MFR ≤ 10mL/s，则为明显异常，患者可能患有下尿路梗阻（前列腺肥大等）或神经源性膀胱。平均尿流率是指排尿量除以尿流时间所得的数值。尿流时间指可测量的实际发生尿流的时间。排尿时间是指整个排尿持续的时间，包括尿流中断的时间。排尿量是指经尿道排出的尿液总量。达峰时间是指从排尿开始到最大尿流率所用的时间。

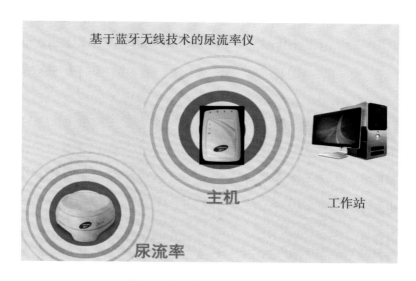

图 2-1 基于蓝牙技术的尿流率仪

尿流率曲线是在测定尿流率时由尿流仪描记出来的可反映瞬时尿流率变化的曲线。正常尿流率曲线的形状多与年龄、尿量有关；异常曲线常与疾病有关，可供诊断参考。

三、膀胱压力容积测定

膀胱压力容积测定，也称为充盈期膀胱压力 - 容积测定，测定膀胱压力和容积之间的关系，其通过测量充盈期膀胱逼尿肌的压力来实现。充盈期膀胱压力容积测定用于评估患者储尿期膀胱的容积、感觉功能、顺应性及稳定性等指标（见图 2-2）。

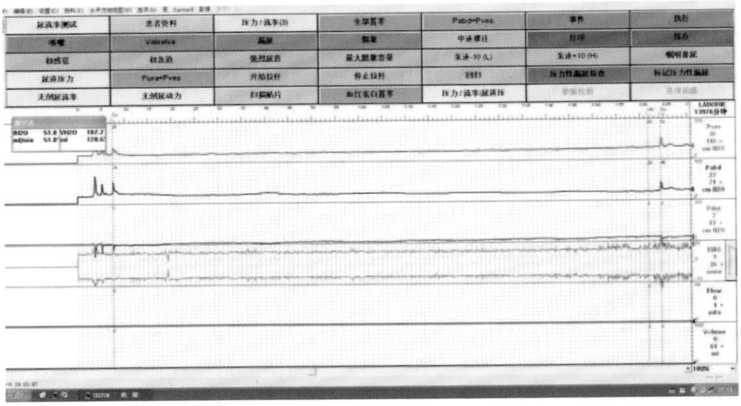

图 2-2　膀胱压力 - 容积测定图

膀胱压力容积计采用各种压力传感器及记录器，可连续自动描记相应的曲线，提高检查的精确性。在膀胱收缩期测得的膀胱内压是腹压与逼尿肌收缩压之和。因此，在膀胱内压增高时，需鉴别是逼尿肌收缩所致，还是腹压升高所致。本检查的价值主要体现在充盈期，故称作充盈期膀胱压力容积测定。该检查主要通过测定膀胱内压力与容积间的关系反映膀胱功能，它可将膀胱充盈（贮尿功能）及收缩（排尿功能）过程描记成膀胱压力 - 容积曲线（Cystometrogram，CMG）。从曲线上可以了解膀胱的容量及顺应性，膀胱的稳定性，膀胱的感觉、运动神经支配情况等，主要用于神经源性膀胱的诊断与分类。

检查时，经尿道向膀胱置入膀胱测压管以及直肠测压管，并用膀胱充盈介质（生理盐水或气体）逐渐充盈膀胱。需观察患者对膀胱充盈的感觉与反应，膀胱容量逐步增加时膀胱内压的变化（即膀胱顺应性），有无抑制性收缩（即膀胱的不自主性收缩，在 CMG 上表现为压力 > 15cmH$_2$O 的逼尿肌收缩峰），及有无激发隐匿的无抑制收缩（需在加快充盈速度、改变体位、咳嗽等情况下重复检查）。当膀胱充盈到患者出现强烈排尿感时，为膀胱充盈最大容量（并非膀胱实际容量）。此时停止继续充盈，嘱患者做排尿动作，观察其逼尿肌能否有意识地收缩。有时为做出鉴别诊断，还可给予药物试验，即以某些药物（如普鲁苯辛、盐酸氨甲酰甲基胆碱等）

重复本项检查，以观察是否有膀胱逼尿肌收缩，从而帮助诊断（尿动力检查操作见视频 2-1 ～ 2-6）。

视频 2-1　　　　　视频 2-2　　　　　视频 2-3

视频 2-4　　　　　视频 2-5　　　　　视频 2-6

膀胱压力-容积测定需检测的指标包括以下几种。

（1）在充盈期膀胱测压中，需测定以下几种膀胱感觉：初次膀胱充盈感、初次排尿感、强烈排尿感、膀胱疼痛感、尿急感。

（2）膀胱逼尿肌收缩功能的判定：正常膀胱逼尿肌在膀胱充盈过程中没有或仅有小幅度的压力改变，在诱发条件下不会发生不自主收缩。可在充盈期观察到的一个重要的尿动力学异常表现为膀胱逼尿肌过度活动，即在充盈期自发或者诱发产生的逼尿肌不自主的收缩，主要包括突然的排尿感、括约肌肌电图活动的突然变化或者出现尿失禁。ICS 将逼尿肌过度活动分为以下两类。①期相型逼尿肌过度活动：指波浪形逼尿肌收缩，可以伴有尿失禁；②终末型逼尿肌过度活动：指在达到膀胱测定容量后发生的单一的不自主收缩，不能被抑制，从而发生完全性尿失禁。

（3）膀胱顺应性：指膀胱容量变化和膀胱逼尿肌压力变化之间的相互关系。

（4）漏尿点压力：一般分为两种。一种为膀胱逼尿肌漏尿点压力（Detrusor leakage point pressure，DLPP），指在无逼尿肌自主收缩及腹压升高的情况下，膀胱充盈期出现膀胱逼尿肌压力上升并出现漏尿时所测得的压力数值。DLPP 最大的作用在于判断膀胱顺应性下降导致上尿路功能受损的风险性。一般来说，DLPP 达到 $40cmH_2O$ 是造成上尿路损害的临界压力值，达到这个数值之前的膀胱容量为安全容量。安全容量相对越小，说明膀胱内低压状态的时间越短，上尿路就越早发生扩张，且扩张程度也越严重。另外，如患者存在神经源性膀胱或者伴有巨大膀胱憩室，则因膀胱容量巨大，测量不到其 DLPP 值，但是这类患者存在比较明显的膀胱输尿管反流，因此，应以出现反流时的膀胱容量为安全容量，而不以 DLPP 作为安全容量的标准。第二种为腹腔漏尿点压力（Abdominal leakage point pressure，ALPP），或者称之为压力性漏尿点压力，指在逼尿肌没有收缩的情况下，患者进行各种腹压升高的动作过程中出现漏尿时的膀胱内压力，是漏尿时最小的腹压数值。ALPP 可用于评价尿道固有括约肌情况，为压力性尿失禁提供诊断和分类标准。在正常情况下，由于尿道固有括约肌有控尿功能，所以即使腹压增加也不会有尿失禁的情况。ALPP 的参考值范围如下：① ALPP ＜ 60cmH$_2$O，提示有尿道固有括约肌关闭功能缺失；② ALPP ＞ 90cmH$_2$O，提示 Ⅲ 型压力性尿失禁，提示压力性尿失禁可能与尿道的过度移位有关；③ ALPP 在 60 ～ 90cmH$_2$O，提示可能同时存在尿道括约肌功能损伤和尿道过度下移。

四、排尿时压力 - 尿流率测定

排尿时压力 - 尿流率测定为下尿路尿动力学检查的一项基本联合检查技术，可对膀胱逼尿肌收缩能力及下尿路流出道梗阻做出精确的判断，从而弥补前述两项检查单独应用时的不足。该检查需要同步测定排尿时的膀胱内压、腹压（即直肠压）、逼尿肌收缩压（计算数值等于膀胱内压减腹压）及尿流率。检查时，需向膀胱(经尿道或耻骨上穿刺)及直肠置入测压导尿管，并与各自的压力传感器相连。在测定尿流率时，记录器可同时描记出四条相应的曲线。其中，逼尿肌压力曲线由软件计算后绘制出（见图 2-3 ）。

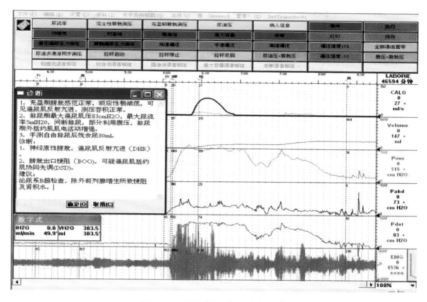

图 2-3 排尿期压力 - 流率测定

所记录到的四条曲线不仅可以显示排尿前膀胱压力、膀胱颈开放压、开放时间、最大膀胱内压力、最大尿流率时的逼尿肌收缩压、尿流率、闭合压力、最小排尿压等参数，还可通过压力与尿流曲线的对应时相关系，了解到膀胱逼尿肌收缩力和膀胱流出道梗阻情况，从而对某些疾病做出诊断。目前，应用比较广泛的是采用列线图来判断以上结果，常用的列线图有 Abrams-Griffiths 列线图、Schaefer 列线图、ICS 列线图、Blaivas-Groutz 列线图。前三者主要应用于男性流出道梗阻患者，以 Schaefer 列线图为例，该图描述了压力和尿流在最低尿道压力下的关系，并且能反映控尿结构和出口阻力的情况，同时能将肌肉活动的影响降至最低。为了简化，Schaefer 发明出直线性 PURR（linPURR）。linPURR 列线图通过归纳连接 P_{det} 与最小排尿期逼尿肌压力而得到，将梗阻按照程度分为 0 ～ 6 级，将逼尿肌压力分为 N+ ～ VW。在 linPURR 图上描记压力 - 流率曲线上的 P_{det} 和 Q_{max} 点，即能确定梗阻程度和逼尿肌收缩力的强弱。

膀胱压力测定的质量控制在整个测定过程中非常重要，它直接决定了测量结果的精确性和可靠性。膀胱测压必须严格执行国际尿控协会（International Continence Society，ICS）制定的零点压力标准和参考平面。

其核心意义是使测定结果可以在不同患者之间和不同检测医院之间有可比性。零点压力是当传感器（不与任何导尿管连接）开放于环境时，或者当充满液体的导尿管的开放端与换能器在同一垂直水平时，所记录的压力值，此时调零点，记录为0。参考平面为耻骨联合上缘，将传感器放置于耻骨联合上缘同一水平。

经尿道的测压导尿管一般是F8以下的测压管，灌注速度一般为中等（即50～60mL/min）。

膀胱逼尿肌的压力通过膀胱压力和腹腔（直肠）压力计算所得。膀胱压力和直肠压力测压管的开放端必须置于同一平面。操作时，应与患者保持良好的沟通，缓解其紧张等负面情绪，使其完全配合操作。

全过程需随时进行质量控制。体外置零，连通体内后，需进行咳嗽试验，以检查腹压和膀胱压力是否同步上升，此时逼尿肌压力应等于或者接近于0，任何负值必须得到及时纠正。同时在测压过程中，应每分钟进行咳嗽试验，以确保两根测压导尿管位于正常位置并连接良好。

五、尿道压力分布测定

沿尿道全长连续测定并记录尿道内压力，即称作尿道压力分布测定（UPP）。UPP主要用以了解尿道控制尿液的能力。UPP有两种类型，即静态尿道压力测定及排尿期尿道压力测定。前者主要反映储尿期女性近段尿道和男性后尿道的控尿能力，对于各种近段尿道和膀胱颈部梗阻，如膀胱出口梗阻、器质性或功能性膀胱颈部梗阻、逼尿肌-括约肌协同失调等，进行精确诊断，对病变部位进行判定；后者则反映排尿以及在应力时尿道压力发生相应变化的能力，主要用于评估女性压力性尿失禁患者应力状态下的尿控能力。进行UPP的方法有液体或气体灌注测压法、气囊尿管测压法、微型压力传感器尿管测压法三种。其中，液体或气体灌注测压法的使用较普遍。

检查时，需经尿道置入测压尿管至膀胱，再借助机械装置匀速地将该测压管沿尿道拉出。在应用液体或气体灌注测压法时，需同时不断地以恒定流量向测压尿管内灌注液体或气体。所灌注的液（气）体推开闭合的尿道壁进入尿道腔内的压力近似于该处闭合压，故随着测压尿管不断拉出，可记录到尿道内各点压力，并由记录器绘制出相应的尿道压力分布曲线。

检测时需要注意：压力轴的最大精度为 1cmH$_2$O，选择 4 ～ 10 号的测压管，并且使用有 2 个侧孔的测压管，三通必须连接在侧孔相通的管道上，灌注速度为 1 ～ 2mL/min，牵引速度为 1mm/s。静脉尿道压力测定（Rest urethral pressure profile，RUPP）时，膀胱内液体量不应该超过 50mL；SUPP 时，膀胱内液体以 200 ～ 250mL 为宜，应力性尿道压力测定（Stress urethral pressure profile，SUPP）检测时一般每隔 2 秒增加腹压一次。

尿道压力分布曲线可提供以下资料：最大尿道压、最大尿道闭合压、功能性尿道长度。其中，男性最大尿道压约为 85 ～ 126cmH$_2$O，女性约为 35 ～ 15cmH$_2$O（随着年龄的增长明显降低）；男性尿道功能性长度为 5.4cm±0.8cm，女性为 3.7cm±0.5cm。此外，由于解剖学原因，所以男女尿道压力曲线形状明显不同，前者曲线上可见前列腺、尿道的压力峰，后者则为一条钟形曲线。

在体位不同、咳嗽或排尿时，重复检查常可获得更多资料，有助于对尿道功能做出更精确的判断。

静态尿道压力测定是指在膀胱及周围腹压处于静止状态时描记尿道各个点的压力及分布情况，其结果受灌注速度、测压管牵引速度、患者体位及盆底肌肉活动等的影响；女性患者尿道压力随着年龄逐步下降，个体之间也存在巨大差异。因此，一般要求静态尿道测压需重复两次或以上，以获得精准的数值。

排尿期尿道压力测定是指分析膀胱和尿道在腹压增加情况下的压力变化，常用于评估女性压力性尿失禁或者尿道过度活动症。在正常情况下，尿道关闭压力应大于 0。

尿道闭合压力为尿道压和膀胱压力之差，在咳嗽等腹压增加的因素下，应大于 0；压力性尿失禁患者小于或者等于 0。压力传导率（Pressure transmission ratio，PTR）指咳嗽时尿道压增高值与膀胱压增高值的比值，PTR 可以在尿道任何一点获得，而多个点获得的 PTR 可以形成"压力传递描记图"。在正常女性中，PTR 应大于 1；压力性尿失禁患者中应小于等于 1。

六、影像尿动力学

影响尿动力学属动态放射学检查技术，常作为下尿路尿动力学联合同步检查的手段之一。检查时，需先向患者的膀胱内注入造影剂，然后于患者排尿时在荧光屏上直接观察膀胱颈、尿道外括约肌相应的动态变化。

影像同步系统是随着电脑科技的发展而出现的，该系统的出现极大地提高了尿动力仪器的检测功能及准确性，是目前尿动力学仪的发展潮流。厂家一般采用商业化的影像捕捉卡，将X线影像或B超影像的模拟信号转成数字式信号，计算机得以对影像进行同步处理及储存。同步影像系统的优劣主要取决于计算机系统的硬件配置，计算机操作系统及尿动力学软件的性能。无论X线影像还是B超影像，基于Windows的同步影像系统能对记录的影像进行亮度和对比度的调整，能得到最为清晰的图像。目前，绝大部分患者进行此检查的目的有两个：一是了解储尿期、排尿期的尿道开放情况；二是了解储尿期、排尿期是否有输尿管反流的情况（见图2-4和图2-5）。

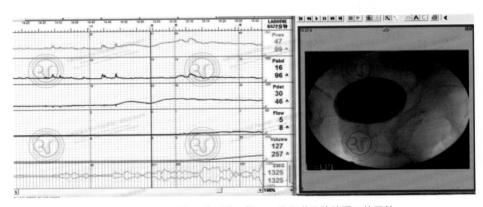

图2-4 影像尿动力学检测排尿期，可见尿道及膀胱颈口的开放

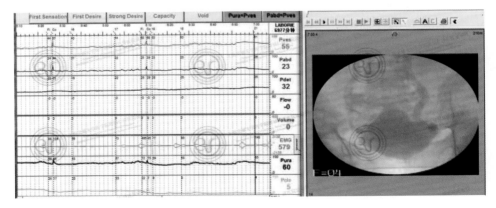

图2-5 影像尿动力学检测储尿期，可见双侧输尿管反流

第二节　盆底神经电生理学

一、概　述

盆底神经电生理学并不是一门很新的技术，在盆底领域已经有近 80 年的应用历史。由于盆底神经解剖学有其特殊性，所以盆底神经电生理检测并不如尿动力学那样普及。但是在检测支配盆底器官的神经系统功能的变化方面，盆底神经电生理有着非常重要的作用。

二、肌电图技术

肌肉运动功能的基本单位是运动单位，包括脊髓前角细胞、神经轴突、神经肌肉连接和由这些神经纤维支配的肌肉纤维。前角细胞除极后产生神经动作电位，沿着神经轴突传递到运动单位，运动单位激活导致肌纤维收缩。动作电位到达神经肌内接头后释放乙酰胆碱，使运动终板除极，除极电流沿着肌纤维传播，形成运动单位电流。肌电图所测定的就是肌纤维上传导的运动单位电流。

运动单位的任何一个部分出现病变都可以导致肌电图的异常。临床上，肌电图的检测常采用表面电极和针刺电极。表面电极的优点在于放置方便，无创，但是其测定的是所有放置区域内结偶电信号的总和，而不是单一肌电活动。通过肌电图的测定，可以明确两种情况：一是肌纤维本身病变；二是肌肉神经支配的变化，可以起源于肌肉疾病，也可以来源于直接的损伤。神经源性的改变可以源于任何水平的支配肛门外括约肌的下运动神经损伤，包括运动神经元、运动神经元延伸的神经和骶神经根到达外括约肌的分支。

尿动力学中，对盆底肌肉和肛门括约肌进行肌电图检查的目的有两个：一是检查膀胱储尿期、排尿期的尿道功能；二是在神经电生理检查中，评估肌肉的神经支配的完整性。

由于肛门外括约肌与尿道外括约肌同受阴部神经支配，所以肛门外括约肌的肌电图一般用来反映尿道外括约肌的活动情况。检查时，需将一电极放置于括约肌表面（表面电极）或刺入该括约肌内（针形电极）。一般，前者操作简便，患者痛苦小；后者操作较繁，患者有一定的痛苦，但结果较为精确。在正常情况下，尿道外括约肌维持一定张力，参与排尿控制，故肌电图可见持续肌电活动。在咳嗽用力时，为对抗膀胱内压增大，可见肌电活动增强；排尿时，由于尿道外括约肌松弛，肌电图呈静止状态；一旦排尿结束，肌电活动重新恢复。本检查很少单独进行，常与前述某些检查联合使用。有排尿期症状的患者（如尿流速慢、尿流中断、腹压排尿等），常见的肌电图类型是逼尿肌收缩伴有尿道和尿道周围肌肉收缩，这个现象称为逼尿肌 - 括约肌协同失调，多出现于骶上神经损伤患者。

三、阴部神经体感诱发电位

阴部神经体感诱发电位（Pudenda somatosensory evoked potential，PSEP）是当点刺激阴茎（阴蒂）背神经时，在皮质记录到的体感诱发电位，表示神经冲动从阴部神经刺激点通过感觉轴索传导到大脑皮质的时间。从阴部神经刺激点到大脑皮质的整个传导通路上任何一点的损伤，都可以导致 P 波波峰潜伏期及波幅的变化。

PSEP 一般应用于脊髓损伤、糖尿病、多发性硬化等疾病导致的神经源性膀胱患者，用于判断阴部神经刺激点 - 阴茎(阴蒂背神经) - 阴部神经 - 脊髓 - 大脑皮层整个传导通路的完整性。在神经完全损伤时，诱发电位一般表现为一条直线或有少许干扰波；在神经部分损伤时，诱发电位表现为不同程度的波形改变、振幅降低、潜伏期延长及传导速度减慢等。

四、骶反射检查

骶反射检查是指用电生理学方法记录泌尿生殖肛门区域的盆底、会阴部肌肉对刺激的反应，包括球海绵体肌反射和肛门括约肌反射。其反射弧传入、传出纤维都位于阴部神经中。

球海绵体反射指用电刺激阴茎（阴蒂）背神经皮肤，神经冲动沿着阴部神经达到骶髓同侧的后角细胞，经过中枢神经整合后，神经冲动再沿着阴部神经传出纤维到达球海绵体肌。骶反射检查可以记录到球海绵体肌的收缩；同时，也可以记录到尿道括约肌、肛门括约肌及盆底肌的反射性收缩，它反映了骶髓阴部神经反射弧的完整性。主要用于评估下运动神经元损伤患者 $S_2 \sim S_4$ 阴部神经反射弧的完整性，评估合并圆锥（马尾）损伤的尿失禁患者下尿路排尿反射弧的完整性，评估神经源性膀胱患者下尿路排尿反射弧的完整性，以及协助诊断脊髓损伤后逼尿肌 - 括约肌协同失调。

肛门括约肌反射指刺激肛门黏膜或者皮肤而诱发的肛门括约肌反射性收缩。电刺激肛门周围皮肤，可以记录到肛门括约肌不同潜伏期的反应。潜伏期在 50ms 的晚期部分为多突触反射的表现，短于 15ms 的早期部分是由直接刺激导致的。

五、阴部神经传导速率

阴部神经运动终末潜伏期（Pudendal nerve terminal motor latency，PNTML）是评价阴部神经运动传导速率的唯一指标，是指从运动神经受到刺激的瞬间，到第一个可测量肌肉反应出现的时间。该数值可以反映支配该肌肉传导最快的运动纤维的传导速度。PNTML 是从阴部神经接受刺激开始至肛门外括约肌开始收缩的时间，正常值为 2.0ms±0.2ms，左侧与右侧可以略有差异。

阴部神经纤维的传导速率和肛门外括约肌的功能都可以影响阴部神经运动终末潜伏期，阴部神经受损可以导致运动终末潜伏期延长，但此结果并没有特异性。

第三节 盆底超声评估

一、概　述

女性盆底功能障碍性疾病（Pelvic floor dysfunction，PFD）是由盆腔支持结构的损伤、退化或功能缺陷所引起的一组疾病，主要包括盆底器官脱垂（Pelvic organ prolapse，POP）、压力性尿失禁（Stress urinary incontinence，SUI）及性功能障碍（Sexual dysfunction）等，其中以 POP 和 SUI 最为常见，多发于中老年女性。POP 是由于盆底肌肉和筋膜组织薄弱，造成盆腔器官下降，引起器官位置及功能异常，以子宫脱垂、阴道前壁膨出、阴道后壁膨出等为主的一组妇科疾病。SUI 指在膀胱逼尿肌松弛状态下，由喷嚏、咳嗽、用力及运动等导致腹压增加时，尿液不自主地自尿道溢出。据研究资料显示，我国中老年妇女人群中 POP 总体患病率约为 30%。另一项针对我国成年女性尿失禁患病状况的流行病学研究结果显示，成年女性尿失禁的患病率达 30.9%，说明在中国约 1/3 的女性受到盆底功能障碍疾病的困扰和影响。虽然 PFD 的发病率很高，但是因为种种原因，所以目前国内患者就诊率不高。同时，由于妇科泌尿学发展得相对滞后，许多临床医生对该疾病的认识不足，所以不能提供正确合理的意见和治疗建议，临床上也缺乏对该疾病客观准确的评估方法。近 10 年来，随着女性患者以及临床医生对 PFD 的重视，以及治疗技术的不断发展，对该类疾病的准确诊断已成为目前的研究热点。这也对影像学检查及诊断提出了新的要求。与此同时，盆底影像学的快速发展也促进了临床诊疗水平的提高。随着超声成像检查技术的发展，盆底 B 超可以通过二维、三维、四维超声提供更多的诊断信息，同时超声还可以实时、动态、无创地观察和评估盆底结构及功能的变化。此外，还可以对盆底疾病的手术效果进行评估和长期随访。

这些优势使得超声成像检查逐渐成为盆底功能障碍疾病的首选检查方法。

二、盆底超声检查技术

20 世纪 80 年代早期，腹部超声开始应用于评估尿道和盆底功能，后来陆续发展了经会阴超声、经直肠超声以及经阴道超声。目前，容积超声成像可应用于会阴检查。经会阴超声于 1986 年首次开始应用。经会阴超声是最广泛应用的检查方法，因为这种超声仪器非常普及且这种检查是非侵入性的。与经阴道超声相比，经会阴超声不会引起组织结构变形。经会阴盆底超声检查采用腹部超声检查的凸阵探头（3.5 ～ 5Hz），这种探头可以完整地显示盆底的三个部分。

在进行经会阴盆底超声检查时，首先在探头上涂抹足够的超声耦合剂，再用手套或塑料薄膜包裹探头以避免感染，然后在表面再涂抹一层超声耦合剂并将探头置于会阴部（为了获得盆底正中矢状切面的图像，尽量将探头放置于两侧大阴唇之间）。在超声检查时，患者取膀胱截石位或站立位：在取膀胱截石位时，臀部稍屈曲、外展；有些患者无法有效完成 Valsalva 动作而采取站立位。在临床检查时，一般需要患者尽量排空膀胱。

标准的盆底正中矢状切面图像应包括位于前面的耻骨联合、尿道、膀胱颈、阴道、子宫颈、直肠和肛管（见图 2-6），以及后面的直肠肛管连接。高回声区是肛提肌群的中心部分（耻骨直肠肌、耻尾肌或耻骨内脏肌）。盆底的旁矢状切面或横切面也可辅助诊断，能够用来评估耻骨直肠肌及其肌腱弓，或显示植入闭孔肌的部分（见视频 2-7）。

视频 2-7

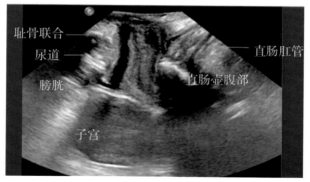

图 2-6　静息状态下盆底正中矢状切面图

随着三维容积探头的出现，三维、四维超声容积数据可以通过三个轴所在的二维平面显示，即三个正交叉平面：A平面（正中矢状切面）、B平面（冠状平面）和C平面（横切面）。三维、四维超声盆底显像（见图2-7）的最主要优势就是能够显示二维超声所无法显示的盆底横切面图像（见视频2-8）。

视频 2-8

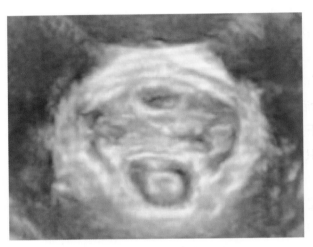

图 2-7　三维超声盆底轴平面图

三、盆底超声检查的适应证

在西方国家，诊断与治疗尿失禁的花费与糖尿病相仿。它虽然不是威胁生命的疾病，但难言之隐严重影响患者正常的社交活动、体育锻炼和性生活，是影响不同种族、不同文化背景的所有年龄阶段妇女的一个全世界卫生问题。据报道，此病的患病率为10%～60%。国内的多区域调查显示，中国女性尿失禁的发生率为30.9%，绝经后的中老年女性患病率更高。随着年龄的增长，女性尿失禁患病率也逐渐升高，受其困扰的女性人数也会逐年增加。盆腔器官脱垂也是困扰女性的一个常见病，发生率在18%～36.8%。除外阴部脱出物之外，还常伴有排尿、排便异常、外阴部出血、炎症，以及盆腔的慢性疼痛、盆腔下坠不适及性生活质量下降等，严重影响患者的日常生活及工作。如果能够早期对疾病进行诊断，那么多数患者可以通过盆底肌肉功能训练等来达到早期预防及治疗的目的。由于国内对该疾病的认识不足及长期不重视，以及缺乏早期诊断的有效检查方法等，所以患者在就诊时往往病情已经比较严重，多数需要手术治疗。因此，早期、合理、有效的诊断方法就显得尤为重要，早期诊断才能使患者可以得到有效的治疗及预防。

超声因其实时、无创、可重复、费用低廉、操作简便等优点，在诊断PFD及疗效评估方面具有明显的优势。尤其，近年来出现及广泛应用的三维、四维超声技术，可实时、动态、无创、真实地观察评估盆底结构及功能变化，更有效地为临床医生提供帮助。盆底超声在评估逼尿肌厚度、膀胱颈活动度、盆腔器官脱垂、肛提肌解剖及其功能，诊断尿道周围疾病（如憩室、囊肿）、直肠相关疾病等方面都具有非常有意义的临床价值。

目前，盆底超声几乎可以用于所有尿失禁及盆腔器官脱垂相关的患者，主要包括以下几个方面。①妊娠及分娩后盆底功能评估。②女性压力性尿失禁或无意识漏尿、大便失禁患者。③反复泌尿系统感染、尿急、尿频、夜尿和（或）急迫性尿失禁、与膀胱相关的疼痛的患者。④持续性排尿困难或有其他泌尿系统症状的患者。⑤有梗阻性排便障碍、便意不尽、慢性便秘、阴道和会阴指状突起伴肠道排空异常感的患者。⑥临床检查有阴道前壁和（或）阴道后壁膨出及子宫脱垂的患者。⑦各类脏器脱垂和（或）尿失禁手术前盆底结构及功能评估。⑧各类脏器脱垂和（或）尿失禁手术后的检查及手术疗效评估（阴道前壁修补术，吊带及补片等手术）。⑨盆底协调功能异常的患者。

实际上，对任何怀疑或有盆底异常疾病的患者以及具有与其发病相关危险因素的患者，均可进行盆底超声检查。即使没有盆底功能障碍相关疾病，有时也可以通过盆底超声检查发现常规妇科超声发现不了的其他疾病，如膀胱阴道间隔、阴道直肠间隔及膀胱壁的肿瘤性病变。

四、盆底超声的临床应用

（一）前盆腔

1. 膀胱颈的位置和移动度

膀胱颈的移动度是经会阴超声检查应用最早的参数之一，膀胱颈移动度的增加已被认为是女性压力性尿失禁的一个重要病因。经会阴超声评估膀胱颈位置和移动度具有高度的可靠性。膀胱颈位置参考点是耻骨联合的中轴线或耻骨联合后下缘，前者可能更准确，因为测量不受探头位置和运动的影响。在静息状态和最大 Valsalva 动作时，测量膀胱颈相对于耻骨联合的位移，两者的差值就是膀胱颈下降距离（Bladder neck descending distance，BND）。尽管 15mm，20mm 和 25mm 等截断值已被用于界定膀胱颈是否有过度活动，但目前仍然没有正常膀胱颈下降距离的参考值。为了研究膀胱颈是否过度活动，一些研究者还测量近端尿道与膀胱三角区之间的膀胱后角或膀胱尿道后角以及尿道旋转角。国内外多个研究显示，在这些判断膀胱颈活动度的超声参数中，BND 与压力性尿失禁的相关性最密切，随着尿失禁程度的加重，膀胱颈下降距离明显增加。

2. 尿道漏斗形

在压力性尿失禁患者（包括无症状的女性）做 Valsalva 动作（见图 2-8）甚至在静息状态时，均可以观察到尿道内扣呈漏斗形。尿道漏斗形常与漏尿相关。然而，在急迫性尿失禁的患者中也可以观察到尿道漏斗形。因此，其是否是压力性尿失禁的一个指标还有待研究。目前，它的解剖基础虽然尚不清楚，但已证实，明显的尿道漏斗形与尿道低关闭压相关。

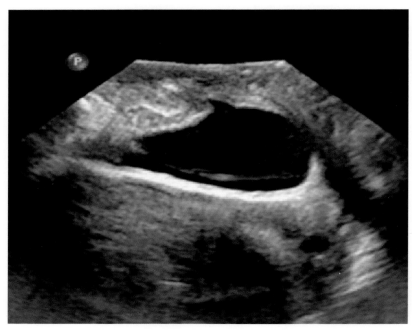

图 2-8　尿道内口漏斗形成

3. 膀胱壁厚度和逼尿肌厚度

在膀胱排空后（当膀胱充盈至 50mL 以上时，逼尿肌的厚度开始变薄，因此妇科泌尿学要求在膀胱排空后测量），超声声束垂直于膀胱黏膜，首先通过尿道和膀胱颈确定膀胱中线的位置，然后从膀胱壁的内缘到外缘进行测量。测量 3 个点取其平均值，正常值一般小于 5mm，当逼尿肌厚度超过 5mm 时，可能与逼尿肌的过度活动有关。虽然膀胱逼尿肌厚度增加似乎只是逼尿肌过度活动的一个相关指标，但是如果结合膀胱过度活动的症状综合评估，其在临床上可能也有应用价值。

4. 膀胱膨出

膀胱膨出是泌尿妇科常见的疾病之一。妊娠和分娩是导致膀胱膨出的重要因素，而更年期的妇女由于盆底支持结构萎缩及膀胱周围筋膜薄弱，也可导致膀胱膨出。经典膀胱膨出的影像学分型方法最初由 Green 提出。根据膀胱颈的活动度、膀胱后角及尿道旋转角三个指标，对膀胱膨出进行分型，共分为三种类型（见图 2-9）。

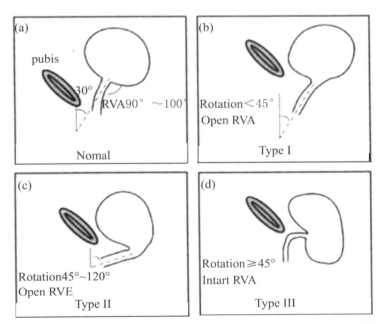

图 2-9　Green 膀胱膨出分型示意图 （引自 Green TH. Urinary stress incontinence: differential diagnosis pathophysiology and management [J]. Am J Obstet Gynecol, 1975, 122: 368-400.）

（1）Green Ⅰ型：Valsalva 动作，膀胱颈的移动度大，膀胱颈位于耻骨联合水平线以下，膀胱后角开放≥140°，尿道旋转角＜45°。

（2）Green Ⅱ型：膀胱膨出伴膀胱后角开放。在做 Valsalva 动作时，膀胱膨出，膀胱后角开放≥140°，尿道旋转角为 45°～120°。

（3）Green Ⅲ型：膀胱膨出，膀胱后角完整，尿道旋转角≥45°。

Ⅱ型膀胱膨出和Ⅲ型膀胱膨出有着不同的病因、病理基础及临床表现。Ⅱ型膀胱膨出患者常有压力性尿失禁但肛提肌完整；而Ⅲ型膀胱膨出患者常有排泄功能障碍和分娩所致的肛提肌损伤及断裂。

5. 尿道及其周围病变

在经会阴超声成像图上，尿道显示为一纵向的低回声区。该区域包括黏膜、血管丛和尿道平滑肌。由于黏膜层和平滑肌层正好与入射波束平行，所以尿道在大部分情况下呈低回声区域。虽然很早以前有一些研究已经证实，压力性尿失禁妇女的超声显示尿道横纹肌常有缺损，包括尿道收缩性下降，以及尿道回声和完整性的改变。然而，由于目前超声探头的分辨率仍存在局限性，所以难以清晰地显示尿道的具体结构。但是有些异常通过盆底超声仍然可以被发现，如：①尿道内钙化：尿道内的高回声可能是钙化的尿道腺体，可为单发或多发，它的存在一般与临床症状或下尿道的病变无关。②尿道囊肿：可分为先天性和后天性两种，可为单发或多发。超声可见尿道周围圆形或类圆形的无回声区或低回声区，边界清晰，与尿道不相通，可发生在尿道的任何区域，后方回声增强（见图 2-10）。③尿道憩室：在泌尿外科并不常见，发病率为 0.6%～6%，为局限性的尿道囊状或管状扩张，并与正常尿道相通。其可分为先天性和后天性，女性多见，多为单发，常位于尿道与阴道之间。超声表现为尿道周围的不规则无回声区或低回声区，与尿道相通，边界清晰，后方回声增强。

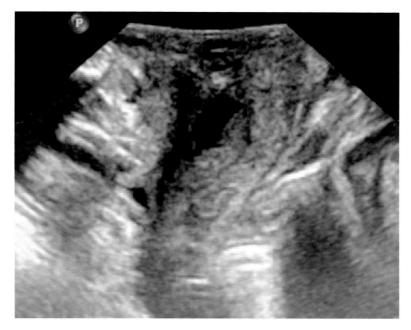

图 2-10　尿道后方囊肿

（二）中盆腔和后盆腔

女性的中盆腔包括子宫和阴道顶部，后盆腔包括阴道后壁、会阴体、直肠壶腹部和肛管。直肠阴道隔将直肠与阴道分开，防止直肠壶腹部进入阴道形成疝。会阴体由皮肤、肌肉及筋膜组成，主要功能为固定肛门直肠和阴道远端组织，限制泌尿生殖膈孔的扩张，及维持尿、大便的自禁状态。这些结构的功能异常或损伤都会导致中、后盆腔的功能障碍，而分娩损伤则是引起这些功能障碍的主要原因。

1. 脱垂评估

2001 年，美国国立卫生研究院（National Institutes of Health，NIH）将盆腔器官脱垂定义为，任何阴道节段的前缘达到或超过处女膜缘以上 1cm，包括子宫脱垂、阴道前壁（膀胱）脱垂和阴道后壁（直肠脱垂）。经会阴超声已经被用来定量评估盆腔脏器脱垂，它不仅适用于前盆腔，而且适用于中、后盆腔。膀胱颈或膀胱膨出的前缘常用于定量判断阴道前壁的下移；宫颈或道格拉斯窝用于定量判断中盆腔的下移；直肠壶腹的最尾侧或直肠膨出内容物的前缘用于定量判断后盆腔的下移。通过耻骨联合下缘做水平线，测量下移脏器与此线的距离。虽然研究表明，后盆腔的下移程度与脱垂的症状也有相关性，但没有与前盆腔脱垂的相关性那么强，故在只有后盆腔脱垂的女性患者中，当直肠壶腹或者直肠膨出的内容物下移至耻骨联合以下 15mm 以上时，其脱垂程度与脱垂的症状似乎才有相关性。

2. 直肠前壁膨出

在直肠前壁膨出时，超声表现为直肠阴道隔真性缺损，致使直肠壶腹部明显下降，并向前突出于阴道内，形成囊袋状。超声可以对直肠膨出程度进行量化。但目前超声对直肠膨出的分度尚无统一定论。多项研究表明，当直肠壶腹部下移距离和（或）膨出高度大于 15mm 时，可引起明显的临床症状。

后盆腔临床脱垂分级与超声的脱垂分级相关性，没有膀胱膨出或者子宫脱垂的相关性好，但是超声可以分辨出"真性"和"假性"直肠膨出，即为直肠阴道隔的缺陷还是会阴体的过度运动，这对治疗方案的选择至关重要。

3. 会阴体过度运动

会阴体组织缺陷所导致的会阴体下降，超声表现为直肠壶腹部位于耻骨联合后下缘水平线以下，与该参考线的垂直距离 ≥ 15mm，肛门内括约肌回声连续。

4. 直肠后壁膨出

直肠后壁膨出常发生于患有便秘或排便功能不良的儿童中，但罕见于成年人。缺损的区域往往紧邻肛门直肠连接处，向后或向背侧膨出。

5. 肠疝、直肠肠套叠和直肠脱垂

肠疝是指腹膜、小肠、乙状结肠或者肛门直肠连接部前面的网膜等结构，通过先天或后天形成的薄弱点、缺损部位或孔隙，进入直肠壶腹部与阴道之间。其超声主要表现为膨出物位于直肠壶腹部与阴道之间。对直肠膨出和肠疝的鉴别也是经会阴超声成像的主要优势之一。

在盆底功能成像时，直肠套叠或"隐性"直肠脱垂偶尔也会发生于没有任何排便功能障碍症状的女性。若患者的直肠套叠不明显或为"隐性"直肠脱垂，则超声显示，直肠壁和小肠进入近端肛管，在做 Valsalva 动作

时使近端肛管开放并产生一个箭头状的扩张；若直肠脱垂明显，则可以看到肠疝"流过"肛管，使直肠黏膜反转，直至通过肛门外括约肌脱垂到肛门外。

（三）盆底肌损伤

1. 肛提肌损伤

肛提肌由耻骨内脏肌、耻骨直肠肌、髂尾肌构成，是呈不规则状空间分布的薄层纹状肌，是支撑盆腔脏器的最主要盆底肌。两侧的肛提肌与耻骨联合下缘共同围成肛提肌裂孔，内有尿道、阴道、直肠通过，因此肛提肌的损伤将破坏盆底器官的支持结构及控尿系统，导致脱垂和尿失禁等。

肛提肌损伤的最常见原因是妊娠分娩，特别是阴道分娩。近年来，国内外影像学研究均证实，耻骨内脏肌耻骨支内侧面的附着处是最常见的损伤部分。因此，对妊娠分娩后出现盆腔器官脱垂的患者，要详细评估肛提肌的完整性。目前，临床上评估肛提肌损伤的影像学方法有很多种，但超声成像检查技术凭借其安全、便捷及经济等特点，在临床上得到广泛应用，尤其是三维、四维超声的多平面成像，可以有效地评估肛提肌的完整性。

肛提肌的正常超声图像表现为肛提肌分为左右两支，分别起于两侧耻骨下支背面，绕过直肠，在直肠后方汇合形成"V"形吊带。肛提肌在两侧耻骨支的附着处回声连续，无异常回声插入。肛提肌损伤患者在缩肛状态下，轴平面可显示一侧或双侧肛提肌连续性中断或完全中断。

2. 肛门括约肌损伤

临床中，经阴道分娩及采用会阴侧切助产的产妇有可能发生肛门括约肌损伤。这种情况虽然不常见，但是一旦发生肛门括约肌损伤并且处理不当，就可能导致大便失禁，给患者带来困扰。因此，临床上对肛门括约肌损伤的诊断意义重大。

目前，临床上一般采用三维、四维超声对肛门括约肌进行轴平面及多平面观察、评估，避免漏诊。肛门括约肌包括肛门内括约肌和肛门外括约肌。在排空状态肛管闭合时，超声显示肛门内括约肌为环形低回声区，肛门外括约肌则表现为包绕着内括约肌的高回声结构，内部星形高回声区为肛管黏膜。一般在缩肛状态下，肛门括约肌显色更加清晰，有利于缺损的观察。

（四）植入材料的超声成像

1. 尿道下悬吊带术后吊带的超声评估

近十多年来，采用人工合成材料的尿道下悬吊带术，如阴道无张力尿道中段悬吊带术（Tension-free vaginal tape，TVT）、耻骨弓上悬吊带术、经闭孔阴道无张力尿道中段悬吊带术（Transobturator vaginal tension-free vaginal tape suspension，TOT）等发展迅速，吊带（网片）植入已经成为许多发达国家治疗尿失禁的首选方式。目前，临床工作中使用的吊带或网片在X线或磁共振检查中难以发现；CT检查又有电离辐射；在经会阴超声检查，尤其是三维、四维超声检查，可以清晰地显示出来。因此，盆底超声在植入材料成像方面有着独特的优势。盆底超声成像可用于了解体内吊带的位置和功能，还可以评估术后体内吊带的生物力学特点。临床上一些并发症，如压力性尿失禁复发、排便功能障碍、吊带侵蚀、吊带移位及断裂等都可应用盆底超声进行评估。虽然不同植入材料的回声不同，但是目前大部分的植入材料超声成像可表现为高回声。检查者可通过观察吊带与尿道之间的距离，以及腹压增加（Valsalva动作）时吊带形态的变化来判断手术疗效。尿道下悬吊带术后吊带的正常及异常超声表现见图2-11。

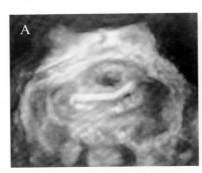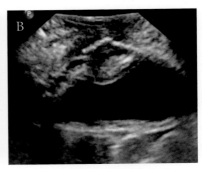

图2-11　尿道中段正常吊带三维图（A），术后吊带左侧断裂图像（B）

2. 盆底重建术中植入材料的超声评估

随着网片植入体在全球应用的增加，尤其在器官脱垂及其复发患者中应用的展开，其手术并发症（如网片侵蚀）也变得常见。因此，影像学检查在确定植入体的功能和位置方面具有重要的意义。一些研究表明，对炎症治疗或复发性的膀胱膨出修补术的评估，三维盆底超声是一种非常有用的方法。

第四节 阴道触觉成像

一、触觉成像的定义

触觉成像，同时也被称作"机械成像"或"应力成像"。作为医学成像模式的触觉成像，是将触摸感转换为数字图像。触觉图像是 $P(x, y, z)$ 的函数。其中，P 是施加变形下物体表面上的压力，x, y, z 是测量压力 P 的坐标。触觉图像是必须指定物体变形方向的一种压力图。

在医疗应用中，触觉成像时刻模拟手动触诊。在临床检查期间，安装在其表面上的压力传感器阵列装置的探针与人的手指相似，探针使软组织变形并检测压力的变化，以压力映射图的形式可视化输出。

目前可用于评估盆底的检查方式有传统的身体检查、超声检查、磁共振成像以及生物反馈等，与这些检查方式相比，触觉成像技术具有无可替代的优势。传统的手指触诊无法提供定量的组织表征，也无法与阴道壁正常弹性进行比较，灵敏度差且具有高度主观性。超声检查具有无辐射、无创伤、经济快捷、可重复性高、患者易于接受、可动态观察盆底变化的特点。但传统超声检查无法提供盆底组织的弹性表征，缺少对盆底肌肌力的评估。磁共振成像技术有无法动态观察，价格昂贵，无法显示补片或吊带的形态和位置，有金属移植物和幽闭恐惧症患者无法接受检查等缺点。生物反馈只能对盆底肌整体肌力进行粗略的评估，无法在空间上提供精准诊断。

目前的超声技术和磁共振成像技术也有弹性成像功能，但触觉成像技术相较于前两者而言，有明显的不同。触觉成像技术用压缩组织上的应力模式的数据，重建组织的内部机械结构；而超声和磁共振弹性成像通过各种静态或动态方式，检测组织中引起的应变。另外，触觉成像应用相对较大的组织变形来收集施加负载下的应力数据。

二、阴道触觉成像

阴道触觉成像（Vaginal Tactile imaging, VTI）系统是用于获得和绘制阴道内压力数据的仪器，以获取施加到阴道壁的压力数据。随着探头位置的移动，可采集可视化的阴道和骨盆底支撑结构情况并记录盆底肌肉收缩情况（见图 2-12）。VTI 软件可以提供测量和记录报告的工具。VTI 软件收集的数据和分析的结果可以用来定量评估患者的阴道和盆底状况。

VTI 探头配有 96 个压力（触觉）传感器、1 个方向传感器（加速计）和微型加热器。在临床检查过程中，探头用来获取阴道壁在外界施加负荷情况下对压力的反应。VTI 检查流程包括阴道数据收集，探头传感器上的交流电实时数据收集，VTI 软件显示的实时数据收集。阴道压力图（触觉像）整合了从压力传感器元件上获得的所有压力和位置数据。VTI 系统可以动态地记录盆底肌肉的收缩情况。探头表面触碰阴道壁的部分会预先加热至人体温度（见视频 2-9）。

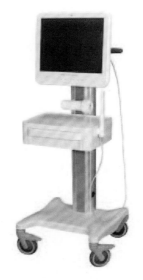

图 2-12　阴道触觉成像系统

视频 2-9

VTI 软件具有数据分析和报告的功能，可以可视化测量阴道内的空间、压力水平、压力梯度等信息，这关系到对组织弹性的解剖结构、盆底肌肉力量的评估。

三、阴道触觉成像的检查步骤

完整的 VTI 检查过程有 8 个步骤，包括探头插入、调整探头高度、旋转探头、Valsalva 动作、主动肌肉收缩（前、后）、主动肌肉收缩（左、右）、被动肌肉放松（前、后）、被动肌肉收缩（前、后）（见视频 2-10）。

视频 2-10

（一）探头插入（Test 1）

自阴道口缓慢地将探头插入阴道，此时探针压力传感器定位于阴道前后壁。此过程需注意，探针插入应顺应阴道自然解剖走向，不应对探针施加任何外界在阴道前、后壁，或左、右侧壁的压力。在探头插入至深处后，应用探头尖端触觉传感器观察子宫外观，不要用力撞击子宫。在此步骤中，理想的压力图像应出现从代表低压力值的蓝色到代表高压力值的红色，以及两者之间的过渡色（见图 2-13）。如果所观察的压力图像只有蓝色，则可在压力刻度面板上进行适当调节，缩小压力范围，以便适当可视化。相反，如果所观察的压力图像中红色部分过多，则应在压力刻度面板上适当调节，以增加压力范围，以便适当可视化。

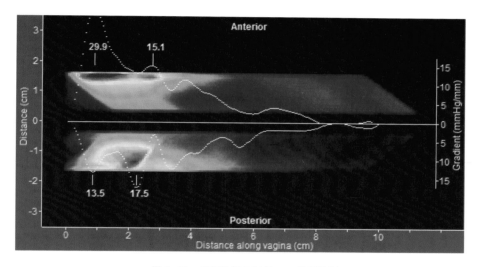

图 2-13 当探头插入时的 VTI 数据资料

在 VTI 探针插入之前，当患者处于背部放松状态时，阴道前壁和阴道后壁几乎相互接触。沿着阴道的内部压力接近于 0。在 VTI 探针插入期间，操作者应使探针沿着阴道自身解剖走向插入，尽量保持最小的阻力，探头插入可以在 10s 内完成。操作者可实时观察所获取的触觉图像。如果合成图像有一些明显的扭曲或不完整，则必须重复插入测试，以获得连续、完整、一致的图案。

（二）调整探头高度

此时，应将探针压力传感器定位于阴道前、后壁。将探头的头部沿向上和向下的方向缓慢升高，同时对探针手柄施加负荷，对内侧和顶端的前后阴道间隙进行成像，可观察到光栅的触觉成像图。在向上抬高和向下下压探针的过程中，应时刻留意患者的疼痛感受，不应过度对探头施加负荷。

（三）旋转探头

缓慢旋转探头。此时，探针压力传感器应从原本定位于阴道前后壁，旋转至定位于阴道左右壁。对阴道壁不施加任何负载。在此步骤中，可观察到阴道左右侧壁的压力成像图。应注意的是，此步骤中，在探头旋转期间，不要改变探头插入阴道内的深度。

旋转的阴道探针可从阴道壁获取圆周触觉反馈。探头有测量其旋转角度的方位传感器，使得压力反馈可以沿着旋转角度被映射。为了得到更好的图像，建议将 VTI 探头缓慢旋转。在旋转 VTI 探头的过程中，阴道壁变形可达 7mm。

（四）Valsalva 动作

在开始此步骤前，应先将探针压力传感器恢复到探头插入的状态，即将压力传感器定位于阴道前后壁。嘱患者做 Valsalva 动作，观察肌肉收缩。在此过程中，应注意不要移动探针的位置，并尽量保持探头在阴道内的稳定。

（五）主动肌肉收缩（前、后）

此时，应将探针压力传感器定位于阴道前后壁。在此步骤中，要求患者主动收缩盆底肌肉，至少 3 次，每次间隔 3～5s，观察肌肉收缩。在此过程中，注意不要移动探针的位置，并尽量保持探头在阴道内的稳定。

（六）主动肌肉收缩（左、右）

此时，应将探针压力传感器定位于阴道左右壁。在此步骤中，要求患者主动收缩盆底肌肉，至少 3 次，每次间隔 3～5s，观察肌肉收缩。在此过程中，注意不要移动探针的位置，并尽量保持探头在阴道内的稳定。

（七）被动肌肉放松（前、后）

此时，应将探针压力传感器定位于阴道前后壁。在此步骤中，要求患者主动收缩盆底肌肉或做凯格尔运动，并尽可能长时间地保持，至少持续 5s。上述过程至少需完成 2 次，每次间隔 3～5s，观察肌肉张力。在此过程中，应注意不要移动探针的位置，并尽量保持探头在阴道内的稳定。

（八）被动肌肉收缩（前、后）

此时，应将探针压力传感器定位于阴道前后壁。在此步骤中，要求患者咳嗽，至少3次，每次间隔3～5s，观察肌肉收缩。在此过程中，应注意不要移动探针的位置，并尽量保持探头在阴道内的稳定（见图2-14）。

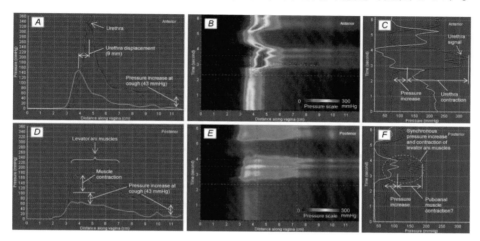

图2-14　被动肌肉收缩（前、后）时的VTI数据资料

四、阴道触觉成像的结果分析

VTI提供了可以评估阴道组织弹性、盆底支持和功能的数据。盆底功能可以利用从8个步骤中得到的如下至少35个VTI参数来描述。测量结果可用来评估盆底支撑组织结构的各种缺陷，精确标记患者盆底组织性质和肌肉功能缺陷。

（一）探头插入

1. 沿阴道前后隔室所测量的阴道组织弹性分布（$\partial P/\partial y$）。所测量的范围包括阴道后壁深度约2～10mm以及组成阴道壁的多层组织结构。

2. 阴道前壁远端尿道（U）的强度（P）和弹性值（$\partial P/\partial y$）。

3. 阴道前壁中部关键弹性区（Zone of critical elasticity，ZCE）的强度（P）和弹性值（$\partial P/\partial y$）。

4. 阴道前后壁顶端子宫骶韧带（Uterosacral ligament，USL）和主韧带（Cardinal ligaments，CLs）的强度（P）和弹性值（$\partial P/\partial y$）。

5. 阴道后壁远端会阴体（Perineal body，PB）的强度（P）和弹性值

（∂P/∂y）。

6. 阴道后壁中部肛提肌和耻骨直肠肌（Puporectail muscle， PRM）的强度（P）和弹性值（∂P/∂y）。

7. 阴道后壁顶端提肌板（Levator plate， LP）的强度（P）。

（二）探头高度

1. 沿阴道后隔室测量盆底支撑结构的强度（P）。

2. 阴道前壁远端尿道（U）的弹性值（∂P/∂y）。

3. 阴道前壁顶端 USL/CL 的弹性值（∂P/∂y）。

4. 耻骨肛门肌（Pectineal muscle， PAM）、耻骨阴道肌（Pubovaginalis muscle， PVM）和髂骨肌（Iliococcygeal muscle， ICM）的弹性值（∂P/∂y）。

5. LP 的弹性值（∂P/∂y）。

（三）旋转探头

1. 检测整个阴道壁上不规则点的压力峰值（P）和大小。

2. 阴道壁后盆底结构的不对称性。

（四）Valsalva 动作

1. 尿道（U）收缩力（P）。

2. 尿道（U）活动度。

3. 沿阴道前后隔室所测得的均匀压力增加（P）。

4. 宫颈通过 USL/CL 的固定情况。

5. 肛提肌的宽度和收缩强度。

6. 阴道后隔室双相或单相反应。

7. 通过非常规压力波形检出不规则结构。

（五）主动肌肉收缩（前、后）和主动肌肉收缩（左、右）

1. PPM、PRM、PVM 和 ICM 的强度。

2. 尿道（U）的收缩力（P）。

3. 肛提肌的不同步或不完全同步收缩。

4. 肛提肌的左右不对称性（肌力下降或肌组织撕裂）。

5. 阴道后隔室中部肌肉的活动度。

6. 肛提肌的收缩宽度。

7. 肌肉收缩的多相性。

（六）被动肌肉放松（前、后）

1. 通过 PVM、PRM 和 ICM 保持负载状态，检测肌肉放松速率（mmHg/s）。

2. 肌肉放松的一致性和非一致性。

3. 肌肉放松的多个等级。

（七）被动肌肉收缩（前、后）

1. 尿道（U）的收缩力。

2. 尿道（U）的活动度。

3. 沿阴道前后隔室所测得的均匀压力增加（P）。

4. 肛提肌不自主收缩部分。

五、 阴道触觉成像的临床意义

（一）探头插入（Test 1）

从 Test 1 所成图像中可以发现，阴道前壁从左至右的高压力区域分别代表耻骨、尿道、关键弹性区（ZCE）和宫颈。而阴道后壁从左至右的高压力区域分别代表 PB、肛提肌群和 LP。一般而言，PRM 是所观察到的最主要的肛提肌之一。

压力梯度值代表离阴道壁 10 ～ 15mm 内的阴道组织的弹性，因此可反映阴道组织的硬度和弹性。通过图像，可观察到手术瘢痕或阴道萎缩所导致的阴道组织变化。

阴道前壁顶端，也就是宫颈位置的压力值偏低，往往代表了 USL/CL 功能的薄弱和松弛。

探头插入的临床意义如下。

（1）检测阴道壁及其下层结构、PB、PRM、LP 和 USL/CL 等的结构缺陷。

（2）比较分析在用不同治疗方式，例如手术、理疗、射频和激光等治疗后，阴道组织的弹性变化情况。

（3）检测 ZCE 的属性特征及瘢痕情况，可用于尿失禁的诊断。

（4）产后盆底重塑的评估。

（二）探头高度（Test 2）

从 Test 2 所成图像中可以发现，阴道前壁从左至右的高压力区域分别代表耻骨、尿道和宫颈。而阴道后壁从左至右的高压力区域分别代表 PPM、PRM、PAM、PVM、ICM 和 LP。

阴道后壁的梯度值可反映盆底的支撑状态和功能。在探针下压的过程中，盆底支撑结构对所施加外力所造成的组织变形有一定的反抗力，这种反抗力被认为是盆底结构的支撑能力。

其临床意义如下。

（1）检测盆底支撑结构 PRM、PAM、PVM、ICM 和 USL/CL 等的结构缺陷。

（2）比较分析在用不同治疗方式，例如手术、理疗、射频和激光等治疗后，盆底支撑能力的变化情况。

（3）产后盆底重塑的评估。

（三）旋转探头（Test 3）

在 Test 3 所成图像远端部分的左侧和右侧中心的压力值大小与盆底结构支撑能力相关。在阴道左右侧任何局部压力的峰值可被认为其在阴道壁上或其后面 0～7mm 深度处存在不规则的硬度或肿块。当探头水平取向时，右侧成像应该与左侧成像完全一致。如果出现一侧与另一侧压力成像不对称，则表明阴道壁后面盆底支撑结构不对称。

其临床意义如下。

（1）检测阴道壁上的不规则部位。

（2）监测各种治疗前后阴道壁的变化。

（3）产后阴道壁的变化。

（四）Valsalva 动作（Test 4）

阴道前壁尿道（U）的收缩力和活动度，与盆底功能密切相关。当盆底功能减弱，发生盆腔器官脱垂时，尿道（U）的收缩力减弱、活动度下降。

在盆底功能正常时，通过 Test 4 图像可观察到，在做 Valsalva 动作时，阴道前后隔室压力增加相对均匀。而在盆腔器官脱垂时，虽然仍可观察到

第三章　下尿路泌尿系统感染

第一节　定义及流行病学

下尿路感染是膀胱和尿道上皮对细菌侵入的炎症性反应，常伴有菌尿或脓尿。

菌尿是指在正常无菌的尿中发现有细菌的存在，被认为是尿路有细菌定植或感染的确切指征，可分为有症状菌尿和无症状菌尿。脓尿是指尿中存在白细胞，通常意味着感染以及尿路上皮对细菌的炎症反应。无脓尿的菌尿常表示尿路有细菌定植但没有形成感染。对于没有细菌检出的脓尿，则需评估是否存在结核、结石或肿瘤。

下尿路感染最常见的是细菌感染，每年有超过 700 万人因下尿路感染就诊。在总的就诊患者中，有 1.2% 的女性和 0.6% 的男性患者因下尿路感染而就诊。女性菌尿的总患病率约为 3.5%，且通常随着年龄的增加呈线性增高趋势。经筛查显示，大约 1% 的在校女生（年龄 5 ～ 14 岁）存在菌尿；至青年期，该比例升高到约 4%；随后，每 10 年增长 1%～ 2%；至 24 岁时，近 30% 的女性患过有症状的尿路感染，并需要接受抗生素治疗，有半数的女性有过下尿路感染的经历。

第二节　病因及发病机制

一、病　因

下尿路感染是尿路病原体和宿主相互作用的结果，在一定程度上是由细菌的毒力、接种量和宿主防御机制决定的。细菌毒力增强，超过宿主的抵抗力，是下尿路感染的必要条件。然而，当宿主免疫功能显著受损时，即使毒力很小的细菌也会导致感染。

二、发病机制

大多数的下尿路感染是由源自肠道菌群的兼性厌氧菌造成的。大肠杆菌是最常见的导致下尿路感染的病原体，占社区获得性感染的85%和院内获得性感染的50%。除大肠杆菌外的革兰阴性杆菌包括变形杆菌、克雷白杆菌以及革兰阳性的粪肠球菌和腐生葡萄球菌，为大多数社区获得性感染的病原菌。院内感染主要由大肠杆菌、克雷白杆菌、肠杆菌、柠檬酸杆菌、黏质沙雷菌、铜绿假单胞菌、普罗威登斯菌、粪肠球菌和表皮葡萄球菌引起。少见的病原菌如阴道加德纳菌、支原体属和解脲支原体可导致间断或长期留置导尿管患者的感染。

下尿路感染的患病率受患者年龄的影响。目前已知，在年轻性活跃的女性中，大约10%有症状的下尿路感染是由腐生葡萄球菌引起的，而男性和老年人很少受到此细菌的感染。有人报道了患病率会随季节变化，在夏季末到秋季有一个感染高峰。

细菌毒力因子对致病菌能否侵入尿路，以及随后在尿路中所引起感染的程度具有决定作用。通常认为，定居在肠道的尿路病原体，如致尿路感染的大肠杆菌（Uropathogenic *Escherichia coli*，UPEC）感染尿路并非偶然，而是因为毒力因子的表达使得它们可以在会阴和尿道黏附、定植并迁移至尿路中，从而导致了尿路上皮发生炎症反应。

目前已经确定细菌黏附到阴道和尿路上皮细胞是下尿路感染起始阶段的一个必需步骤。这种相互作用受到细菌的黏附特性、上皮表面的接受特性和两者表面液体的影响。细菌的黏附是一个特异性表现，可以起到决定病原体、宿主和感染部位的作用。UPEC表达了许多可以使它黏附于尿路组织的黏附素。这些黏附素根据其是否作为细菌坚硬毛的一部分，分为菌毛型或非菌毛型两种。细菌在同一个细胞上也可能产生抗原性和功能不同的菌毛。一个典型的有菌毛的细胞可能包含100～400条菌毛。菌毛的直径通常在5～10nm，最长大约为2μm，主要是由被称为菌毛蛋白的亚单位组成的。菌毛在功能上根据其介导特定类型红细胞凝集的能力来分类。

黏附素 FimH 可与覆盖在膀胱表面上皮细胞上的尿空斑蛋白分子的甘露糖残基相结合。然而，在 FimH 等基因突变的动物模型中，UPEC 不能定植于小鼠的膀胱，在接种后即刻可以观察到 UPEC 与上皮细胞随机结合。高分辨率冰冻断裂电子显微镜显示，这些菌毛的尖端，包括黏附素被包埋在尿空斑蛋白六聚体环的中央腔内。因而，由 FimH 介导的 UPEC 与膀胱上皮的结合是导致尿路感染复杂级联事件的第一步。在附着到上皮细胞之后，UPEC 很快被膀胱表面细胞内化。FimH 是 UPEC 入侵所必需的。同源的 FimH 突变体不能侵入，并且通过加入甘露糖可以抑制野生型细菌的侵入。此外，表面包被有 FimH 的聚苯乙烯乳胶微球能迅速被内化，其过程与表达 1 型菌毛的细菌相同。该过程是局部肌动蛋白的重排以及在微生物周围形成莫拉链式结构对结合的细菌进行吞食的结果。侵入膀胱表面上皮使得 UPEC 可以建立一个新的微环境用来逃避宿主的天然免疫应答。

一旦进入细胞内，UPEC 就会在胞质中迅速生长和分裂，形成被命名为早期胞内细菌群落的小的细菌集团。随着它们的生长，细菌保持它们典型的大约 $3\mu m$ 的杆状并形成一个松散的群落，随机分布于胞质中。在接种后的 6～8h，早期的 IBCs 出现细菌生长速度的下降，以致倍增时间超过 60min，形态学上细菌明显缩短至平均 $0.7\mu m$，且细菌的表型转变为与生物被膜相似的群体。

生物膜可以保护细菌免受生存环境的影响，例如抗生素和宿主的免疫反应。生物膜的特性可以增强保护作用，这其中包括降低细菌的生长速度和减少相关的生理改变，表达抑制抗生素活性的因子以及使抗生素失去穿透生物膜基质的能力。生物膜也保护细菌免受中性粒细胞的杀伤，使得它们不能有效进入 IBC 并吞噬细菌。在动物模型中，IBC 边缘的细菌最终会与 IBC 分离，这与经典的杆状形态不同，可变成活动的状态，脱离宿主细胞进入膀胱腔内，这个过程被称为溢出。这些细菌变成了高度的细丝状，长度达到 $70\mu m$ 甚至更长。这个过程大约发生在接种后的 24h 内。形成细丝状可能能够帮助细菌逃避免疫应答。

脱离宿主细胞的细菌再次黏附和侵入膀胱表面细胞，导致二次 IBC 结构的形成。在随后的过程中，会有更多的 IBC 形成。数天后，侵入的细菌变成更为静止的状态。在动物模型中，细菌能够在一段时间内持续保持这种静止的休眠状态直到再度出现，导致下尿路感染的复发。

第三节　诊　断

一、临床表现与分类

下尿路感染常以局部症状为主，表现为排尿时尿道灼热、疼痛、尿频、尿急、尿液浑浊、下腹部不适，可伴有肉眼血尿，常以终末血尿为主，有时为全程血尿，甚至可见血块排出。多无发热、腰痛等明显的全身症状。

根据发病部位的不同，下尿路感染可分为膀胱炎、尿道炎、前列腺炎。根据有无尿路功能或解剖上的异常，可分为单纯性下尿路感染和复杂性下尿路感染。其中，复杂性下尿路感染是指存在解剖或功能异常而引起的尿路梗阻、尿流不畅，或尿路异物（如结石、留置导尿管等）导致的下尿路感染。根据两次感染之间的关系，可以分为孤立或散发感染和复发性感染。复发性感染可以进一步再分为再感染和细菌持续存在。再感染是指外界细菌再次侵入泌尿系所引起的感染。细菌持续存在是指感染由存在于泌尿系统中的同一细菌再次发作引起，也被称为复发。

二、体格检查

体格检查主要包括泌尿系统外生殖器的检查，明确是否存在处女膜融合、处女膜伞、尿道旁腺炎等。腹部体检常常缺乏特异性。盆腔和直肠指检对鉴别其是否合并其他疾病有意义。对女性慢性、复发性、难治性尿路感染患者，必须行盆腔检查。

三、辅助检查

（一）尿常规

尿常规包括尿液理化、尿生化和尿沉渣检查，能快速识别菌尿和脓尿，是最简便而可靠的诊断方法，具有高度特异性。离心尿尿沉渣中白细胞 1～2 个 /HP，表示非离心尿中白细胞为 10 个 /mm³，联合革兰染色可作为感染的确定性诊断。尿红细胞＞3 个 /HP，提示镜下血尿，见于 40%～60% 的膀胱炎患者，对诊断尿路感染缺乏敏感性，但特异性较高。尿路感染时，可有蛋白尿，通常蛋白含量＜2g/24h。尿路感染时尿中白细胞酯酶、亚硝酸盐也多为阳性。

（二）尿培养

治疗前的中段尿标本培养是诊断尿路感染的最可靠指标。美国感染疾病学会和欧洲临床微生物学和感染疾病学会将尿路感染细菌培养标准定为急性非复杂性膀胱炎中段尿培养≥103CFU/mL；女性中段尿培养≥105CFU/mL，男性中段尿培养或女性复杂性尿路感染导尿标本培养≥104CFU/mL；若留置导尿取样，≥104CFU/mL 即被认为有意义。

（三）影像学检查

女性单纯性膀胱炎和年龄小于 45 岁的男性患者通常不需要做影像学检查。对于反复发作的下尿路感染，合并无痛性肉眼血尿，或怀疑有尿路梗阻时，建议行进一步的影像学检查。泌尿系统超声常常作为首选项目，可以识别异物、结石、梗阻等病变，也可诊断残余尿。

（四）膀胱尿道镜检查

在急性感染期，不推荐进行膀胱尿道镜检查。若反复泌尿道感染、血尿怀疑肿瘤或为明确下尿路梗阻时，在感染控制后可行膀胱尿道镜检查。

第四节 治 疗

一、药物治疗

下尿路感染的治疗必须完全清除在尿路中生长的细菌，而绝大多数下尿路感染患者可通过非手术方法治愈，包括一般的对症治疗、多饮水、生活方式的改变以及抗生素的应用等。其中，抗生素的应用是治疗下尿路感染的主要方法。临床上常根据药敏试验结果选择用药。而在药敏试验结果出来之前，可以对有下尿路感染的患者先施行经验性广谱抗生素治疗。

（一）抗生素的选择

抗生素对大部分下尿路感染有效，但抗生素的疗效与许多因素有关，如所选药物的抗菌活性及副作用、感染是否为复杂性、患者自身药物过敏史以及治疗的费用等。下尿路感染常用抗生素的作用机制、耐药机制及抗菌谱等情况分别见表 3-1 和表 3-2。

表 3-1　用于治疗下尿路感染的普通抗生素的作用机制

抗生素和种类	作用机制	耐药机制
β－内酰胺类	抑制细菌细胞壁合成	细菌产生 β－内酰胺酶，与药物亲和力下降，细菌外膜通透性改变，主动外排
大环内酯类	抑制细菌蛋白合成	细菌产生了灭活大环内酯类的酶，药物进入菌体量减少和外排增加
喹诺酮类	通过影响 DNA 回旋酶破坏细菌 DNA	作用靶点的改变，细胞壁孔径大小改变，主动流出
呋喃妥因	抑制细菌酶系统	原因不明

抗生素和种类	作用机制	耐药机制
甲氧苄啶－磺胺甲基异噁唑	影响细菌的叶酸代谢	从外环境肠球菌中吸收叶酸
万古霉素	抑制细菌细胞壁合成	肽聚糖靶点的酶学改变
氨基糖苷类	抑制蛋白质合成，破坏细菌细胞膜完整性	核糖体结合位点的变化，降低对药物的摄入与积累，钝化酶的产生

表 3-2　用于治疗下尿路感染的常见抗生素的抗菌谱

抗生素和种类	革兰阳性病原体	革兰阴性病原体
阿莫西林或氨比西林	链球菌，肠球菌	大肠杆菌和变形杆菌
阿莫西林克拉维酸钾	链球菌，肠球菌	大肠杆菌和变形杆菌，克雷白杆菌
阿莫西林－舒巴坦	非耐药金黄色葡萄球菌，肠球菌	变形杆菌，流感嗜血杆菌，克雷白杆菌
第一代头孢菌素	链球菌，葡萄球菌	大肠杆菌，变形杆菌，克雷白杆菌
第二代头孢菌素（头孢呋辛、头孢克洛）	链球菌，非耐药葡萄球菌	大肠杆菌，变形杆菌，流感嗜血杆菌，克雷白杆菌
第二代头孢菌素（头孢西丁、头孢替坦）	链球菌	大肠杆菌，变形杆菌包括吲哚阳性，流感嗜血杆菌，克雷白杆菌
第三代头孢菌素（头孢曲松）	链球菌，葡萄球菌	很多，不包括铜绿假单胞菌
第三代头孢菌素（头孢他啶）	链球菌	很多，包括铜绿假单胞菌
氨曲南	无	很多，包括铜绿假单胞菌
氨基糖苷类	葡萄球菌	很多，包括铜绿假单胞菌

抗生素和种类	革兰阳性病原体	革兰阴性病原体
喹诺酮类	链球菌	很多，包括铜绿假单胞菌
呋喃妥因	非耐药金黄色葡萄球菌，肠球菌	许多肠杆菌（除外普罗威登斯菌、沙雷菌属、不动杆菌属），克雷白杆菌
甲氧苄啶－磺胺甲基异噁唑	链球菌，葡萄球菌	许多肠杆菌科（不包括铜绿假单胞菌）
万古霉素	所有细菌，包括耐药金黄色葡萄球菌	无

1. 喹诺酮类

喹诺酮类抗生素主要抑制细菌脱氧核糖核酸（Deoxyribonucleic acid，DNA）旋转酶，破坏 DNA 的结构，从而导致细菌死亡。喹诺酮类抗生素口服给药生物利用度较高、半衰期较长、血药浓度较高、组织分布较广，是尿路感染经验性治疗的理想药物。第一代喹诺酮类抗生素主要针对革兰阴性杆菌，抗铜绿假单胞菌作用不强，但因其不良反应严重，多已弃用。第二、三代喹诺酮类抗生素进一步扩大了抗菌谱和抗菌活性。第四代喹诺酮类抗生素为超广谱抗生素，其对革兰阴性杆菌（包括不动杆菌和假单胞菌）的抗菌活性与环丙沙星相似，对甲氧西林敏感性金黄色葡萄球菌（Methicillin-sensitire staphylococcus aureus，MSSA）、耐甲氧西林金黄色葡萄球菌（Methicillin-resistant staphylococcus aureus，MRSA）和肠球菌的作用更强，对拟杆菌的作用则与司帕沙星相似，对结核分枝杆菌和其他分枝杆菌、肺炎军团菌、幽门螺杆菌等亦有良好的活性。此类抗生素没有肾毒性，但肾功能不全会延长药物的血浆半衰期，因此肌酐清除率低于 30mL/min 的患者需要调整用药剂量。对大多数非复杂性尿路感染，喹诺酮类的有效性稍高于甲氧苄啶或磺胺甲噁唑。

2. 头孢菌素类

头孢菌素类抗生素属于 β-内酰胺类，具有通过抑制细菌细胞壁的合成从而杀死细菌的能力，对细菌的选择性强，对人几乎没有毒性，具有抗菌谱广、抗菌性强、耐青霉素酶、过敏反应较青霉素类少等优点，被广泛应用于泌尿系统感染。第一代头孢菌素类抗生素为半广谱抗生素，抗革兰阳性菌活性很高，抗革兰阴性菌活性低，代表药物有头孢噻吩、头孢噻啶和头孢拉定等。第二代头孢菌素类抗生素在结构上与第一代很相似，为广谱抗生素，但对 β - 内酰胺酶稳定，其抗革兰阴性菌活性高于第一代，代表药物有头孢西丁、头孢呋辛等，对大肠埃希菌等尿路常见细菌较敏感，因此常用于治疗尿路感染。第三代头孢菌素类抗生素对 β - 内酰胺酶稳定，具有更强的抗革兰阴性菌的能力，代表药物有头孢克肟、头孢地尼等。第四代头孢菌素类抗生素亦为广谱抗生素，对各种 β - 内酰胺酶均高度稳定且对多数耐药菌有较高活性，代表药物有头孢唑兰、头孢他啶等。第五代头孢菌素类抗生素有头孢吡普和头孢洛林，这两个药物可以有效对抗 MRSA，且可以用于治疗院内铜绿假单胞菌感染。三代及以上的头孢菌素类抗生素不管是对于耐药的革兰阴性杆菌、铜绿假单胞菌还是厌氧菌，均有不错的疗效。

3. 青霉素类

青霉素类抗生素是 β - 内酰胺类中一大类抗生素的总称，主要作用于革兰阳性菌，通过破坏细菌细胞壁而产生较强的杀菌作用，具有杀菌力强、毒性低、价格低廉、使用方便等优点。因为青霉素类抗生素水溶性好，主要经肾排出，所以适用于泌尿系统感染的治疗。近年来，青霉素类抗生素耐药情况常见，甚至高达60％。因此，临床多选择复合型抗生素，如哌拉西林 - 他唑巴坦等。青霉素类抗生素的毒性很小，但其变态反应在各种药物中居首位，发生率可达5％～10％。因此，在使用此类抗生素前，均需做青霉素皮肤试验，有阳性反应者禁用。

4. 氨基糖苷类

氨基糖苷类抗生素为广谱抗生素，过敏反应发生率低，对需氧革兰阴性菌有巨大的杀菌功效，与甲氧苄啶 - 磺胺甲噁唑（Trimethoprim-sulfamethoxazole，TMP-SMX）或氨苄西林联用，是治疗伴有发热的尿路感染的首选药物。此类抗生素具有明显的肾毒性和耳毒性，在使用时需注意患者肾功能和听力的改变。氨基糖苷类抗生素单次日剂量的给药方式不仅有利于提高其浓度依赖性的杀菌能力，还有利于降低时间依赖性的毒性作用。近年来，氨基糖苷类抗生素在发展中国家仍常作为主要抗生素，在发达国家主要被用于治疗威胁生命的感染或者替代已产生耐药性的抗生素。

5. 甲氧苄啶 - 磺胺甲噁唑（TMP-SMX）

TMP-SMX 是急性、再发性、单纯性尿路感染的首选药物，其对大多数常见病原菌有效。两种药物的治愈率相似。如果患者对磺胺类抗生素过敏，则可单用甲氧苄胺吡啶。然而，随着耐药率的不断上升，大肠埃希菌对 TMP-SMX 的耐药率＞50％，现并不推荐将该药物作为急性单纯性下尿路感染的首选。

6. 呋喃妥因

呋喃妥因是一种合成的抗生素，对常见的尿路病原体有效，如大肠埃希菌、葡萄球菌、粪肠球菌等，尤其对产超广谱 β- 内酰胺酶（Extended-spectrum β-lactamases，ESBLs）的大肠埃希菌和 MRSA 也敏感。呋喃妥因口服时迅速被肠道吸收，主要经肾小球滤过排泄，约40％以原型经尿排出，因此药物在血液和组织中的浓度低，在尿中的浓度高，主要用于下尿路感染。细菌出现对呋喃妥因的获得性耐药概率极低。近年来，国外重新调整了治疗急性非复杂性尿路感染的一、二线药物，将呋喃妥因列为经验治疗的一线用药。

（二）单纯性下尿路感染的治疗

1. 非妊娠妇女急性下尿路感染

对于非妊娠妇女急性下尿路感染，推荐短程抗生素治疗。在 TMP-SMX 耐药率低于20％的地区，首选 TMP-SMX；而在 TMP-SMX 耐药率超过20％的地区，首选呋喃妥因 3 日疗法或单剂量磷霉素疗法。除此之外，临床上还可选择喹诺酮类抗生素，及第二、三代头孢菌素类抗生素。有研究显示，单剂量疗法依从性较好且副作用少，但其初始治疗 6 周内的复发率较高，故目前更推荐 3 日疗法。对于绝经后妇女，还可在妇科医师的指导下应用雌激素制剂，修复泌尿生殖道萎缩的黏膜，降低阴道 pH，从而有利于预防尿路感染再发。

2. 妊娠妇女下尿路感染推荐

对于妊娠妇女下尿路感染，根据尿培养和药敏试验结果给予 3 ～ 5d 抗生素治疗。如果来不及等待药敏试验结果，可暂予以第二、三代头孢菌素，或阿莫西林、呋喃妥因等治疗；而后，再依据尿培养结果调整用药，且尽量避免在妊娠第 1 个月及分娩晚期使用。妊娠期尿路感染的复发率可高达 30% 以上。在尿路感染症状消失后再次行尿培养，如结果提示仍有感染情况，则患者应接受为期更长的敏感抗生素治疗，直至分娩后 6 周。此外，在对妊娠期患者应用抗生素时，应特别注意药物的毒副作用，尽量选用青霉素类、头孢菌素类等对胎儿及母体无明显影响的 β - 内酰胺类抗生素。四环素类、喹诺酮类抗生素等对胎儿有明显的致畸作用，应避免应用；氨基糖苷类抗生素、万古霉素、去甲万古霉素等对母体和胎儿均有一定程度的毒性作用，当明确有应用指征时，也须在血药浓度监测下使用。

3. 无症状菌尿

研究发现，对非妊娠女性无症状菌尿（Asymptomatic bacteriuria，ASB）进行治疗，并不会降低其感染的发生及复发率。对于妊娠期妇女来说，无症状菌尿与新生儿低出生体重之间相关性弱，进行治疗对患者有益的证据级别低，故目前亦不推荐对 ASB 患者进行常规治疗。

4. 复发性单纯性下尿路感染

复发性单纯性下尿路感染可分为再感染和复发。复发性尿路感染发生率较高，约 79% 的女性不止发生一次感染。对此类患者的治疗，应根据药敏试验结果选择敏感抗生素，采用最大允许剂量连续治疗 6 周。如效果仍不佳，可考虑延长疗程或改用注射用药。再感染并不是因为前期治疗失败，而是因为尿路防御能力差，因此可选择在每晚睡前或性交排尿后，口服左氧氟沙星 100mg、TMP 50mg 或呋喃妥因 50mg 的长期低剂量抑菌疗法。对已绝经女性，还可联合使用雌激素，以减少复发。既往有复发性下尿路感染史者，当出现典型症状时，不需要进一步的检查即可诊断，需予以相应治疗。

5. 男性急性单纯性下尿路感染

对于男性急性单纯性下尿路感染患者，可采用敏感抗生素最小剂量的 7 日疗法。一般情况下，男性尿路感染的发生率较女性低，感染可能是由机会感染（导尿管相关性尿路感染、糖尿病）或慢性细菌性前列腺炎（Chronic bacterial prostatitis，CBP）引起的。而对于发热性下尿路感染患者，推荐使用喹诺酮类抗生素，因其能够在前列腺组织和精液中达到高浓度，故被认为是治疗男性发热性下尿路感染的首选药物。

（三）复杂性下尿路感染的治疗

复杂性下尿路感染常合并泌尿系统结构或功能异常，致病菌范围广泛，常对一个或多个抗生素耐药，且尿路感染的复发率高，因此需要在抗生素治疗的基础上，纠正泌尿系统解剖或功能异常以及治疗其他合并的疾病。尿培养对用药的选择尤其重要，应在使用抗生素前留取尿培养。如治疗必须在获得药敏结果前开始，则推荐选用广谱抗生素。对于泌尿系统异常无法纠正，尿路感染频发、复发或有症状的患者，可考虑长疗程抗菌治疗。对于多数有症状的复杂性下尿路感染患者，推荐口服如喹诺酮类等广谱抗生素治疗 7～14d，这些药物可涵盖大部分尿路常见病原体，且在尿液中可达到较高的药物浓度。而具体疗程与潜在疾病的治疗密切相关，有时可延长至 21d。对肠球菌与 B 族链球菌感染的治疗，推荐选用阿莫西林与氨氯西林。

1. 对于合并尿路结石者，需彻底清除结石，同时给予足量的敏感抗生素治疗。如果患者一般情况较差，无法完全清除结石，则可考虑给予长期的抗生素治疗。

2. 留置导尿管者，若出现无症状菌尿，因其并发症发生率低，抗生素不仅不能预防复发，还会诱导细菌耐药性的产生，所以一般不预防性应用抗生素。若出现有症状的尿路感染，应首先移除导尿管。对于部分确有必要继续应用导尿管引流者，则可更换新导尿管或采用阴茎套引流、耻骨上引流等其他方法。抗生素的应用可先依据所在医院导尿管相关感染经常出现的菌株和敏感性选择，待尿培养及药敏结果出来后再进行调整。应用抗生素治疗 2～3d 后，应对疗效进行评价。如果患者症状很快消失，则通常只需治疗 5～7d。

3. 对于合并脊髓损伤等神经源性因素所致排尿功能障碍者，在间歇导尿的同时，若出现无症状菌尿，一般不必进行治疗；对于有症状的尿路感染，推荐抗生素治疗 7～10d。有研究提示，短期预防性治疗对降低菌尿的发生率可能有益；而长期预防性用药将导致耐药菌的出现，故不提倡长期用药。

4. 糖尿病是尿路感染的独立危险因素。对于合并糖尿病者，首先要控制血糖。对无症状菌尿患者进行治疗是否有益，目前还不明确。而对有症状患者的经验治疗，不仅需要了解可能的病原菌谱和当地的耐药情况，还要对泌尿系统基础疾病的严重程度进行评估（包括对肾功能的评估），最后根据临床反应和尿培养结果及时进行修正。但对有症状的尿路感染，是进行长期抗生素治疗，还是2周抗生素治疗，目前亦不明确。

（四）下尿路感染的中医中药治疗

下尿路感染属中医"淋证"之范畴。祖国医学认为本病多为湿热下注肝经，淤阻尿道；或肝郁化火，气滞不宣，气火郁于下焦而成。急性期多属湿热下注证，可运用五淋散，起清热利湿之效；而慢性期多属肝气郁滞证，可运用沉香散合瞿麦汤，起理气行滞之效。

二、非药物治疗

下尿路感染的非药物治疗，主要包括针刺治疗及电子生物反馈治疗等。国内一个文献系统评价结果提示，针刺治疗慢性无菌性前列腺炎的效果优于中、西药物治疗。有病例报道，电子生物反馈治疗仪联合口服洛美沙星和坦索罗辛治疗慢性无菌性前列腺炎，总有效率为93.30%，且疗效优于单纯口服药物治疗。此外，还有学者提出生物反馈联合电针治疗慢性前列腺炎具有协同作用。临床研究显示，生物反馈联合电针治疗能明显改善慢性前列腺炎患者的疼痛与不适症状，提高患者生活质量。

（一）盆底生物反馈

盆底生物反馈技术是一项通过训练，恢复患者身心平衡的行为纠正技术，具有损伤低、易操作、效果佳等优势。其于20世纪60年代出现，后被迅速应用到临床各科。其主要包括盆底肌训练和电刺激。前者将难以察觉的体内变化放大成容易识别的信号，让患者根据信号正确认识和练习调控部分肌肉的生理活动，做到不依赖仪器也能保持良好的生理活动；后者用电流模拟神经电活动，引起盆底肌最大的收缩及松弛，进而恢复盆底肌的生理功能（见图3-1）。而近年来，盆底生物反馈疗法在泌尿盆底领域的应用越来越广泛。越来越多的临床病例报道显示，盆底生物反馈单用或联合其他物理疗法、口服药物疗法等对慢性无菌性前列腺炎有疗效。

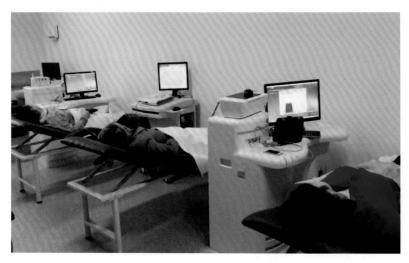

图 3-1　电子生物反馈治疗

目前，盆底生物反馈技术在治疗慢性无菌性前列腺炎中的应用虽多，但其具体细胞分子机制尚未可知。但我们相信，随着科学技术的发展、研究的深入以及机制的阐明，盆底生物反馈治疗的适应证将越来越广泛，或将成为下尿路感染有效的非药物治疗手段。

（二）针刺疗法

针刺疗法以往常强调整体调节作用，其具有良性、双向性、整体性、综合性、功能性、早期性等特点（见图 3-2）。而现代针灸学研究使人们对

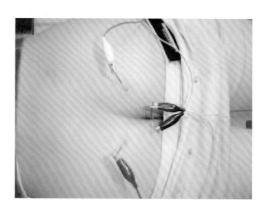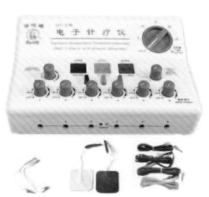

图 3-2　经皮穿刺阴部神经电刺激治疗

针刺作用有了更加深入的认识。研究指出，针刺可直接作用于局部，并非只是调动身体自我调节功能产生的间接作用或整体作用。此外，中医学里所提及的穴位与现代西方医学提出的肌筋膜触发点有相似处。中医认为，经络是人体气血运行的通路，穴位则是气血的凝集，对穴位的刺激会激发人体经络之气，能通达全身的经脉。西方医学将原发于肌肉、肌腱、筋膜等结缔组织的以疼痛为特征的一组症候群定义为肌筋膜疼痛综合征，而肌筋膜触发点则是受累骨骼肌上能够激惹疼痛的位置，且能引起远处的牵涉痛、压痛等。因此，针对慢性无菌性膀胱炎、慢性前列腺炎等引起的下尿路疼痛患者，结合中医针刺理论及西医肌筋膜触发点理论，采用体表经络穴位针刺或按摩的方法，可有一定的缓解疼痛的效果，但其具体作用机制仍需现代医学技术的更深入探究。下尿路感染的非药物治疗主要针对慢性无菌性疾病，也可联合药物共同治疗，并以改善临床症状、缓解患者焦虑状态为主要目的。而电子生物反馈治疗及针刺治疗的疗程较长。在治疗过程中，医护人员应注重患者心理疏导，建立及维护良好的医患关系，从而使得治疗事半功倍。

三、新技术应用与展望

（一）体外冲击波

体外冲击波是一种同时兼具声、光和力学特性的机械波，其具有操作简单、非侵入、镇痛效果明确等特点，现已被较广泛地应用于下尿路感染。体外冲击波的作用机制虽然尚未明确，但根据现有研究结果显示，其可刺激细胞增殖和组织修复，减少白细胞和巨噬细胞的组织浸润，具有对抗炎症反应和杀灭微生物的作用。体外冲击波还可以提高内皮一氧化氮合酶（Endothelial nitric oxide synthase，eNOS）的表达和一氧化氮（Nitric oxide，NO）的合成，促进血管生成相关基因的表达，刺激内皮细胞迁移和新生血管形成，改善局部微循环。还有研究证实，体外冲击波能够封闭痛觉神经感受器，使神经的敏感性下降，减慢神经信号的传递，起到镇痛的效果。此外，冲击波还可以用于疏通前列腺管，粉碎前列腺管内的栓子，通过排精将阻塞物质排出体外。尽管如此，但冲击波治疗在国际上尚无明确诊疗标准。其治疗目标以缓解疼痛和泌尿道症状、提高生活质量为主。而相关冲击波频数、能量强度、每次持续时间、疗程等技术参数，有待在进一步研究后予以标准化设置。

（二）透明质酸

近年来，透明质酸（Hyaluronic acid，HA）修复膀胱黏膜的作用备受关注。研究发现，膀胱腔表层覆盖有氨基葡聚糖（Glycosaminoglycan，GAG）层形成"血-尿屏障"，是防御尿中微生物和各种有害物质侵入的重要屏障；而反复的尿路感染可破坏 GAG 层，导致其屏障功能受损，使尿路上皮细胞直接暴露于有毒或感染性尿液中，增加发生细菌感染的风险。而 HA 是膀胱上皮的 GAG 类似物，可以临时对膀胱上皮细胞的 GAG 层缺损进行修补，恢复其屏障作用的完整性。因此，坚持有效的透明质酸钠膀胱灌注可在一定程度上预防及治疗膀胱炎症。

第五节 预 防

下尿路感染虽然发病率较高，但我们仍然可以从生活习惯、饮食、药物等方面预防其发生，降低发病率。坚持大量饮水，每 2～3 小时排尿 1 次，饮茶水或淡竹叶代茶饮也有一定的预防作用；注意个人卫生，尤其是女性，经常注意阴部清洁，要勤洗澡、勤换内裤；去除慢性感染因素，积极治疗慢性结肠炎、慢性妇科疾病、糖尿病、慢性肾脏病、高血压等易引发下尿路感染的疾病；尽量避免使用尿路器械和插管；预防性应用抗生素，可选用复方新诺明、吡哌酸、氨苄西林中的一种；慢性下尿路感染患者要按医嘱耐心地坚持治疗，不要随意停药，即使症状消失后也要定期到医院复查，直至尿细菌培养数次且结果正常，或按计划疗程结束之后未再复发，才可停药；多参加体育活动，如气功、太极、慢跑等，以增强体质，改善机体的防御功能，从而减少细菌侵入机体的机会。

祖国医学认为，纯天然植物道地取材大复方中成药，利用金银花、半枝莲、扁蓄、瞿麦、石韦、川木通、车前子、淡竹叶、桑寄生、灯芯草的多靶点协同作用，以抗菌消炎、清热解毒、化瘀止痛、利湿通淋、增强机体免疫力等多种功效为治疗标准，能够全方位、多靶点消灭病菌，创造良好的体内环境，阻止细菌入侵，从根本上阻断疾病复发的根源。

外科预防性应用抗生素是指在外科操作前和操作后的一个有限的时间内应用抗生素来预防局部和全身的感染。对大多数操作而言，预防性应用抗生素应该在操作前的 30 ～ 120min 开始。在整个操作的过程中，都应该保持有效的药物浓度；在某些特殊情况下，有效的药物浓度还需维持到操作后一段时间内。虽然有关于泌尿外科操作预防性应用抗生素的前瞻性研究，但多数研究仅局限于一个狭窄的操作范围内。但是，这些研究所得出的结论，并结合患者的特点以及操作的类型，为我们提供了一个何时开始和应用何种抗生素进行预防性治疗的框架。附加的非传统类型的预防性抗生素应用是指在围操作期应用抗生素来预防由植入引流物引发的局部或全身的并发症。

参考文献

Abarbanel J, Engelstein D, Lask D, et al. Urinary tract infection in men younger than 45 years of age: is there a need for urologic investigation [J]. Urology, 2003, 62(1): 27-29.

Anderson GG, Dodson KW, Hooton TM, et al. Intracellular bacterial communities of uropathogenic Escherichia coli in urinary tract pathogenesis [J]. Trends Microbiol, 2004, 12: 424-430.

Bérard A, Santos F, Ferreira E, et al. Urinary tract infections during pregnancy[M]. In: PeterTenke. Urinary tract infections [M]. Shanghai: inTech China, 2011.

Boucher WS, Letourneau R, Huang M, et al. intravesical sodium hyaluronateinhibits the rat urinary mast cell mediator increase triggered by acute immobilization stress [J]. J Urol, 2002, 167(1): 380-384.

Butler CC, Hawking MK, Quigley A, et al. Incidence, severity, help seeking, and management of uncomplicated urinary tract infection: a population-based survey [J]. Br J Gen Pract, 2015, 65 (639): e702-e707.

Clinical and Laboratory Standards Institute. Performance standards for antimicmbial susceptibility testing: twentieth informational supplement, CLSi document M100-S20 [Z].Wayne: PA: Clinical and Laboratory Standards Institute, 2010.

Foster RT. Uncomplicated urinary tract infections in women [J]. Obstet Gynecol Clin Noah Am, 2008, 35: 235-248.

Foxman B, Brown P. Epidemiology of urinary tract infections transmission and risk factors, incidence and costs[J]. Infect Dis Clin North Am, 2003, 17(2): 227-241.

Grabe M, Bishop MC, Bjerklund-Johansen TE, et al. Guidelines on urological infections[EB/OL]. 2010.

Grabe M, Bjerklund-Johansen TE, Botto H, et al. Guidelines on urological infections〔DB/OL〕. Netherlands: European Association of Urology, 2013.

Gupta K, Hooton TM, Naber KG, et al. International clinical practice guidelines for the treatment of acute uncomplicated cystitis and pyelonephritis in women: a 2010 update by the Infectious Diseases Society of America and the European Society for Microbiology and Infectious Diseases [J]. Clin Infect Dis, 2011, 52(5): e103-e120.

Ha CH, Kim S, Chung J, et al. Extracorporeal shock wave stimulates expression of the angiogenic genes via mechanosensory complex in endothelial cells: mimetic effect of fluid shear stress in endothelial cells[J]. Int J Cardiol, 2013, 168(4): 4168-4177.

Johnson EK, Wolf JS Jr, Kim ED, et al. Urinary tract infections in pregnancy medication [DB/OL]. New York: Medscape, 2014.

Kashanian J, Hakimian P, JR MB, et al. Nitrofurantion: the return of an old friend in the wake of growing resistance [J]. Br J Urolint, 2008, 102(12): 1634-1637.

Knottnerus BJ, Geerlings SE, Moll van Charante EP, et al. Toward a simple diagnostic index for acute uncomplicated urinary tract infections [J]. Ann Fam Med, 2013, 11(5): 442-451.

Mandell GL. 曼德尔 - 道格拉斯 - 贝内特感染病学（英文影印版） [M]. 北京：科学出版社，2001.

Mittermayr R, Antonic V, Hartinger J, et al. Extracorporeal shock wave therapy (ESWT) for wound healing: technology, mecha- nisms, and clinical efficacy [J]. Wound Repair Regen, 2012, 20(4): 456-465.

Mulvey MA. Adhesion and entry of uropathogenic Escherichia coli [J]. Cell Microbiol, 2002, 4: 257-271.

Naber KG, Bishop MC, Bjerklund-johansen TE, et al. Guidelines on the management of urinary and malegenitaltract infections. European Association of Urology, 2006.

Nadler RB. Bladder training biofeedback and pelvic floor myalgia [J]. Urology, 2002, 60(6 Suppl): 42-43.

Nicolle L. AMMi Canada Guidelines Committee. Complicated urinary tract infection in adults[J]. Can J Infect Dis Med Microbiol, 2005, 16: 349- 360.

Shah PS, Cannon JP, Sullivan CL, et al. Controlling antimicrobial use and decreasing microbiological laboratory testsfor urinary tract infections in spinal-cord-injury patients withchronic indwelling catheters. Am J Health Syst Pharm, 2005, 62 (1): 74-77.

Simons DG, Travell JG, Simons LS. Myofascial pain and dysfunction: the trigger point manual[M]. USA: Williams&Wikins, 1999: 11-235.

Wagenlehner FM, Naber KG. Fluoroquinolone antimicrobial agents in the treatment of prostatitis and recurrent urinary tract infections in men [J]. Curr infect Dis Rep, 2005, 7(1): 9-16.

Wein AJ, Kavoussi LR, Novick AC. 坎贝尔 - 沃尔什泌尿外科学 [M]. 郭应禄 , 周利群 , 译 . 北京 : 北京大学医学出版社 , 2009.

Xie J, Talaska AE, Schacht J. New developments in aminoglycoside therapy and ototoxicity [J]. Hearing Research: an International Journal, 2011, (1/2): 28-37.

Zeng XY, Liang C, Ye ZQ. Extracorporeal shock wave treatment for non-inflammatory chronic pelvic pain syndrome: a prospec- tive, randomized and sham-controlled study [J]. Chin Med J (En-gl), 2012, 125(1): 114-118.

陈山 , 高小峰 , 果宏峰 , 等 . 泌尿系统感染诊断治疗指南 . In: 那彦群 , 孙光 . 中国泌尿外科疾病诊断治疗指南 : 2009 版 [M]. 北京 : 人民卫生出版社 , 2009.

陈思达 , 李静 , 李深情 , 等 . 生物反馈治疗慢性前列腺炎的应用与思考 [J]. 中华男科学杂志 , 2016, 22(1): 57-62.

郭丽琴 . 复杂性尿路感染的诊断及治疗 [J]. 中国现代药物应用 , 2015, 9(15): 164-165.

和培红 , 谭次娥 . 青霉素类抗生素不良反应回顾性分析 [J]. 中华医院感染学杂志 , 2002, (11): 54-55.

赖开生 , 马艳宁 , 张有江 , 等 . 致复发性泌尿系统感染大肠埃希菌耐药性分析 [J]. 中华医院感染学杂志 , 2016, 26(21): 4835-4836, 4840.

李应龙 , 丁国富 , 王勤章 , 等 . 生物反馈技术治疗青春期Ⅲ型慢性前列腺炎 / 慢性盆腔炎的疗效观察 [J]. 中国现代医学杂志 , 2012, 22(5): 80-82.

茅孝莹 , 许小敏 , 陈琳 , 等 . 大肠埃希菌临床连续分离株常见耐药元件检测与分析 [J]. 中华医院感染学杂志 , 2017, 27(21): 4801-4804.

王丹丽 , 简桂花 , 汪年松 . 糖尿病合并尿路感染的研究进展 [J]. 中国中西医结合肾病杂志 , 2016, 17 (10) : 927-929.

徐福松 , 王国辰 , 徐福松 . 实用中医男科学 [M]. 北京 : 中国中医药出版社 , 2009.

杨忠圣 , 祖雄兵 , 齐琳 , 等 . 生物反馈和电刺激联合治疗慢性前列腺炎 / 慢性骨盆疼痛综合征 [J]. 中华男科学杂志 , 2011, 17 (7) : 611-614.

虞先敏 , 那木海 , 陈跃来 . 针刺治疗慢性无菌性前列腺炎文献系统评价 [J]. 上海中医药大学学报 , 2009, 23 (4) : 47-49.

袁薇娜 , 蒋红伟 , 唐占英 , 等 . 针刺镇痛的临床应用进展 [J]. 辽宁中医杂志 , 2017, 44 (5) : 1107-1109.

张义 , 郭长青 . 论针刺对病变局部的直接作用 [J]. 中华中医药杂志 , 2016, 31 (10) : 3926-3930.

（ 王文志　张　杰　陶婷婷　胡青 ）

第四章　女性压力性尿失禁

第一节　定义及流行病学

一、定　义

国际尿控协会（International Continence Society，ICS）将尿失禁定义为尿液不自主流出。ICS 要求在描述尿失禁的同时应明确其相关因素，如尿失禁的类型、严重程度、加重原因、社会因素、对患者生活质量和个人卫生的影响等。ICS 推荐将尿失禁分为压力性尿失禁、急迫性尿失禁和混合性尿失禁。

压力性尿失禁（Stress urinary incontinence，SUI）是指在咳嗽、喷嚏、用力等腹压增加时，尿液不自主从尿道外口漏出。尿动力学将其定义为：在逼尿肌无收缩的情况下，伴随着腹压增加出现尿液不自主从尿道外口漏出。其客观体征为患者在咳嗽、喷嚏、用力等腹压增加时，观察到尿液不自主地同步从尿道外口漏出。

急迫性尿失禁指伴随尿急或紧随尿急之后出现的尿液不自主地从尿道外口漏出。通过尿动力学检查，可见逼尿肌在膀胱充盈期不自主收缩。

混合性尿失禁指既有压力性尿失禁又有急迫性尿失禁，即患者既有伴随尿急时或紧随尿急之后出现的尿液不自主漏出，同时又有咳嗽、喷嚏、用力等腹压增加时，尿液不自主地从尿道外口漏出。

二、流行病学

尿失禁的流行病学调查显示其患病率差异较大，可能与各自采用的尿失禁定义、研究人群（如年龄、种族）、调查方法、统计方法有关。

中国成年女性尿失禁的患病率为 30.9%，压力性尿失禁、急迫性尿失禁和混合性尿失禁的患病率分别为 18.9%、2.6% 和 9.4%。在 50～59 岁年龄段，压力性尿失禁的患病率最高，为28.0%；且随着年龄的增长，混合性尿失禁的患病率明显增加。压力性尿失禁、急迫性尿失禁、混合性尿失禁的患病率分别为61%、8%、31%。有学者统计了14～50岁年龄段的妇女在葡萄牙、意大利、中国、马来西亚、法国、荷兰、瑞典、挪威、澳大利亚、加拿大、巴西、丹麦、冰岛和美国等国家的研究结果，尿失禁患病率从1.0%到42.2%不等，其中压力性尿失禁的患病率约为12.5%～79.0%（中位数为49.4%），急迫性尿失禁的患病率为15.6%～41.6%（中位数为31.3%）。

（一）较明确的危险因素

1. 生育

尿失禁与生育次数、生产方式、胎儿大小、初次生育年龄、妊娠期间发生尿失禁有显著相关性。生育次数与尿失禁的发生呈正相关；相比于行剖宫产的女性，经阴道分娩的女性更易发生尿失禁；行剖宫产者发生尿失禁的风险较未生育者大；生育年龄过大的女性发生尿失禁的可能性较大。

Mostwin等提出，经阴道分娩导致女性尿道括约肌损伤和尿失禁的可能机制如下：①经阴道分娩的机械过程会损伤起支撑作用的盆底结缔组织；②产程和分娩对尿道造成直接损伤；③胎儿压迫导致盆腔结构脉管损伤；④分娩导致盆腔肌肉及盆腔神经或两者的共同损伤。

导致阴道神经损伤的主要因素有加速产程的助产技术（如产钳分娩、宫缩素、胎头吸引）、第二产程延长、多次分娩、胎儿体重过大（大于4000g）等，这些均可增加压力性尿失禁的发生率。首次分娩的女性经阴道分娩可能使盆底组织部分去神经支配，增加产后压力性尿失禁的发生率，但大部分女性可以恢复。

2. 年龄

随着年龄的增加，尿失禁的发生率亦逐渐增加，高发年龄为45～55岁。尿道上皮、尿道括约肌系统、尿道括约肌支持系统中都存在大量的雌激素受体和孕激素受体。补充雌激素对绝经后压力性尿失禁患者的尿失禁临床症状有显著的改善作用，而卵巢早衰、绝经过早的妇女，压力性尿失禁的发病率较正常年龄绝经妇女显著提高。

3. 肥胖

体重指数提高会使发生尿失禁的风险提高 20%～70%。对有尿失禁症状的肥胖女人，体重下降 5% 可能减少 50% 的尿失禁发生。

4. 盆腔器官脱垂

盆腔器官脱垂和压力性尿失禁常伴随存在，盆腔器官脱垂者的盆底支持组织肌纤维萎缩、结缔组织纤维化、平滑肌纤维变细、排列紊乱可能与压力性尿失禁的发生有关。

5. 遗传因素

目前认为，家族史是 SUI 发病的一个重要危险因素。流行病学调查发现，SUI 患者患病与其直系亲属患病显著相关。

（二）可能相关的危险因素

1. 高强度运动

运动妇女比其他女性更有可能发生尿失禁。与那些不做运动的妇女相比，运动锻炼妇女的尿失禁发生率从 19.9% 增加到 38.6%。特别是从事特定运动者，如蹦床及跳跃运动。

2. 儿童遗尿

儿童遗尿症与成年人尿失禁之间可能有一定的联系。儿童没有很好地进行排尿、控尿训练（如厕训练中的膀胱控制），不能达到正常的控尿效果。

3. 盆腔手术史

盆腔手术（如尿道、阴道手术，宫颈癌根治术，尿道憩室切除术等）可破坏尿道、膀胱的正常解剖支持，可能损伤盆底支持组织及其周围神经，子宫切除可影响卵巢血运导致雌激素水平下降，这些因素都可能与女性压力性尿失禁有关。

4. 其他因素

其他因素，如吸烟、长期便秘、慢性咳嗽、慢性肠道功能紊乱、心理压力（抑郁、焦虑、恐慌等），也被认为与尿失禁的发生相关。

第二节　病因及发病机制

目前，关于压力性尿失禁的病因及发病机制还不十分清楚。现虽有多种理论、假说以及相应的分子生物学机制，但压力性尿失禁发生发展的病因较复杂，各种理论及其机制都不能系统、全面地阐明压力性尿失禁的病因及发病机制。压力性尿失禁与尿道括约肌系统和尿道括约肌外尿道支持系统的解剖学、病理学、病理生理学、生物电学、生物力学、分子生物学以及遗传学等密切相关。

一、尿道支撑结构缺陷（膀胱颈及近端尿道下移）

正常的解剖结构对泌尿系统的正常运转有着至关重要的作用。有正常支撑结构的膀胱颈和近端尿道的正常位置在耻骨后较高的位置，当腹压增加时，增加的压力传递给膀胱，同时相同力量传递给膀胱颈和近端尿道。此时，尿道关闭压大于膀胱压，无尿液自主流出。若由各种原因导致尿道支撑结构受损、丧失，近端尿道、膀胱颈位置发生不同程度下移，则当尿道过度活动、腹压增加时，压力不能同等传递至近端尿道、膀胱颈，此时膀胱压大于尿道压，尿液不受控制地从尿道外口漏出，出现尿失禁（见图4-1）。另外，泌尿系统解剖学结构被坏或异常也可能导致泌尿系统生物力学、生物电学和病理生理学的改变，促进或导致压力性尿失禁的发生和发展。

女性妊娠、经阴道分娩、盆腔手术、慢性疾病（如慢性咳嗽、长期便秘）等使腹压慢性增加，是导致女性尿道支撑结构缺陷（膀胱颈、近端尿道下移）的主要因素。盆底神经损伤可引起盆底肌肉萎缩，尿道周围组织支撑作用下降，导致压力性尿失禁的发生。

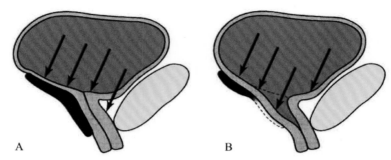

图 4-1　图 A：在腹压增加时，相同力量传递给膀胱颈和近端尿道，尿道关闭压大于膀胱压，无尿液流出；图 B：若由各种原因导致近端尿道、膀胱颈位置发生下移，则当腹压增加时，压力不同等传递至近端尿道、膀胱颈，此时膀胱压大于尿道压，尿液不能受控制地从尿道外口漏出，出现尿失禁

二、尿道黏膜的封闭功能减退

正常尿道黏膜皱襞有封闭尿道的作用，以防止尿液渗漏。随着年龄的增长，尿道黏膜、黏膜下组织萎缩变薄、弹性下降。绝经后妇女由于雌激素减退，从而使尿道及膀胱三角区黏膜下静脉变细，血液供应减少，黏膜上皮退化，尿道和膀胱的浅层上皮组织张力减退，尿道及周围盆底肌肉萎缩，导致尿失禁。慢性尿道炎及各种原因导致的尿道损伤，可造成尿道黏膜受损纤维化，尿道封闭功能下降、消失，会导致尿失禁的发生、发展。

三、尿道固有括约肌功能缺陷

目前，学界认为所有的压力性尿失禁均有某种程度的尿道固有括约肌功能缺陷，包括尿道横纹肌、平滑肌及尿道周围横纹肌功能减退，导致尿道关闭压下降引起尿失禁。女性发生尿道固有括约肌功能缺陷的高危因素如下。①神经损伤：对排尿的影响因损伤的神经、部位不同而有较大变异，可导致尿潴留、尿失禁。②尿道及尿道周围手术损伤：导致尿道周围组织纤维化、瘢痕增生或去神经，从而引起术后尿道固有括约肌功能缺陷。据研究，既往有两次或两次以上抗尿失禁手术的患者，尿道固有括约肌功能缺陷的发生率高达 75%。③盆腔放射治疗：在用此法治疗损伤的尿道组织、周围组织及局部神经时，可能损害尿道的精确封闭功能。

四、支配控尿组织结构的神经系统功能障碍

女性尿道内控制尿液的神经由盆神经和阴部神经的盆内、盆外分支组成，尿道括约肌受交感神经和迷走神经的双重支配，两者互相协调，共同完成排尿、储尿功能。

五、吊床理论

DeLancey 于 1994 年提出尿道支持理论，即吊床理论。该理论认为，尿道周围组织在膀胱颈、尿道下方形成类似吊床样支持结构。在支持结构正常的情况下，在咳嗽、喷嚏、用力等腹压增加时，尿道被压于吊床样支持结构上，对抗漏尿。若各种原因导致吊床支持作用减弱，腹压增加，尿道、膀胱颈发生旋转下移，则此时若尿道开放，就会出现尿失禁（见图4-2）。如果尿道支持结构正常，则尿道位置降低也能控尿。吊床理论为将无张力尿道中段悬吊术用于治疗女性压力性尿失禁提供了理论依据；无张力尿道中段悬吊术治疗女性压力性尿失禁的良好手术效果也为吊床理论提供了支持。

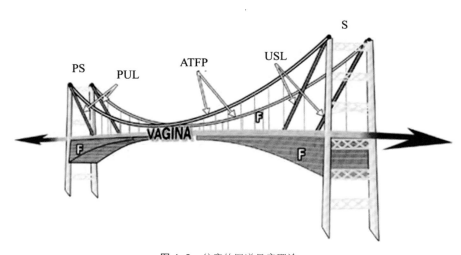

图4-2 盆底的尿道吊床理论

六、其他压力性尿失禁的病因学研究

（一）分子生物学研究

1. 尿道括约肌系统及其支持系统细胞凋亡

细胞发生凋亡，导致具有收缩功能的肌细胞数目减少，功能下降，收缩力下降，控尿能力减弱，从而使患者在腹压增加时，尿液不自主地从尿道外口漏出。

2. 尿道括约肌系统及其支持系统细胞外基质异常

细胞外基质主要有胶原蛋白、弹力蛋白、糖蛋白、蛋白聚糖 - 赖氨酸小蛋白聚集家族以及基质降解酶。细胞外基质功能异常将影响肌细胞的功能。

3. 尿道括约肌系统及其支持系统的神经支配异常

研究表明，压力性尿失禁的发生、发展与神经肌肉接头组成结构是否完整有关，还与神经肌肉接头处的神经因子表达多少密切相关，与一氧化氮、血管活性肠肽、神经肽 Y、蛋白基因等也相关。

4. 尿道括约肌系统及其支持系统肌细胞肌小节功能异常

肌小节由细肌丝、粗肌丝、固定粗细的 Z 线和 M 线构成。如果构成他们的蛋白结构和功能异常，则可导致作为收缩功能单位的肌小节整体功能丧失，也与压力性尿失禁的发生相关。

5. 尿道括约肌系统及其支持系统的血供不足

如果尿道括约肌及其支持系统血液供应不良，则可能导致肌细胞功能异常，促进压力性尿失禁的发生和发展。

6. 尿道括约肌系统及其支持系统的自我调节系统异常

正常情况下，当尿道括约肌系统及其支持系统内组织器官受到损害时，自身的创伤调节机制会自动启动，进行自我修复、自我调节，以恢复到正常状态。如果此机制失调，不能完成自我修复、自我调节，则可能导致系统内细胞分泌和收缩功能失调，以致压力性尿失禁的发生。

（二）妊娠研究

妊娠期妇女盆底解剖形态学、生物电学、生物力学、雌孕激素及其受体均发生了改变。非妊娠期妇女前盆腔器官的重力与盆底支撑力的合力向后下，而在妊娠期却转向前下方，这使胎头直接压迫牵拉盆底组织，易诱发尿失禁。妊娠和分娩的生理性改变可诱发压力性尿失禁，巨大儿、羊水过多、难产、阴道助产更增大压力性尿失禁发生和发展的风险。

（三）生物电学研究

泌尿系统自身组织的病理生理学改变、血供异常、解剖学异常、雌孕激素变迁及神经支配异常都可能引起生物电流的改变，进而导致细胞生理功能异常，诱发压力性尿失禁。

（四）生物力学研究

压力性尿失禁患者阴道前壁组织的剪切模量升高、弹性模量升高、最大承受拉力降低、最大延伸长度降低、泊松比降低，这些生物力学性质的减退，均有可能导致压力性尿失禁。

（五）压力性尿失禁病因的中医学研究

压力性尿失禁在中医上属于"小便不禁""遗尿"等范畴，压力性尿失禁分为肾气亏虚、气血亏虚、湿热下注三种证型。其由肾气不足、肾气不固、下元不固、膀胱失约所致，病因主要位于膀胱和肾。中医作为传统医学的一种，在阐释与治疗疾病的过程中有着极其重要的作用，为世界医学的发展做出了巨大的贡献。

第三节　诊　断

压力性尿失禁的诊断主要依据主观症状和客观检查，同时需排除其他类型的尿失禁及膀胱疾病。

一、病史和体格检查

（一）病史采集

病史采集包括了解其一般情况，与压力性尿失禁相关的症状（压力性尿失禁症状、漏尿次数及严重程度），泌尿系统其他症状（排尿困难、血尿、尿频、尿急、急迫性尿失禁、会阴部疼痛等）及既往病史（既往史、月经生育史、生活习惯、并发疾病和药物使用情况、盆腔手术史和放疗史等），同时要兼顾压力性尿失禁对患者生活质量的影响、患者的治疗意愿和预期的治疗效果。

（二）体格检查

1. 一般状态包括生命体征、意识状态、营养情况及身体的活动协调性。

2. 全身检查是指腹部检查时，注意观察下腹部是否隆起，以及尿潴留情况。

3. 专科检查包括以下几个方面。①尿道、阴道有无畸形、感染、包块；②有无盆腔器官脱垂及其类型、程度；③外阴部有无皮肤破溃、皮疹、异味；④双合诊了解子宫大小、位置、有无触压痛，以及盆底肌收缩力情况等；⑤肛门检查观察有无直肠膨出及其程度，肛门指诊检查肛门括约肌肌力。

4. 神经系统检查包括会阴感觉、球海绵体肌反射及肛门括约肌肌力检查。

5. 特殊检查包括压力诱发试验及膀胱颈抬举试验、棉签试验。

压力诱发试验：取患者截石位，暴露尿道外口，嘱患者咳嗽或腹部用力以增加腹压，观察到尿液从尿道外口漏出；在停止咳嗽或用力后，漏尿亦消失，此即压力诱发试验阳性。

膀胱颈抬举试验：指检查者将示指与中指插入压力诱发试验阳性者阴道内，手指位于膀胱颈与近端尿道交界处，嘱患者咳嗽或腹部用力增加腹压，当观察到尿液从尿道外口漏出时，示指与中指轻轻向上抬举膀胱颈及近端尿道两侧。若漏尿消失，此即膀胱颈抬举试验阳性。注意测试时手指不能压迫尿道，否则易导致假阳性。

棉签试验：取患者仰卧屈膝位，消毒会阴部，将无菌棉签从尿道插入至膀胱，测量静止状态与应力状态下棉签的活动度。若活动度大于30°，提示膀胱颈过度活动。

二、辅助检查

（一）实验室检查

1. 尿常规、尿液培养检查。对尿常规检查阳性或存在尿频、尿急、尿痛等膀胱刺激征者及（或）有下尿路症状者，需行中段尿培养。对尿培养检查阳性者，根据药物敏感试验选用抗生素治疗。

2. 血常规、肝肾功能检查。

（二）尿动力学检查

对伴有排尿困难、尿频、尿急等膀胱过度活动症状的患者，建议行尿动力学检查。对膀胱功能的评估包括以下几个方面。①储尿期膀胱压力 - 容积测定。②排尿期压力 - 流率测定。③腹压漏尿点压（Abdominal leak point pressure，ALPP）测定。④尿道压力测定。⑤残余尿测定。

（三）排尿日记

推荐用 24h 排尿日记（详见附录一），也可以选用 48h 或 72h 排尿日记，准确记录患者的排尿情况、尿失禁状况及次数。排尿日记亦可作为治疗效果的评价及随访手段，内容包括每次饮水量、排尿的时间、排尿量、漏尿时间和类型。

（四）其他检查

1. 通过 B 超检查，了解患者泌尿系统情况，测量膀胱容量及残余尿。
2. 尿流率检查，测量最大尿流率及排尿时间。
3. 在患者有排尿困难、膀胱阴道瘘、血尿、膀胱肿物时，应行膀胱镜检查，以了解膀胱内情况。

三、尿失禁对生活质量影响的问卷调查

尿失禁对生活质量影响的问题调查，如国际尿失禁咨询委员会尿失禁问卷表简表（International Consultation on Incontinence Questionnaire-short Form，ICI-Q-SF）（详见附录二）和尿失禁生活质量问卷（Incontinence quality of Life Questionnaire，I-QOL）。

四、压力性尿失禁程度的评价

（一）临床症状主观分度

临床症状主观分度采用 Ingelman-Sundberg 分度法。轻度：尿失禁偶然发生在咳嗽、喷嚏时，一般活动及夜间无尿失禁，不需使用尿垫。中度：尿失禁发生在跑、跳、快步行走等日常活动时，经常发生，常需要使用尿垫。重度：轻微活动、平卧体位改变时即发生尿失禁，严重影响患者的生活及社交活动。

（二）客观检查

客观检查采用尿垫试验，常用 1h 尿垫试验。方法如下。①放置已经称重的收集器（如卫生巾）。②患者在 15min 内喝水 500 mL。③患者运动 30min，其中包括上下 1 层楼的台阶；45min 时，患者需要坐立 10 次，用力咳嗽 10 次，原地跑步 1min，弯腰捡拾地面物品 5 次，再用流动水洗手 1min。试验结束，称重收集器，患者排尿并测量尿量。结果判定：①轻度：漏尿量 $\leqslant$ 1g；②中度：1g $<$ 漏尿量 $<$ 10g；③重度：10g $\leqslant$ 漏尿量 $<$ 50g；④极重度：漏尿量 $\geqslant$ 50g。

五、压力性尿失禁的分型

压力性尿失禁主要分为尿道高活动型压力性尿失禁和尿道固有括约肌功能缺陷型压力性尿失禁。其分型主要通过尿动力学检查的腹压漏尿点压来进行。Ⅰ型压力性尿失禁：ALPP $\geqslant$ 90 cmH$_2$O；Ⅱ型压力性尿失禁：ALPP 60 $\sim$ 90cmH$_2$O；Ⅲ型压力性尿失禁：ALPP $\leqslant$ 60cmH$_2$O。Ⅰ型和Ⅱ型压力性尿失禁为尿道高活动型压力性尿失禁，Ⅲ型为尿道固有括约肌功能缺陷型压力性尿失禁。

还可以以最大尿道闭合压（Maximum urethral closure pressure，MUCP）对压力性尿失禁进行分型。尿道高活动型压力性尿失禁：MUCP $>$ 20cmH$_2$O（或 $>$ 30cmH$_2$O）；ISD 型压力性尿失禁：MUCP $\leqslant$ 20cmH$_2$O（或 $\leqslant$ 30cmH$_2$O）。

六、常见合并疾病的诊断

（一）混合型尿失禁

混合型尿失禁患者伴尿频、尿急，夜尿次数增多，常伴有尿急时尿液不自主漏出。对混合型尿失禁患者，推荐用排尿日记来了解患者排尿的具体情况。如果患者以膀胱过度活动（Overactive bladder，OAB）症状为主，则需先治疗膀胱过度活动，待膀胱过度活动症状改善后再对压力性尿失禁进行治疗。

（二）盆腔器官脱垂

盆腔器官脱垂与压力性尿失禁常伴随存在。盆腔器官脱垂的 POP-Q 分度描述了盆腔器官脱垂的严重程度（见表 4-1 和图 4-3）。

对Ⅲ、Ⅳ度盆腔器官脱垂合并压力性尿失禁的患者，在行盆腔重建手术时建议同期行抗尿失禁手术。对压力性尿失禁症状不明显者，需在盆腔脏器复位后检查尿失禁情况。若为隐匿性尿失禁，在与患者及家属沟通后，建议在行盆腔脏器重建手术时，同期行抗尿失禁手术；如果尿失禁症状不明显或无压力性尿失禁，则单纯行盆腔脏器重建手术。对Ⅰ、Ⅱ度盆腔器官脱垂和压力性尿失禁患者，建议在行抗尿失禁手术后再行盆底康复治疗。

表 4-1　POP-Q 分度标准与 MRI 分度标准

分度	POP-Q 标准	MRI 标准
0	POP-Q 不能发现	所有盆腔器官位于 MPL 以上，屏气时最大脱垂 < 0.5cm
Ⅰ	脱垂在 － 3 ～ － 1cm	所有盆腔器官位于 MPL 以上，屏气时最大脱垂为 0.5 ～ 2cm
Ⅱ	脱垂在 － 3 ～ ＋ 1cm	屏气时最大脱垂为 2 ～ 4cm，或盆腔器官接近或超过 MPL < 1cm
Ⅲ	脱垂在 ＋ 1 ～（阴道全长 － 2）cm	屏气时最大脱垂 > 4 cm，或盆腔器官远端越过 MPL > 1 cm 但 < （tvl － 2）cm
Ⅳ	脱垂 >（阴道全长 － 2）cm	整个下生殖道外翻或盆腔器官远端超过 MPL(tvl － 2）cm
注：MPL 为耻骨中线		

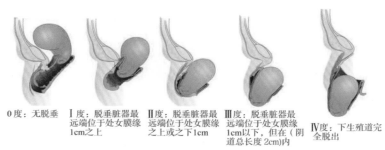

0度：无脱垂　Ⅰ度：脱垂脏器最　Ⅱ度：脱垂脏器最　Ⅲ度：脱垂脏器最　Ⅳ度：下生殖道完
　　　　　　　远端位于处女膜缘　远端位于处女膜缘　远端位于处女膜缘　全脱出
　　　　　　　1cm之上　　　　之上或之下1cm　　1cm以下，但在（阴
　　　　　　　　　　　　　　　　　　　　　　　道总长度2cm)内

图4-3　盆腔器官脱垂严重程度示意

（三）排尿困难

女性尿道狭窄患者比较少见，排尿困难多为神经源性膀胱功能障碍及膀胱出口梗阻所致，病史及尿动力学检查可鉴别（详见相应章节）。对膀胱出口梗阻合并 SUI 患者，原则上应先处理梗阻；随访 3 个月后，根据具体病情再决定是否行抗尿失禁手术。对神经源性膀胱功能障碍导致排尿困难的压力性尿失禁患者，建议行盆底康复等保守治疗。若治疗效果不佳，则可行激光治疗。

第四节　治　疗

压力性尿失禁是一种可以治疗、也可以预防的疾病。治疗方法有非手术治疗和手术治疗。

一、非手术治疗

（一）生活方式干预

生活方式干预又称行为治疗，包括一系列的治疗措施，能在一定程度上减轻和控制压力性尿失禁患者的漏尿症状。行为治疗主要指生活方式的改变，包括控制体重、减少含咖啡因饮料的摄入、戒烟、避免或减少引起腹压增加的因素（如高强度运动及重体力劳动、慢性便秘、慢性咳嗽等）、饮水管理及膀胱训练等。肥胖是女性压力性尿失禁的独立危险因素之一，肥胖者的腹压显著高于非肥胖患者，因肥胖导致的过度负荷可持续破坏膀胱、盆腔脏器的支持结构。减轻体重能够改善患者的尿失禁症状。保持大便通畅，可以减轻腹压，有利于保护阴部神经和盆底肌肉，帮助患者有效控尿。

膀胱训练是指通过定时排尿，以避免膀胱过度充盈，即使腹压增加，漏尿也会减少。通过训练，排尿时间逐渐延长，其目标是排尿间隔内不再出现尿失禁或减少尿失禁。

（二）盆底康复治疗

盆底康复治疗是指通过多种康复手段，提高盆底肌肉群的强度，恢复盆底功能，增加尿道阻力，以达到治疗尿失禁的目的。其手段包括盆底肌训练、生物反馈、电刺激、磁刺激以及各种阴道和尿道装置。

1. 盆底肌训练

盆底肌训练(Pelvic floor muscle training, PFMT)，又称凯格尔运动(Kegel exercises)，是由德国人 Amold Kegel 于 1948 年提出的，是目前治疗女性压力性尿失禁的一线非手术治疗。患者通过反复的、自主的、以肛提肌为主的盆底肌肉群收缩和舒张，以增加尿道阻力，恢复盆底肌功能，达到预防和治疗尿失禁的目的，是一种主动盆底康复方式。PFMT 方法简单有效，不良反应少，但需注意以下几个方面。①训练方法要正确：患者在专业人员的指导及监督下进行训练，能正确识别盆底肌的部位，从而有效地进行盆底肌训练；②持久、反复训练：必须坚持才能取得良好的治疗效果；③适当训练：合理安排训练节奏。过度训练易致盆底肌疲劳。目前，应用较多的方法是持续收缩盆底肌（提肛运动）2 ～ 6s，松弛 2 ～ 6s，重复此动作 10 ～ 15 次为 1 组，每天训练 3 ～ 8 组，持续时间 8 周以上或更长。众多研究已经表明，PFMT 预防和治疗压力性尿失禁效果显著。在专业人员的指导及监督下进行可获得更好的效果，需坚持锻炼 2 ～ 3 个月或以上。

2. 生物反馈治疗

生物反馈治疗是指借助放置在阴道或直肠内的电子生物反馈治疗仪，

来辅助盆底肌训练，通过生物反馈治疗仪，监视盆底肌的肌电活动，将这些肌肉活动的信息转化为视觉和听觉信号反馈给患者，指导患者进行有效的、自主的盆底肌肉锻炼。相较于单纯盆底肌训练，盆底肌训练结合生物反馈治疗可以更明显地提高盆底肌张力，缓解尿失禁症状。

3. 电刺激

电刺激治疗是运用放置在阴道、直肠内或可植入的袖状线性电极及皮肤表面的电极，对盆底肌肉群和神经进行有规律的直接刺激，以增强肛提肌、盆底和尿道周围横纹肌功能，提高尿道闭合压，达到改善尿控的目的。电刺激主要是对不能主动收缩盆底肌的患者进行被动训练。电刺激治疗结合盆底肌训练或生物反馈治疗尿失禁，可取得较好的治疗效果，但对于能否作为单一的尿失禁治疗方法，尚存在质疑。

4. 磁刺激

磁刺激治疗是利用体外磁场刺激盆底肌肉群，以改善盆底肌群活动。通过反复变化的磁场，活化运动神经纤维或运动终板，引起盆底肌肉群的被动收缩和舒张，强化盆底肌肉的强度和张力，从而达到预防和治疗尿失禁的目的。一个标准疗程包括 20min 的高频和低频持续刺激。磁刺激的优点是无创。有研究显示，其近期疗效满意，对膀胱容量、尿道闭合压以及尿失禁的症状有改善作用，但因应用时间较短，尚需要大样本随机对照研究证实其效果。

5. 阴道和尿道装置

阴道和尿道装置主要是指那些可以改善下尿路功能障碍的非永久性植入装置，包括阴道支持装置（子宫托）、尿道口闭合装置及尿道插入装置。

（1）子宫托：通过机械支持、压迫尿道来改善尿道闭合力（见图 4-4），可以在腹压增加时减少漏尿，从而可用于治疗尿失禁。但它不能从根本上纠正括约肌缺陷，也不能改善膀胱过度活动，目前临床应用较少。同时，为避免阴道溃疡或糜烂，建议每日早晨置入，晚上取出。

（2）尿道插入装置：类似导尿管样装置，主体由合成橡胶制成，近端有一可膨胀的球体，可使该装置保持于尿道中合适位置，远端的金属片可预防尿液逆流。

（3）阴道重锤训练：指在患者阴道内放入圆锥形重物，嘱患者在咳嗽或行走时尽量避免重物脱出，从而加强盆底肌肉收缩力，为被动盆底肌肉训练的一种方法，建议患者从轻至重逐步训练。多项研究表明，阴道重锤训练可有效改善膀胱过度活动，对尿失禁的治疗有益（见图 4-5）。

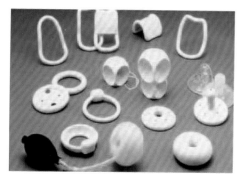 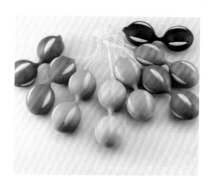

图 4-4　各种类型的子宫托　　　　　　　图 4-5　阴道重锤

（三）药物治疗

药物治疗的主要作用是通过增加尿道平滑肌、横纹肌的张力和紧张度，增加尿道闭合压，提高尿道关闭功能，从而达到治疗尿失禁的目的。目前，主要药物有去甲肾上腺素抑制剂、雌激素、选择性 α_1- 肾上腺素受体激动剂及中医治疗。

1. 去甲肾上腺素抑制剂

代表药物为度洛西汀。其通过作用于骶髓的 Onuf 核团，阻断去甲肾上腺素和 5- 羟色胺的再摄取，以提高两者的局部浓度，从而兴奋此处的生殖神经元，提高尿道括约肌的收缩力，达到控尿的目的。其一般在服药 4 周后起效，配合盆底肌训练，在改善尿失禁的症状方面可获得更好的疗效。最常见的不良反应是恶心，其他不良反应有口干、便秘、头疼、头晕等，偶有出现肝脏毒性和自杀事件。用法：每天 2 次，每次 40mg，可维持治疗 3 个月以上。

2. 雌激素

雌激素通过使尿道黏膜、黏膜下血管丛及结缔组织增厚，增加 α- 肾上腺素受体的数量和敏感性，促进黏膜及黏膜下组织再生并保持柔软性，从而增强尿道闭合压和功能性尿道长度，达到控尿的目的。不推荐口服雌激素。

绝经后患者可选择阴道局部外用雌激素。但长期应用可增加诱发乳腺癌、卵巢癌、子宫内膜癌和心血管疾病等的风险。

3. 选择性 α₁- 肾上腺素受体激动剂

代表药物有盐酸米多君。其作用机制是通过选择性激活膀胱颈和后尿道的 α₁- 肾上腺素受体，使平滑肌收缩，增加尿道阻力，升高尿道闭合压，达到控尿的目的。副作用有头痛、心悸、便秘、恶心、血压升高、尿潴留等。高血压患者慎用，有增加发生脑卒中的风险。用法：每天 3 次，每次 2.5mg。

4. 中医治疗

中医认为，尿失禁是由肾气不足、肾气不固、下元不固、膀胱失约所致的。其病因主要位于膀胱和肾，临床以虚证居多，故治疗以益气补肾、固摄下元为主。中医学治疗方案有"补中益气""运脾祛痰化湿""清热化痰""清肺化痰""导邪外出""益气固涩"等。"骶四针"、腰骶部推拿等治疗尿失禁的效果明显。

二、手术治疗

非手术治疗的效果不佳、不能坚持非手术治疗或对生活质量要求较高的患者可选择手术治疗；重度压力性尿失禁患者可以直接选择手术治疗。早期术式，如阴道前壁修补术、针刺悬吊术等，由于效果差、并发症多等，已逐渐被淘汰。阴道壁悬吊术（代表手术为 Burch 手术）疗效稳定，并发症少，但创伤大，目前应用较少。现阶段推荐的术式有耻骨后膀胱颈悬吊术、无张力尿道中段悬吊术、人工尿道括约肌植入术及注射疗法等。

（一）阴道前壁修补术

阴道前壁修补术，又称 Kelly 折叠术，主要利用自身组织来加强近端尿道以及膀胱颈。Kelly 折叠术于 1913 年用于治疗压力性尿失禁。手术方法：全层切开阴道前壁，充分游离阴道前壁和膀胱颈部，采用水平褥式缝合法将膀胱颈部下方的组织缝合起来，达到收紧尿道括约肌、膀胱颈和抬高膀胱颈位置的目的，增强膀胱颈和尿道的支撑力量，使近端尿道及膀胱颈恢复到正常位置，从而治疗压力性尿失禁。研究发现，该术式虽然简便，但短期治愈率在 31%～72%，远期复发率较高，受到很多质疑，临床应用已较少。

（二）耻骨后膀胱颈悬吊术

耻骨后膀胱颈悬吊术是基于压力传导理论，通过将尿道旁阴道及阴道旁组织固定于相对稳固的组织（如 Cooper 韧带、耻骨联合骨膜等）上，以提高膀胱颈口，维持该处解剖，缩小尿道膀胱后角，从而提高控尿能力，达到治疗尿失禁的目的。手术方法有缝针法和"经腹"膀胱尿道悬吊术两种。

1. 缝针法

缝针法又称针刺悬吊术，其应用最广泛的术式主要有改良 Pereyra 法、Stamey 法、Raz 法和 Gittes 法，将尿道旁组织或阴道壁直接用缝针材料经腹或阴道缝合固定到腹前筋膜。4 种术式在切开程度、缝线位置、固定方法以及结扎线输送器的类型等方面各有不同，但手术目的都是纠正尿道的高活动性。研究发现，针刺悬吊术实施 1 年及以上，手术失败率较高，且长期疗效低。因此，这类手术方法现已很少应用。

2. "经腹"膀胱尿道悬吊术

经典的"经腹"膀胱尿道悬吊术手术方式包括 MMK 手术和 Burch 悬吊术。

（1）MMK 手术：最早由 Marshal 等于 1949 年首次报道。术中充分暴露 Retzius 间隙，通过 3 对铬制肠线，经尿道一侧缝穿尿道旁筋膜及其前方阴道壁组织，将膀胱颈、近端尿道前壁及尿道旁筋膜固定于耻骨联合处骨膜或软骨，以耻骨联合处骨膜或软骨作为支撑点，提高对膀胱颈的悬吊作用，并将其位置抬高，恢复其解剖位置，以增强对膀胱的支撑力，最终达到良好的尿控目的。对Ⅰ型、Ⅱ型的压力性尿失禁患者，可以采取这种手术方法进行治疗。但这种手术方法对肥胖、既往有腹部手术史、阴道前壁脱垂的压力性尿失禁患者不适用，同时因缝线穿过耻骨联合，所以术后有发生耻骨炎的风险，主要表现为耻骨联合处疼痛并且疼痛可向外下方放射至大腿内侧，行走时疼痛加剧。

（2）Burch 悬吊术：最早在 1961 年由 Burch 首先提出。该术式经耻骨后将膀胱颈、近端尿道及尿道旁组织通过 3 根 2-0 铬制缝线，固定至耻骨梳韧带（Cooper 韧带）上，上提膀胱颈及近端尿道，以减小膀胱颈的活动度，达到治疗压力性尿失禁的目的。

Burch 悬吊术可在腹腔镜下经腹腔或经腹膜外途径完成。相较于微创 Burch 悬吊手术，开放 Burch 悬吊手术解剖准确、分离精细、定位清楚、出血少、术后恢复快、住院时间短。经腹 Burch 悬吊术曾一度被认为是治疗压力性尿失禁手术的金标准，但其术中需经腹壁或腹腔，创伤偏大，学习曲线长，手术时间久，并有膀胱损伤等风险，远期疗效随着时间的推移也欠满意。

（三）耻骨上膀胱颈吊带术

经阴道耻骨上膀胱颈吊带术将放在近端尿道或膀胱颈下的自体悬吊材料固定到腹直肌筋膜上（常用的悬吊材料有腹直肌筋膜和阔筋膜），术中常采用腹部切口取得腹直肌筋膜作为吊带组织材料。国外研究发现，经阴道耻骨上膀胱颈吊带术的治愈率高于 Burch 悬吊术，且自体筋膜组织的排斥反应及侵蚀等风险较低，但尿潴留等并发症的发生率较高。

（四）无张力尿道中段悬吊术

尿道中段吊床理论由 DeLancey 于 1994 年提出，认为控尿的主要机制之一是腹压增加时引起尿道中段闭合压上升。据此，Ulmsten 于 1996 年应用无张力尿道中段悬吊术（Tension-free vaginal tape，TVT）治疗压力性尿失禁。此类手术着重于加强中段尿道的支持作用，应用穿刺器将人工合成聚丙烯网状吊带放置于尿道中段，以增强耻骨尿道韧带的支持功能，防止腹压增加时尿道过度下移，并在腹压增加时紧闭中段尿道，达到控尿的目的。按吊带植入的最终放置位置，其可分为耻骨后尿道中段悬吊术（自上而下或自下而上）、经闭孔尿道中段悬吊术（由内向外或由外向内）和单切口尿道中段悬吊术。

1. 耻骨后尿道中段悬吊术

耻骨后尿道中段悬吊术自 1996 年被首次报道以来，已被广泛应用于治疗女性压力性尿失禁，随访数据年限在 15 年以上，得到了广大患者和泌尿外科医生的认可。手术先从距尿道外口 1.5cm 处做一个约 1.5cm 的切口，分离尿道、阴道前壁间隙、尿道旁组织；然后用特制的穿刺器从阴道往腹部紧贴耻骨向上进行穿刺，穿刺切口分别位于耻骨联合稍上距正中线两旁约2cm处；将聚丙烯网状吊带自阴道前壁切口，经耻骨后间隙向上，从耻骨联合两侧皮肤切口穿出；吊带通过尿道中段下方呈"U"字形悬吊。术中需要行膀胱镜检查，确定穿刺器有无损伤膀胱，最后调整吊带至合适的张力（见图4-6）。大量研究已经证实，该术式有良好的治愈率，客观治愈率可以达到89.9％。TVT具有创伤小、时间短、出血量少、术后恢复快等优点，使压力性尿失禁的手术治疗真正进入微创阶段。正因为TVT的微创性及长期治愈率良好，所以成为目前治疗女性压力性尿失禁手术的金标准（见视频4-1）。

耻骨弓上悬吊带（Suprapubic arch sliny，SPRAC）手术也是耻骨后路径，不同之处在于其穿刺路径与TVT相反，即从上往下穿刺（见图4-7）。

视频4-1

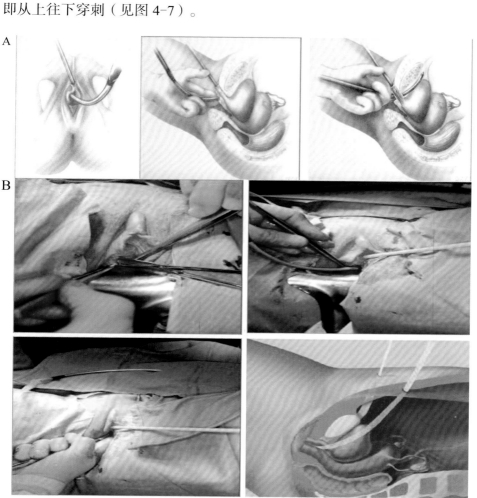

图4-6 图A：耻骨后尿道中段悬吊术（TVT）示意；图B：耻骨后尿道中段悬吊术（TVT）手术操作

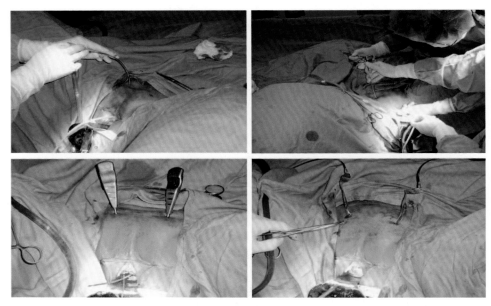

图 4-7　耻骨弓上悬吊带（SPARC）手术操作

　　耻骨后路径尿道中段悬吊术的主要并发症为膀胱损伤，所以在手术中需要反复进行膀胱镜检查。若术中膀胱镜检查发现膀胱损伤穿孔，及吊带穿过膀胱壁并外露（见图 4-8），则需退出吊带，重新穿刺安放吊带，并留置尿管 3～5d。如果术后发现膀胱损伤穿孔，则应立即取出吊带，并留置尿管 7d，待愈合后再行二期手术放置吊带。

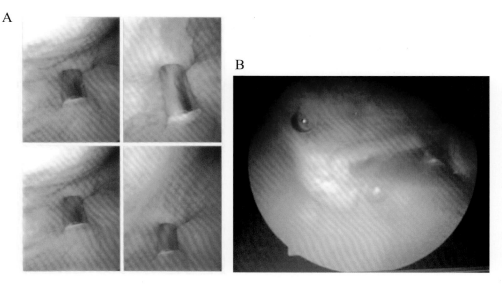

图 4-8　图 A：TVT 术中膀胱镜检查见穿刺针损伤膀胱侧壁穿孔；图 B：TVT 术中膀胱镜检查见膀胱顶侧壁有蓝色吊带露出

此外，耻骨后血肿、出血等并发症也较多见，这主要由穿刺路径过于靠近耻骨，或耻骨后缘存在瘢痕组织所致。如果出现耻骨间隙出血，则可在阴道内填塞纱布，充盈膀胱，压迫下腹部。通过压迫，大部分出血可自行缓解，但需密切观察出血情况及生命体征。极少数患者可出现出血不能停止，必要时需行手术止血治疗。

术后排尿障碍主要是由吊带悬吊过紧所致的。部分患者术前存在膀胱功能损伤、逼尿肌收缩力下降、膀胱颈抬高等，术后可出现排尿困难。对此类患者，需行尿动力学检查，进一步评估，并根据具体情况处理。大约1%～2.8%的患者术后发生尿潴留，通过留置导尿管、尿道扩张等手段无效，需要剪断吊带。

其他并发症有尿道损伤、肠道损伤、髂血管损伤、吊带异物反应、切口延迟愈合等。远期并发症有吊带暴露和侵蚀（见图4-9）、膀胱结石等。

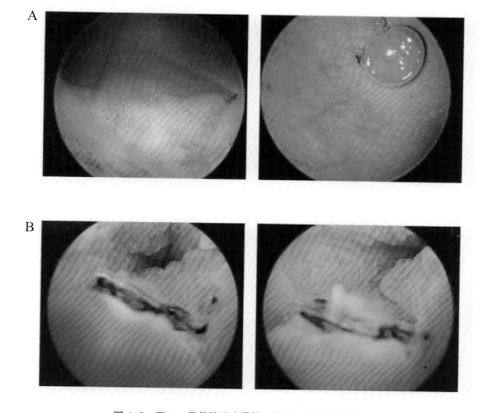

图4-9 图A：吊带膀胱内侵蚀；图B：尿道内侵蚀

2. 经闭孔尿道中段悬吊术

经闭孔尿道中段悬吊术是 TVT 的发展和改良。TVT 易损伤膀胱,术中需反复行膀胱镜检查,费时且损伤大。经闭孔尿道中段悬吊术在 TVT 基础上设计了新的穿刺路径,在两侧的闭孔间建立吊带支持,不通过耻骨后间隙,穿刺路径远离膀胱、肠道。穿刺过程损伤膀胱、髂外血管、尿道组织的可能性小,因此术中无须行膀胱镜检查。Delorme 于 2001 年首先提出经闭孔由外向内穿刺路径,即 TOT 术式。2003 年,De Leval 又提出另一种由阴道内经闭孔由内向外的穿刺术——即 TVT-O 术式。许多研究表明,经闭孔路径与经耻骨后路径的治疗效果相当,且更易操作,并发症更少。

TOT 术式的路径是从外向内,吊带走行路线为横行,依次穿过皮肤、皮下组织及内收肌群之后,紧贴耻骨下支,并沿着耻骨下支方向穿过闭孔膜及闭孔内肌,进入坐骨直肠窝前面的会阴区域,即一个无重要血管结构的所谓"安全区",不穿过肛提肌,在肛提肌的前端将吊带悬吊于尿道中段(见图 4-10)。在吊带穿行的过程中,吊带距离大隐静脉、股动静脉、股神经及阴部的血管神经较远,提高了手术的安全性。但术中需要充分游离闭孔方向的尿道和阴道间隙,直至可容纳术者一示指伸入,并触及耻骨降支,以引导穿刺针通过阴道切口穿出,避免穿刺针损伤膀胱(见视频 4-2)。

视频 4-2

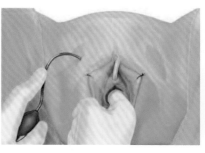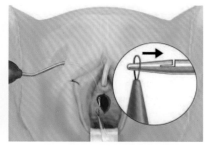
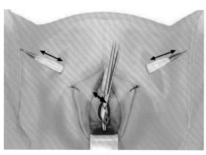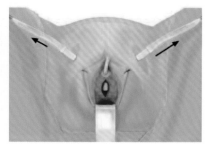

图 4-10　经闭孔途径尿道中段悬吊术(TOT)示意

TVT-O 在阴道前壁的切口更小，穿刺路径与 TOT 术式相似，但方向相反。在两侧朝闭孔方向的阴道尿道间隙内，利用蝶形引导器，指引穿刺针绕过耻骨降支，接着穿过闭孔，从两侧大腿根部穿出，最后在尿道中段的下方放置吊带，调整至适当张力便可（见图 4-11）。

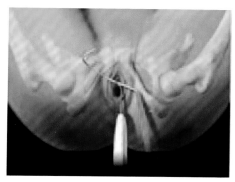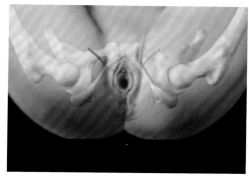

图 4-11 经闭孔尿道中段悬吊术（TVT-O）示意图

经闭孔尿道中段悬吊术使血管、神经及膀胱的损伤率大大降低，并且手术过程中不再需要行膀胱镜检查，使手术过程大大简化。但由于穿刺损伤内收肌群，所以术后有部分患者并发大腿根部及腹股沟区疼痛。为减少这些并发症，近年出现了一些新的改良术式，其中以 TVT-A 和 TVT-E 为代表。TVT-A 是在 TVT-O 基础上改进吊带的长度，将吊带长度缩短为 12cm，新增了定位环定位于吊带的中点，方便术中操作。两侧的吊带长度相等，从而保证吊带的两端刚好穿过两侧闭孔肌群和闭孔膜，以达到减少大腿内侧肌群损伤的目的，且减小对闭孔神经的刺激。同时，吊带的长度刚好可以保证其支持的作用。该术式的初步临床效果满意，但尚缺乏长期的临床数据支持。TVT-E 则是在 TVT 基础上改进的，采用更细的穿刺套件，悬吊角度更接近生理，以减少膀胱损伤、耻骨后血肿等并发症的发生。

3. 单切口尿道中段悬吊术

单切口尿道中段悬吊术是在经耻骨后路径和经闭孔路径无张力尿道中段悬吊术的基础上发展起来的一种更为微创的手术方法，其无大腿根部或腹壁切口，体内放置的吊带更少。2006 年，TVT-Secure 手术开始应用于临床，其只有阴道前壁单个切口，吊带长度为 8cm，将吊带末端固定在耻骨后或闭孔处，穿刺位置相对更浅。穿刺器不经过大腿部位的肌群，无腿部肌群损伤，减少了因穿刺造成患者术后大腿或腹股沟区疼痛的症状，同时可以获得与传统尿道中段悬吊术相同的疗效。它与其他吊带手术的不同之处在于设计了一个丙交酯910（薇乔）和聚二氧六环酮（PDS缝线）的可吸收缝线纱，起到局部固定吊带的作用。此纱可在12周内缓慢吸收，从而使吊带和周围组织结合在一起。因穿刺路径可以同TVT-O（TVT-S H型），也可以同TVT（TVT-S U型），调整吊带时，TVT-S要比TVT/TVT-O紧，需要保持一定的张力，不是完全无张力的尿道悬吊术。TVT-S的并发症主要有出血、阴道撕裂、血肿、吊带侵蚀、排尿困难及新发生的急迫症状等。可惜的是，TVT-S的疗效差异较大。有研究表明，TVT-S术后2年以上的主观治愈率不到50%，明显低于传统的尿道中段悬吊术。因此，此术式已逐渐被淘汰。

目前，单切口尿道中段悬吊术还有Ajust、Needleless、MiniArc和Mini-Sling等类型。其中，Ajust吊带最具有代表性，是可调节的单切口尿道中段悬吊术。

Ajust吊带系统由一条带末端自我锁定结构的短聚丙烯网带和一个内含可调节滑竿装置的操作手柄组成，其末端锚栓穿透性强，可以牢靠地固定在闭孔膜上，所产生的固定力可比拟经闭孔全长吊带，可以提供稳定的尿道下支撑作用。光滑而又呈中空管状的吊带在可调锚栓上顺畅移动，这样就可以根据患者病情需要和术中具体情况，反复调节置入尿道中段下方吊带的松紧度，以求得最佳的手术效果。手术方法：在阴道前壁做一个1.0～1.5cm的切口，分离阴道前壁与尿道间隙，沿耻骨支将吊带和可调锚栓固定在闭孔膜上（见图4-12）。其在穿刺路径上的损伤风险进一步降低，大网孔和单纤丝构成的吊带也有利于术后组织的长入，相应的异物排斥反应也减少。研究提示，单切口Ajust吊带系统术后疼痛的发生率较传统的尿道中

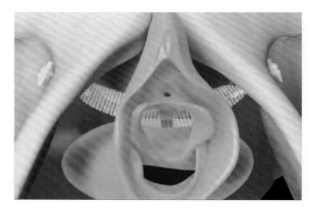

图4-12　单切口Ajust吊带手术

段悬吊术低,且短期内与TVT有相似的临床疗效,但尚缺乏长期的随访数据。

Needleless无针单切口吊带（见图4-13）采用两端"T"形口袋,整体呈"工"字形的结构设计,可以较牢固地固定于闭孔膜及肌肉层。吊带采用单丝无结编织技术,大孔径设计,便于植入后在肌肉内生长,以保证足够的牢固度（见图4-13）。术中专用的弯钳或弯剪沿10点钟和2点钟的方向向两侧分离软组织,直达耻骨下支后缘;然后,用弯钳夹住"T"形口袋,先从10点钟或2点钟方向沿着分离的通道至耻骨下支后缘后绕行,进入闭孔内肌,在闭孔内肌中完全打开"T"形口袋即可。Rafael Navazo 等对120位轻中度压力性尿失禁患者施行 Needleless 无针吊带手术,并进行24个月的术后随访。其中,100名患者（83.3%）手术成功,10名患者（8.3%）的症状得到改善,无排尿困难和腹股沟疼痛现象发生。Needleless无针单切口吊带可用于轻度或中度压力性尿失禁患者;但对于中重度及以上的患者,尚缺乏相关数据。关于该手术的长期疗效,也尚缺乏相关数据。

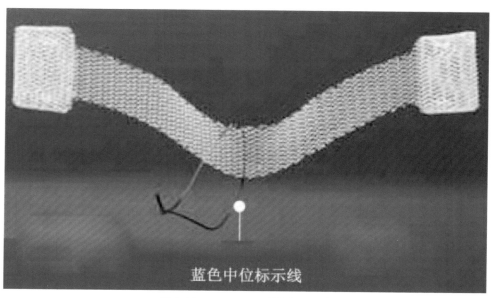

蓝色中位标示线

图4-13 Needleless无针单切口吊带

（五）人工尿道括约肌植入术

人工尿道括约肌植入术（Artificial urethral sphincter, AUS）适用于由各种尿道固有括约肌受损或张力减退引起的尿失禁。1972年,Scott最早报道将人工尿道括约肌植入术应用于临床。1973 年，美国学者改进并设计了 AUS721 型人工尿道括约肌。目前，国际上应用较广泛的是 AMS800 型人工尿道括约肌，其主要装置有袖套、储液球囊和控制泵三部分。手术经腹部或者经阴道将人工尿道括约肌的"袖带"装置植入近端尿道或膀胱颈周围，使其发挥括约肌功能，对近端尿道产生环行压迫，从而达到治疗压力性尿失禁的目的。多项研究表明，人工尿道括约肌植入术的治疗效果确切，且长期疗效可达 50% 以上。但由于女性尿道较短，手术操作技术要求较高，所以其临床推广受到一定的限制。对压力性尿失禁患者，很少首选人工尿道括约肌植入术，一般在吊带手术等方法失败后才选用。其主要的并发症有植入装置故障或移位，尿道侵蚀和感染，尿失禁，尿道萎缩等，这些并发症可同时存在。侵蚀和感染是严重的并发症，最终可导致人工尿道括约肌植入装置需取出。

（六）注射疗法

注射疗法又称尿道旁注射治疗，可以在局麻下进行，通常利用内镜引导，将特殊材料注入尿道的黏膜下，增加尿道黏膜的封闭功能，从而提高对抗腹压增加的能力，达到控尿的目的。其主要适用于固有括约肌障碍型（Inheren sphincter dysfunction，ISD）压力性尿失禁患者。这些患者的膀胱容量及顺应性需正常。同时，该方法对解剖型压力性尿失禁患者也有一定的疗效。其具有操作简便、微创、安全、可反复操作等优点，尤其适用于不能耐受麻醉和开腹手术的患者，但疗效会随着时间的延长逐渐减弱。

目前，常用的注射材料分为两类，一类是普通的填充物，如聚四氟乙烯、胶原、自体脂肪、硅胶粒子、碳珠、透明质酸、羟磷灰石钙等，另一类是各类干细胞。无论使用哪一类填充剂，尿道注射治疗都表现为有效率较低，且复发率比手术治疗高。在近期效果满意的患者中，随着时间的延长，注射材料逐渐降解，远期疗效也会降低，需要重复注射以保持治疗效果，而注射治疗后又可能出现肉芽肿性异物、感染、过敏、尿潴留等并发症。干细胞的出现可能使该情况得到改善。相比于普通的填充剂，干细胞具有多向分化、自我更新、抗凋亡、抗瘢痕、抗新生血管和无排斥反应（自体干细胞）等特性，是一种比较理想的注射材料。有研究报道，在尿道周围组织注射干细胞后，尿道平滑肌肌力增强，尿道括约肌闭合压升高。随访 2 年，临床有效率可达 75％，具有广阔的研究前景。

方法：局部麻醉，膀胱镜进入后尿道，通过膀胱镜操作通道置入特殊注射针，于膀胱颈 4、8 点位置注射填充剂，可见膀胱颈隆起，后尿道镜下呈对合状态。

三、新技术应用及展望

无论手术治疗还是非手术治疗都有其本身不可避免的缺陷。到目前为止，尚无一种无创、疗效满意、维持时间长的治疗方法，这就需要继续寻找更完善的治疗方法。

（一）激光治疗压力性尿失禁

现有研究表明，胶原蛋白是女性盆底肌肉群、筋膜、韧带及神经构成的复杂的盆底支持系统的主要成分，对维持盆底支持组织的弹性和韧性起着重要的作用。压力性尿失禁的重要发病机制是在绝经后女性的盆底支持结构中，胶原蛋白合成减少、降解加速，胶原纤维自身结构松散且抗张能力减弱，导致盆底支持组织松弛。激光光源发出的热能，不仅可以增强胶原蛋白的活性，而且可以刺激新的胶原蛋白产生。在激光的辐射作用下，胶原蛋白的三股螺旋分子结构会变短，长度比未受干预之前的长度缩短 1/3，从而增强胶原蛋白原纤维的强度，除形成即刻的胶原和组织收缩反应外，还可使胶原蛋白重组并形成新的胶原蛋白，使治疗部位的组织变得更紧致且有弹性。根据这个原理，激光治疗增强了盆底支持组织的张力和承托力，改善了其对盆腔脏器的支撑作用，从而达到治疗压力性尿失禁的目的。

根据不同组织的生物学特性，选择合适的激光参数（波长、脉冲持续时间、能量），就可以保证在有效治疗病变部位的同时，对周围正常组织的损伤达到最小。

现阶段治疗压力性尿失禁的激光包括第一代的微剥脱点阵式波长为 10600nm 的二氧化碳（CO_2）激光及第二代的非剥脱光波长为 2940nm 的铒（Erbium：YAG）激光。

自 2013 年起，经阴道点阵式激光系统成为绝经期泌尿生殖系统综合征（Genitourinary syndrome of menopause，GSM）和（或）压力性尿失禁的新一代无创治疗手段。

尽管近年来国外诸多文献报道的结果均显示经阴道无创点阵激光对 GSM、压力性尿失禁、盆底脏器脱垂甚至膀胱过度活动症等多种盆底功能障碍性疾病的治疗安全有效，依从性好，但从循证医学的角度，尚缺乏更有说服力的设计良好的、长期的、大样本数据的支持。迄今为止，这项技术还没有取得循证医学的支持证据，继而获得各大指南的推荐。因此，这在很大程度上限制了其发展和推广。

　　2015 年，由比萨大学医院 Gambacciani 教授牵头，在意大利的 10 个医学中心发起了一项旨在评估 CO_2 激光及铒激光治疗 GSM 和压力性尿失禁有效性和安全性的大型多中心 VELAS（the Vaginal Erbium Laser Academy Study）临床研究。该研究计划入组 1500 例绝经后女性患者。在美国，铒激光治疗女性压力性尿失禁和混合性尿失禁已经正式注册成为 NIH 的临床试验（NCT02418229）。可以预见，这些大样本的临床试验应该是未来主要的研究方向。而此项技术的应用前景将取决于这些临床试验的最终结果。

　　另外，我们注意到，随着人工智能技术在医学领域的渗透，一种新型的无须人工操作的机器人操控全自动铒激光治疗工具—— G-RunnerTM 已经问世，据称其将更精准地靶向治疗阴道黏膜区域并缩短治疗时间。当然，它与已经初次应用于Ⅲ型压力性尿失禁患者的经尿道铒激光治疗工具一样，都需要经过大样本的临床试验验证，方能真正为临床所接受和应用（详见盆底障碍性疾病的激光治疗及技术的相关章节）。

（二）膀胱内气囊治疗压力性尿失禁

　　近年，欧洲多个研究中心开始探索另外一种治疗压力性尿失禁的思路，即降低膀胱内压来达到治疗压力性尿失禁的目的。前期研究显示，液体压缩性很小，外部压力几乎可以完全传递到容器内壁；而气体则不一样，具有较高的压缩性，当外部压力传到容器时，其内壁压力升高程度明显低于外部压力。研究者发现，对 300mL 液体，从外部给予 140cmH_2O 压力并分别持续 20s、40s 及 80s，其内壁压力均可达到 140cmH_2O；往容器内注入 270mL 液体和 30mL 气体，则压力只达到 27cmH_2O、30cmH_2O 及 84cmH_2O。因此，控制压力性尿失禁的发生是可行的。Wyndaele 等（多中心随机对照临床试验研究）对 63 例压力性尿失禁患者的研究报告显示，在

81％的治疗组患者尿垫使用量降低50％，而对照组只有45％（P = 0.0143）；治疗组41.6％患者尿垫试验阴性（≤ 1g），而对照组为0％（P < 0.001）；治疗组58％患者尿失禁评分明显改善，而对照组为25％（P = 0.025）。治疗组与对照组的不良反应有排尿困难（14.6％ vs. 4.6％），肉眼血尿（9.8％ vs. 0％），有症状的泌尿系统感染（7.3％ vs. 0％），耻骨上疼痛（4.9％ vs. 0％）。治疗组的不良反应发生率高于对照组。作者认为，膀胱内气囊系统治疗压力性尿失禁安全、可靠，具有很好的应用前景。2017年，欧洲泌尿外科杂志报道，膀胱内气囊治疗压力性尿失禁的三期多中心前瞻性随机对照临床试验研究纳入191位患者（试验组127例，对照组64例），终点指标为腹部漏点压力（VLPP）、排尿日记、I-QOL评分、ICIQ-SF评分、膀胱镜检和并发症观察等。研究结果提示，试验组42.1％可以完成观察，而对照组28.1％（P = 0.025）；7天排尿日记改善率，试验组为53.7％，对照组则为32.7％（P = 0.006）；尿失禁评分表指数结果显示，试验组77％得到改善，对照组为29％（P = 0.003）；试验组较对照组在尿失禁严重程度、尿失禁发生频率、患者生活质量均有显著改善，且差异具有统计学意义。在不良反应方面，与对照组相比，试验组存在发生耻骨上疼痛、尿路感染、排尿困难、膀胱炎的风险，但在取出气囊后，这些症状均消失。研究结论认为，膀胱内气囊系统治疗压力性尿失禁的近期疗效令人满意。

（三）磁刺激治疗压力性尿失禁

2015年，马来西亚科技大学药物科学院、南澳大利亚大学医药学院、马来西亚槟岛医院泌尿外科、马来西亚槟城南华医院泌尿外科等4家医疗机构在 Trials 杂志上联合发表了一篇关于磁刺激治疗压力性尿失禁的研究报道，提出了磁刺激临床应用的随机对照临床试验研究新方案。2016年11月，他们在泌尿学权威杂志 The Journal of Urology 上发表了1年跟踪随访患者治疗效果有效性的相关研究成果。该文献显示，此次研究纳入了120例压力性尿失禁患者，将这些患者按照1∶1的比例随机分配为磁刺激治疗组和阴性刺激对照组。对每一位患者每周治疗2次，每次20min，连续治疗8周，共治疗16次。8周后对磁刺激治疗不满意或没有反应的患者，再接受额外16次治疗。

评价内容包括治愈率、尿失禁相关临床症状指标（包括排尿频率、尿垫试验1小时排尿量、盆底肌力）、ICI-Q-SF、生存质量问卷及临床疗效、磁刺激治疗的安全性及患者治疗成本等。在治疗的第1、2、5、8和14个月，进行跟踪随访观察。结果显示，在8周治疗过程中，磁刺激治疗组的疗效达到75％，而对照组为21.7％（$P < 0.001$）；8周后，治疗组中24人和对照组中48人接受了额外的16次治疗，治疗的第14个月，磁刺激治疗组疗效为75％，而未接受磁刺激的阴性对照组疗效仅有21.1％（$P < 0.001$）。结论为盆底功能磁刺激技术（Functional magnetic stimulation，FMS）治疗压力性尿失禁有显著疗效，是一种非侵入式的治疗方法，适用于那些不愿意接受手术治疗的患者。但对体内有磁铁类物质的患者不宜进行此项治疗。

第五节 预 防

一、普及教育

压力性尿失禁是中老年女性的常见病，发病率高，就诊率却极其低下。一方面，东方人比较含蓄，羞于启齿；另一方面，许多人对压力性尿失禁这个疾病不了解，包括部分医务人员在内。因此，首先要提高医务人员对压力性尿失禁的认识及诊治水平；其次，用各种方式广泛开展压力性尿失禁的健康宣教活动，使公众认识并了解这是一种可治疗和预防的疾病，做到早预防、早发现、早治疗。

二、避免危险因素

根据压力性尿失禁的常见危险因素，可采取相应的预防措施。

（一）生活方式的改变

对有压力性尿失禁家族史者，应评估尿失禁与生活方式的可能相关性，尽量减少危险因素，如肥胖、慢性便秘、慢性咳嗽及高强度体力运动等。

（二）盆底肌训练

盆底肌训练是目前预防和治疗女性压力性尿失禁的一线方法，通过反复的、自主的、以肛提肌为主的盆底肌肉群收缩和舒张，增加尿道阻力，恢复盆底肌功能，以达到预防和治疗尿失禁的目的，是一种主动的盆底康复方式。PFMT方法简单有效，不良反应少，特别是在产后及妊娠期间进行有效的盆底肌训练，可预防压力性尿失禁的发生，降低压力性尿失禁的发生率，减轻其严重程度。

参考文献

Achtari C, Mckenzie BJ, Hiscock R, et al. Anatomical study of the obturator foramen and dorsal nerve of the clitoris and their relationship to minimally invasive slings [J]. Int Urogynecol J Pelvic Floor Dysfunct, 2006, 17(4): 330-334.

Almousa S, Loon AB van. The prevalence of urinary incontinence in nulliparous adolescent andmiddle-aged women and the associated risk factors: a systematic review [J]. J Maturitas, 2018, 107: 78-83.

Anding R, Schoen M, Hermanns RK, et al. Minimally invasive treatment of female stress urinary incontinence with the adjustable single-incision sling system (AJUST) in an elderly and overweight population [J]. Int Braz J Urol, 2017, 43(2): 280-288.

Angleitner-Flotzinger J, Aigmueller T. Mid-term follow-up of the TVT-Secur midurethral sling for primary stress incontinence [J]. Eur J Obstet Gynecol Reprod Biol, 2014, 180: 24-27.

Chapple CR, Cruz F, Deffieux X, et al. Consensus Statement of the European Urology Association and the European Urogynaecological Association on the use of implanted materials for treating pelvic organ prolapse and stress urinary incontinence[J]. European Urology, 2017, 72(3): 424-431.

Delorme E. Transobturator urethral suspension: mini-invasive procedure in the treatment of stress urinary incontinence in women [J]. Prog Urol, 2001, 11(6): 1306-1313.

Feng S, Luo D, Liu Q, et al. Three- and twelve-month follow-up outcomes of TVT-EXACT and

TVT-ABBREVO for treatment of female stress urinary incontinence: a randomized clinical trial [J]. World J Urol, 2018, 36(3): 459-465.

Glazener CM, Cooper K, Mashayekhi A. Anterior vaginal repair for urinary incontinence in women [J]. Cochrane Database Syst Rev, 2017, 7: CD001755.

Glazener CM, Cooper K, Mashayekhi A. Bladder neck needle suspension for urinary incontinence in women [J]. Cochrane Database Syst Rev, 2017, 7: CD003636.

González SB, Rodríguez MJ, Toro GA, et al. Efficacy of training pelvic floor musculature in female urinary incontinence [J]. An Sist Sanit Navar, 2014, 37(3): 381-400.

Hay-Smith EJ, Dumoulin C. Pelvic floor muscle training versus no treatment, or inactive control treatments, for urinary incontinence in women [J]. Cochrane Database Syst Rev, 2006, (1): CD005654.

Hersh L, Salzman B. Clinical management of urinary incontinence in women [J]. Am Fam Physician, 2013, 87(9): 634-640.

Kirchin V, Page T, Keegan PE, et al. Urethral injection therapy for urinary incontinence in women [J]. Cochrane Database Syst Rev, 2017, 7: CD003881.

Kurien A, Narang S, Han HC. Tension-free vaginal tape-Abbrevo procedure for female stress urinary incontinence: a prospective analysis over 22 months [J]. Singapore Med J, 2017, 58(6): 338-342.

Leval J de. Novel surgical technique for the treatment of female stress urinary incontinence: transobturator vaginal tape inside-out [J]. Eur Urol, 2003, 44(6): 724-730.

Lukacz ES, Santiago-Lastra Y, Albo ME, et al. Urinary incontinence in women: a review [J]. JAMA, 2017, 318(16): 1592-1604.

Maeda T, Tomita M, Nakazawa A, et al. Female functional constipation is associated with overactive bladder symptoms and urinary incontinence. Biomed Res Int, 2017, 2017: 2138073.

Marshall VF, Marchetti AA, Krantz KE. The correction of stress incontinence by simple vesicourethral suspension [J]. The Journal of Urology, 2002, 167(2, Part 2): 1109-1114.

Matsuoka K, Locali RF, Pacetta AM, et al. The efficacy and safety of urethral injection therapy for urinary incontinence in women: a systematic review [J]. Clinics (Sao Paulo), 2016, 71(2): 94-100.

Nilsson CG. Creating a gold standard surgical procedure: the development and implementation of TVT [J]. Int Urogynecol J, 2015, 26(4): 467-469.

Nygaard IE, Bryant CM, Dowell C, et al. Lifestyle interventions for the treatment of urinary incontinence in adults [J]. Cochrane Database Syst Rev, 2015, (12): CD003505.

Phe V, Léon P, Granger B, et al. Stress urinary incontinence in female neurological patients: long-term functional outcomes after artificial urinary sphincter (AMS 800TM) implantation [J]. Neurourol Urodyn, 2017, 36(3): 764-769.

Qaseem A, Dallas P, Forciea MA, et al. Nonsurgical management of urinary incontinence in women: a clinical practice guideline from the American College of Physicians [J]. Ann Intern Med, 2014, 161(6): 429-440.

Ramalingam K, Monga A. Obesity and pelvic floor dysfunction [J]. Best Pract Res Clin Obstet Gynaecol, 2015, 29 (4): 541-547.

Riemsma R, Hagen S, Kirschner-Hermanns R, et al. Can incontinence be cured? A systematic review of cure rates [J]. BMC Med, 2017, 15(1): 63.

Schwertner-Tiepelmann N, Schwab F, Tunn R. Do predictive parameters exist for therapy with duloxetine in women with stress urinary incontinence? [J]. Int Urogynecol J, 2014, 25(8): 1071-1079.

Stangel-Wojcikiewicz K, Jarocha D, Piwowar M, et al. Autologous muscle-derived cells for the treatment of female stress urinary incontinence: a 2-year follow-up of a Polish investigation [J]. Neurourol Urodyn, 2014, 33(3): 324-330.

Stewart F, Berghmans B, Bø K, et al. Electrical stimulation with non-implanted devices for stress urinary incontinence in women [J]. Cochrane Database Syst Rev, 2017, 12: CD012390.

Subak LL, Richter HE, Hunskaar S. Obesity and urinary incon-tinence: epidemiology and clinical research update [J]. J Urol, 2009, 182 (6): S2-S7.

Sun Y, Luo D, Yang L, et al. The efficiency and safety of tension-free vaginal tape (TVT) abbrevo procedure versus TVT exact in the normal weight and overweight patients affected by stress urinary incontinence [J]. Urology, 2017, 110: 63-69.

Svenningsen R, Staff AC, Schiøtz HA, et al. Long-term follow-up of the retropubic tension-free vaginal tape procedure [J]. Int Urogynecol J, 2013, 24(8): 1271-1278.

吕坚伟. 压力性尿失禁的非手术治疗进展 [J]. 上海医药, 2016, 37(14): 10-11, 34.

（翁锡君　杨剑辉）

第五章　膀胱过度活动症

第一节　定义及流行病学

　　膀胱过度活动症（Overactive bladder，OAB）是一种以尿急为主要特征的症候群，常伴有尿频和夜尿症状，伴或不伴有急迫性尿失禁，无感染或其他明确的病理改变。尿急是一种突发、强烈且很难被延迟的排尿欲望。尿频是指患者主观感觉排尿次数过于频繁，一般认为日间排尿次数大于7，且每次尿量小于200mL。但该数值受睡眠时间和饮水习惯等诸多因素的影响。夜尿指夜间（睡后到起床时间）因尿意而觉醒并排尿1次以上。

　　根据美国泌尿外科协会（Amercian Urological Association，AUA）调查，美国男性OAB发病率为7%～27%，女性为9%～43%。2011年，许克新等报道，我国OAB的总体患病率为6%，其中男、女性患病率相当，且患病率随着年龄的增加而明显增高。多因素分析显示，男性高体重指数（Body mass index，BMI）与OAB患病相关，女性绝经、经阴道分娩、多次分娩也可增高OAB的患病率。OAB会对患者的生活质量产生明显的困扰。男性患者的OAB症状为储尿期症状，在临床中容易被"忽视"，易与前列腺增生引起的排尿期症状相混淆。

第二节　病因及发病机制

　　OAB的发病机制尚不明确。其可能的发病机制有以下几种。①神经源性学说：中枢神经、外周神经尤其膀胱传入神经的异常都可以导致OAB症状。②肌源性学说：逼尿肌平滑肌细胞的自发性收缩和肌细胞间冲动传递增强，均可以诱发逼尿肌不自主收缩，产生OAB症状。

正常人在有尿意时，可以控制一段时间不去排尿。但是，OAB 患者会突然有强烈的尿意，甚至无法忍住，尿液很快就流出来，这是由支配神经传导异常或膀胱逼尿肌不自主收缩引起的，有时可以排出大量尿液。另外，其他一些因素也可以影响其发生，如炎症、膀胱出口梗阻、高龄、精神疾病等。研究发现，总胆固醇水平和年龄等心血管危险因素可显著增加发生 OAB 的风险。代谢综合征和吸烟也可导致男性患者发生中重度夜尿（次数≥2）的风险增加。

第三节 诊 断

一、临床表现及分类

OAB 的主要症状表现为尿急，多伴有尿频，白天和夜间均可出现，每次尿量较少，有时有膀胱收缩或痉挛感，伴或不伴有急迫性尿失禁；可有下腹部、腰部或会阴区不适等。其主要特征是强烈的、不易控制的尿急和尿频。

根据神经损伤病变不同，OAB 可分为神经源性 OAB 和特发性 OAB；根据病因不同，可分为运动性 OAB（由逼尿肌不稳定造成）和感觉性 OAB（由膀胱敏感造成）；根据是否有急迫性尿失禁，可分为干性 OAB 和湿性 OAB。

二、体格检查

应进行仔细的体格检查。腹部检查应评估有无瘢痕、包块、疝、耻骨上区隆起。应检查下肢水肿情况，以便临床医生评估体位改变期间液体移位的可能性。直肠、泌尿生殖系统检查应排除女性盆底疾病（例如盆底肌肉痉挛、疼痛、盆腔器官脱垂）和男性前列腺疾病。在更年期女性，萎缩性阴道炎应被视为可能导致尿失禁症状的病因。检查者应评估会阴皮肤是否有皮疹或破裂；还应评估会阴感觉、直肠括约肌张力和肛门括约肌的收缩能力，以评估盆底张力和盆底运动的潜在能力（如肛提肌的收缩能力）。

三、辅助检查

OAB 的诊断主要通过患者的症状，并结合临床体检及辅助检查。

2005 年，Homma 等提出早期可以通过膀胱过度活动症评分（Overactive bladder symptom score，OABSS）问卷来自测。如果发现异常，需及时就医，及早地进行诊断和治疗（见图 5-1）。

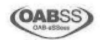

图 5-1 OABSS 问卷表

鼓励记录排尿日记3～5d，以进一步了解液体的出入，以及尿急、尿失禁的发生情况（见表5-1）。

对疑有泌尿或生殖系统炎症者，应进行尿液、前列腺液、尿道及阴道分泌物的病原学检查，如涂片或培养。

对疑有尿路上皮肿瘤者，进行尿液细胞学检查。

当怀疑泌尿系统其他疾病时，应进行尿路平片、静脉尿路造影、泌尿系内腔镜、CT、MRI等检查。

也可以考虑侵入性尿动力学检查。侵入性尿动力学检查的目的是确定有无下尿路梗阻，以评估膀胱功能。侵入性尿动力学检查并非常规检查项目，但在以下情况时应进行侵入性尿动力学检查：①尿流率减低或残余尿增多；②首选治疗失败或出现尿潴留；③在任何侵袭性治疗前；④对筛选检查中发现的下尿路功能障碍需进一步评估。可选择的项目有充盈期膀胱测压、压力-尿流率测定等。

其他检查包括血生化、血清前列腺特异性抗原（Prostate specific antigen，PSA）（男性50岁以上）检测等。对高龄或可疑认知能力有损害的患者，可行认知能力评估等。

表5-1　排尿日记

	在厕所排尿 （时间及尿量）	事件（时间）	事件时的活动	液体摄入（类型、数量）
上床	22：00　　240mL			1杯水
	03：00　　660mL	03：00	去卫生间的路上漏尿	
	05：00　　540mL	05：00	准备排尿	
起床	07：00　　150mL			16盎司咖啡、1杯水
	08：45　　 35mL			
	12：00			16盎司柠檬
	15：40	60		
	18：00　　100mL			2杯酒 2杯水
	19：40　　 60mL			16盎司可乐 1杯水

第四节　治　疗

一、非手术治疗

任何疾病都需要及早治疗，早期治疗能够有助于健康的恢复。OAB 是一种慢性病，早期、合理的行为训练结合药物治疗可以有效地控制 OAB。

（一）行为治疗

行为治疗可以同其他治疗形式联合应用。

1. 生活方式指导

生活方式指导是指通过指导患者改变生活方式，如减肥、控制液体摄入量、减少咖啡因或酒精的摄入等，改善患者症状。

2. 膀胱训练

（1）方法一：延迟排尿。

延迟排尿是指通过训练膀胱主动延长两次排尿间隔的时间，达到增加膀胱容量、减少排尿次数、抑制膀胱收缩的目的，逐渐使每次排尿量大于300mL。主要适用于尿频、尿急、尿失禁、功能性膀胱容量小而实际容量正常的患者。

治疗原理：重新学习和掌握控制排尿的技能，打断精神因素的恶性循环，降低膀胱的敏感性。

禁忌证：低顺应性膀胱，充盈期末逼尿肌压大于 $40cmH_2O$。

要求：切实按计划实施治疗。

配合措施：做好充分的思想工作，记录排尿日记及其他。

（2）方法二：定时排尿。

定时排尿是指在规定的时间间隔内排尿，主要适用于由认知或运动功能障碍导致尿失禁的患者。嘱患者每 2 ～ 4 小时排尿 1 次，尽量在白天定时排尿，减少夜间排尿次数，以消除不良排尿习惯，建立新的条件反射。

目的：减少尿失禁次数，提高生活质量。

适应证：尿失禁严重且难以控制者。

禁忌证：伴有严重尿频。

具体膀胱训练方案应根据患者的具体情况，参照排尿日记、膀胱容量、残余尿量以及尿动力学检查结果等指标制定。一般情况下，白天每 2 小时排尿 1 次，夜间每 4 小时排尿 1 次，每次尿量小于 350mL。膀胱训练需要结合生活方式的调整。虽然目前无明确证据表明咖啡因摄入、体育运动、饮水量、吸烟等与尿失禁的发生相关，但减少刺激性、兴奋性饮料的摄入可使尿液分泌更有规律，有助于膀胱训练的开展。

膀胱训练主要是在医生的指导下，借助记录排尿日记的方式，让患者逐渐将排尿的间隔时间延长至正常的 2 ～ 4h。膀胱训练计划是针对急迫性尿失禁的治疗方法，一般需训练 6 ～ 8 周。患者需要先记录排尿日记，以了解自己的排尿实际间隔时间，然后逐渐延长排尿间隔时间。

建议膀胱训练计划要严格遵守以下方案。①训练计划从早上开始；②起床后马上到厕所把膀胱排空；③根据所要求的间隔排尿，在白天必须在固定的时间间隔到厕所把尿液排干净；④在晚上睡觉时不进行训练；⑤如果在指定时间前有强烈尿意，则先转移注意力，尽量等到指定时间再去排尿。

以下建议可以缓解尿急感：①坐下来深呼吸 5 次，将注意力集中在呼吸上，而不去想膀胱；②骨盆底强力收放 3 次；③听轻松的音乐；④想一想下一餐吃什么；⑤如果到指定时间仍没有尿意，那么还是要在指定时间把尿液排干净，无论排尿量有多少，只需把膀胱排干净。

在治疗期间，准确记录排尿日记。如果在指定时间前排尿，则需记录排尿时间及当时的感觉或活动，以及是否有漏尿等；如果忘了在指定时间排尿，则需在最近的指定时间排尿；每周门诊复查并制定下一个目标。

3. 盆底肌训练

盆底肌训练（Pelvic floor muscle training，PFMT）可增强盆底与括约肌的力量，从而抑制逼尿肌过度活动（Detrusor overactivity，DO），改善

尿失禁症状。具体可参照如下方法实施：持续收缩盆底肌（提肛运动）2～6s，松弛休息2～6s，如此反复10～15次；每天训练3～8次，持续8周以上。PFMT结合生物反馈、电刺激治疗可提高治疗效果。在专业人员指导下进行PFMT，可获得更好的疗效。

4. 生物反馈治疗

生物反馈治疗是指利用置入阴道或直肠内的反馈治疗仪，以声、光、图像等形式表达膀胱的活动。当患者出现DO时，仪器就发出特定的声、光、图像等信号，使患者能直接感知膀胱活动，并有意识地学习自我控制，达到抑制膀胱收缩的目的。

与单纯盆底肌训练相比，生物反馈治疗更为直观且易于掌握，其短期内疗效可优于单纯盆底肌训练，但远期疗效尚不明确。推荐应用肌电图生物反馈治疗仪指导训练盆底肌，以加强肌肉收缩后放松的效率和盆底肌张力，巩固盆底肌训练的效果。

5. 电刺激治疗

电刺激盆底肌肉可以使逼尿肌松弛，尿道括约肌收缩，增加阻力以达到治疗尿失禁的目的。有研究报道，盆底肌电刺激治疗对尿失禁的治愈率和有效率分别达到34.5％和27.5％。主要表现为初始感觉时膀胱容量和有效膀胱容量的增加，以及尿失禁发生次数的减少。电刺激治疗的禁忌证有会阴完全失神经支配。相对禁忌证有心脏起搏器植入、妊娠、重度盆腔器官脱垂、下尿路感染、萎缩性阴道炎、阴道感染及出血等。

6. 针灸

针灸疗法具有易于操作、痛苦小、经济等优点，可作为改善急迫性尿失禁的方法之一。目前，最常用的穴位是八髎、三阴交和中极，刺激方式包括针刺和电针。

（二）药物治疗

目前，治疗OAB的药物主要包括M受体拮抗剂和β_3肾上腺素能受体激动剂，通过抑制储尿期膀胱逼尿肌的收缩而发挥作用。M受体拮抗剂主要有索利那新和托特罗定。其中，索利那新的口干副作用小。米拉贝隆为目前新上市的β_3肾上腺素能受体激动剂。

1. M 受体拮抗剂

目前，已知在 5 种 M 受体亚型中，逼尿肌上主要分布 M_2 和 M_3 受体。其中，M_3 受体是调控逼尿肌收缩的主要受体亚型。M 受体拮抗剂选择性作用于膀胱，阻断乙酰胆碱与 M 受体（介导逼尿肌收缩）结合，抑制逼尿肌的不自主收缩，从而改善膀胱储尿功能。M 受体拮抗剂治疗 OAB 的疗效和安全性已经获得广泛的循证医学证据支持。在 2014 版《膀胱过度活动症诊断治疗指南》中明确指出，索利那新等 M 受体拮抗剂是 OAB 的一线治疗药物。

目前，国内常用的 M 受体阻滞剂为托特罗定（Tolterodine）和索利那新（Solifenacin）。这些药物通过拮抗 M 受体，抑制储尿期逼尿肌收缩，并对膀胱具有高选择性作用。其在保证疗效的基础上，最大限度地减少了副作用。

（1）托特罗定：是膀胱高选择性 M 受体阻滞剂，能够同时阻断 M_2 和 M_3 受体。其对膀胱的亲和性高于唾液腺，因此口干等副作用低于奥昔布宁。常用剂量为 2 ～ 4mg/d，分为速释型和缓释型。其脂溶性较低，因此不易通过血脑屏障，中枢神经系统副作用较小。

（2）索利那新：是新型高选择性 M 受体拮抗剂，对 M 受体亚型及膀胱组织均有很高的选择性，与 M_3 受体的结合力高于 M_2 受体，与逼尿肌上 M 受体的结合力强于唾液腺，因此口干副作用小。研究显示，与托特罗定缓释片相比，索利那新改善尿急和急迫性尿失禁的效果更佳；在患者中疗效稳定、耐受性好，可长期应用。其半衰期约为 50h。采用剂量为 5 ～ 10mg/d，可根据病情调整剂量。

M 受体阻滞剂有一些副作用，如口干、便秘、眼干、视力模糊、尿潴留等。因为缓释型药物造成的口干发生率低于速释型，所以应首先考虑使用缓释剂。但闭角型青光眼的患者不能使用 M 受体阻滞剂。

临床应用的 M 受体拮抗剂还有曲司氯铵、丙哌维林（Propiverine）及奥昔布宁（Oxybutynin）等，但这些药物 M 受体选择性较差，副作用较大。

2. β_3 肾上腺素能受体激动剂

β_3 肾上腺素能受体是调节膀胱逼尿肌松弛的最主要的 β 受体亚型。近年的研究证实，β_3 肾上腺素能受体激动剂治疗非神经源性 OAB 有效且安全，可以缓解尿频、尿失禁，同时耐受性良好，且无口干等 M 受体拮抗剂常见的副作用。

米拉贝隆（Mirabegron）为目前上市的 β_3 肾上腺素能受体激动剂。Furuta 等研究报道，与安慰剂相比，米拉贝隆可显著减少患者尿急及尿失禁的发生次数；治疗组干燥率达到 43％～50％；药物副作用的发生率分别为高血压 7.3％，鼻咽炎 3.4％，尿路感染 3％。为期一年的药效对比研究结果指出，50mg 及 100mg 米拉贝隆与 4mg 托特罗定治疗急迫性尿失禁的作用相当，患者完全干燥比例分别为 43％、45％ 和 45％，而托特罗定组口干发生率较高。

3. 其他

其他可选用的药物有镇静和抗焦虑药、钙通道阻断剂、前列腺素合成抑制剂及中草药制剂，但都缺乏循证医学的数据支持。

（三）改变首选治疗的指征

1. 治疗无效。
2. 患者不能坚持治疗或要求更换治疗方法。
3. 出现或可能出现不可耐受的副作用。
4. 治疗过程中，尿流率明显下降或剩余尿量明显增多。

二、手术治疗

（一）膀胱灌注辣椒辣素或 RTX

辣椒辣素（Capsaicin）为 P 物质的拮抗剂。研究表明，OAB 患者经辣椒辣素膀胱灌注治疗后，有 44％ 对疗效满意，36％ 症状改善，仅 20％ 无效。RTX 是一种比辣椒辣素更有效的神经感觉传入阻滞剂，它至少和辣椒辣素一样有效但没有烧灼作用。大量的治疗经验认为，膀胱内灌注给药是对顽固性 OAB 可行的治疗措施。在膀胱灌注辣椒辣素或 RTX 后，膀胱的感觉传入降低了，有严重膀胱感觉过敏者可试用。

（二）逼尿肌注射 A 型肉毒毒素

对 M 受体拮抗剂治疗效果欠佳或不能耐受 M 受体拮抗剂副作用者，可以用 A 型肉毒毒素逼尿肌注射治疗（见图 5-2）。

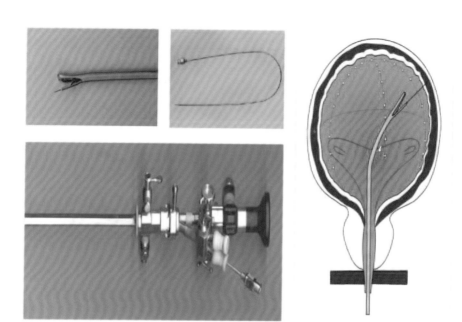

图 5-2　肉毒毒素注射示意

BTX-A 因药品规格不同而需要调整相应剂量。国产 BTX-A 在临床应用中显示出很好的疗效，但缺乏与同类进口制品的直接比较。2015 版欧洲泌尿外科尿失禁治疗指南推荐将 100U 的 Onabotulinum toxin A（Onabot A，BOTOX®）溶于 10mL 生理盐水后，分 20 个点（每点 0.5mL）在三角区以上位置的膀胱壁注射来治疗 OAB 及难治性急迫性尿失禁。一项来自欧洲的Ⅲ期临床试验研究显示，1105 例使用抗胆碱能药物无效的急迫性尿失禁患者接受 100U 的 BOTOX 治疗。12 周后，治疗组患者尿失禁发生次数及每日排尿次数均较基线显著减少；治疗组 22.9％患者达到完全干燥，而对照组仅为 6.5％；治疗组 60％患者认为该治疗明显改善了下尿路症状。研究显示，BOTOX 对老年急迫性尿失禁患者同样起效，但该组患者的尿潴留发生率也较高。

成年人在接受 BTX-A 膀胱壁注射后，最常见的并发症是下尿路感染、尿潴留以及残余尿增加，可能需要间歇导尿排空膀胱。急性肉毒毒素中毒可引起全身瘫痪和呼吸衰竭；也有个案报道，在注射后发生一过性全身肌无力、过敏反应及流感样症状等。本药品需按相关规定严格管理。

（三）神经调控（Neuromodulation）

1. 骶神经电刺激

骶神经电刺激（Sacral nerve modulation，SNM）为排尿功能障碍患者提供了一种新的治疗途径（见图 5-3 和图 5-4）。

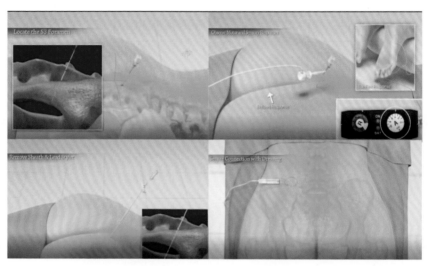

图 5-3 骶神经调控测试阶段，一期 SNM 植入示意

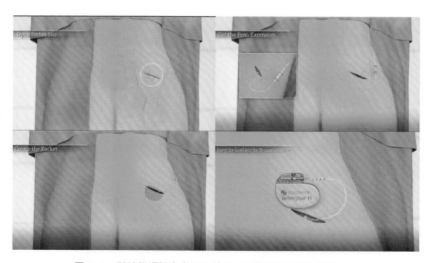

图 5-4 骶神经调控永久植入阶段，二期 SNM 植入示意

对于膀胱过度活动，行为治疗和药物治疗无效的急迫性尿失禁患者，骶神经刺激是一种可行的治疗方法。它采取植入一个神经刺激器的方法，

对骶神经持续发送电脉冲，从而帮助控制膀胱肌肉活动。刺激神经可以缓解急迫性尿失禁的症状。在植入神经刺激器之前，一定要在门诊进行外置的膀胱刺激器测试，以评估治疗的有效性。在持续 7 ～ 14d 的测试期，患者要记录刺激期的排尿情况，并与刺激前相比，结果将显示膀胱刺激器是否可以有效缓解症状。如果测试成功，则患者可以选择植入神经刺激器。

手术过程需要局部麻醉。具体步骤如下：经皮肤穿刺，在骶神经旁置入一个电极，与神经刺激器相连，将神经刺激器置于臀部皮下脂肪内。术后，医生采用调节器通过无线电波调节患者体内的刺激器。另外，如需要，还可以给患者一个调节器，以进一步调节刺激强度。这个系统可以随时关闭。其可能的副作用包括肠道功能改变、感染、电极移动、植入处疼痛及不愉快的刺激或感觉等。

目前，临床广泛使用的永久植入电刺激装置的方法也被称为 InterStim 疗法，包括一期试验性刺激和二期永久性植入两个阶段（见视频 5-1 和 5-2）。欧洲报道显示，骶神经电刺激治疗

视频 5-1　　　　　视频 5-2

急迫性尿失禁，术后 1 ～ 3 年，50％患者的尿失禁发生率降低大于 90％，25％患者的尿失禁症状改善幅度在 50％～ 90％，剩余 25％患者的症状改善低于 50％。另两项研究结果显示，患者在接受骶神经电刺激治疗后，4 年内急迫性尿失禁症状持续改善超过 50％，治愈率达到 15％。

Siegel 开展的骶神经电刺激治疗急迫性尿失禁的一组多中心研究结果显示，术后 2 年，56％的尿频、尿急患者排尿次数减少 50％；术后 3 年，在 41 例急迫性尿失禁患者中，59％的患者漏尿次数减少 50％，且 46％无漏尿。

多中心的骶神经电刺激临床研究表明，在骶神经电刺激术后 6 个月，77％随机接受骶神经电刺激植入术的急迫性尿失禁患者已完全没有重度漏尿的发生，与之相比，未植入的对照组仅 8％完全没有重度漏尿的发生；在这组患者中，临床效果持续达 18 个月。此时，植入组 52％患者达到完全干燥，24％患者尿失禁得到高于 50％的改善。同样，与对照组相比，在骶神经电刺激术后 6 个月，难治性尿频、尿急患者的平均每日排尿次数显著减少，植入组下降率为 56％，而对照组仅为 4％。随着对神经调节机制认识的深入及技术的改进，骶神经电刺激有望获得更高的成功率并降低再手术率。

2. 胫后神经刺激术

1983 年，McGurie 首先发现，电流经皮刺激胫后、腓总神经可以抑制膀胱过度活动。Michael 报道，37 例尿急 - 尿频综合征和急迫性尿失禁患者经胫后神经刺激术治疗后，有效率为 60%，可明显减少漏尿次数、尿垫使用次数、排尿次数及夜尿次数，并仅有轻度副作用。Govier 认为，胫后神经刺激术是一种安全、有效、经济的治疗方法。

（四）外科手术

1. 手术指征

外科手术仅适用于严重低顺应性膀胱，膀胱安全容量过小，且危害上尿路功能或严重影响生活质量，经其他治疗无效者。

2. 手术方法

手术方法有膀胱扩大术和尿流改道术。

3. 膀胱扩大术

膀胱扩大术仅用于严重的顽固性逼尿肌过度活动，低顺应性膀胱，膀胱容量过小且危害上尿路功能，经其他治疗无效者。手术方法有自体膀胱扩大术和肠道膀胱扩大术。膀胱扩大术可以增加膀胱容量，减少膀胱过度活动。它通过截取肠管扩大膀胱或破坏膀胱肌肉收缩能力（自体扩大术）等，扩大膀胱容量。其中，自体膀胱扩大术（逼尿肌切除术）通过剥除膀胱壁肥厚增生的逼尿肌组织，同时保留膀胱黏膜的完整性，形成"人工憩室"，从而改善膀胱顺应性、降低储尿期膀胱内压力，达到保护上尿路的目的。肠道膀胱扩大术通过附加肠片扩大膀胱容量，可能通过破坏原有逼尿肌排列，来达到增加膀胱容量、减少逼尿肌过度活动的目的。如果患者不能完成自我导尿，有肾脏疾病、肠道疾病或尿道疾病等，则不适合行膀胱扩大术。

（1）自体膀胱扩大术：通常通过切开或切除逼尿肌的一部分，造成黏膜膨出或假性憩室，达到增加容量、减小储尿期压力的目的。术中应切除脐尿管周围膀胱顶、后壁、两侧壁占总量至少 20% 的逼尿肌组织，以期更有效地抑制 DO（见图 5-5）。

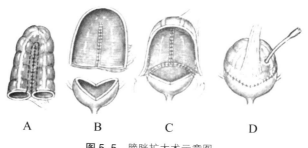

图 5-5 膀胱扩大术示意图

　　自体膀胱扩大术的适应证为经 M 受体拮抗剂等药物或 A 型肉毒毒素注射治疗无效的 DO 患者。术前膀胱容量成年人不应低于 200～300mL 或同年龄段正常人膀胱容量的 70%。术后，大多数患者须配合间歇导尿。大约 2/3 的患者术后长期疗效稳定。效果不佳的患者仍可接受肠道膀胱扩大术。

　　其主要并发症有膀胱穿孔、保留的膀胱黏膜缺血纤维化等。但由于该术式不涉及肠道，手术创伤较肠道膀胱扩大术小，所以并发症发生率低。

　　（2）肠道膀胱扩大术：通过截取一段肠管，将截取的肠管沿对系膜缘剖开，按"去管化"原则折叠缝合成"U""S"或"W"形的肠补片，将肠补片与剖开的膀胱吻合形成新的有足够容量的储尿囊，从而达到扩大膀胱容量、减小储尿期压力、防止上尿路损害的目的。目前，常用的是回肠及乙状结肠膀胱扩大术。

　　肠道膀胱扩大术的适应证为严重 DO、逼尿肌严重纤维化或膀胱挛缩、膀胱顺应性极差、合并膀胱输尿管反流或壁段输尿管狭窄的患者。慎用于严重肾功能不全的患者。禁忌证包括合并克罗恩病或溃疡性结肠炎等肠道炎症性疾病患者，既往因接受盆腔放疗或腹部手术导致严重腹腔粘连的患者等。

　　在膀胱扩大术中，由于膀胱顶部用于排尿的逼尿肌被切断，导致肌肉收缩力减弱，从而改善膀胱过度活动状态。肠道膀胱扩大术长期疗效确切，目前仍然为膀胱扩大术的"金标准"。术后，患者须配合间歇导尿。其主要并发症有肠道分泌黏液阻塞尿路、尿路感染、漏尿、持续性尿失禁和肾脏受损。其他并发症有结石形成、肠梗阻、肠道功能紊乱、高氯性酸中毒、维生素 B_{12} 缺乏、电解质紊乱、储尿囊破裂、血栓形成及储尿囊恶变等。该术式在保护肾功能、提高生活质量、改善尿动力学参数方面与 BTX-A 膀胱壁注射术类似，但疗效更长久。一项研究比较了肠道膀胱扩大术治疗原发性急迫性尿失禁及神经源性急迫性尿失禁的情况。结果显示，在平均74.5个月的随访期内，53%患者保持干燥、对手术满意，25%患者偶发尿失禁，18%患者出现尿失禁症状反复发作。

鉴于行肠道膀胱扩大术的患者在术后需改变排尿方式，因此高度推荐对患者术后进行终生随访。

4. 尿流改道术

尿流改道术包括不可控尿流改道术、可控尿流改道术和原位新膀胱术。不可控尿流改道术包括输尿管皮肤造口术、回肠通道术及结肠通道术。可控尿流改道术包括经皮可控尿流改道术和利用肛门控制尿液术。

（1）原位新膀胱术（Orthotopic neobladder）：由于患者不需要腹壁造口，维持了生活质量和自身形象，所以已逐渐被各大医疗中心作为膀胱切除术后尿流改道的主要手术方式之一，用于男性和女性患者。首选末段回肠去管化制作的回肠新膀胱（如 Studer 膀胱、"M"形回肠膀胱等）。有经验的医学中心在患者术后1年内日间控尿率可达87%～96%，夜间控尿率可达72%～95%。缺点是可能出现尿失禁和排尿困难等并发症，部分患者需要长期导尿或间歇性自我导尿。远期并发症包括日间及夜间尿失禁（分别为8%～10%，20%～30%）、输尿管肠道吻合口狭窄（3%～18%）、尿潴留（4%～12%）、代谢性疾病、维生素 B_{12} 缺乏等。

（2）回肠通道术（Ileal conduit）：是一种经典的简单、安全、有效的不可控尿流改道的术式，是不可控尿流改道的首选术式，也是最常用的尿流改道方式之一。其主要缺点是需腹壁造口、终身佩戴集尿袋。术后早期并发症，包括尿路感染、肾盂肾炎、输尿管回肠吻合口漏或狭窄等，发生率可达48%。长期随访结果表明，远期并发症主要是造口相关并发症（24%）、上尿路的功能和形态学改变（30%）。

（3）输尿管皮肤造口术（Cutaneous ureterostomy）：是一种简单、安全的术式。由于输尿管直径小，所以皮肤造口狭窄的发生率较高。输尿管皮肤造口术的狭窄发生率明显低于回肠通道术。但是输尿管皮肤造口术后出现造口狭窄和逆行泌尿系统感染的风险比回肠通道术高。

（4）其他尿流改道方法：如下。①经皮可控尿流改道术（Continent

cutaneous urinary diversion）：患者术后需间歇性自行插管导尿。由于该术式并发症的发生率高，所以目前已趋于淘汰。②利用肛门控尿术式：是利用肛门括约肌控制尿液的术式，包括尿粪合流术（比如输尿管乙状结肠吻合术）以及尿粪分流术［比如直肠膀胱术（直肠膀胱、结肠腹壁造口术）］。输尿管乙状结肠吻合术由于易出现逆行感染、高氯性酸中毒、肾功能受损和恶变等并发症，所以现已很少用。但这种术式的改良（如 Mainz 术式）可以减少并发症的发生，所以在一些治疗中心仍被选择应用。

三、新技术应用及展望

目前，国内外的热点主要集中在现有的骶神经电刺激、胫神经刺激等技术领域。美国克利夫兰诊所为治疗顽固性膀胱过度活动症，已经研发出了一种体积较小的可充电的新型神经刺激器并运用于骶神经电刺激治疗，其应用前景非常好。目前，有两种新型的植入式胫神经刺激治疗器械也正被研究用于治疗顽固性膀胱过度活动症。这些植入式胫神经刺激治疗器械允许患者在家里（而非医院内）接受治疗。最近，还出现了一种可减少膀胱过度活动症症状的新技术——射频销蚀膀胱内治疗技术。美国克利夫兰诊所认为，许多可用于治疗顽固性膀胱过度活动症症状的新技术正处于研发阶段，如果这些疗法的安全性和有效性得到证实，那么这些疗法将来完全有可能替代膀胱过度活动症现有的治疗方法。

2017 年，上海交通大学医学院附属仁济医院吕坚伟教授首次将 3D 打印定位技术应用到骶神经调节的精准定位手术中，并不断地升级技术，成功完成全球第一例骶骨缺失患者运用 3D 打印技术定位骶神经电极入路的案例，而未来也将以阴部神经作为方向，不断升级 3D 打印技术，进一步提高手术成功率。

一项源自美国国家数据库 2 万例患者的 SNM 大数据研究，提出了后骶神经调控的思考：①与 I 期相比，PNE 并非测试阶段的最佳选择，与其增加治疗的时间以及费用，不如直接进行一期测试。②尿动力学对逼尿肌过度活动有很强的诊断价值。对膀胱过度活动症的治疗已经摒弃了永久性药物治疗。为了提高膀胱过度活动症治疗的有效率，应进行综合治疗。同时，随访研究认为，骶神经电刺激对逼尿肌过度活动及收缩功能受损等两个方面都有一定的疗效。

第五节　预　防

预防主要有以下几个方面。①避免过多的液体摄入，减轻膀胱的负担。②肥胖可能是膀胱过度活动症的诱因，减轻体重可降低其发生风险。③避免饮酒，酒精对膀胱有刺激作用。④减少咖啡因的摄入。咖啡因可产生利尿作用，增加尿液的产生，增加膀胱收缩，刺激膀胱神经。⑤碳酸饮料及果汁对膀胱过度活动症有一定的影响。⑥烟草中的尼古丁可能刺激膀胱收缩，同时吸烟造成的咳嗽会刺激膀胱收缩。⑦避免辛辣的食物或酸性食物（柑橘类等）。

参考文献

Abrams P, Kelleher CJ, Kerr LA, et al. Overactive bladder significantly affects quality of life [J]. Am J Manag Care, 2000, 6: S580.

Abrams P. Describing bladder storage function: overactive bladder syndrome and detrusor overactivity [J]. Urology, 2003, 62 (5 Supp12): 28-37.

Andersson KE, Pehrson R. CNS involvement in overactive bladder: pathophysiology and opportunities for pharmacological intervention [J]. Drugs, 2003, 63: 2595-2611.

Borello-France D, Burgio KL, Goode PS, et al. Adherence to behavioral interventions for urge incontinence when combined with drug therapy: adherence rates, barriers, and predictors [J]. Physical Therapy, 2010, 90: 1493-1505.

Burgio KL, Goode PS, Johnson TM, et al. Behavioral versus drug treatment for overactive bladder in men: the male overactive bladder treatment in veterans (MOTiVE) trial [J]. J Am Geriatr Soc, 2011, 59: 2209-2216.

Cardozo L, Lisec M, Millard R, et al. Randomized, double-blind placebo controlled trial of the once daily antimuscarinic agent solifenacin succinate in patients with overactive bladder [J]. J Urol,

2004, 172: 1919-1924.

Coyne KS, Matza LS, Thompson C, et al. The responsiveness of the OAB-q among OAB patient subgroups [J]. Neurourol Urodynam, 2007, 26: 196-203.

Coyne KS, Payne C, Bhattacharyya SK, et al. The impact of urinary urgency and frequency on health-related quality of life in overactive bladder: results from a national community survey [J]. Value Health, 2004, 7: 455-463.

de Groat WC. A neurologic basis for the overactive bladder [J]. Urology, 1997, 50: 36-52; discussion 53-36.

Digesu GA, Khullar V, Cardozo L, et al. Overactive bladder symptoms: do we need urodynamics? [J]. Neurourol Urodyn, 2003, 22: 105-108.

Fitzgerald MP, Brubaker L. Variability of 24-hour voiding diary variables among asymptomatic women [J]. J Urol, 2003, 169: 207-209.

Furuta A, Thomas CA, Higaki M, et al. The promise of beta3-adrenoceptor agonists to treat the overactive bladder [J]. Urol Clin North Am, 2006, 33: 539-543, X.

Gormley EA, Lightner DJ, Burgio KL, et al. Diagnosis and treatment of overactive bladder (non eurogenic)in adults:AUA/SUFU guideline [J]. J Urol, 2012 , 188(6 Suppl): 2455-2463.

Guzmannegron JM, Goldman HB. New devices and technologies for the management of overactive bladder [J]. Current Urology Reports, 2017, 18(12): 94.

Homma Y , Yoshida M, Obara K, et al. Developmentand validity of the Overactive Bladder Symptom Score (OABSS) [J]. Jpn J Urol, 2005, 96: 182.

Homma Y, Yoshida M, Seki N, et al. Symptom assessment tool for overactive bladder syndrome overactive bladder symptom score [J]. Urology, 2006, 68: 318-323.

Liberman JN, Hunt TL, Stewart WF, et al. Health-related quality of life among adults with symptoms of overactive bladder: results from a U.S. community-based survey [J]. Urology, 2001, 57: 1044.

Madhuvrata P, Cody JD, Ellis G, et al. Which anticholinergic drug for overactive bladder symptoms in adults [J]. Cochrane Database Syst Rev, 2012, 1: CD005429.

Milsom I, Abrams P, Cardozof L, et al. How widespread are the symptoms of an overactive bladder and how are they managed? A population ased prevalence study [J]. BJU International, 2001, 87: 760-766.

Robinson D, Giarenis 1, Cardozo L. The medical management of refractory overactive bladder [J]. Maturit, 2013, 74 (4): 386-390.

Siegel SW, Catanzaro F, Dijkema HE, et al. Long-term results of a multicenter study on sacral nerve stimulation for treatment of urinary urge incontinence, urgency-frequency, and retention [J]. Urology, 2000, 56: 87.

Steers WD. Pathophysiology of overactive bladder and urge urinary incontinence [J]. Rev Urol, 2002, 4 (Suppl 4): S7-S18.

Stewart WF, Van Rooyen JB, Cundiff GW, et al. Prevalence and burden of overactive bladder in the United States [J]. World J Urol, 2003, 20: 327-336.

van Brummen HJ, Heintz APM, van der Vaart CH. The association between overactive bladder symptoms and objective parameters from bladder diary and filling cystometry [J]. Neurourol, Urodyn, 2004 , 23: 38-42.

Wang AC, Wang YY, Chen MC. Single-blind, randomized trial of pelvic floor muscle training, biofeedback-assisted pelvic floor muscle training, and electrical stimulation in the management of overactive bladder [J]. Urology, 2004, 63: 61.

Wang YL, Xu KX, Hu H, et al. Prevalence, risk factors, and impact on health related quality of life of overactive bladder in China [J]. Neurourology and UrodynamICS, 2011, 30(8): 1448-1455.

Wein AJ. Diagnosis and treatment of the overactive bladder [J]. Urology, 2003, 62: 20.

Yamaguchi O, Nishizawa O, Takeda M, et al. C1inica1 guidelines for overactive bladder [J]. Int J Urol, 2009, 16: 126-142.

陈国庆 . 骶神经调节术临床应用中国专家共识 [J]. 中华泌尿外科杂志 , 2014, 1(35): 1-5.

那彦群 , 叶章群 , 孙颖浩 , 等 . 中国泌尿外科疾病诊断治疗指南 : 2014 版 . 北京 : 人民卫生出版社 , 2014.

（张艳平）

第六章　膀胱疼痛综合征 / 间质性膀胱炎

第一节　定义及流行病学

膀胱疼痛综合征 / 间质性膀胱炎（Painful bladder syndrome/interstitial cystitis，PBS/IC）的概念经历了多年演变。1836 年，美国费城外科医生 Joseph Parrish 报告了 3 例病因不明的、有严重下尿路症状的患者，并将此疾病命名为"膀胱三叉神经痛"。1887 年，Skene 等首次用"间质性膀胱炎"来命名这种严重破坏膀胱黏膜甚至肌层的炎症。1918 年，Hunner 报告了 8 例 PBS/IC 患者，并提到了"Hunner 溃疡"。此后的 60 年时间里，Hunner 溃疡一直被作为诊断 PBS/IC 的依据，直到 WALSH 用"小球状出血"来描述 PBS/IC 的膀胱镜下表现。此后，PBS/IC 临床诊断例数迅速增多。1984 年，间质性膀胱炎协会（Interstitial Cystitis Association，ICA）在美国纽约成立了。

以往称 PBS/IC 为 IC，而 2002 年国际尿控学会（International Continence Society，ICS）将其定义为"一种与膀胱充盈相关的耻骨上疼痛，并伴随其他症状，如白天和夜间排尿次数增加，同时除外泌尿系统感染和其他病理改变"。目前，ICS 仍然保留"间质性膀胱炎"的诊断，主要指"有典型的膀胱镜下表现和组织学特征"，否则，均应诊断为 PBS/IC。在 ICS 定义里，尿急是指突然出现的强烈排尿欲望。难以自我控制 PBS/IC 患者担心的是憋尿会引起疼痛；与之不同，膀胱过度活动症患者更担心憋尿导致的尿失禁。在尿动力学检查中，约 14% 的 PBS/IC 患者存在膀胱过度活动，与正常人群相似。

国外统计资料显示，PBS/IC 多见于 30～50 岁中年女性，男女发病比例为 1∶5～1∶12。芬兰发病率约为 1.2/10 万，美国发病率约为 2.4/10 万，国内尚无明确的流行病学统计资料。该病曾被认为罕见。现在，人们已经认识到 IC 可能有较高的发病率。美国护士健康研究（Nurses Health Study，NHS）的两项研究（NHS-1 与 NHS-2）显示，女性的发病率分别为 52/10

万与 67/10 万，确诊年龄分别为 54.4 岁与 35.8 岁，确诊的平均时间分别为 5.3 年和 7.1 年。目前，美国已确诊的患者有 4.35 万～9 万例。PBS/IC 发病的中位年龄是 40 岁。在儿童期膀胱有问题的人群，成年后的发病率是正常人群的 10 倍。以往有泌尿系统感染病史的人群发病率是正常人群的 2 倍。男性由于最初多被诊断为前列腺炎或前列腺痛，所以其实际发病率远高于临床确诊的病例。PBS/IC 患者的生活质量相当差，其生活质量评分低于血液透析患者。

第二节　病因及发病机制

PBS/IC 病因不明，可能是由一个或多个因素导致的。

Domingue 等认为，感染是 PBS/IC 的重要原因。病理检查显示，溃疡型 PBS/IC 的主要特征是炎症，表现为广泛黏膜下炎症和神经周围浆细胞及淋巴细胞浸润。但非溃疡型 PBS/IC 较少表现为炎症。因此，PBS/IC 是否与炎症有关仍值得探讨。

肥大细胞是一类多功能免疫细胞，细胞内含有大量的炎症介质，如组胺、白三烯、5- 羟色胺和细胞因子等。Simmons 首次提出，肥大细胞增多是 PBS/IC 的重要原因。研究发现，溃疡型 PBS/IC 的许多表现（如疼痛、尿频、水肿、局部纤维化及新生血管形成）与肥大细胞密切相关。溃疡型 PBS/IC 患者黏膜下肥大细胞数量是对照组的 10 倍。因此认为肥大细胞不仅是溃疡型 PBS/IC 发病机制中的重要环节，而且是其特异性标志物。非溃疡型 PBS/IC 患者逼尿肌组织中的肥大细胞正常或仅轻度增高。目前，肥大细胞理论已被大多数学者接受。

Fall 等认为，IC 与细菌感染有关，但人们迄今尚未找到微生物学方面的证据。有学者认为，同幽门螺杆菌引起消化道溃疡一样，PBS/IC 可能与一些目前难以培养的细菌有关，因此未被人们发现。

Oravisto 等提出 PBS/IC 与自身免疫性疾病有一定的关系，后来许多学者也发表了类似的观点。溃疡型 PBS/IC 患者膀胱黏膜下 T 细胞和 B 细胞的浸润比非溃疡型 PBS/IC 严重，提示两种亚型发生的免疫机制有所差异，但这些表现都无特异性。PBS/IC 的部分临床组织病理学表现与其他变态免疫性疾病非常相似。

Parsons 等提出尿路上皮功能障碍 / 氨基葡聚糖（Glycosaminoglycan，GAG）层的缺陷理论。尿路上皮黏膜表层有 GAG 形成的血尿屏障，它由 GAGS 家族组成，主要包括透明质酸钠、肝素、硫酸软骨素 4、硫酸软骨素 6、硫酸皮肤素、硫酸角质素等。这些碳水化合物链与蛋白核心偶联形成蛋白聚糖，其主要功能是维持黏膜屏障、阻止尿液浸透。PBS/IC 患者的尿液中抗增殖因子含量明显增加，导致 GAG 层被破坏，黏膜下神经末梢暴露，从而产生尿频、尿急和疼痛等症状。患者氯化钾试验阳性，说明膀胱、尿道黏膜通透性增加。但也存在相反的观点，Nickel 等通过扫描电镜发现，PBS/IC 尿路上皮黏膜紧密连接变宽，通透性与对照组无明显区别。目前有关 GAG 层替代治疗较受推崇，也取了良好的临床效果。

Birder 等认为，一氧化氮合成酶在 PBS/IC 中有重要作用，口服精氨酸来提高一氧化氮合成酶活性可以增加泌尿系统一氧化氮含量，抑制 PBS/IC 患者膀胱黏膜下的免疫反应。当 PBS/IC 症状复发时，尿中的一氧化氮含量减少。溃疡型及非溃疡型 PBS/IC 患者的一氧化氮含量明显不同，非溃疡型 PBS/IC 患者的一氧化氮含量与对照组基本相似，而溃疡型 PBS/IC 患者的一氧化氮含量显著增加，可作为两亚型的鉴别。

PBS/IC 的神经生物学发病机制逐渐被人们认识，激活感觉神经释放 P 物质、神经激肽 A、降钙素等可以引发神经性炎症，进而导致肥大细胞去颗粒，黏膜受损和通透性增加。Sugimura 发现，S-100 A 与 S-100 B 蛋白存在于外周神经的 Schwann 细胞里。Peeker 等的研究显示，S-100 蛋白在非溃疡型 PBS/IC 患者中的表达低于对照组。PBS/IC 神经生物学发病学说与肥大细胞及 GAG 层损害学说并不矛盾。

Parsons 等指出，尿中的不耐热低分子阳离子可以破坏 GAG 层的完整性，减低黏膜对有毒物质的防御能力，使患者产生疼痛、尿急、尿频等临床症状。

组织缺氧是否为 PBS/IC 的病因不甚明确。Rosamilia 等通过观察发现，PBS/IC 患者黏膜下微血管密度明显减低。Van Ophoven 等通过一项涉及 30 例患者的随机对照试验研究发现，用高压氧治疗 PBS/IC 是安全有效的。

第三节　诊　断

　　由于缺乏特异性的指标，所以目前没有统一的方法可以诊断 PBS/IC。
1988 年，美国糖尿病、消化及肾病协会（National institute of diabetes and
digestive and kidney diseases ，NIDDK）为了科学研究，以典型的 IC 患者为
基础，对 PBS/IC 进行了定义，而后重新修改应用于临床，成为 PBS/IC 的
第一个诊断标准。该标准包括了 PBS/IC 的纳入标准和排除标准。

　　PBS/IC 的纳入标准必须满足两个条件：膀
胱区疼痛或尿急，膀胱镜检查为典型的 Hunner's
溃疡（损害）或黏膜下出血点、"红斑症"阳性（见
图 6-1 ～ 6-4 和视频 6-1 ～ 6-2）。

视频 6-1　　　视频 6-2

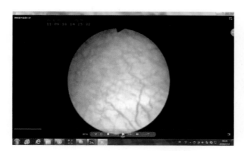

图 6-1　水扩张前正常膀胱黏膜

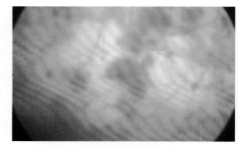

图 6-2　水扩张后膀胱黏膜下出血点

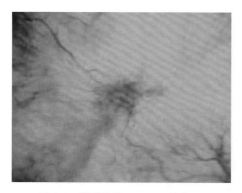

图 6-3　膀胱黏膜 Hunner's 溃疡

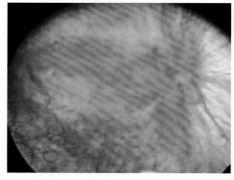

图 6-4　膀胱黏膜 Hunner's 溃疡

PBS/IC 的排除标准包括：①清醒状态时，膀胱容量＞ 350mL；②膀胱容量至 150mL 时，仍无强烈尿急感；③尿动力学显示膀胱有非随意收缩；④症状持续时间＜ 9 个月；⑤无夜尿增多，抗感染、抗微生物、抗胆碱能和抗痉挛药物能缓解症状；⑥清醒时，白天排尿次数＜ 8；⑦近 3 个月内有细菌性膀胱炎或前列腺炎；⑧膀胱或输尿管下段结石；⑨阴道炎或活动性生殖器疱疹；⑩子宫、宫颈、阴道或尿道癌以及尿道憩室；⑪环磷酰胺或其他任何化学性膀胱炎，结核性膀胱炎，放射性膀胱炎；⑫膀胱良性或恶性肿瘤；⑬年龄＜ 18 岁。

此标准最初是为科学研究而制定的，因此其作为临床诊断标准还有一定缺陷。若依照 NiDDK 的标准，大约 60％有临床症状的早、中期 IC 患者会被漏诊排除。该标准将患病年龄定位于 18 岁以上，但其实 PBS/IC 在儿童人群中也有发病。Prak 等报告的 IC 患者最小年龄为 4.5 岁，他研究的 16 例儿童患者平均年龄为 8.2 岁。

2008 年，欧洲泌尿外科协会（European Association of Urology， EAU）简化了 PBS/IC 的诊断标准，其标准主要涉及症状和膀胱镜检查。症状主要包括特征性疼痛和尿频。特征性疼痛是 PBS/IC 诊断的重点，其特点是：随着膀胱的充盈，而出现疼痛并逐渐加重；疼痛多位于耻骨上，可以向腹股沟、阴道、直肠及骶骨处放射；排尿后，疼痛缓解，但很快重新出现。在 EAU 标准中，膀胱镜检查的目的是寻找 Hunner's 溃疡，行麻醉下水扩张膀胱，膀胱黏膜随机活检排除膀胱原位癌或其他局部病理病变。Hunner's 溃疡是 PBS/IC 的特征性改变，一旦发现即可诊断。

无溃疡的 PBS/IC 患者在常规膀胱镜检查中黏膜表现正常，而行麻醉下水扩张后就可能出现黏膜红斑，被称为红斑症阳性。在接受化疗药物的肿瘤患者、透析患者和尿流改道手术后新膀胱长时间未充盈的患者，都可能在膀胱上发现小球样点状出血。因此，红斑症本身并无特异性，当合并尿频、疼痛等临床症状时才有诊断意义。此外，并非所有 PBS/IC 患者都表现为红斑症阳性。Award 等发现，经组织病理 、尿动力学及临床症状证实的 PBS/IC 患者，麻醉下的膀胱镜检查仍可能显示完全正常的膀胱黏膜，称之为"特发性膀胱容量减少"。膀胱活检可以帮助 IC 分型，排除原位癌和膀胱结核。有研究报道，PBS/IC 经活检证实为膀胱原位癌的发生率在男性为 23％，在女性为 1.3%。

除 NiDDK 和 EUA 的诊断标准，其他诊断方法也在使用。

一、钾离子试验

Parson 等主张通过钾离子试验来判断 PBS/IC 膀胱黏膜通透性是否增加。钾离子试验曾一直被作为 PBS/IC 的诊断方法之一，但最近研究发现其并无特异性。超过 25% 的符合 NiDDK 标准的 PBS/IC 患者钾离子试验阴性；男性无症状人群出现钾离子试验阳性的可能性高达 36%，尿路感染和放射性膀胱炎患者的钾离子试验阳性率更高。

二、症状评分

症状评分表可以协助患者将症状描述得更准确，判断疾病的严重程度，但不能作为 IC 的诊断手段。目前，使用的症状评分主要有 Wisconsin 大学症状评分、O'Leary- Sant 间质性膀胱炎症状指数和问题指数评分、盆腔疼痛及尿频/尿急指数（PUF）评分等，其中 O'Leary- Sant 间质性膀胱炎症状指数和问题指数使用最为广泛。量表诊断简单方便，易于推广。找到准确诊断并且对 PBS/IC 进行分级的量表，将是 PBS/IC 诊治的一个亮点，也是目前研究的热点。

三、尿动力学

尿动力学检查虽然不是 PBS/IC 的常规诊断方法，但它可以用来判断患者的膀胱容积、顺应性以及有无梗阻。在临床诊断的 PBS/IC 患者中，有一部分存在膀胱过度活动，若在使用抗胆碱能药物治疗后，症状完全消失，就可以排除 IC。

四、免疫标记物

寻找特异性诊断标志物一直是 PBS/IC 的研究热点。目前，最有希望成为 PBS/IC 生物学标记的 GP-51 是一种相对分子质量为 5000 的糖蛋白。与正常对照组相比，PBS/IC 患者尿中 GP-51 含量明显减少。此外，抗增殖因子

（Alpha-fetoprotein，APF）及肝素结合表皮生长因子（Heparin-binding epidermal growth factor，HB-EGF）、尿组胺及甲基组胺也受到较多关注。

第四节 治 疗

一、非手术治疗

（一）行为治疗及饮食调整

对轻度的 PBS/IC、生活无明显影响的患者，可以继续观察。部分 PBS/IC 患者的症状会自行消退。但关于症状消退是否意味着 PBS/IC 的痊愈，症状缓解能持续多长时间，观察期间病情是否会进展，何种类型的患者会有进展等问题，均不清楚。行为疗法和定时排尿具有明显的短期疗效，特别对于尿频明显而疼痛症状较轻的患者。有效的行为疗法包括坚持记录排尿日记、控制摄入液体量、盆底肌肉训练及延长排尿间期等。生物反馈、软组织按摩等物理疗法也已被证实有效。饮食调整常应用于 PBS/IC 患者。但目前没有证据显示严格的饮食控制对患者有利。很多患者发现，某些食物会加重其临床症状。这些食物包括酸性饮料和食品、咖啡、辛辣食物和酒精等。各国间质性膀胱炎协会推荐了多种 PBS/IC 饮食配方，但均缺乏高质量的循证医学证据支持。

（二）药物的选择

1. 口服药物的选择

（1）镇痛剂：由于 PBS/IC 的疼痛属内脏性疼痛，止痛药效果较差，短期服用不但无效，还可能加重症状。对于其他方法无效且疼痛严重影响生活的患者，可长期使用罂粟碱类止痛剂，但必须严密观察，防止并发症的出现。

（2）皮质醇激素：关于用皮质醇激素治疗 PBS/IC 的方法，既有认为有效的研究报告，也有认为无效的报告。目前的观点是：对于难治性 IC，可以给予泼尼松 25mg/d 治疗，连续 1～2 个月；然后减至维持量。但在应用时需考虑其严重的副作用。

（3）抗组胺药物：肥大细胞所释放的组织因子是 PBS/IC 的主要病因之一。拮抗 H_1 及 H_2 受体以减少组织因子的释放可以改善 IC 症状。H_1 受体阻断剂羟嗪（Hydroxyzine）是目前使用的主要药物，它可以阻断肥大细胞神经源性活动，其常见的副作用为嗜睡及乏力。关于羟嗪的研究数据主要来源于临床观察。目前，唯一的随机对照试验（Randmized control test，RCT）研究显示，羟嗪与安慰剂相比，疗效的差别没有统计学意义。

（4）三环类抗抑郁药物：阿米替林（Amitriptyline）是临床治疗 PBS/IC 的最成功药物之一。它通过拮抗 H_1 受体，减少肥大细胞释放炎症介质，抑制去甲肾上腺素和 5- 羟色胺的再摄取，从而有效缓解 PBS/IC 患者的疼痛。其主要副作用有体重增加、嗜睡及眼干等。对于那些不耐受阿米替林的患者，可以用一些神经调节剂来代替，如加巴喷丁、普瑞巴林或者 5- 羟色胺 - 去甲肾上腺素再摄取抑制剂米那普仑、度洛西汀等，但关于这些药物的疗效还没有得到很好的研究。

（5）戊聚糖多硫酸钠（Pentosanpolysulphate sodium，PPS）：可以在膀胱表面形成一层保护膜，从而修复损害的 GAG 层。它可以改善患者疼痛、尿急和尿频的症状。但对夜尿没有作用。PPS 对溃疡型 PBS/IC 更加有效。该药疗效与服用时间呈正相关，增加剂量并不能增加疗效，但服用越久，疗效越好。PPS 的临床效果已经被多个 RCT 研究证实，是美国 FDA 批准的唯一一种治疗 PBS/IC 的口服药物。

（6）免疫抑制剂：硫唑嘌呤、环孢素 -A 均有应用于临床的报道。其中，环孢素 -A 的效果最佳。环孢素-A 能够抑制依赖钙调蛋白的磷酸酯酶，磷酸酯酶又是激活 T 细胞所必需的，因此，环孢素-A 经常用于移植受体和某些自身免疫性疾病的免疫调节治疗，根据它的这种免疫作用机制，环孢素 -A 也可能使 PBS/IC 患者受益。一组纳入 23 人的临床观察中，20 人的尿频及疼痛症状改善，有效率为 90％。另一项环孢素-A 与 PPS 的研究显示，环孢素的效果要优于 PPS。在使用环孢素的期间，要强制随访，特别注意血常规、血压和血肌酐的变化。

2. 膀胱内灌注药物

膀胱灌注可以使药物直接到达膀胱表面，减少副作用。目前，可采用膀胱灌注的治疗 PBS/IC 药物主要有如下几种。

（1）局部麻醉剂：单独使用利多卡因等灌注的疗效并不肯定。碱化尿液可以增加利多卡因的药物代谢率，提高疗效。研究显示，膀胱灌注利多卡因可使 94% 的患者疼痛立即得到缓解，且两周后仍有 84% 的缓解率。

（2）二甲基亚砜（Dimethyl sulphoxide，DMSO）：是美国 FDA 目前唯一批准的采用膀胱灌注治疗间质性膀胱炎的药物。DMSO 是一种水溶性化学溶剂，其治疗 PBS/IC 的原理主要有止痛、抗炎、改变胶原反应、松弛肌肉、清除细胞间的羟基及影响 C 纤维的神经传导。DMSO 灌注的频率可以根据患者症状的缓解程度来决定。副作用主要为周身大蒜味，也有巩膜色素沉着的报道。DMSO 每周用 500g/L 膀胱灌注 1～2 次，灌注 1～2 个月的有效率为 50%～70%，停药 16～72 个月仍有效果。此外，由于 DMSO 还可能导致暂时性的尿路上皮损伤，使得药物的渗透性增加，所以 DMSO 通常作为多模式治疗组合方案中的一部分，包括 DMSO、肝素、利多卡因、碳酸氢钠以及类固醇的联合灌注。

（3）透明质酸钠：是膀胱 GAG 层的组成部分。有研究报道，连续应用透明质酸钠膀胱灌注 4 周的有效率为 56%，应用 7 周的有效率为 71%，而且副作用极少。透明质酸钠不仅能改善患者尿频和疼痛，而且可以改善夜尿。

（4）肝素：结构与 GAG 层的结构相似。在 PBS/IC 患者的尿路上皮中，内源性蛋白聚糖丢失，与口服 PPS 相似，肝素可以起到外源性 GAG 的作用，同时也可能取代一些尿路上皮的正常功能。肝素还表现出多种其他潜在的有益作用，包括抗炎、抑制成纤维细胞、促血管生成和促平滑肌细胞增殖等。因此，肝素可通过多种机制在 PBS/IC 的治疗中发挥作用。研究显示，将肝素 1 万 U 膀胱灌注，每周 1 次，连续 3 个月，半数以上患者的症状可得到改善。将 DMSO 与肝素合用可以增强肝素的疗效。

（5）硫酸软骨素：也是 GAG 层的重要组成成分。有研究报道，应用硫酸软骨素 40mL 膀胱灌注，每周 1 次，连续应用 4 周，然后改为每月 1 次，再做 11 次，有效率达 77%，其中 46.2% 的患者效果明显。另一组数据显示，硫酸软骨素的有效率为 73.1％。对氯化钾试验阳性的患者，其效果更佳。

（6）卡介苗（Bacillus of calmette and guerin，BCG）：临床应用较少。NiDDK 的研究显示，BCG 组治疗 PBS/IC 的有效率为 21％，对照组为 12％。BCG 治疗 PBS/IC 机制不明，可能与抑制免疫和炎症的机制有关。

（7）树胶脂毒素（Resiniferatoxin，RTX）：是辣椒辣素类似物，为 C 纤维介质 P 物质激动剂。在膀胱灌注 RTX 后，P 物质短时间内耗竭，C 纤维所传到的痛觉明显减轻甚至消失，从而使间质性膀胱炎的疼痛症状缓解，尿频、尿急也将随之明显缓解。目前，尚缺乏 RTX 治疗 PBS/IC 的临床证据。一项包含 163 个样本的研究显示，RTX 与安慰剂的临床效果差异无统计学意义。

（8）氧氯苯磺酸钠：是一种局部杀菌药，是由次氯酸和十二烷基苯磺基酸钠盐组成的混合物。氧氯苯磺酸钠具有膀胱黏膜去垢作用，它可以增加膀胱黏膜通透性以增强杀菌作用。因为其本身会引起局部疼痛，所以氧氯苯磺酸钠需要在麻醉下灌注，但对输尿管反流患者不能使用。文献报道其有效性超过 50％。该方法有一定风险，临床应用尚待商榷。

（9）槲皮素：是黄酮类家族的一种，具有抗过敏和抗炎作用。槲皮素可以阻断机体内肥大细胞的分泌，减少类胰蛋白酶组胺、肿瘤坏死因子（Tumor necrosis factor，TNF）、白介素（Inferleukiu，IL）-6 和 IL-8 的释放，对 PBS/IC 的治疗有一定效果。槲皮素与透明质酸钠联合应用有协同效应。

二、手术治疗

（一）麻醉下水扩张

1922 年，Frontz 提出了水扩张治疗 IC。Glemain 等采用在硬膜外麻醉下球囊扩张治疗 IC 患者 30 例；半年后，18 例有效；1 年后，13 例仍然有效。通常认为，麻醉下水扩张是通过导致膀胱壁内感觉神经的缺血坏死而达到治疗目的。最近的研究发现，麻醉下水扩张后，尿中肝素结合性表皮生长因子增加，而抗增殖因子（Anti-proliferative factor，APF）减少，从而有助于膀胱黏膜的生长。Hanno 等认为，如果患者在行麻醉下水扩张治疗后疗效能持续半年以上，则可以再次行麻醉下水扩张治疗。

（二）肉毒毒素 A（BTX-A）注射

BTX-A 一直被用于治疗各种不同类型的肌肉过度收缩，其治疗 PBS/IC 的机制主要与抑制乙酰胆碱释放和抗伤害感受器的介质释放有关。在膀胱肌肉层注射 BTX-A 可以降低膀胱的应激性，使传入纤维的反应降至基线水平，明显改善患者的尿频症状，增加膀胱容量。研究发现，给 14 例 PBS/IC 患者膀胱三角区及膀胱底注射 BTX-A 200UA，其中 12 例患者尿频减少，膀胱容量增加，疼痛减轻；注射后 3 个月内，86.6％患者的症状较为稳定；但 5 个月后，有效率只有 26.6％；1 年后，所有患者再次出现疼痛症状。因此，建议对 PBS/IC 患者每间隔 3 个月有必要重新注射 BTX-A，以维持疗效（见视频 6-3）。

视频 6-3

（三）经尿道电（激光）切除或烧灼

经尿道膀胱黏膜切除的报道较多，但结论并不一致。有学者报道，对 77 例发现 Hunner 溃疡的 PBS/IC 患者非随机分组，对 42 例行保守治疗（保守组），对 35 例损害黏膜经尿道切除或电灼（手术组）。随访 1 年显示，手术组和保守组在 1 年的复发率、症状改善率、患者满意度等指标上，差异并没有统计学意义。但也有学者报道，对 30 例经典的 IC 患者行 TUR 手术，21 例患者尿频和疼痛症状缓解，20 例患者在术后 2～42 个月内没有再发生疼痛和尿频，如果患者在手术后症状再次出现，倾向于可以再次行 TUR 手术。激光也可作为 PBS/IC 的治疗手段。文献报道，对 24 例 IC 患者用 Nd：YAG 激光消融 Hunner 溃疡部位，所有患者的疼痛症状在几天内迅速缓解且没有严重的并发症；在其后的 23 个月内，患者的疼痛、尿急、尿频等症状都得到了显著改善，其中对 11 例患者反复进行了多次电灼。

（四）开放手术

只有在所有的保守治疗都无效时，才考虑行开放手术。因为 PBS/IC 虽然损害健康，但并不危及生命。目前，所使用的开放手术主要是膀胱扩大术和膀胱切除尿流改道术。Badenoch 等和 Seddon 等的手术数据显示，即使行膀胱部分切除术，仅保留尿道和三角区，仍有部分患者疼痛不缓解。因此认为，术后疼痛持续存在的原因可能与残余部分膀胱壁仍有炎症有关，也可能由 PBS/IC 长期疼痛导致中枢或精神性敏感增加所致。由于开放手术具有破坏性和不可逆性，且小部分患者术后仍存在盆底疼痛，所以无论选择何种开放手术均应慎重。开放手术主要适用于长期严重的间质性膀胱炎已导致膀胱纤维化、膀胱顺应性明显减低甚至可能影响上尿路功能的患者。

三、新技术应用及展望

PBS/IC 是一种慢性疼痛综合征，可以采取直接神经刺激来治疗。Fall 等报道显示，IC 经阴道电刺激治疗可以取得良好的效果。Lindstrom 对 60 例 PBS/IC 患者进行耻骨上电刺激治疗，也取得了很好的效果，患者的疼痛和尿频症状得到明显改善。骶神经调控术（SNM）也被用于治疗 PBS/IC，SNS 是在皮下植入可编程的刺激器（即骶神经刺激器），它通过引线连接到骶神经并发出低振幅电刺激，刺激骨盆和阴部神经。如果成功，随后替换为永久植入。该技术已经在多种疾病的治疗中被证明有效，包括大便失禁、尿急、急迫性尿失禁和尿潴留等。Schmidt 等认为，骶神经电刺激对有明显疼痛并伴有盆底肌肉功能障碍的患者具有良好的效果。目前，骶神经植入电极已成为严重 PBS/IC 的治疗手段之一，尤其在严重的尿频和尿急患者中具有良好的疗效。张鹏、张耀光等认为，骶神经调节能很好地改善患者的客观指标和生活质量，可以作为 PBS/IC 治疗的一种选择。此外，研究还发现，骶神经电刺激神经调控能降低患者尿中的 APF 并且升高 HB-EGF 含量，长期治疗可恢复膀胱黏膜的完整性，但确切的作用机制尚未清楚。

第五节 预 防

PBS/IC 的发病机制尚不清楚，可能与变态反应、感染、神经病变等多种因素有关。目前，对 PBS/IC 并没有良好的预防方法。一般认为，减少泌尿系统感染的发生、减少含酒精饮品的摄入、适当饮水、不要憋尿、注意个人外阴部卫生、注意性生活卫生、治疗妇科疾病等，对包括 PBS/IC 在内的下尿路症状具有一定的预防作用。

参考文献

Al-Hadithi HN, Williams H, Hart CA, et al. Absence of bacterial and viral DNA in bladder biopsies from patients with interstitial cystitis/chronic pelvic pain syndrome [J]. J Urol, 2005, 174: 151-154.

Awad SA, Macdiarmid S, Gajewski JB, et al. Idiopathic reduced bladder storage versus interstitial cystitis [J]. J Urol, 1992, 148: 1409-1412.

Badenoch AW. Chronic interstitial cystitis [J]. Br J rol, 1971, 43: 718-721.

Birder LA, Wolf-Johnston A, Buffington CA, et al. Altered inducible nitric oxide synthase expression and nitric oxide production in the bladder of cats with feline interstitial cystitis [J]. J Urol, 2005, 173(2): 625-629.

Boucher W, Letourneau R, Huang M, et al. Intravesical sodium hyaluronate inhibits the rat urinary mast cell mediator increase triggered by acute immobilization stress [J]. J Urol, 2002, 167: 380-340.

Davis EL, Khoudary SR, Talbott EO, et al. Safety and efficacy of the use of intravesical and oral pentosan polysulfate sodium for interstitial cystitis: a randomized double-blind clinical trial [J]. J Urol, 2008, 179(1): 177-185.

Domingue GJ, Ghoniem GM, Bost KL, et al. Dormant microbes in interstitial cystitis [J]. J Urol, 1995, 153(4): 1321-1326.

Fall M, Johansson SL, Vahlne A. A clinicopathological and virological study of interstitial cystitis [J]. J Urol, 1985, 133(5): 771-773.

Glemain P, Riviere C, Lenormand L,et al. Prolonged hydrodistention of the bladder for symptomatic treatment of interstitial cystitis: efficacy at 6 months and 1 year [J]. Eur Urol, 2002, 41: 79-84.

Hanno PM, Baranowski A, Fall M, et al. Painful bladder syndrome (including interstitial cystitis) Paris [J]. Health Publications, 2005, 2(3): 1456-1520.

Hunner G. Elusive ulcer of the bladder: further notes on a rare type of bladder ulcer with report of 25 cases [J]. Am J Obstet, 1918, 78: 374-395.

Keay S. Cell signaling in interstitial cystitis/painful bladder syndrome [J]. Cell Signal, 2008, 20(12): 2174-2179.

Nickel JC, Emerson L, Cornish J. The bladder mucus (glycosaminoglycan) layer in interstitial cystitis [J]. J Urol, 1993, 149: 716-718.

Oravisto KJ, Alfthan OS, Jokinen EJ. Interstitial cystitis. Clinical and immunological findings [J]. Scand J Urol Nephrol, 1970, 4(1): 37-42.

Parsons CL, Bautista SL, Stein PC, et al. Cyto-injury factors in urine: a possible mechanism for the development of interstitial cystitis [J]. J Urol, 2000, 64(4): 1381-1384.

Parsons CL, Lilly JD. Bladder surface glycosaminoglycans is a human epithelial permeability barrier [J]. Surg Gynecol Obstet, 1990, 171: 493-496.

Parsons CL, Stein PC, Bidair M, et al. Abnormal sensitivity to intravesical potassium in interstitial cystitis and radiation cystitis [J]. Neurourol Urodyn, 1994, 13:515-520.

Payne CK, Mosbaugh PG, Forrest JB, et al. RTX study group (resiniferatoxin treatment for interstitial cystitis). Intravesical resiniferatoxin for the treatment of interstitial cystitis: a randomized, double-blind, placebo controlled trial [J]. J Urol, 2005, 173(5): 1590-1594.

Peeker R, Aldenborg F, Haglid K, et al. Decreased levels of S-100 protein in non-ulcer interstitial cystitis [J]. Scand J Urol Nephrol, 1998, 32(6): 395-398.

Rosamilia A, Cann L, Dwyer P, et al. Bladder microvasculature in women with interstitial cystitis [J]. J Urol, 1999, 161(6): 1865-1870.

Sant GR, Kempuraj D, Marchand JE, et al. The mast cell in interstitial cystitis: role in pathophysiology and pathogenesis [J]. Urology, 2007, 69(4 Suppl): 34-40.

Sant GR, La Rock DR. Standard intravesical therapies for interstitial cystitis [J]. Urol Clin North Am, 1994, 21: 73-83.

Schmidt RA. Urodynamic features of the pelvic pain patient and the impact of neurostimulation on these parameters [J]. World J Urol, 2001, 19: 186-193.

Seddon JM, Best L, Bruce AW. Intestinocystoplasty in treatment of interstitial cystitis [J]. Urology, 1977, 10: 431-435.

Skene AJC. Diseases of the bladder and urethra in women [M]. New York: William Wood, 1887: 167.

Smith CP. Botulinum toxin in the treatment of OAB, BPH, and IC [J]. Toxicon, 2009, 54(5): 639-646.

Van Ophoven A, Rossbach G, Pajonk F, et al. Safety and efficacy of hyperbaric oxygen therapy for the treatment of interstitial cystitis: a randomized, sham controlled, double-blind trial [J]. J Urol, 2006, 176(4 Pt 1): 1442-1446.

张鹏, 吴栗洋. 骶神经调节治疗慢性间质性膀胱炎 / 盆腔疼痛综合征 (附光盘)[J]. 现代泌尿外科杂志, 2016, 21(8): 573-576.

张耀光, 王建业, 张大磊, 等. 骶神经调节治疗膀胱疼痛综合征 / 间质性膀胱炎患者的初步临床结果 [J]. 中华泌尿外科杂志, 2015, 36(2): 91-94.

（李旭东）

第七章　膀胱膨出

第一节　定义及流行病学

膀胱膨出是膀胱底部连同阴道前壁的病理性下降，最后在阴道前壁形成袋状突出。通常所说的阴道前壁脱垂即膀胱膨出膨出。但根据国际尿控协会的脱垂分级标准术语，术语"阴道前壁脱垂"要优于"膀胱膨出"。这是因为在体格检查过程中，所获得的信息无法精确地描述阴道前壁后方的结构。不过，临床上阴道前壁脱垂也可以包括膀胱和（或）尿道膨出，表现为尿道的高活动性。阴道前壁脱垂多继发于膀胱膨出（膀胱后壁支持力的丧失），但也可以继发于肠膨出（腹膜通过盆腔内结缔组织疝突出）。

在许多类型的盆腔器官脱垂疾病中，膀胱膨出是最为多见的一种。据国外资料报道，膀胱膨出的发病率大约为 34.3％。在我国北京，成年已婚女性阴道前壁脱垂的发病率达 41.6％。

第二节　病因及发病机制

关于膀胱膨出的解剖学原因，曾有很大的争议。但随着对盆底支持结构认识的深入，对膀胱膨出发病机制的认识也逐渐加深。

阴道上段由肛提肌板支撑，并由阴道上方及侧方的结缔组织黏附保持稳定；阴道中段黏附于骨盆两侧的盆筋膜腱弓（ATFP；白线）；而阴道顶端部分则黏附于盆内筋膜上，包括耻骨宫颈筋膜和子宫骶主韧带。侧方和（或）顶端支持结构的病理性损伤可能与盆底肌肉和（或）黏附的结缔组织损伤有关。阴道支撑缺陷包括膀胱膨出（膀胱阴道肌肉结缔组织的薄弱）、直肠前突（直肠阴道肌肉结缔组织的薄弱）、阴道旁缺损［阴道支撑的 II

水平缺陷（即在盆筋膜腱弓水平）的缺损］或阴道穹隆水平支撑的缺陷。1976年，美国Richardson指出，任何盆腔器官膨出（如膀胱），一定有盆内筋膜支持结构的破坏。他将阴道前壁的损伤或缺陷分为4型，即阴道旁型、横向型、远端型和中央型（见图7-1）。因此，如果某个位置存在缺陷，那么在其下的阴道纤维弹性结缔组织必定有损伤。Nichols和Randall于1996年描述了两种类型的阴道前壁脱垂而导致的扩张和移位。扩张被认为是由阴道前壁的过度延伸及变薄所致的，这些变化是由阴道分娩相关的阴道过度扩张或与年龄及绝经相关的阴道萎缩所导致的。这种类型的体征是因为阴道中段筋膜变薄及损伤，导致阴道前壁上皮细胞皱褶减少或缺乏。移位是由支撑阴道前侧壁的筋膜腱弓病理性分离或延伸而导致的。可以单侧或双侧发生，且常与一定程度的膀胱膨出、尿道过度活动或顶端脱垂同时存在。

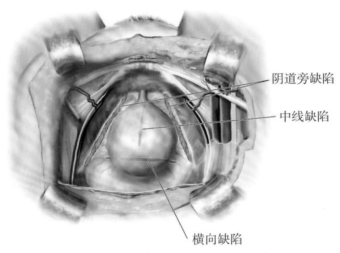

阴道旁缺陷

中线缺陷

横向缺陷

图7-1 阴道前壁损伤或缺陷的不同分型

盆底的独特结构是由阴道及其支持韧带和筋膜相互作用而构成的，韧带和筋膜可抵抗因腹压增大而引起的盆腔器官的下降。在盆底障碍性疾病的诊治中，最重要的里程碑式理论是20世纪90年代Delancy提出的"吊床假说"、阴道支持结构的"三水平"理论以及Petros的"整体理论"。这些理论的基本原则是疾病诊治的基础，以恢复解剖位置达到功能的恢复。对膀胱膨出的理解还应在此基础上进一步理解解剖生理，分析损伤失衡、维持吊床结构、分区诊断模式以及重建解剖功能。当Ⅱ水平的支持受损和

（或）发生盆底功能障碍时，就会导致膀胱膨出。

盆底结缔组织是与弹性蛋白、平滑肌细胞、成纤维细胞和血管结构交织的胶原纤维。这些结构可以由于妊娠和分娩、雌激素缺乏、高龄、饮食、慢性牵拉及特定的结缔组织疾病而被削弱。与对照组相比，阴道脱垂患者的耻骨宫颈筋膜成纤维细胞较少而胶原纤维较多。不同年龄患者的胶原代谢有所不同，随着年龄的增加，胶原转换变慢。绝经后，胶原的转换速率减慢，导致胶原含量增高，交叉连接改变。在阴道脱垂的女性中，胶原代谢的变化会使 I 型胶原与 III 型胶原的比值明显下降，结果组织负重潜能增加，但是弹性下降。

阴道前壁脱垂/膀胱膨出的病因尚不十分清楚，可能是由多种因素导致的，且与脱垂患者的个体化因素相关。其病因复杂，包括潜在的骨盆韧带、肌肉、结缔组织和神经的损伤，还与年龄、产次、腹围和体重指数等其他因素有关。阴道前壁脱垂的危险因素包括神经病变、肌肉病变、高龄、激素变化、外科创伤（尤其经阴道子宫切除术史）、阴道分娩和腹压增高（肥胖、便秘、慢性咳嗽等）。

在盆底脱垂的诸多病因中，妊娠、产伤是主要的危险因素。通常认为，阴道分娩是脱垂的诱发因素。阴道前壁主要由耻骨尾骨肌、膀胱宫颈筋膜和泌尿生殖膈的深筋膜支持。在分娩过程中，孕妇向下用力使胎儿娩出，由于用力以及胎儿先露部分压迫，可直接引起盆内结缔组织（特别是膀胱宫颈筋膜、耻骨尾骨肌和阴道壁）撕裂以及潜在的神经损伤，从而导致盆底肌肉去神经损伤。一些学者发现，产后盆底力量减弱与阴道分娩过程中会阴裂伤或切开的程度有关。如果盆膈不能维持足够的基础静息张力，生殖道裂孔就会张开。由于来自肛提肌板的支持力减弱，盆腔脏器会更加依赖于它们的韧带支持结构及其固有的组织强度，反复的腹压增加引起的压力和张力的增强最终导致这些结缔组织分离或支持作用减弱。另外，影响脊髓神经传递以及盆底神经根的疾病，如肌肉萎缩、脊髓发育不良和创伤等情况，也可以引起盆底肌肉组织软瘫，导致盆腔器官脱垂。

第三节 诊 断

一、临床表现及分类

（一）临床表现

膀胱膨出患者可有如下临床表现。

1. 阴道不适感

典型的症状是阴道口组织堵塞或有组织物脱出阴道口，卧床休息后症状减轻。一些患者可出现阴道内分泌物增多，阴道口松弛，阴道壁黏膜皱襞消失，如同时合并中盆腔子宫脱垂反复摩擦，则可发生溃疡、出血。

2. 盆腔坠胀感、慢性盆腔疼痛

盆腔坠胀感、慢性盆腔疼痛，休息后减轻。

3. 排尿异常症状

（1）排尿困难：如排尿时间延长、尿不净感。如尿道膀胱后角明显呈角度改变，则可导致排尿困难，需用手将阴道前壁向上抬起方能排尿，常可掩盖压力性尿失禁的症状。患者常采取不常用的姿势排尿，如骨盆倾斜、蹲位和站立位，有时需多次排尿才能尿净，需用手将脱垂组织还纳后才能排尿等，有时可能需要阴道加压或将阴道脱出物复位后才能完成排尿。脱垂患者易发生膀胱排空不全和反复的尿路感染，严重者出现尿液反流、上尿路感染或肾积水，甚至肾功能受损。

（2）压力性尿失禁：咳嗽、喷嚏后常发生不自主漏尿，既往有压力性尿失禁病史者，可有随着脱垂程度加重，尿失禁症状消失的情况。压力性尿失禁的发生也可能是阴道前壁脱垂／膀胱膨出的临床症状之一，与尿道高活动性和尿道缺乏支持有关，也可能与尿道固有括约肌缺失有关。伴随

着脱垂程度的进一步加重，由脱垂导致的尿道机械性梗阻减少了漏尿，反而使尿失禁症状被掩盖。这种现象为潜在的、假性的或隐匿性的尿失禁，只要脱垂没有治疗，尿失禁症状就很难再出现。严重膀胱膨出伴压力性尿失禁患者的特殊临床表现有卧位咳嗽漏尿、立位控尿、蹲位排尿困难。

（3）急迫性尿失禁：因排空障碍、逼尿肌过度活动出现尿急、尿频、夜尿增多，患者也会因紧张、焦虑等出现尿急症状，主动排尿。

（4）尿路感染：不同程度的尿路感染。

4. 排便异常症状

当阴道前壁脱垂与其他部位的阴道脱垂［如顶部（子宫或肠膨出）和后部（直肠脱垂或阴道后壁肠疝）］一起存在时，也会出现排便障碍、便秘、排便不净感、大便疼痛、需要人工帮助排便及肛门失禁等。这类患者通常有明显的便秘病史。

5. 性功能改变

膀胱膨出的患者少有以性功能障碍为主诉来就诊，但也可有因性伴侣不满意来检查时发现的情况。在评价脱垂患者时，有关性功能评估包括性生活频率、满意度等。

（二）膀胱膨出的分类及分级

膀胱膨出根据其病理生理改变及临床应用，有许多不同的分类及分级。

阴道前壁松弛可发生于阴道下段，称前膀胱膨出；也可发生于阴道上段，即输尿管间嵴的近端，称后膀胱膨出。两种类型的膨出在临床上常同时存在。前膀胱膨出与压力性尿失禁密切相关；后膀胱膨出为真性膀胱膨出，与压力性尿失禁无关。

膀胱膨出常用的分级方法有两种，一种是由 Baden 和 Walker 提出的阴道半程系统，另一种是盆底器官膨出定量评估（POP-Q，Pelvic organ prolapse quantitive examination）标准命名系统。

Baden 和 Walker 的是将阴道分成六个区域并分别描述，包括阴道前壁或者尿道膨出和膀胱膨出、阴道后壁或者直肠膨出、阴道顶端或肠疝、宫颈和会阴体。它以处女膜作为参照点，Ⅰ度是指阴道壁下降接近处女膜，Ⅱ度是指阴道壁下降到达处女膜，Ⅲ度是指阴道壁下降超过处女膜。对直肠膨出者，还要求进行直肠阴道检查。尽管该系统被广泛使用，在同一检查者上有很好的可靠性，但是有人评价它缺乏可重复性和特异性。该系统虽然应用方便且易掌握，但不能定量评估膨出的程度（见表7-1和表7-2）。

表 7-1　膀胱膨出的 Baden 分级

	分级	定义
根据膀胱下降程度	0	没有脱垂
	I	用力时，脱垂到阴道近端
	II	用力时，脱垂到阴道中段
	III	用力时，脱垂到阴道
	IV	静息状态下，脱垂到阴道口
根据解剖缺陷	中央型	耻骨宫颈筋膜中线削弱；皱襞缺失
	外侧型	阴道旁支持缺失；皱襞存在

表 7-2　膀胱膨出的 Walker 分级

级别	定义
0	膀胱位置正常
I	下降但未到处女膜
II	下降到处女膜
III	下降超过处女膜
IV	膀胱完全脱出

盆底脏器脱垂定量评估（Pelvic organ prolapes quantification，POP-Q）是由美国妇产科学会于1995年制定的盆底器官脱垂（Pelvic organ prolapse，POP）评价系统；1995年被国际尿控协会（International Continence Society，ICS）、1996年被美国妇科泌尿学协会（American Urogynecology Society，AUGS）和妇科医师协会（Society of Gynecological Surgeons，SGS）认可、接纳，并推荐在临床及科研中使用，至今已成为国外应用最广泛的脱垂评价体系。建议避免用膀胱膨出、直肠膨出、肠膨出或尿道膀胱交界之类的术语，因为阴道突出物不一定就是这些术语所指的组织结构。已经经历过脱垂手术治疗的妇女，使用这一概念尤其准确。在ICS的分级系统及盆底脏器脱垂定量评估POP-Q中，处女膜环是固定的解剖参照点，测量阴道和会阴体六个点

盆底功能障碍性疾病／诊治与康复　泌尿分册

与处女膜之间的距离。其中，阴道前面、后面和顶端各两个点，同时还要测量生殖道裂孔、会阴体和阴道全长。

与阴道半程系统类似，POP-Q 把阴道分成了 9 个点来分别描述（子宫切除的妇女为 8 个点），用 3×3 的坐标网格进行测量和报告（见表 7-3 和图 7-2），不是对膨出器官的某个方面或者阴道壁进行模糊的描述，而是对阴道壁或宫颈特定点以 0.5cm 增量进行测量。此外，测量围绕着处女膜缘这一固定点进行，而不再是模糊的阴道口。如果描述点高于处女膜，则该位置按厘米计为负数；位于处女膜点，则计为 0；如果描述点低于处女膜水平，则按厘米计为正数。患者的总体分期由患者最独立或脱垂最严重的点决定。不再由阴道前壁、后壁、顶部和宫颈决定个体的分期。

该系统客观、细致，且经论证有良好的可靠性和重复性。同一研究者多次测量和不同研究者测量的结果可靠性都很好，可以非常精确地测量距离。

表 7-3　膀胱膨出的 Walker 分级

分级	表现
0	没有发现脱垂（Aa，Ba 在 − 3cm）
Ⅰ	脱垂最远端在处女膜上 > 1cm
Ⅱ	脱垂最远端在处女膜近端或远端 ≤（Aa，Ba 在 − 1cm 和 1cm 之间）
Ⅲ	脱垂最远端在处女膜下 > 1cm，但脱出少于阴道全长 − 2cm
Ⅳ	下生殖道全长完全翻出

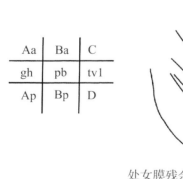
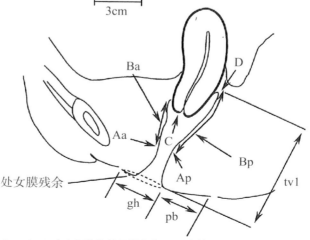

图 7-2　POP-Q 九点示意和用于报告的 3×3 表格

该系统的缺点是操作烦琐，与进行活体测量相比，更适于盆底影像学测量。在临床实践中，该系统对手术结局的描述很有帮助。例如，用它描述手术后脱垂最远端从术前处女膜外 0.5cm 变为术后处女膜内 2cm，比描述为脱垂从Ⅲ级减轻至Ⅰ级能提供更多的信息。

POP-Q 中的Ⅲ（Ba）和Ⅳ（C、D）级如果按传统命名方法都属于Ⅳ级膀胱膨出。但是，Ⅲ或Ⅳ级膀胱膨出常合并其他盆腔器官脱垂。

二、体格检查

体格检查包括全身检查、专科检查和神经肌肉检查。必须在膀胱充盈、静息状态和用力状态下，对站立位和仰卧位两种体位进行详细的体格检查。

单纯膀胱膨出的盆底专科检查主要针对尿道和膀胱的支撑结构，通常让患者膀胱充盈后取膀胱截石位接受检查。

首先，注意外阴形态和阴道黏膜是否有萎缩，有无阴道黏膜溃疡。如溃疡可疑癌变，则应行液基薄层细胞检测（Thinprep cytologic test，TCT）检查、活检；对外观良性的溃疡应密切观察；如果经治疗不好转，则需要活检。

然后，分开阴唇暴露尿道口，让患者咳嗽或做 Valsalva 动作，检查有无压力性尿失禁以及尿道活动性和阴道前壁膨出的情况。检查压力性尿失禁及尿道活动度：①行压力诱发试验、膀胱颈抬举试验；②检测尿道轴活动性的棉签试验（Q-tip 试验）。检查阴道壁膨出情况：用 Graves 窥器的下叶拉开阴道后壁以更好地看清楚阴道前壁，让患者做 Valsalva 动作，以对阴道前壁脱垂程度进行分级。观察患者在放松状态下以及屏气用力状态下的最大脱垂情况。如果患者提示脱垂不能达到最大程度，则可以取站立位检查，让患者抬高一只脚站立在台阶上，分开两腿以便更好地暴露会阴和阴道，检查在休息和做 Valsalva 动作时的脱垂情况。如果对子宫下降的程度或脱垂组织的来源有疑问，则检查者可将两只手指放在患者阴道内进行相同的操作。用双叶窥具评估阴道顶端支持结构，用单叶窥具评估阴道前后壁脱垂的情况。

检查时，应判定是前膀胱膨出还是后膀胱膨出。前膀胱膨出（见图 7-3）通常是由尿道及尿道膀胱连接部的周围支持组织损伤、断裂导致的，常伴有尿道膀胱颈的后旋下降，此时应在尿道内放入棉签，观察压力增加时角度的改变，并记录咳嗽时是否有尿失禁。后膀胱膨出（见图7-4）是真性膀胱膨出，需检测残余尿量并做尿液分析和尿培养，记录阴道壁黏膜及阴道皱褶情况。

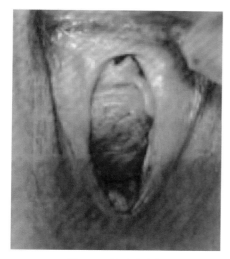

图7-3　前膀胱膨出

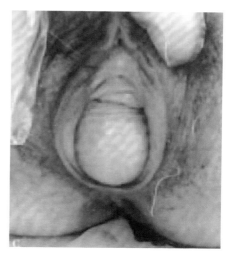

图7-4　后膀胱膨出

中央型缺陷与阴道旁缺陷可以用以下方法进行鉴别：屏气用力时，撑开阴道侧沟，阴道前壁仍膨出，正常阴道壁的皱襞消失，阴道前壁呈平滑、光亮的外观，提示中央型缺陷（见图7-5）；将卵圆钳放在阴道前壁侧沟，要求患者向下用力，用环形钳撑开阴道侧沟，屏气用力时没有出现阴道壁膨出，而两侧阴道侧壁向中央膨隆，提示存在阴道旁缺陷（见图7-6）。阴道旁缺陷常有正常的阴道皱襞。很多患者同时存在这两种缺陷。但是通过上述体检往往不能准确、可靠地发现阴道旁缺陷，其可重复性较差，只有不到2/3的患者能在手术时被证实。

前盆腔缺损往往会掩盖压力性尿失禁的症状（隐匿性尿失禁）。在缺损得到纠正后，排尿困难有所改善，但压力性尿失禁症状会显露出来。因此，对隐匿性压力性尿失禁的处理需要依据患者的病史、临床症状，甚至在复位后进行进一步检查方能诊断。

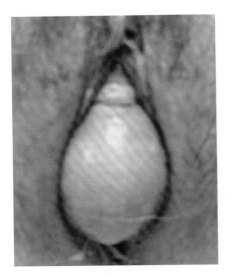

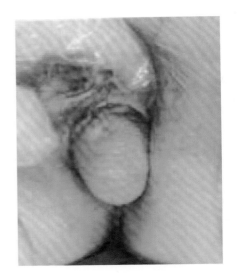

图 7-5 中央型缺陷   图 7-6 阴道旁缺陷

　　在检查前盆腔膀胱膨出时，还应评估中、后盆腔的状态。如果患者子宫完整，则应评价子宫的脱垂情况和活动性。对行子宫切除术后的患者，必须评价阴道穹隆的支持情况。肠膨出有可能是高位阴道后壁直肠膨出的延续，可以通过触摸直肠阴道膈来鉴别。检查者将示指放入患者的直肠内，将拇指放入阴道内，让患者咳嗽或向下用力。如果直肠阴道膈增厚，则提示小肠襻挤入阴道和直肠间（肠膨出）。同时，应检查肛门括约肌，因为大便失禁常伴有阴道后壁支持缺陷。外括约肌撕裂伤在会阴体会有瘢痕的迹象。

　　评估时的注意事项如下。在评估前盆腔和后盆腔时，最好用单叶窥具检查。在评价后盆腔缺陷时，三合诊检查也很有用，用于区分阴道后壁缺损和肠疝，两者也有可能同时存在。对有条件者，可以行阴道旁缺陷的检查，以及模拟顶端支持复位后的阴道前、后壁检查。注意是否合并子宫颈延长的情况。检查结果用 POP-Q 分度法记录。

　　POP-Q 分度法评价的前提是患者在检查时处于最大脱垂状态且必须符合以下一项或多项情况：①屏气时，脱垂物变紧张；②在牵引膨出物时，不能导致脱垂程度进一步加重；③检查时，膨出物的大小、紧张度应与患者病史中的最大膨出程度相似，必要时用一面小镜子以便患者清楚观察膨出的情况；④屏气时站立位是确保脱垂处于最大状态的方法。

在记录 POP-Q 结果的同时，要特别记录以下内容：①患者的体位（截石位、平卧位、站立位）；②使脱垂达最大状态的方法（Valsalva 动作、咳嗽）；③所使用的测量工具应具体到检查床、窥阴器、牵引器的类型；④膀胱、直肠的充盈程度（如膀胱空虚，是导尿还是自然排尿）；⑤测量方法的性质（定性估计，定量测量）；⑥测量方法的可靠性。

评价盆底肌的基础张力和自主收缩力，包括肌肉收缩的强度、时程和对称性，可以参考盆底肌力牛津分级系统进行判定。

盆底肌力、肌张力测定：检查者触摸耻骨直肠肌，耻骨直肠肌位于处女膜内沿骨盆侧壁大约 4 点和 8 点的位置；检查者可以感知基础肌张力及收缩时肌张力是否增加，还可以感知收缩强度、持续时间和对称性。同时，应进行直肠阴道三合诊，来评价肛门括约肌复合体的基础肌张力和收缩时的肌张力。

采用修正的测量盆底肌力的牛津分级系统评价盆底肌的收缩力：检查者一只手的手指触诊位于患者阴道口内 5cm 处的 5 点及 7 点，让患者收缩肛提肌和阴道；将另一只手放置于患者腹部，告知患者避免收缩腹肌。

根据法国国家卫生诊断论证局的会阴肌力测定方法，将盆底肌力定为 0～5 级。0 级：无肌肉收缩；1 级：肌肉收缩不稳定；2 级：盆底肌弱收缩；3 级：盆底肌中度收缩伴轻度提升；4 级：盆底肌较强收缩伴提升，张力可持续；5 级：盆底肌挤压力强伴提升，并紧握检查者手指。

在检测过程中，让患者放松腹肌，检查者将示指和中指合拢轻柔放入患者阴道，让患者收缩和放松阴道，根据其收缩时间、完成次数分级。0 级：阴道无收缩；1 级：肌肉有轻微的收缩或蠕动，但不能持续；2 级：肌肉收缩显著，可完成 2 次，但仅能持续 2s；3 级：患者阴道收缩时，可使检查者手指被动运动，收缩时间达到 3s，且完成次数 ≥ 3；4 级：阴道肌肉收缩时，能够抵抗检查者手指的压力，时间持续 4s，完成 4 次；5 级：阴道肌肉收缩对抗检查者手指压力，时间持续 5s 以上，连续收缩 5 次以上。然后，用神经肌肉刺激治疗仪监测盆底肌力。用该测定方法可以客观、准确地评估患者盆底肌力及肌纤维受损类型。

神经系统检查主要包括会阴部感觉以及球海绵体肌反射、肛门反射等。

在一些较为复杂的病例中，在术前麻醉状态下应再次对膀胱膨出程度进行检查及评估，以进一步决定手术方案。在术前非麻醉状态下，患者由于紧张或痛觉的影响，往往无法配合医师的检查，故无法明确缺陷的部位。而在麻醉后，患者在去除疼痛因素，肌肉完全放松的状态下，对其检查特定的结构（如阴道顶部被向下拉时）方能决定修补的部位。

三、辅助检查

（一）量表检查

建议应用经中文验证过的国际标准化问卷，如盆底功能影响问卷简表（Pelvic floor impact questionnaire-short form 7，PFiQ-7）和盆腔器官脱垂及尿失禁性生活问卷（Pelvic organ prolapse-urinary incontinence sexual questionnaire，PISQ-12），以了解症状的严重程度及对患者生活质量的影响。

（二）膀胱尿道造影

患者取直立位检查，膀胱尿道造影可以提供关于膀胱位置、膀胱颈漏斗、尿道活动度、压力性尿失禁和残余尿的信息，可以明确诊断膀胱膨出，并能在压力下测量膀胱底降至耻骨联合下缘的距离；侧位像用于充分了解尿道和膀胱颈下降的情况，但对手术方式选择的意义不大。如果在耻骨联合下方发现肠管内气体，则提示存在肠膨出。但膀胱尿道造影在静态下无法提供其他盆底器官或盆底软组织的信息。

（三）尿动力学及影像尿动力学检查

尿动力学检查并非术前必做的检查。对于膀胱膨出患者来说，尿动力学检查主要用来检测膀胱逼尿肌功能、顺应性、逼尿肌肌力及是否存在脱垂复位后隐匿性尿失禁（可在阴道内置入纱布或子宫托将脱垂回纳后继续评估）。影像尿动力学检查的目的是确定患者下尿路症状。通过前后位排尿期膀胱造影（Voiding cystourethrography，VCUG），可以明确诊断膀胱膨出，并能显示压力下膀胱底降至耻骨的病因，"暴露"无尿失禁症状的隐匿性尿失禁，评价逼尿肌功能，确定膀胱膨出和尿道脱垂的程度，充分了解尿道和膀胱颈下降的情况及膀胱排空情况。也有学者进行两次尿动力学检查：第一次不处理脱垂，第二次用纱布或阴道环回纳脱垂，然后对患者进行尿道梗阻和隐匿性压力性尿失禁的评估。

（四）盆底超声

在妇科盆底功能障碍性疾病中，超声影像学因其无创伤、无辐射、实时、便捷、经济、易被患者接受等优点，已被临床医生广泛应用于 POP 的诊断治疗及疗效观察等方面。它既可显示静息状态下尿道、阴道、膀胱、膀胱颈、直肠等与耻骨联合下缘的关系，又可动态观察上述结构的变化以了解膀胱颈活动度、尿道旋转的程度及盆底支持结构的变化。这是重要的评估方法之一。

根据 Green 分类法，依据膀胱尿道后角与尿道旋转角度之间的关系，将膀胱膨出分为以下三种类型。①膀胱膨出Ⅰ型：膀胱尿道后角≥140°，尿道旋转的角度小于45°；②膀胱膨出Ⅱ型：膀胱尿道后角≥140°，尿道的旋转角度在45°～120°；③膀胱膨出Ⅲ型：膀胱尿道的后角＜140°，尿道旋转角度≥45°（见图 7-7 和图 7-8）。

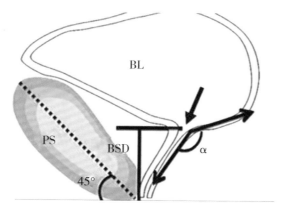

图 7-7 膀胱尿道后角与尿道旋转角关系。BSD：膀胱颈距耻骨联合下缘的垂直间距；RA：膀胱后角；UTA：尿道倾斜角

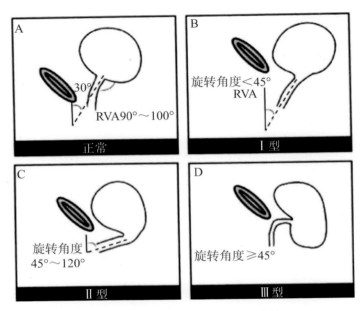

图 7-8　盆底 B 超的膀胱膨出 Green 分类法

通过盆底超声检查，可以观察到许多临床体检难以发现的解剖问题。临床上至少存在两型不同功能意义的膀胱膨出症：一型为膀胱尿道脱垂，表现为超常尿流速率及尿动力学异常的张力性失禁；另一型为具有正常膀胱后角的膀胱膨出症，主要表现为排尿障碍，张力性尿失禁的可能性小。有趣的是，后者与肛提肌损伤有关，但前者不是（见图 7-9 和图 7-10）。

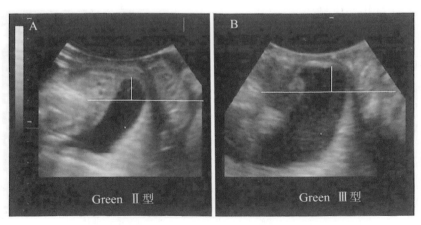

图 7-9　两种最常见的膀胱膨出症图像。A：轻度张力性尿失禁及阴道前壁下降（临床为膀胱尿道脱垂 Ⅱ 期）。B：具有正常膀胱后角的膀胱膨出症图像，这类女性患者通常表现为脏器脱垂但无尿失禁

需要注意的是，膀胱膨出症常由苗氏管囊肿之类的囊性包块、尿道憩室或者肠疝甚至子宫肌瘤等引起，而这些尿道和尿道旁结构病理学因素很容易在临床体检中被忽视。

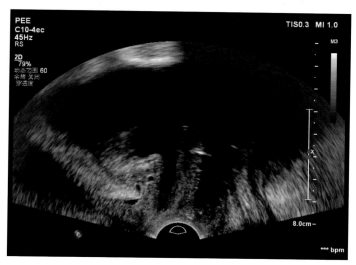

图 7-10 Green Ⅱ型膀胱膨出与压力性尿失禁的关系密切

另外，盆底超声对盆底重建及抗尿失禁手术的术后评价也有很好的指导意义。通过经会阴超声检查，可以清晰地观察盆底植入补片及吊带的位置，及有无网片的挛缩等，还可以显示移植替代物与脏器的关系。

（五）盆腔磁共振成像

盆腔磁共振成像（Magnetic resonance imaging，MRI）为确定膀胱膨出中发生的病理生理变化提供了直接有用的信息。通过 MRI 可以了解，造成阴道前壁膨出的原因是阴道侧壁与侧盆壁间的连接出现缺口或消失，还是阴道中部的筋膜缺失，可以在临床上区分是阴道旁缺陷还是阴道中央缺陷，可以同时评价盆底三腔器官的下降情况。目前，对有症状的盆底器官膨出妇女，国外多推荐 MRI 检查，应用 MRI 描绘异常解剖结构、确定损伤性质，包括盆腔肌肉连续性破坏及相关的支持系统疾病（见图 7-11）。MRI 还可与先进的计算机技术结合，形成肛提肌群及其与临床疾病关系的三维影像。MRI 快速扫描技术的发展，提高了我们对导致盆底松弛的解剖变化进行描述和量化的能力。Valsalva 用力时的快速扫描影像形成了虚拟运动的电影回放，为动态研究脱垂时解剖变化提供了方法。MRI 为女性盆腔提供了无创、无电离辐射诊治疾病的评价方法。

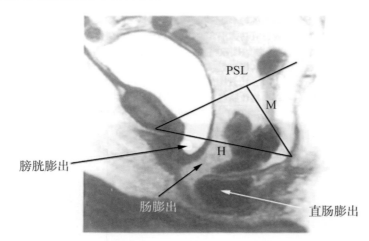

图 7-11 联合膀胱膨出、小肠膨出、直肠膨出和明显的盆底松弛

MRI 操作快捷、无须对比剂、没有离子辐射，而且通过 MRI 可以观察到软组织和上尿道。MRI 判断膀胱膨出的敏感度为 100％，特异性为 83％，阳性预测值为 97％。动态磁成像研究表明，阴道前壁脱垂是造成阴道顶端下降的重要因素。因此，在顶端脱垂的修复过程中，应严格修复阴道壁脱垂。

（六）HMO 系统的应用

HMO 系统是对 POP-Q 评估系统的补充。1999 年，Comiter 等提出根据 MRI 来评价脱垂的 HMO 系统。因其记录了肛提肌裂孔（Hiatus of levator）、盆腔肌肉缺陷（Muscular pelvic floor descent）、盆腔器官脱垂（Organ prolapse）情况，将各个词组的首个字母组合而得名 HMO 系统。动态增强 MRI 评分、直肠排粪造影和超声检查，都可作为 POP-Q 的改进应用。MRI 评价系统建立在耻骨中线（Midpubic lie，MPL）的基础上。Singh 认为，MRI 与 POP-Q 有良好的相关性，且更敏感、细致（见图 7-12）。

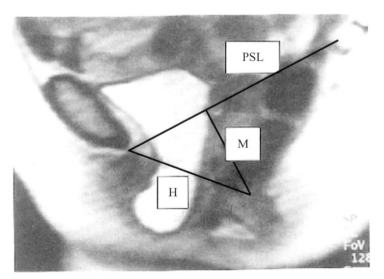

图 7-12　盆底器官脱垂患者的 MRI 矢状观。"H"线测量了从耻骨到肛管后的距离（肛提肌裂孔的宽度），"M"线测量了肛提肌板从固定它的耻骨骶骨线的下降（盆底肌肉的松弛）

（七）计算机 X 线断层扫描

计算机 X 线断层扫描（Computed tomography，CT）在评价盆底器官脱垂方面并不是特别有用。CT 通过轴向成像技术，让人躺在轴向平台上摄影，其影像结构有缺点。在冠状平面和矢状平面，肛提肌板和尿生殖膈均能很好显示。但关于用骨盆测量来预测盆底器官脱垂风险的方法仍存在争论。

（八）生物反馈

通过盆底神经肌肉治疗仪可以很方便地测量盆底 I 、II 类肌肉的肌力和疲劳度，以及阴道动态压力，从而评估盆底肌肉的受损程度。在此基础上，还需应用盆底神经肌肉诊断仪测定阴道张力，从电生理及生物力学角度评估脱垂的程度、有无结缔组织损伤以及神经反射是否正常，为下一步治疗提供依据。

（九）膀胱镜检查

膀胱镜检查不作为膀胱膨出患者术前的常规检查。然而，在膀胱膨出修复后，常需静脉注射靛蓝进行膀胱镜检查，尤其对同时行吊带手术和顶端悬吊术的患者。膀胱镜检查的目的是确保缝线或网状补片没有穿入膀胱，并证实双侧输尿管开口清晰可见。在简单的阴道前壁缝合术后，尿路梗阻的发生率仅为0.4%，但在加用一些类型的顶端悬吊术后，尿路梗阻的发生率会增加。在进行膀胱镜检查时，可以将缝合过紧的缝线松解拆除，可使输尿管梗阻消失从而不出现远期的并发症。

第四节 治 疗

一、非手术治疗

非手术治疗的目标为缓解症状，增加盆底肌肉的强度、耐力和支持力，预防脱垂加重，避免或延缓手术干预。其多用于不愿意手术治疗者或者全身状况不能耐受手术治疗者，孕期或未完成生育者，轻度盆腔器官脱垂患者，POP术后复发或者症状缓解不满意者等情况。目前，非手术治疗包括行为指导、盆底肌训练、生物学反馈电刺激治疗、盆底肌肉康复器及子宫托等。

（一）行为指导

简单改变生活方式，如降低咖啡因的摄入、减轻体重、戒烟、戒酒、改变饮食及排便习惯等，可以改善盆腔器官脱垂的症状。另外，治疗慢性咳嗽、长期便秘、避免产后过早劳动等都是有益的。

（二）盆底肌训练

研究发现，盆底肌训练（Pelvic floor muscle training，PFMT）是一种使盆底肌肉组织复原的治疗方法，由Kegel于1948年提出，又称凯格尔运动，是最简单易行、安全有效的盆底康复方法。它可以加强盆底肌肉的力量，增强盆底支持力，改善并预防轻、中度脱垂，延缓相关盆底功能障碍性疾病症状的进一步发展。但是，当脱垂超出处女膜水平时，其有效率降低。有文献采用金标准的POP-Q分期系统和症状问卷来评估脱垂的分期以及治疗结果。结果发现，在盆底肌肉训练后，盆腔器官脱垂的分期、症状和患者生活质量均得到明显改善，同时盆底肌肉的强度增强；且治疗组盆底肌明显增厚，肌长度缩短，提肌裂孔收缩。说明盆底肌肉训练治疗 POP 的效果较好，尤其对产后脱垂的初级预防有积极的作用。

凯格尔的具体方法是：指导患者自主收缩肛门及阴道，每次收缩 3s 后放松，以后可逐渐增加至 5～10s，连续 20 次为 1 组，每日进行 2～3 组锻炼，后逐渐增加到 25 次为 1 组，4～6 周为 1 个疗程，持续 8 周或更长时间。在收缩肛门的同时减少腹肌及大腿肌肉的收缩。正确的锻炼方法可以加强盆底肌肉组织力量，增强盆底支持力，预防并改善早期脱垂的进一步发展。盆底功能锻炼还可以辅以生物反馈治疗或电刺激等盆底功能锻炼方法，增强盆底功能锻炼效果。

（三）生物学反馈电刺激治疗

生物学反馈电刺激治疗是将肌电探头放置在阴道内，把不易被觉察的盆底肌肉收缩所产生的肌电变化转变为视觉信号，使诊疗医生和患者能从监视器的荧幕上看到盆底肌肉的收缩情况，同时根据反馈的信号指导、学习或纠正盆底肌肉的收缩。电刺激是较早应用于临床以恢复盆底肌损伤的一种方法。生物学反馈电刺激通过不同频率电流，刺激损伤的盆底肌肉做有节律的收缩训练，使盆底肌肉得到被动锻炼，具有不影响正常肌肉肌力收缩、无副作用及无后遗症的优点。其可减轻患者的心理压力，广泛适合于年轻患者，疗效得到国内外妇产科医师的一致认可。

该疗法对轻度膀胱膨出患者有较为显著和稳定的疗效，主要通过指导患者正确、自主地进行盆底肌肉训练，增强肌肉收缩力，恢复盆底肌肉协调性。生物学反馈电刺激一种形式的电刺激通过直接刺激途径和神经反射途径激活盆底肌，改善盆底肌肉收缩频率，延长收缩时间，增加其收缩次数，从而逐渐恢复受损肌肉的弹性和收缩强度，可治疗不同程度的 POP 和压力性尿失禁。国外有研究发现，电刺激组患者的治愈率为 30%～60%，改善率为 60%～90%，表明在保守方法中电刺激的治疗效果最为明显。国内研究表明，盆腔器官脱垂的治愈率为 10%，显效率为 70%。部分 I 度及多半 II 度患者在经过一定的治疗后，都能明显改善症状及体征。

产后阴道前后壁膨出的患者主要表现为盆底肌功能下降，或伴有盆底神经和韧带损伤。盆底康复能减缓病情发展。轻中度的阴道壁脱垂患者需要较长时间的盆底肌康复治疗，并结合家庭盆底肌训练。中重度脱垂患者如要恢复解剖位置，则需要手术治疗，此时盆底肌康复治疗只是手术前后的辅助治疗方式。由于每个产妇产后盆底Ⅰ类肌纤维和Ⅱ类肌纤维的损伤情况和收缩能力不同，所以对Ⅰ类肌纤维和Ⅱ类肌纤维必须区别锻炼。

对于膀胱膨出未达到手术治疗指征的患者，可以根据盆底肌评估的结果，给予器官脱垂的生物电刺激治疗方案，刺激频率为30～50Hz。在膀胱膨出后，采取手测肌力与Glazer评估结合的方法。如果有盆底肌过度活动的情况，同时又有肌力下降，则可先用低频（过度活动）电刺激＋放松治疗，然后用高频（松弛）电刺激＋Kegel训练。

（四）盆底肌肉康复器

盆底肌肉康复器，又称阴道哑铃、Kegel球，是盆底肌肉训练的辅助产品，对维持各类盆底功能障碍性疾病的治疗效果起重要作用。盆底肌肉康复器针对女性的阴道和盆底肌肉设计，能够明显改善和增强盆底肌张力，促进产后盆底组织器官的功能恢复，对治疗和预防产后盆底功能障碍性疾病具有重要的意义。单纯的Kegel运动训练有盲目性、依从性差且效果低于医务工作者的预期；而生物反馈电刺激治疗因地域医疗水平局限，以及受产妇经济、时间等影响而在一些地区无法实施。但是，盆底肌肉康复器避免了这些不足，尤其适用于基层医院以及患者在家中使用（见图7-13和图7-14）。

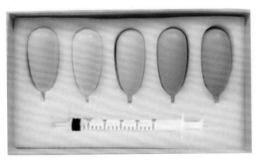

图7-13　盆底肌肉康复器（阴道哑铃）

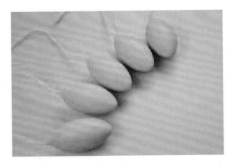

图7-14　盆底肌肉康复器（阴道哑铃）

阴道哑铃训练是指在阴道内放置阴道哑铃，并利用哑铃本身重量的下坠作用迫使阴道肌收缩，达到训练盆底肌的目的。阴道哑铃是一种简单的生物反馈仪，使用简便、费用低廉、可居家训练，对盆底组织的恢复有一定效果，但其功效不如神经肌肉仪。如患者确无条件（经济、时间）来医院接受训练，则可暂时将阴道哑铃作为一种简单的替代疗法。通常有不同大小、型号供患者逐步训练、使用。其优点有以下几个方面。①安全保证：医用级硅胶，完全可以放心使用；②耐用性高：100％防水，使用时间久；③舒适性好：椭圆形，舒适体贴；④科学设计：易清洁，便携（见图7-13和7-14）。

阴道哑铃的使用方法如下。①清水消毒。先用清水洗净，然后用碘附擦拭，再用温水湿润（避免或预防阴道内的感染）。②缓慢放入。使用者取半仰卧位，缓慢将阴道哑铃放入阴道，阴道哑铃的头部尾端距阴道口2cm左右。收缩盆底肌肉，感觉到阴道哑铃在上升，表明位置放置正确，接下来就可以放心锻炼了。③适应保持。尽可能保持阴道哑铃15min左右。有膨出/脱垂的患者，每天锻炼1～2次，每次15min，锻炼时间可随锻炼次数的增加而逐渐增加至30min，在逐渐适应站立姿势后，可以尝试通过坐、行走、爬楼梯等方式训练。

（五）子宫托

子宫托是治疗盆腔器官脱垂的有效的非手术方法。77％的美国妇女泌尿科协会成员仍推荐将子宫托作为POP非手术治疗的一线治疗方法。有研究表明，子宫脱垂患者佩戴子宫托，膀胱膨出患者成功率达82％。子宫托通常被用于较严重的盆腔器官脱垂，也可以用于有症状的中度膀胱膨出。与其他缺陷（后部、顶部或完全脱垂）相比，子宫托更常用于前壁缺陷（89％）。

随着技术的发展，各种材质及形状的子宫托不断更新。目前，子宫托主要由乳胶、硅树脂或丙烯酸制成，具有多种形状和尺寸。用于POP治疗的子宫托主要分为硅胶材质制成的中空支撑型子宫托和中央填充型子宫托。根据形状分型，有支撑型和填充型：支撑型有环状、盘状、喇叭状；填充型有面包圈型、立方体型等（见图7-15）。

子宫托的适应证有不愿意手术治疗的患者或者全身状况不能耐受手术治疗的患者，孕期或未生育者，轻度盆腔器官脱垂患者，POP术后复发或者症状缓解不满意者，术前试验性治疗者。

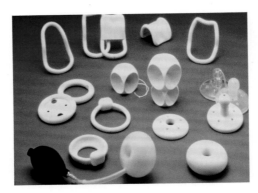

图 7-15　常见子宫托

　　子宫托禁忌证有急性盆腔炎症性疾病、阴道炎，有严重的阴道溃疡和阴道异物，对子宫托材料过敏，不能确保随访的患者。子宫托使用的禁忌不用考虑脱垂的程度及是否有性生活。有研究表明，选择长期佩戴子宫托者多为年龄在65岁以上或者有严重内科合并症不能手术的患者。

　　子宫托的选择应当遵循个体化原则。其类型的选择与脱垂严重程度、阴道口的完整性及性生活需求等因素有关。其大小的选择与阴道的长度及宽度有关，一般选择能够舒适佩戴的最大号子宫托。子宫托合适的标准位置为放置后脱垂部位恢复位，子宫托与阴道之间容1指，患者佩戴舒适，站立做 Valsalva 动作或咳嗽时不脱落，不影响行动，不影响大小便。一般试戴1～2周后随诊，约85%的患者可以选择到合适的子宫托。子宫托佩戴不成功的危险因素有阴道短（长度≤6cm），阴裂宽（宽度＞4指），既往脱垂或子宫切除手术史，伴有症状性压力性尿失禁等。随着时间的延长，子宫托的持续使用率有所下降。性生活并不影响子宫托的使用，但前提是患者能够自己取下子宫托。

　　子宫托的使用是一个需要反复训练的过程。有各种类型的子宫托可供选择。通过阴道指诊检查，可以了解阴道的长度和深度，最简便的方法通常是从能容纳于阴道口内但不突出于阴道口外的最大号开始试用（见图7-16）。如果妇女有泌尿生殖道萎缩的体征，则可以在试用子宫托前两周每晚局部用雌激素膏，这样可以提高其使用子宫托的舒适度。在置入子宫托前，应该用水或少量润滑剂将其湿润，以减少插入时的摩擦。子宫托一旦插入阴道，不应该引起患者不适，在做 Valsalva 动作时也不应该将其排出。

之后，让患者站立并绕检查室行走，如果在患者咳嗽、做 Valsalva 动作以及弯腰动作等时均没有将子宫托排出，而且无不适感，那么试用就成功了。如果子宫托掉出来，说明子宫托太小，或者这种形状不适合阴道。如果子宫托使患者不适或疼痛，或引起尿道梗阻或尿潴留，说明子宫托太大，则可以再试用另一尺寸或形状的子宫托。

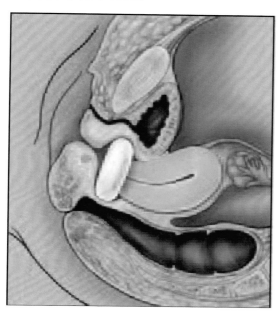

图 7-16 子宫托放置示意

子宫托应用可能出现的并发症包括：少量阴道分泌物，便秘，阴道出血或轻度溃疡，新发压力性尿失禁或原有症状加重。多数轻微症状可以耐受，取出子宫托即可好转。少见的严重并发症多与不合理使用有关，如子宫托嵌顿，膀胱阴道瘘或直肠阴道瘘，大量阴道分泌物伴感染，败血症，严重的泌尿系统并发症（如肾积水和脓尿）等。因此，在使用子宫托时，一定要严密定期随访，规律摘戴。为了预防并发症的产生，对绝经后阴道黏膜萎缩的患者，应该鼓励局部或全身应用雌激素，还应该告知患者经常取下子宫托并清洗。目前，关于更换子宫托的频率没有达成共识，通常是 1～2 个月。一些医生让患者经常到诊室复诊，以更换子宫托。在每次换子宫托时，都应该用合适的窥器仔细检查阴道壁，以确定是否有阴道破溃。如果有阴道破溃的迹象，就应该停用子宫托。

（六）中医治疗

中医学认为，阴道脱垂属于"阴挺"范畴，多与分娩损伤有关系。其基本病理为气血亏虚、中气下陷、冲任失调，并贯穿病情变化的始终。中医能改善气虚型、肾阴虚型、肾阳虚型Ⅰ、Ⅱ期POP患者的膀胱、肠道及盆腔症状。补中益气汤加味结合针灸治疗可很好地缓解子宫脱垂的症状及体征，且远期疗效肯定。中药益气提升法治疗Ⅰ～Ⅱ度子宫脱垂，疗效显著，副作用小，口服方便，患者易于接受，是值得推广的一种非手术治疗方法。但其长期有效性还需进一步验证。

（七）其 他

其他方法包括功能性电刺激治疗、功能性体外磁波刺激及盆底激光治疗系统等，可在一定程度上改善盆底肌组织血供，加强盆底结缔组织，改善盆底肌和盆底功能障碍症状，缓解脱垂的程度。

二、手术治疗

阴道前壁脱垂/膀胱膨出是盆腔器官脱垂中最常见的一种类型，其可能同时合并中、后盆腔缺陷及其他盆底功能障碍，在手术治疗的同时，需要处理一系列复杂问题，包括尿失禁、尿潴留、性交困难等。阴道前壁是盆腔器官脱垂手术后最易复发的部位，因此也是处理最棘手的脱垂类型。目前，关于何种手术为阴道前壁膨出修补术的最佳手术方式，仍有较大的争议。

关于是否对无症状的轻或中度膀胱膨出进行修补，也仍有争议。一些人提倡只有在同时进行其他经阴道手术（如子宫切除术或抗失禁手术）时，才进行手术修补。如果有必要进行治疗尿失禁的手术，如耻骨阴道吊带或尿道固定术，则对无症状的轻或中度膀胱膨出进行修补是合理的。因为尿道和膀胱颈的固定可能加速其他阴道前壁脱垂的进展。还有一些人认为，应当修补任何可以发现的脱垂，大多数3级或以上膀胱膨出的患者需要治疗。

在对膀胱膨出患者进行检查评估及制定手术治疗方案时，手术医师应与患者详细探讨，让其充分知情，再次沟通，确定适应证，并告知患者手术的利弊。适应证为客观存在的生殖器脱垂，已经进行泌尿和肛肠功能系统性评估，对患者的生活质量和（或）性生活造成了影响。手术多适用于没有再生育要求的患者。患者愿意承担手术失败的风险和术后可能的并发症。术前与患者充分沟通至关重要。总体而言，手术选择应根据脱垂严重程度、医生手术技巧、患者生理和心理需求以及经济条件综合决定。

膀胱膨出手术修复的应用已有近百年历史，均是在对前盆底支持缺陷不同的解剖认知基础及手术相关器械、设备、材料、技术不断发展及改进的基础上进行的。国内外衍生出不同的手术方式，包括各种阴道前壁修补术、各种阴道旁修补术、Lahodny 手术、Campbell 手术、阴道旁悬吊术和阴道前壁黏膜瓣悬吊术、Halban 后穹隆成形术或完全经阴道后穹隆成形术、骶棘韧带悬吊术、阴道封闭术、前盆底重建术等。

目前认为，膀胱膨出阴道前壁修补方法应该是将盆腔内韧带（主要是耻骨膀胱宫颈韧带）固定到其原来的附着位置。将近端固定到宫颈周围环，两侧固定到盆筋膜腱弓（Arcus tendinous fascia pelvis，ATFP）。Richardson 坚信，想恰当地修补缺损，唯一的途径是明确每个缺陷的位置，并逐一修复。以 Richardson 的观点为指导，阴道前壁修复手术的首要目标是恢复阴道正常解剖结构。这可以经阴道途径（如阴道前壁缝合术）或耻骨后途径（如阴道旁修补）进行。中央型和旁侧型缺陷共存的情况需要用联合的方法进行修补。后将使腹腔镜应用于耻骨后修补，现已有机器人辅助腹腔镜修补术。

有关同时合并中、后盆腔脱垂（子宫脱垂、后壁脱垂）的手术方式，包括阴式子宫切除、曼式手术（宫颈截除及阴道前后壁修补）、顶端脱垂/阴道穹隆脱垂相关修补手术、肠疝、阴道后壁修补等，后将在相关章节中讨论。

（一）自体组织阴道前壁缝合术

1. 中央型缺陷的修补

阴道壁修补术（Colporrhaphy）即 Kelly 缝合术，由 Kelly 于 1913 年提出。Kelly 缝合术通过折叠缝合，缩短普遍伸展的筋膜组织来纠正阴道前后壁膨出。其理论依据是筋膜过度伸展变薄而导致阴道前后壁膨出。该术式已经应用了 100 多年。

传统阴道前壁修补术（Anterior colporrhaphy，AC）的临床应用已有近百年历史，是修补中央型缺陷的最常用方法。其理论基础是，阴道前壁和膀胱膨出是由阴道黏膜下覆盖于膀胱壁的一薄层耻骨宫颈筋膜的过度伸展变薄所致的。该手术通过折叠及缩短普遍伸展的筋膜组织，即筋膜折叠缝合阴道前壁修补术方式，来达到回纳膀胱、缓解阴道前壁脱垂的目的（见图 7-17）。但不建议单独用这种方法来修补中央型和旁侧型联合缺陷，因为它不能校正旁侧部分。

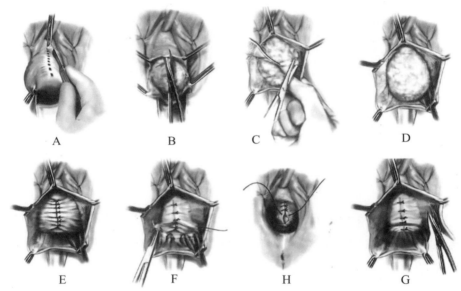

图 7-17 经典的阴道前壁缝合术。 A：起初在阴道前壁正中切开。B：用剪刀沿中线延伸切口。C：锐性分离膀胱与阴道壁至耻骨上支旁，膀胱基底部应从阴道口剥离或从宫颈至膀胱前间隙水平分离。D：阴道壁与膀胱膨出部分分离完成。E：第一层折叠缝合。F：第二层折叠缝合，通常需要阴道肌层进一步从阴道黏膜分离。最近端的缝合涉及在阴道顶端或宫颈上部水平的阴道壁内部折叠。G：第二层折叠完成并修剪多余的阴道黏膜。H：缝合阴道黏膜。（引自 Walters MD, Karram MM. Urogynecology and Reconstructive Pelvic Surgery [M]. 4th Ed. London, UK: Elsevier, 2015: 30.）

2. 旁侧型缺陷的修补

旁侧型缺陷可以通过耻骨后或经阴道途径修补。大多数解剖学的修补是阴道旁缺陷修补。为了修补阴道侧面的纵向缺损，还可以采取相同的方式分别缝合已对缝的阴道前壁肌层与阴道旁组织，称为经阴道旁修补手术（Vaginal paravaginal repair，VPVR）。其可作为个体化治疗前壁膨出的传统手术方案（见图 7-18）。阴道旁缺陷修补的目的是将耻骨宫颈筋膜缝合于腱弓，从而对膀胱、尿道和阴道前壁进行修补。阴道旁缺陷修补最初是通过耻骨后途径修补的，这是独立修补外侧型缺陷的理想方法。对于中央型和外侧型联合缺陷，经阴道在阴道旁修补的同时进行中央型缺陷修补操作较简单。

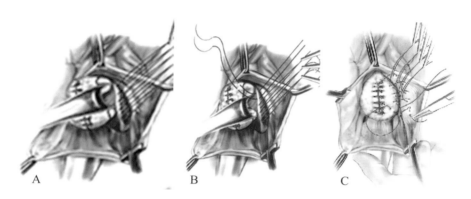

图 7-18 阴道旁修补术的手术步骤。A：很多缝线穿过白线筋膜到达闭孔内肌上（第 1 点）。B：缝线穿过筋膜外侧缘（第 2 点）。C：缝线穿过阴道壁全层，不到达阴道上皮（第 3 点）。（引自 Walters MD, Karram MM. Urogynecology and Reconstructive Pelvic Surgery [M]. 4th Ed. London, UK: Elsevier, 2015：336.）

经腹腔阴道旁修补手术与阴道传统手术是同时期存在的治疗阴道前壁脱垂的手术方案。有研究对比了经腹腔途径和经阴道途径手术治疗阴道前壁脱垂的效果。结果显示，经腹腔途径阴道旁修补术后阴道前壁脱垂复发的程度和概率均显著小于经阴道手术途径。

3. 腹腔镜阴道前壁修补

腹腔镜阴道前壁修补仅作为一种途径，并不改变传统的手术步骤，在全麻下取膀胱截石位进行。术前准备阴道和会阴术野，放置 Foley 导尿管，第一个 trocar（10mm）经脐放入，其他两个 trocar（5mm 和 10mm）分别置于左右下腹部。在开始分离耻骨后间隙前，用 300mL 生理盐水充盈膀胱以确定膀胱区域，从而有利于分离。在膀胱顶上方不到 2cm 处，横行切开壁腹膜，然后向耻骨顶部钝分离。一旦进入耻骨后间隙，向中央拉膀胱以暴露腱弓。通过这个操作，可以清楚地看到阴道旁缺陷。如果要同时进行 Burch 缝合，应该先闭合阴道旁缺陷。操作方法如开腹手术那样，辨认尿道膀胱交界处和相邻的阴道壁，将术者非优势手的两只手指放入阴道内抬高阴道外侧，并将尿道向中间推开，远离修补部位以利于正确的缝合，用不可吸收缝线进行腔内缝合（见图7-19）。

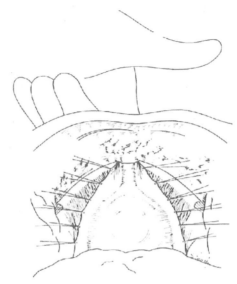

图7-19　将一只手指置于阴道内帮助显示阴道旁缺陷，将所有缝线都缝于组织上后再打结

（二）应用网片阴道前壁修补术

1. 单纯前壁网片修补

阴道前壁修补术后1～2年的成功率较低，约为37%～83%。因此，对有复发高风险的患者（如前壁缺损严重或已复发的患者），可以酌情加用网片（可吸收或永久性人工合成网片）或生物补片。最新的Ⅰ级证据表明，相对于应用自体组织筋膜的盆底重建手术，经阴道前壁植入聚丙烯网片，能降低阴道前壁解剖学缺陷的复发率，增加主、客观成功率。

在该修补术中可置入合成网片或生物替代材料，重建耻骨宫颈韧带。在对阴道前壁行修补术时，可将合成网片或生物替代材料固定于阴道前壁两侧上半部位（连同肛提肌筋膜），及阴道壁断端水平内侧组织处。在较大范围阴道前壁或顶端修补术中，置入物可被固定于强韧组织处，如盆筋膜腱弓及骶棘韧带。目前，对阴道前壁脱垂的治疗，所选择的经阴道放置网片或移植材料有以下三种。①自行裁剪网片；②市售的穿刺针引导网片系统，经闭孔途径；③市售的网片设备，应用经阴道固定的方法而非穿刺针引导（无穿刺针设备）。无论选择何种放置方式，治疗阴道前壁脱垂的常规手术途径是将网片固定在骨盆两侧的盆筋膜腱弓（ATFP）或尾骨肌。放置阴道前壁网片的初始切口需要水分离，以及要比传统的自体组织前壁缝合术更深的阴道前壁切口，这样才能进入膀胱周围间隙。在很多新的无穿刺针设备中，网片向旁侧的 ATFP 近端及远端展开，连接阴道顶端与骶棘韧带（见图 7-20）。

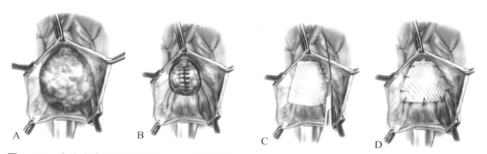

图 7-20　膀胱膨出的网片修复。A：向两侧分离暴露膀胱，并与阴道顶端分离。B：中线折叠。C：在进入左侧阴道旁间隙后，如果需要，则暴露盆筋膜腱弓（白线），将人工网片缝至该位置。D：将网片连接在两侧，并加固缝合线来支持膀胱（引自 Walters MD, Karram MM. Urogynecology and Reconstructive Pelvic Surgery [M]. 4th Ed. London, UK: Elsevier, 2015: 334.）

2. 经阴道网片置入盆底重建术

经阴道网片置入盆底重建术（Transvaginal placement of mesh，TVM）是一种新兴的盆底重建手术。该术式基于 Delaney 阴道"三水平支持"理论，采用穿刺技术，无须缝合，将人工合成网片材料无张力植入盆底组织间隙，达到治疗盆腔器官脱垂的目的（见图 7-21）。

TVM 是目前治疗阴道前壁脱垂的最好方式之一，其通过不可吸收的合成网片模仿盆筋膜腱弓向阴道中段发出的横向纤维，模拟盆底整体理论中的水平支持，达到前盆腔解剖复位的目的。与传统的 AC 相比，TVM 手术对前盆腔解剖复位有优势。

前盆底重建的穿刺点主要有两对。

第一对（浅支）：①皮肤上穿刺点：平尿道口水平摸到耻骨下支粗隆处外 1cm 处；②盆底内悬吊点：白线（肛提肌腱弓）上距离耻骨弓下缘 1cm 处。

其解剖路径依次如下：皮肤，皮下，阔筋膜，骨薄肌，短收肌，大收肌，闭孔外肌，闭孔膜，闭孔内肌，白线（肛提肌腱弓），见图 7-22。

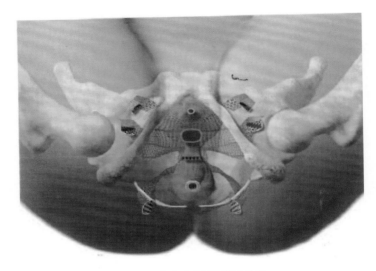

图 7-21　盆底重建网片装置示意

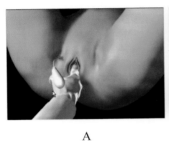

A

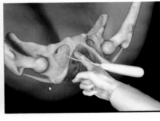

B

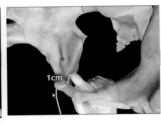

C

图 7-22　前盆底重建穿刺点浅支穿刺示意

第二对（深支）：①皮肤上穿刺点：在第一个穿刺点外 1cm，下 2cm 处；②盆底内悬吊点：白线（肛提肌腱弓）上距离坐骨棘 1cm 处。

其解剖路径依次如下：皮肤，皮下，阔筋膜，短收肌，大收肌，闭孔外肌，闭孔膜，闭孔内肌，白线（肛提肌腱弓），见图 7-23。

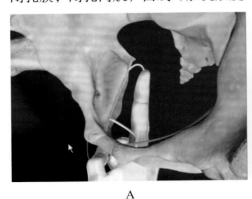

A

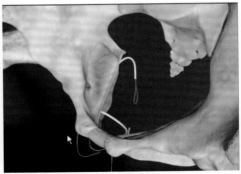

B

图 7-23　前盆底重建穿刺点深支穿刺示意

具体手术步骤及相关视频如下见视频 7-1～视频 7-8。

视频 7-1　　　　　视频 7-2　　　　　视频 7-3　　　　　视频 7-4

视频 7-5　　　　　视频 7-6　　　　　视频 7-7　　　　　视频 7-8

有必要提出的是，手术应用同时也带来了网片暴露等独有的并发症，而且在术后患者的主观感受、膀胱功能恢复等方面也尚未得出较传统手术更有优势的结论。网片暴露于阴道壁是困扰医生和患者的主要并发症。网片暴露等并发症的风险增加了 TVM 后再次手术的可能。同时，与 AC 相比，TVM 需要更长的手术时间，导致术中更大的失血量，甚至存在需要更大创伤的手术来处理并发症的风险。有报道认为，相对于经闭孔路径放置的网片，行 TVM 的手术时间、出血量、术后新发压力性尿失禁及新发阴道顶端和后壁脱垂风险增加。

阴道网片修补器材经美国食品药品监督管理局（FDA）批准上市后，在短时间内出现大量的并发症，且该方法对治疗脱垂的预后没有明显的临床优越性。因此，FDA 发行了 2008 年公共卫生通告及 2011 年安全须知。这些文件表述阴道网片修补治疗（盆腔器官脱垂）的严重并发症并不少见，经阴道网片修补治疗（盆腔器官脱垂）比传统无网片修补术是否更有效尚不确定，并向医生做了相关推荐。FDA 将被批准应用以及在批准上市前需要更多预后资料的网片器材进行了重新归类。有研究显示，相于比聚丙烯网片修补，天然组织阴道前壁修补更容易造成阴道前壁缺陷修补的失败，但两者在主观预后、生活质量、新发生的性交困难、压力性尿失禁和脱垂再手术率上并无明显差别。

国内沈宏教授团队进行过长期临床观察，并总结经阴道盆底重建手术结果，认为手术技术本身是导致术后网片暴露的主要因素。阴道壁暴露的首要原因是阴道壁缺血坏死，采取保留阴道壁血供（Blood-supply reservation technique，BRT）的分离技术，可以有效防止网片阴道壁暴露。在良好水分离技术的前提下，TVM后阴道壁网片暴露的概率只有2%～3%（见图7-24）。

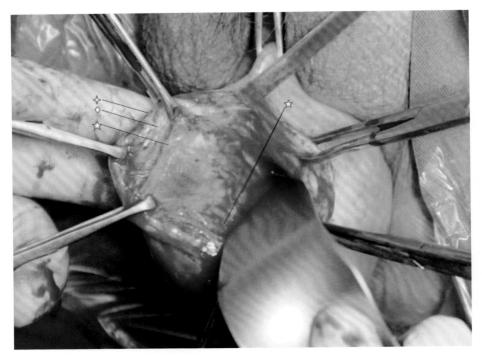

图7-24 保留阴道壁血供的技术（阴道壁全层）

BRT分离技术要点：在阴道外膜下间隙进行精准的水分离。取阴道壁中线上一点作为唯一进针点分别向前、左和右注入生理盐水，注水分离的层次在阴道壁外膜下方的潜在间隙内，良好的分离需要30～50mL生理盐水。水分离后，纵行切开阴道壁，随切口加深可见阴道壁出血；当切口深度超过阴道壁外膜到达水囊层时，就不再有出血的层面出现，转为清亮的生理盐水漏出。此后不再解剖阴道壁，而是分别向左、右两侧于阴道外膜表面剪破水囊，分离面积仅与网片主体面积相当即可。穿刺途径则以手指钝性推进获取。

采用 BRT 的分离技术旨在将网片置于全层阴道壁以下。手术应当将网片完整地放置在一个单一且连续的层次内，即位于盆腔筋膜和阴道外膜下的膀胱阴道间隙、直肠阴道间隙内，以区别于传统阴道壁修补的肌纤维层。网片应该在该层次内平铺舒展，避免扭曲打折（必要时可修剪网片），防止形成不均匀的部位或者尖锐的表面。要避开阴道壁血供区域并在目标组织层次内建立手术空间，须在阴道外膜下间隙进行精准的水分离。该技术是对 TVM 手术理论体系的进一步认识，值得广泛推广和临床应用。

3. 子宫骶骨固定术

子宫骶骨固定术可经腹腔镜或机器人腹腔镜进行，在 Ⅰ 和 Ⅱ 水平均有重建作用。因此，如果阴道前壁重度膨出，阴道顶端和后壁不存在缺陷，则骶骨固定术也是可以选择的术式之一。

4. 骶棘韧带悬吊术

骶棘韧带悬吊术适用于 Ⅱ 度以上子宫脱垂、重度阴道前后壁脱垂及阴道穹隆部脱垂，以阴道穹隆部脱垂尤为有效。其可获得比较显著的解剖位置复位，同时创伤小，适于老年体弱患者，及有严重并发症而不适合大手术者。骶棘韧带周围有丰富的血管、神经及直肠，可能出现直肠神经血管的损伤等。

5. 阴道封闭术

阴道封闭术（Colpocleisis）又称为阴道闭塞性手术（Vaginal obliterative procedure），改变了正常的阴道解剖结构，封闭阴道。其是由 Geradin 于 1823 年提出的。Leon Le Fort 第一次从真正意义上实施了该手术，并对其进行了详细报道，即为经典的部分阴道闭合术，亦称为 Le Fort 手术。阴道封闭术包括阴道部分封闭术和阴道完全封闭术。阴道部分封闭术是去除部分阴道前、后壁黏膜，封闭部分阴道，两侧形成引流阴道和宫颈分泌物的腔隙。阴道封闭术适用于老年无性生活要求的盆腔器官脱垂患者。

6. 其他膀胱修补手术

其他膀胱修补术还有 Haban 后穹隆成形术、完全经阴道后穹隆成形术、Campbell 手术、阴道旁悬吊术、Lahodny 手术以及阴道前壁黏膜瓣悬吊术等（见图 7-25）。

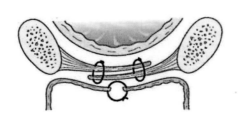
Halban 后穹隆成形术

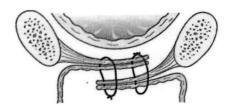
完全经阴道后穹隆成形术

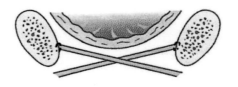
Campbell 手术

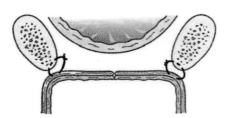
阴道旁悬吊术

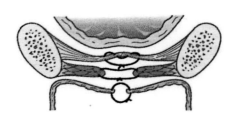
Lahodny 手术

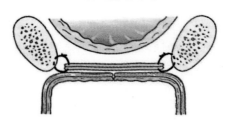
阴道前壁黏膜瓣悬吊术

图 7-25　膀胱膨出其他相关手术修复示意

　　对膀胱膨出合并压力性尿失禁（Stress urinary incontinence，SUI）的患者单独施行 AC 手术，其压力性尿失禁症状缓解的比例为 48%；单独施行 TVM 手术，其压力性尿失禁症状缓解的比例为 61%。若对膀胱膨出合并压力性尿失禁的患者同时施行盆底重建手术和尿道中段悬吊术，则其压力性尿失禁症状缓解的比例可提高至 99%。从节约手术成本的角度考虑，同期手术治疗更有益处。前盆重建术后新发压力性尿失禁是 TVM 和 AC 手术共同存在的手术并发症。对术前考虑有隐匿性尿失禁的患者，应充分告知以决定是同期手术还是分次手术。

从理论上说，阴道顶端骶棘韧带固定术也与阴道前壁脱垂复发有关，因为它通过向后固定阴道，使阴道前部暴露于增加的压力之下。相反，在阴道重建手术的同时行尿道下悬吊，可以明显降低阴道前壁脱垂的复发率。任何类型的尿道下悬吊都可以使阴道前壁脱垂的复发率降低 54.8%。对同时存在脱垂和真性压力性尿失禁的患者，在计划行手术修补时应考虑这一点。

三、新技术应用及展望

（一）盆底影像学新进展

新的影像处理技术已经用于探索及初步实践研究女性盆底结构与功能之间的相互作用。随着磁共振检查技术的不断提高，要评估盆底解剖和功能，优先考虑磁共振检查。另一方面，经直肠和经阴道超声的三维重建也能够很好地对盆底结构进行评价，具有很高的空间分辨率。这些技术能够帮助我们认识盆底的异常，以采取正确的治疗策略。

1. 盆底超声的技术创新

随着图像质量的技术进步，对盆底超声解剖学的理解已经有了进一步的发展，并且能够摆脱固定平面的限制成像。技术创新包括容积渲染模式、最大灰度投影法、手动选择-分割、重建法、融合成像法、像素流量法、组帧法、运动追踪和彩色向量分布法。在临床实践中，这些新方法的应用将提高对盆底功能障碍的诊断效率。

三维成像再现了盆底的真实解剖结构，可以直接与 MRI 成像进行对比。目前的自动化探头已经有了较大的进步，它获得数据集的方法简单易行，可扫描整个肛管。动态环形扫描几乎与连续扫描后所得的图像数据相同，数据库将以最大分辨率储存所有信息，在技术上提供足够的原始数据集。这意味着，任何回看信息均如同对患者再次检查，回看信息比看几张有限的平面图片甚至视频记录更有意义。三维软件也十分重要。目前，还出现了多种功能强大的立体渲染模式。采用像素流量法测定血流灌注虽然在临床上应用较少，但是组帧法和运动追踪及彩色向量分析等软件的发展是非常令人振奋的，因为这些技术将目前用眼睛看的大体评估方法发展到了精确复杂的测量阶段。

　　盆底超声检查包括经阴道和经会阴两个途径。目前，用三维腔内和经会阴超声检查虽然相对简单，但它们能为我们提供丰富的盆底静态和动态信息。

　　通过高分辨率的三维经阴道超声，可以精确评估盆底肌肉、肛提肌、尿道，及二维超声不能显示的肛管直肠平面。多维重建和记录技术使研究者可以正确认识和测量盆底解剖结构，了解它们的空间关系（前盆、中盆和后盆）。这种显像模式相对容易实现且效率高，与其他的显像模式相关性好，能够显示盆底功能障碍患者的相关信息。作为互补，这两种方法可以为生殖泌尿系统解剖和功能障碍（比如失禁和脱垂）提供重要信息（见图 7-26）。

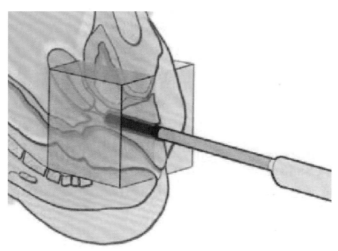

图 7-26　带旋转探头的三维经阴道超声

　　经阴唇超声或经会阴超声正迅速发展为标准成像方法，用以评价女性下尿路功能障碍和盆腔器官脱垂。三维及四维超声成像技术大大提高了该方法的应用价值。其相应配套的设备也在广泛应用。

　　经阴道、经肛和经直肠的腔内图像是静态的，因为探头抑制了正常的运动。但是经会阴或经阴唇体外探头超声不受此限制。在动态三维重建技术的支持下，这些都是盆底的动态图像。目前的四维超声还仅是三维超声信息的补充和参考。

通过高频三维经阴道超声和动态经阴道超声，可以呈现前盆腔的影像，在检测盆腔结缔组织损伤、亚临床膀胱膨出以及盆腔多处损伤等方面也颇有价值。在三维重建图像中，轴面上可以呈现阴道旁缺损情况或者非对称的尿道轴，而在冠状面上可以呈现尿道旋转或轻微的膀胱膨出（见图7-27）。

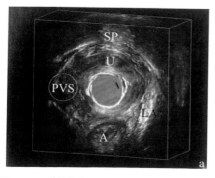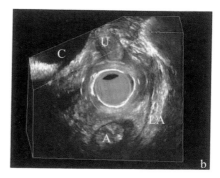

图7-27 带旋转探头的三维经阴道超声图像及容积渲染模式。图a：同侧，斜冠状面观显示一早期的膀胱膨出（C）。图b：轴面观显示肛提肌右侧支（LA）从耻骨支处分离，右侧阴道旁间隙（PVS）增宽。A：肛管；SP：耻骨联合；U：尿道图

2. 盆底磁共振成像的技术创新

磁共振成像（Magnetic resonance imaging，MRIMRI）是认识复杂盆底解剖、评价盆底功能障碍的极佳工具，其包括盆底静态和动态磁共振成像两个方面的内容。患者无须暴露于有害的电离辐射下，采用适当的成像方案就可精细地显示盆底解剖。动态磁共振成像可用于检测和鉴别盆底功能异常，近盆底动态磁共振成像是评价盆腔器官脱垂及出口梗阻患者的理想工具。盆底动态磁共振成像的结果对患者是否选择外科治疗以及选择适当的手术方式很有价值。盆底的动态磁共振成像检查可以让检查者查看盆腔脏器的下降情况，模拟生理状态下的排泄过程。盆底磁共振成像的技术进展，已使其成为盆底疾病常规和全面的检查方法。高分辨率 T_2 加权图像描述了精密的解剖细节，提供了盆底肌肉和组织损伤的病因和功能方面的重要新线索，这是腔内超声所达不到的功能。

（二）激光治疗盆底脱垂/膀胱膨出

对于轻度、中度的膀胱、子宫脱垂，$CO_2/Er-YAG$ 激光治疗是一种新兴技术。该技术安全、无创，通过激光辐射阴道黏膜组织，使胶原发生重构，

阴道黏膜挛缩。无创热传导技术以一种最佳序列的热脉冲发射到阴道黏膜，温度可达到 55 ~ 62℃。真皮内 I 型胶原蛋白在此温度区间变性，发生卷曲螺旋，缩短为原有的 30％，变性的胶原蛋白又作为新的胶原蛋白合成基质，启动胶原的新生及重排，形成新的提紧的组织结构，使弹性纤维和基质分子增加，胶原纤维增生及重塑，从而加强和更新阴道壁结缔组织，改善盆底肌和盆底功能障碍症状，缓解脱垂的程度。

（三）盆底手术进展

在选择手术方式前，需要仔细考虑一系列因素，包括患者的生理解剖、病史和手术所希望达到的效果。在更复杂的情况下，外科医生还可以应用腹腔镜和机器人手术等新技术。

1. 腹腔镜手术和机器人手术的应用

自 1991 年引入腹腔镜耻骨后尿道固定术以来，腹腔镜通路和技术已经被用于大多数经腹腔和许多经阴道途径治疗尿失禁及盆腔器官脱垂的手术过程。腹腔镜下进行的各类型盆底重建手术的手术步骤与剖腹手术基本相似。腹腔镜下阴道侧旁修补术、腹腔镜下的骶前阴道固定术、腹腔镜下宫骶韧带、阴道穹隆悬吊术、腹腔镜下阴道前壁补片放置术等相继出现，特别是在美国食品药品监督管理局于 2005 年批准将机器人用于妇科手术后。腹腔镜手术的优势包括提高了腹腔、骶前、腹膜后的解剖可视性，这得益于腹腔镜的放大、充气作用，另外腹腔镜手术更利于止血。与开放手术相比，其他潜在的优势包括缩短了术后住院时间，降低了花费，减少了术后疼痛，使患者更快地痊愈和重返工作，以及切口外形更小等。但腹腔镜下的缝合以及有技术难度的腹膜后切开需要一个长期的学习曲线，机器人辅助的腹腔镜使新手更快地掌握腹腔镜外科微创手术技巧。国外资料证实，腹腔镜比传统开放经腹途径和经阴道途径治疗效果好，但强调手术医师必须熟悉肛提肌的解剖位置和其肌纤维的走行方向，掌握阴道的解剖学位置及相互关系，在术中缝合固定补片时避免损伤髂血管和输尿管，以及注意与阴道补片手术相似的补片侵蚀问题。

2. TVM 盆底重建手术相关进展

许多采取经阴道手术的医生逐步改进经阴道盆底重建手术，取得了较好的可重复效果，并指出了补片植入手术的相关手术并发症以及限制其广泛应用的因素。

对于阴道前壁脱垂/膀胱膨出，很多研究证实经阴道永久性网片的放置比无网片的阴道缝合术（自体组织修复）更能恢复和保持正常的解剖位置。通常应用假体材料来为阴道前壁提供支持，移植材料包括合成的可吸收材料（如可吸收910网片）、合成的永久网片（如聚丙烯网片）及生物材料。生物材料已经被应用于很多方面，包括腹直肌筋膜及阔筋膜的自体移植；阔筋膜和硬脑膜的人类同种异体移植；异体移植，如猪真皮、猪小肠黏膜下层及牛心包膜。

与任何新式外科技术一样，补片和移植物的应用在骨盆重建领域一直充满了争议。现已证实，Ⅰ型聚丙烯补片是唯一适用于盆腔手术的补片。许多其他类型的补片因先前证实的感染、炎性反应以及相容性的缺乏等，不再受到关注。Ⅰ型补片具有很好的相容性，侵蚀的发生很有可能是由技术因素造成的，如血肿的形成、缝合线松开及泌尿生殖系统萎缩等。补片若发生侵蚀或暴露，处理方式简单，且远期效果非常理想，因此补片是非常可取的。临床上很少发生因补片侵蚀而需要取出整张补片的情况。在评估盆腔解剖和发现盆腔外科相关的补片并发症方面，影像学技术会有更重要的应用价值，最终将被应用于预防补片相关并发症的发生。

第五节　预　防

盆腔器官脱垂发生的危险因素可划分为易感因素、诱发因素、促进因素及衰减因素。易感因素包括遗传因素、种族、性别，可导致结缔组织的功能缺陷；诱发因素包括妊娠和分娩；促进因素包括肥胖、吸烟、肺部疾病、便秘、长期的娱乐性及职业性活动；衰减因素包括年龄、绝经、乏力及药物。对这些因素加以干预或阻断，能对膀胱膨出的发生、发展起到预防作用。

一、生活方式的干预

应积极改善某些不良的生活方式，主要包括避免一过性或慢性的腹腔内压力增高（如排便时过分用力、慢性咳嗽或经常负重）；保持充分的水分摄入并且在规律的时间内排空膀胱（通常间隔时间不应超过 4h）；肥胖者应注意减轻体重；积极处理及预防伴发疾病，如长期便秘患者应增加纤维素的摄入，服用缓泻剂或促肠动力药物纠正，定时排便以利于养成规律的排便习惯。对于长期慢性咳嗽，应积极治疗原发病并戒烟。

二、避免产科情况所致的盆底组织损伤

产妇生育次数过多、过密，不仅会影响身体健康，而且由于子宫组织和肌肉的弹性降低，还会增加发生阴道前后壁脱垂的可能性。应减少多次、多胎妊娠，避免对盆底结构的损伤。育龄妇女要做好月经期、孕期、产褥期和哺乳期的劳动保护，避免参加过重的体力劳动。特别是在产后，至少要有 42d 的休息时间，最好休息 60d，千万不可过早地参加重体力劳动或蹲着干活，以免使腹压增加而发生子宫脱垂。当然，产后也不能总是躺着不动，适当下地活动或做产后康复体操都颇有好处，有助于恢复肌肉张力，防止子宫脱垂的发生。

对于妇产科医护人员来说，重要的是识别什么样的女性存在发生这类疾病的高危因素，并加以预防，从而减少这类疾病的发生。另外，应采用新法接生，提高接产技术水平，尽量避免产伤。为顺产者做会阴切开，以免造成生殖道的损伤、会阴裂伤。对严重裂伤和稍微轻裂伤都需要预防，方法包括会阴按摩、指导用力、改良分娩体位。经阴道分娩的女性尿失禁和脱垂的发生率高，而剖宫产分娩的女性发生率低。但剖宫产并不是一种确切的预防盆底损伤的方法。

三、尽早进行盆底康复

严格来说，对所有的产后妇女均宜行盆底肌肉康复训练。对于有上述危险因素者，更应及早进行盆底康复。要加强宣教、普及盆底知识。对高危人群推广家庭盆底康复仪，其操作简单、价格低廉、不受时间限制、可

长期反复训练、作用持久，对预防盆底功能障碍性疾病有重要的意义。

参考文献

Bizjak-Ogrinc U, Sencar S. Erbium: YAG thermal laser therapy for higher grade pelvic organ prolapses-a 12 month follow up [J]. Inter Urogynecol J, 2015, 26: P157.

Boyadzhyan L, Raman SS, Raz S. Role of static and dynamic MR imaging in surgical pelvic floor dysfunction [J]. RadiographICS, 2008, 28: 949-967.

Braekken IH, Majida M, Engh ME, et al. Can pelvic floor muscle training reverse pelvic organ prolapse and reduce prolapsed symptoms? An assessor- blinded, randomized, controlled trial [J]. Obstet Gynecol, 2010, 203: 170. e 1-e 7.

Bump RC, Mattiasson A, Brz KJ, et al. The standardization of terminology of female pelvic organ prolapse and pelvic floor dysfunction [J]. Am J Obstet Gynecol, 1996, 175: 10-17.

Comiter CV, Vasavada SP, Barbaric ZL, et al. Grading pelvic prolapse and pelvic floor relaxation using dynamic magnetic resonance imaging [J]. Urology, 1999, 54: 454-457.

Cosson M. 经阴道手术学 [M]. 熊光武 , 主译 . 福州 : 福建科学技术出版社 , 2008.

Cundiff GW, Weidner AC, Visco AG, et al. A survey of pessary use by members of the American Urogynecologic Society [J]. Am J Obstet and Gynecol, 2000, 95(6): 931- 935.

De Landsheere L, Blacher S, Munaut C, et al. Changes in elastindensity in different locations of the vaginal wall in women with pelvic organ prolapse[J]. Int Urogyneeol J, 2014, 25: 1673-1681.

DeLancey JO. Anatomic aspects of vaginal eversion after hysterectomy [J]. Am J Obstet Gynecol, 1992, 166: 1717-1728.

DeLandsheere L, Blacher S, Munaut C, et al. Changes in elastin density in different locations of the vaginal wall in women with pelvic organ prolapse[J]. Int Urogyneeol J, 2014, 25: 1673-1681.

Dietz Hp, Haylen BT. Vancaillie TG. Female pelvic organ prolapse and voiding function [J]. Int Urogynecol J, 2002, 13: 284-288.

Eisenberg V, Chan tarasorn V, Dietz HP. Avulsion defect and cystocele: is there a link? [J]. Ultrasound Obstet Gynecol, 2009, 3(suppl 1): 8.

Hagen S, Stark D, Glazener C, et al. Individualised pelvic floor muscle training in women with pelvic organ prolapse (POPPY): a multicentre randoMISed controlled trial [J]. Lancet, 2014, 383(9919): 796- 806.

Hall AF, Theofrastous JR, Cundifr GC, et al. Interobserver and intraobserver reliability of the proposed International Continence Society, Society of Gynecologic Surgeons, and American Urogynecologic Society pelvic organ prolapsed classification system [J]. Am J Obstet Gynecol 1996, 175: 1467-1471.

Hanson LA. Sehulz JA, Flood CG, et al. Vaginal pessaries in managing women with pelvic organ prolapse and urinary incontinence: patient characteristic and factors contributing to success. Int Urogeco J Pelvic Floor Dysfunct, 2006, 17: 155-159

Hendrix SL, Clark A, Nygaard I, et al. Pelvic organ prolapse in the Women 7S Health Initiative: gravity and gravidity [J]. Am J Obstet Gynecol, 2012, 186(6): 1160-1166.

iglesia CB, Hale DS, Lucente VR. Laparoscopic saerocolpopexy versus transvaginal mesh for recurrent pelvic organ prolapse [J]. Int Urogynecol J, 2013, 24: 363-370.

Julian TM. The efficacy of Marlex mesh in the repair of severe, recurrent vaginal prolapse of the anterior midvaginal wall[J]. Am J Obstet Gynecol, 1996, 175: 1472-1475.

Karram MM, eds. Atlas of Anatomy and G) mecologic Surgery [M]. Philadelphia: Saunders, 2001.

Karram MM. Vaginal operations for prolapse. In: Baggish MS, Karram MM, eds. Atlas of PelvicAnatomy and Vaginal Surgery [M]. Philadelphia: Saunders, 2006.

Kegel AH. Progressive resistance exercise in the functional restoration of the perineal muscles [J]. Am J Obstet Gynecol, 1948, 56: 238-244.

Kelly HA. Incontinence of urine in women [J]. Urol Cutan Reu, 1913, 1: 291.

Kobak WH, Rosenberger K, Walters MD. Interobserver variation in the as sessment of pelvic organ prolapsed [J]. Int Urogynecol J, 1996, 7: 121-124.

Kovac SR. 经阴道手术和盆底重建手术外科学 [M]. 岳天孚 , 罗营 , 主译 . 天津 : 天津科技翻译出版公司 , 2010.

Maher CF, Karram MM. Surgical Management of Anterior Vaginal Wall Prolapse. In: Karram MM, Maher CF, eds. Surgical Management of Pelvic Organ Prolapse [M]. Philadelphia: Saunders, 2013.

Manchana T. Ring pessary for all pelvic organ prolapsed [J]. Arch Gynecol Obstet, 2011, 284: 391-395

Margossian H, Walters MD, Falcone T. Laparoscopic management of pelvic organ prolapsed [J]. Eur J Obstet Gynecol, 1999, 85: 57-62.

Nitti VW. 泌尿妇科经阴道手术 [M]. 李叶 , 张毅 , 主译 . 北京 : 人民军医出版社 , 2014.

Noblett K, Brueseke T, Lin F, et al. Comparison of location of mesh placed transvaginally VS mesh placed abdominally at the time of saerocolpopexy [J]. Int Urogynecol J, 2014, 26: 79-83.

Norton P, Boyd C, Deak S. Collagen synthesis in women with genital prolapse or stress urinary incontinence [J]. Neurourol Urodyn, 1992, 11: 300-301.

Oblett K,Brueseke T, Lin F, et al. Comparison of location of mesh placed transvaginally VS mesh placed abdominally at the time of saerocolpopexy [J]. Int Urogynecol J, 2014, 26: 79-83.

Richardson AC, Edmonds P, Williams NL. Treatment of stress urinary incontinence due to paravaginal fascial defect [J]. Obster Gynecol, 1981, 57: 357.

Richardson AC, Lyons JB, Williams NL. A new look at pelvic relaxation [J]. Am J obstet Gynecol, 1976, 126: 568-573.

Santoro GA, Wieczorek AP, Bartram C. 盆底疾病影像学及多学科临床实践 [M]. 丁曙晴，王建六，陈忠，主译. 北京：人民卫生出版社，2013.

Tsai M, Tsai K, Liu C, et al. Perineal ultrasonography in diagnosing anterior vaginal leiomyoma resembling a cystocele [J]. Ultrasound Obstet Gynecol, 2007, 30: 1013-1014.

Tunn R, Petri E. Introital and transvaginal ultrasound as the main tool in the assessment of urogenital and pelvic floor dysfunction: an imaging panel and practical approach [J]. Intrasound Obstet Gynecol, 2003, 22: 205-213.

Vasavada P. 女性泌尿外科学、泌尿妇科学及排尿功能障碍 [M]. 杨勇，杨欣，主译. 北京：人民卫生出版社，2007.

Walters MD. 妇科泌尿学与盆底重建外科 [M]. 王建六，主译. 北京：人民卫生出版社，2017.

Yasuda K, Yamanish T .Critical evaluation of eleletrostimulation for management of female urinary incontinence [J]. Curr Opin Obsterics and Gynecology, 1999, 11: 503-507.

Youngblood JP. Paravaginal repair for cystocele [J]. Clin Obstet Gynecol, 1993, 36: 960-966.

方先钧，翟天宋，吴祥颖，等. 补中益气汤加味结合针灸治疗子宫脱垂 20 例 [J]. 光明中医，2015, 30: 513-515.

房莉萍，曾彩芬，陈璐. 盆腔器官脱垂的中医证候规律及其针药施治对策的研究 [J]. 四川中医，2014, 32(2): 88- 90.

高薇，谢臻蔚，金杭美. 非手术治疗盆腔器官脱垂临床应用及其评估 [J]. 中国实用妇科与产科杂志，2015, 31(4): 307-310.

韩劲松. 女性盆腔器官脱垂手术治疗学 [M]. 北京：北京大学医学出版社，2016.

李成秀，胡丽琼. 盆底肌肉康复器在产后盆底家庭康复的应用研究 [J]. 中国妇幼保健，2014, 29(36): 6157-6158.

罗德毅，杨童欣，邓拓，等. 保留阴道壁血供分离技术在经阴网片置入术中的运用 [J]. 中华泌杂志尿外科，2016, 37(12): 896-898.

马艳群，吴伟英. 女性轻度盆腔器官脱垂的非手术治疗进展 [J]. 中国保健营养，2017, 10: 449-450.

涂安燕，刘国云. 中药益气提升法治疗 Ⅰ—Ⅱ度子宫脱垂的临床观察 [J]. 湖北中医杂志，2015, 37: 31-32.

王建六，曹冬，张晓红，等. 北京郊区女性尿失禁及盆腔器官脱垂发病情况及其对生活质量影响的抽样调查 [J]. 中国妇产科临床杂志，2007, 8(1): 5-9.

夏志军. 女性泌尿盆底疾病临床诊治 [M]. 北京：人民卫生出版社，2016.

杨童欣，沈宏. 妇科泌尿盆腔器官脱垂手术治疗新进展 [J]. 妇产与遗传，2015, 5(1): 49-52.

（黄贤德）

第八章 男性前列腺炎

第一节 定义及流行病学

前列腺炎是成年男性常见疾病，是一种临床症候群，表现为尿频、尿急、尿痛、排尿不尽、排尿困难等排尿异常症状，伴有会阴部、下腹部、阴囊、腰骶部等部位不适或疼痛，有各种独特形式的综合征。前列腺炎虽不是一种直接威胁患者生命的疾病，但严重影响患者的生活质量，对公共卫生事业造成巨大的经济负担。

前列腺炎可发生于各年龄段的成年男性，几乎 50％ 的男性在一生中的某个时期会受到前列腺炎的影响。前列腺炎患者占泌尿外科门诊患者的 8％～25％。由于流行病学调查方法以及所选择调查人群结构的不同，所以前列腺炎的患病率在不同地域有较大的差距。在亚洲不同国家和地区，20～79 岁男性的前列腺炎患病率为 2.7％～8.7％。在中国，15～60 岁男性有前列腺炎症状的比例为 8.4％。在美洲，20～79 岁男性的前列腺炎患病率为 2.2％～16％。在欧洲，20～59 岁男性的前列腺炎患病率为 14.2％。根据尸检报告，前列腺炎的尸检患病率为 24.3%～44％。

一、传统的分类方法

Meares-Stamey 的"四杯法"是第一个规范的前列腺炎分类方法，通过比较初始尿液（Voided bladder one，VB1）、中段尿液（Voided bladder two，VB2）、前列腺按摩液（Expressed prostatic secretion，EPS）、前列腺按摩后尿液（Voided bladder three，VB3）"四杯"标本中白细胞数量及细菌培养结果，将前列腺炎划分为急性细菌性前列腺炎（Acute bacterial prostatitis，ABP）、慢性细菌性前列腺炎（Chronic bacterial prostatitis，CBP）、慢性非细菌性前列腺炎（Chronic nonbacterial prostatitis，CNP）和前列腺痛（Prostatodynia，PD）。

二、新的分类方法

美国国立卫生研究院（National Institutes of Health）于 1995 年根据前列腺炎的基础和临床研究将前列腺炎分为以下四种类型，并一直沿用至今。

Ⅰ 型急性细菌性前列腺炎（Acute bacteria prostatitis，ABP）是指由病原微生物感染而引起的整个前列腺的急性炎症。

Ⅱ 型慢性细菌性前列腺炎（Chronic bacteria prostatitis，CBP）是指由一种或数种病原微生物引起的前列腺非急性感染。直接来自血行感染的较多。

Ⅲ 型慢性前列腺炎 / 慢性盆腔炎（Chronic prostatitis/chronic pelvic pain syndromes，CPPS）是前列腺炎中最常见的类型，占慢性前列腺炎的 90% 以上。主要表现为长期、反复的骨盆区域疼痛不适，持续时间超过 3 个月，可伴有不同程度的排尿症状和性功能障碍，严重影响患者的生活质量。该型又可再分为 3A（炎症性 CPPS）和 3B（非炎症性 CPPS）两种亚型。

Ⅳ 型无症状性前列腺炎（Asymptomatic inflammatory prostatitis，AIP）是指活检、前列腺液、前列腺按摩后尿液呈炎性表现，但无临床症状的情况。

第二节　病因及发病机制

Ⅰ 型急性细菌性前列腺炎的主要致病因素是病原微生物感染。其常见的病原微生物为大肠埃希菌，多发生于机体抵抗力差的患者，细菌或其他病原体毒力较强，前列腺感染后病原体迅速大量生长繁殖。其感染途径可以是：①由尿道炎引起的上行感染；②感染尿液逆流到前列腺管；③由邻近器官的炎症，如直肠、结肠、下尿路感染，通过淋巴系统引起前列腺炎；④通过血行途径引起感染，如呼吸道、皮肤、软组织的感染源通过血液途径引起前列腺炎。急性细菌性前列腺炎多见于尿路上行感染，致病菌大多为革兰阴性杆菌，如大肠埃希菌，其次有金黄色葡萄球菌、肺炎克雷白菌、变形杆菌和假单胞菌。大多数为单一病原菌感染，也存在合并两种以上微生物混合感染的情况。纵欲过度、全身感染、酗酒等使前列腺充血的因素均可诱发急性前列腺炎。

Ⅱ型慢性细菌性前列腺炎是由一种或数种病原微生物引起的非急性前列腺炎症，来自血行感染的较多。其致病因素主要是病原体感染，但机体抵抗力较强或病原体毒力较弱。其是由尿路感染患者发生尿液逆流，病原体进入前列腺而引起的。长期反复下尿路感染和存在前列腺结石，可能是病原体持续存在和感染反复发作的重要原因，为主要发病机制。急性细菌性前列腺炎未治愈也可迁延为慢性细菌性前列腺炎。

Ⅲ型慢性前列腺炎/慢性盆腔炎的发病机制至今尚未完全阐明。目前认为，这是具有各自独特病因、临床特点和结构的一组疾病或临床综合征。Ⅲ型慢性前列腺炎/慢性盆腔炎的病因十分复杂，可能是多种病因，其中一种或几种病因起关键作用，或者某些不同疾病具有相同或相似的临床表现，甚至这些疾病已经治愈，而它所造成的损害与病理变化仍然在持续独立起作用。多数学者认为，其病因有以下几种。①病原体感染：虽然患者常规细菌检查未能分离出病原体，但其可能仍然与某些病原体感染有关，如厌氧菌、L变形菌、纳米细菌、沙眼支原体、衣原体等。②排尿功能障碍：某些原因引起的尿道括约肌过度收缩，导致膀胱出口梗阻，残余尿形成，造成尿液反流至前列腺内，这样不仅可将病原体带入前列腺，而且可导致"化学性前列腺炎"。反流尿液中的肌酐、尿酸等成分刺激前列腺导致前列腺痛。尿酸是细胞代谢产物，其沉积在前列腺组织中，可导致组织的炎症反应。而尿道前列腺部因炎症的刺激而发生功能失调，这种失调可能引起尿道括约肌的过度收缩和痉挛，造成前列腺部尿道压力升高和排尿困难，从而导致尿液反流的发生。两者发生恶性循环。这种功能失调导致慢性前列腺炎迁延不愈和疼痛发生。③精神心理因素：精神疾病可通过精神-神经递质-神经环路引起自主神经紊乱，从而引起骨盆区域疼痛和排尿功能障碍等症状，精神焦虑、紧张和抑郁可通过肥大细胞引起细胞因子的变化，从而通过细胞因子途径引起前列腺炎和疼痛。④神经内分泌因素：前列腺疼痛的病因不仅局限于前列腺，而且其疼痛的神经调控机制异常和传导通路病变都可能引起疼痛症状。临床研究发现，一些患者的前列腺炎炎症已经消除，但前列腺的疼痛依然存在。这可能与 $L_5—S_2$ 节段的脊神经功能障碍有关，这就是由胶质细胞介导的前列腺的神经性疼痛。对前列腺的组织细胞学研究发现，前列腺的很多组织细胞具有分泌神经内分泌颗粒的功能，称为前列腺神经内分泌细胞，其分泌的物质和细胞自身的生物活性也可能是慢性前列腺炎的重要发病机制。前列腺神经内分泌细胞分泌的嗜铬蛋白 A 在前列腺的炎症反应中发挥重要作用。在嗜铬蛋白 A 的转化产物中，有一种心血管调节蛋白和血管内皮抑制素，它们作用于前列腺内皮细胞，使其通透性增加，前列腺液外渗，导致前列腺组织水肿，产生炎症。同时，嗜铬蛋白 A 及其衍生物对末梢神经也有刺激性，敏化的末梢神经受到刺激即产生前列腺炎的疼痛感觉，故前列腺细胞的内分泌物质也可能是前列腺发生炎症和疼痛症状的原因。

⑤免疫反应异常：近年来越来越多的研究发现，慢性前列腺炎患者存在免疫细胞比例失衡及炎性细胞因子的改变，免疫功能的失调与疾病的发生、骨盆疼痛症状、精神症状、痛觉过敏密切相关。免疫因素在慢性前列腺炎中的致病机制大致是这样的：致病因子侵入机体引起一些特定的改变，致使前列腺特异性抗原暴露，机体免疫系统受到刺激，CD4 T 细胞被激活，直接或间接地通过细胞因子作用，使前列腺被具有免疫活性的 T 细胞浸润，通过细胞和细胞因子介导的一系列的细胞毒性作用，导致前列腺组织的病理改变，如水肿、充血、前列腺液的淤积和疼痛感觉的产生。⑥氧化应激学说：在正常情况下，机体氧自由基的产生、利用、清除处于动态平衡状态，前列腺炎患者氧自由基产生过多或自由基的清除功能降低，从而使机体抗氧化应激反应的能力降低，氧化应激作用的产物及副产物增加，导致前列腺缺氧、导尿管水肿及纤维化等病理改变和支配前列腺的神经受损。

⑦盆腔相关疾病：部分前列腺炎患者常伴有前列腺外周带静脉丛扩张、痔、精索静脉曲张等，提示部分慢性前列腺炎患者的症状可能与盆腔静脉充血、血液淤滞有关，这也可能是造成前列腺炎久治不愈的原因之一。

Ⅳ型无症状性前列腺炎因无临床症状，常于其他相关疾病检查时被发现，所以缺乏发病机制的相关研究资料，其可能与Ⅲ型慢性前列腺炎／慢性盆腔炎的部分病因与发病机制相同。

第三节 诊 断

一、临床表现及分类

Ⅰ型急性细菌性前列腺炎患者一般有急性感染病史和典型的临床症状，表现为高热、寒战、尿频、尿急、尿痛等尿路刺激症状，及耻骨上、会阴部、外生殖器疼痛。多数患者突然发病，发病时可能以全身症状为主，全身症状会掩盖尿路症状和局部体征，使其易被误诊为全身发热性疾病。

Ⅱ型慢性细菌性前列腺炎患者多数有反复发作的下尿路感染病史，表现为尿频、尿急、夜尿增多、排尿不尽、尿滴沥。有时排尿或大便后有乳白色前列腺液排出，称为尿道滴白。患者可表现为会阴部、骨盆区、耻骨上、外生殖器疼痛，有时射精后疼痛不适也是突出症状之一。

Ⅲ型慢性前列腺炎/慢性盆腔炎患者除上述症状外，患者还常表现为焦虑、抑郁、紧张、恐惧等精神症状，出现明显的精神心理和人格特征改变，严重者有多疑甚至自杀倾向；也可出现心理异常、性欲减退、痛性勃起、射精痛，甚至勃起功能障碍。

Ⅳ型无症状性前列腺炎患者无症状，仅在前列腺按摩液（Expressed prostatic secretious，EPS）、精液、前列腺按摩后尿液、前列腺组织活检及前列腺切除病理检查时被发现。

症状方面，关于评价疾病的客观参数 CP/CPPS 尚存在争议，或没有有效的评价方法。根据症状的复杂程度、特殊的前列腺炎症状及患者的生活质量、功能状态、药物治疗的有效性等而制定的评估方法，不仅能够很好地评估前列腺炎患者，而且可以改善治疗效果及随访依从性。科学有效的症状指数不仅能够提高对患者的照顾，而且能通过比较不同的临床症状而做出正确的临床判断。自 20 世纪 90 年代开始，一些不同的症状指数零星地被用于临床研究和临床实践中。虽然每一个症状指数都能够成功地运用于每一个相对的研究，但没有一种症状指数可以通用于所有的临床研究和临床实践，因为它们不能够满足现在被公认的泌尿系统疾病特异性指数的严格条件。1999年，NIH慢性前列腺炎协作研究工作组制定了可有效评估CP/CPPS症状和生活质量的症状指数（见表8-1），这不仅可用于科研工作中，而且可以运用到临床实践中。NIH-慢性前列腺炎症状评分（NIH-CPSI）有9个问题，涉及CP/CPPS的三个重要方面。第一部分为疼痛部位、频率和严重程度，由问题1～4组成（0～21分）；第二部分为排尿症状，评估排尿不尽感和尿频的严重程度，由问题5～6组成（0～10分）；第三部分评估生活质量，由问题7～9组成（0～12分），总分为43分。按症状严重程度，其可分为轻度、中度和重度。轻度：1～14分；中度：15～29分；重度：30～43分。

表8-1 NIH-慢性前列腺炎症状评分（NIH-CPSI）

A. 疼痛或不适

1. 在过去的一周，你的下列局部是否出现过疼痛或不适

	是	否
a. 直肠和睾丸之间（会阴部）	（ ）1	（ ）0
b. 睾丸	（ ）1	（ ）0
c. 阴茎头	（ ）1	（ ）0
d. 腰骶部、膀胱区	（ ）1	（ ）0

2. 上一周是否经历过

	是	否
a. 排尿时疼痛或烧灼感	（ ）1	（ ）0
b. 射精时或射精后感到疼痛或不适	（ ）1	（ ）0

3. 上一周，上述部位疼痛或不适的频度

（ ）0从不 （ ）1偶尔 （ ）2有时 （ ）3经常 （ ）4多数时候 （ ）5总是

4. 你觉得用哪个数字来描述您的疼痛或不适最合适

（ ）0 （ ）1 （ ）2 （ ）3 （ ）4 （ ）5 （ ）6 （ ）7 （ ）8 （ ）9 （ ）10

无痛　　　　　　　　　　　　　　　　　　　　　　　　　　　最痛

B. 排尿症状评分

5. 上一内里排尿不尽感觉的频度

（ ）0 从不　　　（ ）0 从没有

（ ）1 少于1/5 的次数

（ ）2 少于1/2 的次数

( ) 3　大约半数

( ) 4　半数以上

( ) 5　几乎总是

6. 上一周中，排尿后不到 2 小时又有排尿感觉的频度

( ) 1　5 次中不到 1 次

( ) 2　不足半数

( ) 3　大约半数

( ) 4　多于半数

( ) 5　几乎总是

C. 生活质量评分

7. 上述症状是否影响你正常生活

( ) 0　无影响

( ) 1　仅有一点

( ) 2　有一些

( ) 3　很多

8. 你是否总在考虑你的症状

( ) 0　没有

( ) 1　仅有一点

( ) 2　有些时候

( ) 3　不时地在想

9. 如不治疗就这样过以后的生活，你怎么想？

( ) 0　非常满意

( ) 1　满意

( ) 2　基本满意

( ) 3　满意与不满意差不多各半

( ) 4　基本上不满意

( ) 5　不满意

( ) 6　非常不满意

NIH-CPSI 得分计算：

◆　疼痛或不适症状：问题 1 + 2 + 3 + 4 =

◆　排尿症状：问题 5 + 6 =

◆　生活质量影响：问题 7 + 8 + 9 =

◆　症状严重程度（疼痛 + 排尿症状）：问题 1 + 2 + 3 + 4 + 5 + 6 =

　　　◇　轻度：0～9 分；　　中度：10～18 分；　　重度：18～31 分

◆　总体评分：问题 1 + 2 + 3 + 4 + 5 + 6 + 7 + 8 + 9 =

　　　◇　轻度：1～14 分；　　中度：15～29 分；　　重度：30～43 分

二、体格检查

对Ⅰ型急性细菌性前列腺炎患者直肠指检，可发现前列腺肿胀，部分或整个腺体质地坚韧，不规则压痛明显。若前列腺脓肿形成，则指检时前列腺明显增大，质地软，有波动感。在急性炎症期，禁忌前列腺按摩，避免炎症扩散，引起菌血症或脓毒血症。

在Ⅱ型慢性细菌性前列腺炎和Ⅲ型慢性前列腺炎／慢性盆腔炎患者行直肠指检，前列腺较正常增大或略小，表面不规则，两侧叶不对称，有时可触及局限性硬结或囊性隆起，并有压痛。

三、辅助检查

（一）实验室检查

对Ⅰ型急性细菌性前列腺炎患者血常规检查，示白细胞及中性粒细胞计数升高；尿常规检查，可发现大量脓细胞，尤其以初始尿及终末尿显著。对高热者，可行中段尿细菌培养及药敏试验。

对Ⅱ型慢性细菌性前列腺炎和Ⅲ型慢性前列腺炎／慢性盆腔炎患者，可行以下检查。

1. EPS 常规检查

通常采用湿涂片法和血细胞计数板法镜检，后者的精确度更好。正常的EPS中，白细胞＜ 10 个 /HP，卵磷脂小体均匀分布于整个视野，pH 6.3 ～ 6.5，红细胞和上皮细胞不存在或偶见。当白细胞＞ 10 个 /HP，卵磷脂小体数量减少时，有诊断意义。白细胞的多少与症状的严重程度无关。巨噬细胞胞质内含有卵磷脂小体或细胞碎片等成分，也是前列腺炎的特有表现。当前列腺有细菌、真菌及滴虫等病原体感染时，可在 EPS 中检测出这些病原体。

2. 细菌学检查

对Ⅰ型急性细菌性前列腺炎患者，应进行中段尿的染色镜检、细菌培养与药敏试验，以及血培养与药敏试验。病原体定位试验采用四杯试验（见表 8-2）或两杯试验（见表 8-3）。四杯试验曾为确诊前列腺炎病原学的金标准，但该方法复杂、耗时，不便于在临床应用。在实际临床工作中，通常推荐两杯试验，通过获取前列腺按摩前后的尿液，进行白细胞计数和细菌培养。如前列腺按摩后收集不到 EPS，不宜多次重复按摩，可让患者留取前列腺按摩后尿液进行检查。

表 8-2　四杯试验（Meaes-Stamey 试验）

类型	标本	VB1	VB2	EPS	VB3
Ⅱ型	WBC	−	+ / −	+	+
	细菌培养	−	+ / −	+	+
ⅢA型	WBC	−	−	+	+
	细菌培养	−	−	−	−
ⅢB型	WBC	−	−	−	−
	细菌培养	−	−	−	−

表 8.3　两杯试验（PPMT）

类型	标本	按摩前尿液	按摩后尿液
Ⅱ型	WBC	+ / −	+
	细菌培养	+ / −	+
ⅢA型	WBC	−	+
	细菌培养	−	−
ⅢB型	WBC	−	−
	细菌培养	−	−

3. 其他病原体检查

沙眼衣原体、支原体也可能是前列腺炎的致病原因。在行沙眼衣原体、支原体检测时，建议先用尿道试纸检测，排除尿道感染；然后进行前列腺按摩液检测。真菌和病毒有时也可能是其致病因素。真菌的检测方法主要是直接涂片和分离培养。病毒检测通常需采集前列腺组织进行培养和 PCR 技术。

4. 尿常规分析及尿沉渣检查

尿常规分析及尿沉渣检查是排除尿路感染、诊断前列腺炎的辅助方法之一。

（二）器械检查

1. 超声检查

在Ⅰ型急性细菌性前列腺炎形成脓肿时，可经超声检查发现液性暗区。虽然超声检查对Ⅱ型慢性细菌性前列腺炎和Ⅲ型慢性前列腺炎 / 慢性盆腔炎的诊断缺乏特异性，但通过超声检查，可以了解前列腺炎患者肾脏、膀胱、残余尿等的情况。经直肠 B 超对于前列腺、精囊和射精管病变以及前列腺脓肿的鉴别诊断和引流均有价值。

2. 尿动力学检查

通过尿流率检查，可以了解患者排尿情况，有助于前列腺炎与其他排尿障碍疾病的鉴别诊断。在临床上，若怀疑膀胱出口梗阻、尿道性功能梗阻、膀胱逼尿肌无力等疾病，则可行侵入性尿动力学检查。

3. 尿道膀胱镜检查

尿道膀胱镜作为侵入性检查，不作为前列腺炎的常规检查，但若患者有血尿或尿液分析明显异常时可行尿道膀胱镜检查。

4. MRI 和 CT 检查

MRI 和 CT 检查对前列腺炎的诊断价值尚不明确，但对精囊、射精管等盆腔器官病变的诊断有潜在价值。

第四节 治 疗

Ⅳ型无症状性前列腺炎因无任何症状，故一般不需治疗。Ⅰ型急性细菌性前列腺炎、Ⅱ型慢性细菌性前列腺炎、Ⅲ型慢性前列腺炎 / 慢性盆腔炎虽然不能威胁患者的生命，但严重影响患者的生活质量，故应引起重视，积极治疗。常用的治疗手段及方法如下。

一、非手术治疗

（一）一般治疗

健康教育、心理和行为辅导对前列腺炎的治疗有积极的作用。患者应戒酒，忌辛辣刺激食物，避免憋尿、久坐，注意保暖，加强体育锻炼。

（二）药物治疗

1. 抗生素

对Ⅰ型急性细菌性前列腺炎患者，抗感染治疗是首选的治疗方法。一旦确诊，应立即应用广谱抗生素，一般选用易进入前列腺组织和前列腺液的抗生素。Ⅰ型急性细菌性前列腺炎患者前列腺腺体呈弥漫性炎症，组织血管通透性增加，前列腺组织的药物浓度提高了，因此药物种类的选择相对较宽。现在一般应用广谱青霉素类、三代头孢菌素、氨基糖苷类或喹诺酮类等药物进行经验性用药，在血培养或尿培养结果回示后再选择敏感抗生素。待患者发热症状缓解后，推荐应用口服抗生素（如喹诺酮类）至少4周；症状较轻者也应使用抗生素2～4周。若治疗不彻底，可迁延成慢性细菌性前列腺炎。对于急性前列腺炎抗感染治疗效果不佳者，在考虑致病菌对药物敏感性差的同时，还应考虑是否有前列腺脓肿形成的可能。

对Ⅱ型慢性细菌性前列腺炎患者，应以抗生素治疗为主。药物的选择除考虑按照 EPS 和尿细菌培养结果选择敏感药物外，还应考虑药物穿透前列腺包膜进入前列腺体内的能力。所以选用的抗生素应具备以下几个条件。①药物与血浆蛋白结合率低，游离性药物才能进入前列腺组织扩散。②可选用脂溶性药物。因为前列腺含有大量的脂质，所以脂溶性药物易进入前列腺组织。③药物特性为酸性。酸性药物在偏碱性环境中作用增强。因此，宜选用脂溶性、偏酸性及血浆蛋白结合率低、离子化程度高的抗生素，如喹诺酮类、大环内酯类、四环素类等，并根据足量、足疗程、科学给药的原则，提高对细菌性前列腺炎的治愈率。在确诊Ⅱ型慢性细菌性前列腺炎后，抗生素的疗程一般为4～6周，期间对患者进行阶段性的疗效评估。若疗效不满意，则更换其他敏感抗生素。喹诺酮类药物属于两性离子，可在不同的 pH 环境中发挥作用，其在前列腺组织中的浓度高于血浆浓度，是治疗Ⅱ型慢性细菌性前列腺炎的首选抗生素。其余常用的药物有诺氟沙星、环丙沙星、左氧氟沙星以及新型喹诺酮类药物美西沙星。美西沙星在前列腺内的药物浓度高于其他喹诺酮类药物，抗菌谱广，对革兰阳性菌、革兰阴性菌及厌氧菌均有效。大环内酯类药物有红霉素、克拉霉素。克拉霉素是一种新型的大环内酯类抗生素，通过阻碍细胞核蛋白50s亚基的联结，抑制蛋白质合成，从而产生抑菌作用。克拉霉素不仅抗菌谱广，不影响胃酸分泌，口服生物利用度高，而且具有较好的组织穿透能力，半衰期长，在尿液及前列腺中浓度高，故对细菌性前列腺炎有较好的疗效。四环素类有米诺环素、美他环素。磺胺类药物以往为治疗慢性前列腺炎的主要药物，但由于抗生素各种有效药物的不断问世，现在临床上已经很少应用。治疗前列腺炎的抗生素以口服为主，不推荐往前列腺内注射。

Ⅲ型慢性前列腺炎 / 慢性盆腔炎分为 A 型和 B 型。Ⅲ A 型慢性前列腺炎 / 慢性盆腔炎患者 EPS 细菌培养呈阴性而白细胞明显增加，因此推测病因可能与某些细菌、沙眼衣原体和支原体等病原体有关。抗生素治疗大多为经验性治疗。推荐首选口服喹诺酮类药物，如环丙沙星等较广谱抗生素对厌氧菌、沙眼衣原体、支原体等均有效。喹诺酮类药物一般使用 2～4 周，根据疗效考虑是否需要更换抗生素，总体疗程为 4～6 周。部分患者可能存在沙眼衣原体、解脲支原体或人型支原体等感染，可口服大环内酯类或四环素类抗生素治疗，如阿奇霉素、红霉素、克拉霉素、米诺环素等。对Ⅲ B 型慢性前列腺炎 / 慢性盆腔炎患者不推荐使用抗生素。

2. α 受体阻滞剂

α 受体阻滞剂能松弛前列腺和膀胱颈部平滑肌，缓解盆底肌肉痉挛，对前列腺炎引起的下尿路症状及局部疼痛起治疗作用，是治疗前列腺炎的基本药物。推荐使用的 α 受体阻滞剂主要有多沙唑嗪、萘哌地尔、坦索罗辛和特拉唑嗪等。研究表明，上述药物对患者的排尿症状、疼痛及生活质量等均有不同程度的改善作用。α 受体阻滞剂的疗程应在 12 周以上。但在使用 α 受体阻滞剂的过程中，应当注意眩晕、体位性低血压等不良反应，因此需根据个体差异选择不同的剂量。

3. 植物制剂

近年来，植物制剂对Ⅱ型慢性细菌性前列腺炎、Ⅲ型慢性前列腺炎 / 慢性盆腔炎的治疗作用受到重视。植物制剂主要指花粉制剂与植物的提取物。

其药理作用广泛，具有非特异抗炎、抗水肿、促进膀胱逼尿肌收缩及尿道平滑肌松弛等作用，且不良反应较少。目前，临床常用的植物制剂有普适泰、沙巴棕、槲皮素等。

（1）普适泰：是纯种裸麦花粉提取物，其有效成分有水溶性物质 P5 和脂溶性物质 EA-10。这两种物质具有抑制内源性炎症物质合成、促进膀胱逼尿肌收缩和促进尿道平滑肌松弛的作用。

（2）槲皮素：含生物黄酮碱，是抗氧化剂，可直接作用于炎症细胞，具有抗氧化应激的作用，可降低前列腺内前列腺素水平。

（3）沙巴棕：具有非特异性抗炎、抗水肿、促进膀胱逼尿肌收缩和促进尿道平滑肌松弛的作用。

4. M 受体阻滞剂

部分前列腺炎患者合并有尿频、尿急、夜尿增多而无尿路梗阻的症状，这可能与膀胱过度活动有关。对此，可应用 M 受体阻滞剂，常用的药物有托特罗定。M 受体阻滞剂可与前列腺及膀胱上的 M 受体结合，改善尿道括约肌功能，减少尿道括约肌痉挛，降低尿道内压，从而改善尿频、尿急症状。

5. 抗焦虑、抗抑郁治疗

部分前列腺炎患者表现为焦虑、抑郁、紧张恐惧等精神症状，严重者出现明显精神心理和人格特征改变，甚至有自杀倾向。可选择的抗抑郁及抗焦虑的药物有 5- 羟色胺再摄取抑制剂、三环类抗抑郁剂和苯二氮䓬类药物。情绪障碍的生化基础是脑内 5- 羟色胺神经递质减少。5- 羟色胺再摄取抑制剂可阻断 5- 羟色胺再摄取，使突触间隙 5- 羟色胺浓度增加，促进中枢神经功能恢复，进而有效缓解焦虑、抑郁。常用的抗焦虑药物有曲唑酮、氟西汀（百忧解）。中枢多巴胺受体阻滞剂和 α 肾上腺素能受体阻滞剂也能缓解精神症状，且对尿道横纹肌也有松弛作用，进而能缓解尿频、尿急症状。但应注意抗抑郁药物的不良反应。

6. 非甾体抗炎药

非甾体抗炎药对无菌性炎症引起的尿道、腹股沟区及骨盆区域的疼痛有良好的治疗作用。研究证实，塞来昔布对改善 Ⅲ A 型慢性前列腺炎 / 慢性盆腔炎患者的疼痛有良好的疗效。

7. 免疫抑制剂

Ⅲ型慢性前列腺炎 / 慢性盆腔炎可能是一种自身免疫性疾病。因此，应用免疫抑制剂有一定的疗效。研究表明，应用糖皮质激素治疗能显著缓解患者的临床症状。

8. 中医中药治疗

（1）中药及中成药口服：以清热利湿、活血化瘀、利尿通淋为原则，常用的中成药有泽桂癃爽、前列康片、宁泌泰等。研究表明，上述药物能减轻上皮细胞增生，缩小前列腺体积，同时对大肠埃希菌、肺炎克雷白杆菌、铜绿假单胞菌也有良好的抑制作用。

（2）中药坐浴或中药直肠滴入：常选用的药物有黄柏、虎杖、栀子、泽兰、野菊花、金银花、紫花地丁、紫背天葵等。研究表明，上述药物能抑制环氧化酶活性，减少炎性递质浸润，从而缓解症状，改善体质，符合中医清热利湿、化瘀、散结止痛的治疗原则。同时，中药坐浴及中药直肠滴入保留灌肠依赖其产生的热力，能增加前列腺组织的血液循环，加速新陈代谢，有利于消炎和消除组织水肿，缓解盆底肌肉痉挛。

（3）针灸治疗：祖国医学认为本病是由"肾虚湿热下注"而成的。针灸治疗以利水培元为原则，常用的穴位如肾俞、膀胱俞、气海、关元、三阴交等，留针 15 ～ 30min，每天 1 次，10d 为 1 个疗程，可以取得显著的治疗效果。

（三）生物反馈和电刺激治疗

慢性前列腺炎患者存在盆底肌的协同失调或尿道外括约肌的紧张。生物反馈技术就是应用功能训练的方法，达到改善和协调局部肌肉和脏器功能状态的一种自然疗法。对盆底肌肉进行收缩功能紧张训练，使锻炼后的肌肉恢复到正常的动力学范围。同时，鼓励患者在家中无反馈信号的情况下进行肌肉持续训练，可降低盆底交感神经的兴奋性，缓解盆底肌肉痉挛，延长排尿时间间隔，从而打破痉挛与疼痛的恶性循环，能有效地改善慢性盆腔疼痛患者的疼痛症状和排尿异常。其基本原理是用仪器将人体内极微弱的生理活动及生物电活动的信息加以转换、放大并显示出来，通过反馈信息了解自身变化，并根据变化来控制和纠正某些活动的过程。将生物反馈用于盆底肌肉的训练，可以改善盆底肌肉的舒缩功能，强化整个盆底肌群，从而纠正膀胱尿道功能紊乱。生物反馈治疗进行收缩、舒张锻炼、松弛盆底肌肉，帮助盆底肌肉恢复正常动力范围，缓解发作时的疼痛，从而打破痉挛与疼痛的恶性循环；还可以通过疏通前列腺导尿管，促进前列腺腺泡内细菌和坏死物质的排空，改善前列腺血供，纠正排尿紊乱，可显著改善慢性前列腺炎患者的疼痛和排尿异常。因此，生物反馈尤其适用于排尿异常、逼尿肌不稳定和局部疼痛明显的患者。具体做法是：指导患者在排尿过程中进行盆底肌收缩、舒张功能锻炼，松弛盆底，缓解痉挛，改善疼痛和排尿异常。也可借助生物反馈仪，提供反馈信息，使机体从不平稳的心理、生理向相对平衡的状态转化，以保持身心健康，调整大脑皮质与内脏器官由应激导致的功能紊乱。盆底生物反馈治疗通过仪器将患者不能直接感知的盆底肌电活动信号转化为五官能直觉感知的视觉信号，指导患者选择性地收缩和松弛盆底肌肉，最终形成脱离反馈仪而进行自我调控的反应能力并保持。合并电刺激治疗，可使盆底肌肉疲劳性松弛并趋于协调，抑制膀胱收缩，同时松弛外括约肌，从而缓解会阴部疼痛及排尿症状。该治疗无创伤，可作为Ⅲ型慢性前列腺炎／慢性盆腔炎患者的选择性治疗方法。生物反馈作为一种新兴的行为治疗方法，正逐渐被应用于 CPPS 的治疗中。

（四）热　疗

热疗主要利用多种物理方法所产生的热力作用，促进前列腺腺体内温度均匀升高，使前列腺内腺管和腺泡的穿透性明显增强，扩张局部血管，加快血流，改善血液循环；增强白细胞吞噬功能，加快前列腺内代谢产物和毒素的排出；增强抗生素的杀菌作用，促进炎症消退，消除组织水肿，缓解盆底肌肉痉挛，从而缓解症状。用热疗治疗慢性前列腺炎，既安全、有效，又无痛苦及明显副作用。因此，热疗是治疗慢性前列腺炎的较好方法。体外热疗覆盖面广，能均匀地穿透人体到达前列腺及盆底组织。用体外热疗治疗前列腺炎简便、安全、并发症少，治疗过程中无损伤、无痛苦、无并发症、无后遗症，能帮助有效改善症状，提高治愈率，减少复发，提高患者的生活质量。

（五）前列腺按摩疗法

前列腺按摩疗法是定期对前列腺进行按摩，促进前列腺排空，排出炎性物质，从而达到解除前列腺分泌液聚积、改善局部血液循环、促进炎症吸收和消退的一种辅助疗法。对于前列腺饱满、柔软、分泌物较多的患者，前列腺按摩疗法不失为一种简单有效的方法。一般，每周 2 ～ 3 次，持续 2 个月以上，可作为Ⅲ型慢性前列腺炎 / 慢性盆腔炎的较好的治疗手段。但对Ⅰ型急性细菌性前列腺炎患者禁止行前列腺按摩。

二、手术治疗

尿路梗阻是急性细菌性前列腺炎非常常见的症状。耻骨上留置膀胱造瘘管通常是解决尿路梗阻的理想治疗方法。因为留置 Foley 导尿管会进一步阻塞尿道，从而可能导致前列腺脓肿的发生。经直肠超声或计算机断层扫描（Computed tomography，CT）可发现前列腺脓肿。对抗生素治疗不敏感的进展期前列腺脓肿，最好经尿道切开引流；但是，如果脓肿穿破前列腺包膜或穿透提肛肌，就应该考虑经会阴切开引流。最近，有研究表明，前列腺脓肿经皮穿刺引流是一种更有效且并发症更少的方法。

然而，手术并不是治疗大多数慢性前列腺炎的主要方法，除非发现患者有特殊的手术指征。这些指征通常在特殊和辅助检查时发现，如膀胱镜、经直肠超声、尿动力学、CT 或磁共振检查。

毫无疑问，对有尿道狭窄的前列腺炎患者进行手术治疗是有帮助的。对有慢性非细菌性前列腺炎症状且尿动力学检查表明膀胱颈梗阻的男性患者，行尿道膀胱颈切开也是有帮助的。前列腺结石尽管并不是前列腺炎的特异性病症，但是有明确的证据表明，细菌可持续存在于结石的生物保护膜上，或聚集于结石缝隙或表面，所以理论上讲，所有的感染物质（包括感染的结石）都是可以去除的。

对Ⅲ型慢性前列腺炎 / 慢性盆腔炎的患者，不主张行根治性前列腺切除术。

三、新技术应用及展望

（一）经尿道微波治疗

经尿道微波治疗在前列腺增生症的治疗中已得到认可。但一些医师不愿用经尿道微波来治疗慢性前列腺炎，一方面他们认为这可能加重慢性前列腺炎的症状，另一方面是为了保护年轻患者的生殖能力。随着该项技术的不断发展，现已将高能热量与选择性尿道组织冷却相结合，可将前列腺内温度维持在 50～80℃，且在治疗时长为 28.5min 时副作用最小。Kastner 等探究了将该技术用于治疗难治性 CP/CPPS 患者的可行性，其中大部分患者采用口服或肌注药物镇痛，只有一小部分患者采用局部麻醉。结果显示，患者的性功能及精子质量未受影响，不良反应轻微且时间短暂。对于难治性慢性前列腺炎，经尿道微波治疗即使只是带来暂时的缓解，相比于疾病和其他治疗带来的苦痛，该技术的疗效还是令人满意的。要评估其对生殖能力的影响以及确认疗效的持久性，需要进行更大样本的试验，且需要进行更长时间的随访。

（二）经尿道电针消融术

经尿道电针消融术是一种利用热能的治疗方法。热能由低频射频能量产生，作用于前列腺中间部分。最近，这项技术被应用于慢性前列腺炎的治疗中。经尿道电针消融术由导尿管和一个台式射频发生器单元相连组成。导尿管尖部中有两个电针，电针插入前列腺的深度依前列腺的直径而定。在用该技术进行治疗时，需内置一个保护套对尿道进行保护；同时，需应用利多卡因凝胶或静脉注射镇静药物（地西泮）进行镇痛。鉴于部分患者的前列腺体积较小，只需在膀胱颈和精阜之间的两侧叶各建立一个消融界面，每个消融界面形成两个损伤区。在近端的损伤区，温度从体温开始，按 3～6℃/min 的速率逐渐升至 50～60℃，历时 2min，再维持 3min；在中心的损伤区，温度可升至 90～100℃；而在尿道内，通过一个灌注槽向尿道灌注冲洗液，使尿道的温度维持在 43℃以下。然而，使用该技术的患者例数太小，故其价值仍有待进一步探究。

（三）电磁治疗

早在 20 世纪初期，电流刺激和磁场已被运用于治疗难治性表面疼痛疾病。从那以后，多项试验研究了脉冲电磁场在女性组织损伤和慢性顽固性盆腔疼痛症中的镇痛作用。然而，电磁刺激主要是为了治疗女性压力性和急迫性尿失禁。一些证据表明，部分男性 CPPS 可继发于盆底肌肉功能障碍、神经高敏感性以及炎症。在会阴部位应用快速变化的电磁场，可以兴奋神经并从某种程度上刺激盆底肌肉，从而缓解肌肉痉挛、神经高敏感性以及炎症，达到调节盆底肌肉活动的目的。

（四）激光治疗

不同的激光能量已被用于 CP/CPPS 的治疗中。低强度的激光照射可以缓解慢性前列腺炎患者的症状，改善前列腺功能，并可以起到抗凝素的作用，稀释精液黏度。同时，激光又具有抗炎和镇痛的作用。

（五）体外冲击波治疗

一直以来，体外冲击波治疗是尿石症的有效治疗手段。然而，其独特的镇痛特点也引起了泌尿外科医生的注意。若干研究表明，体外冲击波治疗可有效改善 CPPS 患者的疼痛症状。其可以通过以下机制来发挥镇痛作用：阻断来自器官的过激信号传入过程，促进新生血管形成，降低盆底肌肉张力。

（六）A 型肉毒毒素注射

早在 20 世纪就已经有学者提出向前列腺内直接注射药物的观念，包括红药水、硝酸银、乙醇和抗生素等。诸多药物的注射剂已经被用于治疗前列腺炎，其中抗生素最为常见。大量研究经会阴、尿道或直肠途径向细菌性前列腺炎患者的前列腺注射各种抗生素，取得令人满意的效果。对于慢性前列腺炎，鉴于神经源性因素在其发病过程中可能有一定的影响，一些学者提出用 A 型肉毒毒素行前列腺内注射进行治疗。肉毒毒素是目前已知的最强的生物毒素，包括 7 种抗原亚型，其中 A 型肉毒毒素的效力最强、最持久，因而常被应用于临床。A 型肉毒毒素在泌尿外科的主要用途是治疗神经源性膀胱、逼尿肌括约肌共济失调、运动或感觉性急迫性尿失禁，而最近被用于治疗前列腺增生症和 CP/CPPS，其局部及全身副作用并不多见。A 型肉毒毒素可以抑制胆碱能前膜处乙酰胆碱的释放，从而抑制尿道横纹括约肌的痉挛和疼痛调节因子（如降钙素基因相关肽、P 物质、谷氨酸、三磷腺苷等）的释放，因而可以缓解伤害性疼痛。此外，在辣椒素诱导构建的大鼠前列腺炎模型中，A 型肉毒毒素被发现还有抑制前列腺内中性粒细胞聚集和环氧化酶表达的作用。

随着医学的进步，在 I 型急性细菌性前列腺炎和 II 型慢性细菌性前列腺炎的治疗方面已取得了可喜的成绩。但Ⅲ型慢性前列腺炎/慢性盆腔炎的治疗依旧是一大医学难题，其症状及病因的多样性给治疗带来了相当大的困难。即使病因学的相关理论正确，诊断工具的缺乏也使其很难应用于临床实践。利用当前公认的诊断技术以及准确的症状分型是选择最佳治疗方法的关键。鉴于当前诊疗技术的限制，不宜设置太高的治疗目标。目前，有关CP/CPPS的治疗方法，尤其微创治疗，循证医学等级并不高。尽管微创治疗在应对难治性CP/CPPS时有一定的优势，但未有足够的证据支持其可作为标准的治疗方法。微创治疗仍需限定在一些经过严格挑选的患者中。未来的研究将进一步论证其在治疗CP/CPPS方面的前景。

第五节 预 防

前列腺是男性的性腺器官，也是男性泌尿生殖系统最常出现问题的部位。前列腺炎是成年男性的常见疾病，几乎50%的男性在一生中的某个时期受前列腺炎的影响。尽管慢性前列腺炎的发病机制至今仍不完全清楚，特别是Ⅲ型慢性前列腺炎/慢性盆腔炎的诊治非常棘手，但是前列腺炎是可以预防的，主要需做到以下几点。

一、饮食规律、戒烟酒

随着生活水平的提高，人们的饮食变得花样繁杂。而前列腺炎患者饮食需要清淡，不要吃太油腻的东西，也不要大吃大喝。朋友坐一块儿高兴难免要喝酒，但是不要喝得太多，也不要吃太多辛辣的食物。清淡饮食可以减少一些刺激症状，缓解前列腺炎的症状。很多患者反映，在喝酒或吃辣以后，过几天就感觉到前列腺炎有加重的现象。吸烟、饮酒都有可能导致前列腺充血，从而诱发前列腺炎。因此，饮酒也应限量，切记不可过量饮酒，每天饮用的酒精量不要超过25g（即相当于50mL 50度的白酒）。

二、不要熬夜

生活规律一旦被打破，就会导致机体平衡失调，抵抗力下降，特别容易引起慢性前列腺炎等炎症的发作。因此，要尽量保持良好、规律的作息时间。

三、性生活规律

通过适当有规律的性生活，定期排泄前列腺液，可以缓解紧张情绪和前列腺的胀满感，并促进前列腺液的不断更新，减缓或避免前列腺内细菌的滋生，有助于前列腺功能的正常发挥。但性生活时前列腺充血，又是前列腺炎的危险因素。若性生活过频，前列腺反复充血，在机体抵抗力下降时，反而促进慢性前列腺炎的发生，导致经久不愈。因此，有规律的性生活有助于预防和治疗慢性前列腺炎。

四、适度活动，避免久坐和长时间骑车

久坐不动，及骑自行车、摩托车或骑马等骑跨动作，可以导致血液循环减慢，尤其使会阴部的血液循环减慢，直接导致会阴部及前列腺部血液淤滞，代谢物淤积，前列腺腺管阻塞，不利于前列腺炎性物质的排出，并且使前列腺的抵抗力降低，最终导致慢性前列腺炎的发生。所以在日常生活中，尽量不要长时间久坐不动。从事久坐职业者，间隔一段时间应适当休息和活动，并经常变化体位。这样，可以减轻前列腺充血，减少或避免慢性前列腺炎的发生。每次骑车时间应控制在30min以内。若骑行时间较长，则可以中途适当休息一会儿或适当活动后再骑。座位及车座尽量柔软舒适，可减轻会阴部压迫，从而减少前列腺充血。

五、不可憋尿

憋尿会造成膀胱过度充盈，使膀胱肌张力减弱，发生排尿困难，容易诱发急性尿潴留。

六、适量饮水

饮水过少不仅会引起脱水，影响尿液对尿路的冲洗作用，而且容易导致尿液浓缩而形成结石。因此，除夜间适当减少饮水以避免膀胱过度充盈外，白天应多饮水。

七、保持会阴区清洁干燥

男性阴囊伸缩性大，分泌汗液较多，加之阴部通风差，容易藏污纳垢，局部细菌常会乘虚而入，这样就会导致前列腺炎、前列腺肥大、性功能下降。若不引起重视，还会引起严重感染。同时建议穿阴囊袋内裤，因为网状的囊袋能给阴囊独立的呵护，同时可以使阴茎和阴囊隔离放置，保证会阴区干爽透气。保持会阴部清洁干燥是预防前列腺炎的一个重要环节。另外，每次同房都坚持冲洗外生殖器也是很有必要的。

参考文献

Bartoletti R, Cai T, Mondaini N, et al. Prevalence, incidence estimation,risk factors and characterization of chronic prostatitis/ chronic pelvic pain syndrome in urological hospital outpatients in Italy: results of a multicenter case-control observational study [J]. J Urol, 2007, 178(6): 2411- 2415.

Gujadhur R, Aning J. Gareful assessment key in managing prostatitis [J]. Practitioner, 2015, 259(1781): 15-19.

Kaplan SA, Santarosa RP, D'Alisera PM, et al. Pseudodyssynergia (contraction of the external sphincter during voiding) MISDiagnosed as chronic nonbacterial prostatitis and the role of biofeedback as a therapeutic option [J]. Urol, 1997, 157(6): 2234- 2237.

Krieger JN, Riley DE. Prostatitis: what is the role of infection [J]. Int J Antimicrob Agents, 2002, 19(6): 475- 479.

Krieger JN, Ross SO, Deutsch LA, et al. Counting leukocytes in expressed prostatic secretions from patients with chronic prostatitis/chronic pelvic pain syndrome [J]. Urology, 2003, 62(1): 30- 34.

Lin TY, Chan MC, Yang YS, et al. Clinical manifestations and prognostic factors of Morganii bacteremia [J]. Europ J Clin Microbi & infect Diseases, 2015, 34(2): 231-236.

Mehik A, Alas P, Nickel JC, et al. Alfuzosin treatment for chronic prostatitis/chronic pelvic pain syndrome: a prospective, randomized, double- blind, placebo-controlled,pilot study [J]. Urology, 2003, 62(3): 425- 429.

Muller CH, Berger RE, Mohr LE, et al. Comparison of microscopic methods for detecting inflammation in expressed prostatic secretions [J]. J Urol, 2001, 166(6): 2518- 2524.

Nickel JC. Prostatitis and related conditions. In: Walsh PC. Campbell's Urology [M]. 8th ed. Philadelphia: Saunders, 2002.

Ye Z, Cai D, Lan R, et al. Biofeedback therapy for chronic pelvic pain syndrome [J]. Asian J Androl, 2003, 5(2): 155-158.

曾晓勇，叶章群，杨为民，等．塞来昔布治疗ⅢA型前列腺炎的临床评估 [J]. 中华男科学杂志，2004, 10(4): 278-281.

陈晓康，姜力，韩起鹏．中西医结合治疗慢性前列腺炎 180 例临床分析 [J]. 中医中药，2017, 15(30): 208.

杜宏，赵维明．慢性前列腺炎的疼痛发病机制 [J]. 现代泌尿外科杂志，2017, 22(1): 76-78.

郭振华，那彦群．实用泌尿外科学 [M]. 2 版．北京：人民卫生出版社，2016.

胡小朋，白文俊，朱积川，等．慢性前列腺炎细菌及免疫学研究 [J]. 中华泌尿外科杂志，2002, 23(1): 29- 31.

刘炜，陈先国．慢性前列腺炎相关免疫机制研究进展 [J]. 中华男科学杂志，2017, 23(7): 652-655.

那彦群，叶章群，孙光，等．中国泌尿外科疾病诊断治疗指南 [M]. 北京：人民卫生出版社，2014.

乔博义．氟西汀协同治疗伴情绪障碍的慢性前列腺炎 [J]. 中华男科学杂志，2004, 10(2): 145-146.

沈柏华，金晓东，蔡松良，等．α1 受体阻滞剂联合抗生素治疗慢性前列腺炎疗效及机制 [J]. 中华男科学杂志，2004, 10(7): 518- 520.

宋波，杨勇，廖利民，等．膀胱过度活动症诊断治疗指南——中国泌尿外科疾病诊断治疗指南 [M]. 北京：人民卫生出版社，2006.

汪建平，胡晓华，安蜀昆，等．美舒郁治疗慢性前列腺炎伴随的情绪障碍 [J]. 中国男科学杂志，2002, 16(4): 305- 306.

王景顺，田浩，朱建周．感染性前列腺炎五年来菌谱及耐药性分析 [J]. 医学信息，2006,19(2): 299- 301.

王培宇．Ⅲ型前列腺炎发病机制中细胞因子研究进展 [J]. 国际泌尿系统杂志，2017, 34(4): 596-599.

吴阶平．吴阶平泌尿外科学 [M]. 济南：山东科学技术出版社，2004.

张恒，沈文浩，潘进洪，等．氟氏佐剂诱导大鼠慢性前列腺炎疼痛模型中 L5 — S2 脊髓中枢小胶质细胞活化 [J]. 现代生物医学进展，2013, 13(19): 3623-3625.

张杰秀，华立新，钱立新，等．急性前列腺炎综合治疗 35 例报告 [J]. 中华泌尿外科杂志，

2005, 26(12): 855.

钟惟德, 蔡岳斌, 胡建波, 等. 抗抑郁药物治疗病原体阴性前列腺炎疗效观察 [J]. 中华医学杂志, 2001, 81(12): 759- 760.

朱勇, 孙红君, 刘正建, 等. 难治性慢性前列腺炎的治疗进展 [J]. 中国男科学杂志, 2016, 30(5): 70-72.

（肖友平）

第九章　前列腺增生症

第一节　定义及流行病学

前列腺增生症，又称前列腺增生症（Benign prostatic hyperplasia，前列腺增生症），是由组织学上的前列腺上皮和间质细胞成分的增生、解剖学上的前列腺体积增大引起的，以下尿路症状（Lower urinary tract symptoms，LUTS）和尿动力学表现膀胱出口梗阻（Bladder outlet obstruction，BOO）为主的临床症状群。前列腺增生症是引起中老年男性排尿困难的最常见的一种良性疾病。

在我国，前列腺增生症已成为泌尿外科最常见的疾病之一，其发病率与发达国家相似。1997年，我国对北京、上海、广州、成都、西安、沈阳六个城市的3361例年龄≥60岁的常驻城乡的老年人前列腺增生症发病情况进行了横断面流行病学调查。结果发现，前列腺增生症总患病率为43.68％。按年龄分组的患病率在60～65岁、65～70岁、70～75岁、75～80岁、80～85岁、85岁以上者分别为4.48％、40.27％、46.77％、51.44％、57.32％和60.19％。可见，随着年龄的增长，前列腺增生症的患病率增加。

流行病学研究发现，年龄和正常的雄激素分泌是前列腺增生症最主要的致病因素。20岁以前和在青春期前被阉割的男性不会发生前列腺增生症。随着年龄的增长，前列腺增生症的患病率增加。人口老龄化是前列腺增生症患病率增加的主要原因。同时，前列腺增生症的患病率与地区、城乡、职业等方面的因素有关。不良环境因素在前列腺增生症的发生发展中有相当重要的影响。前列腺增生症的发生也可能与动物蛋白的摄入量有关。肥胖者的前列腺体积较正常体重者大，但其出现临床症状的概率并不高。在全球范围内，研究者们已经对前列腺增生症的流行病学做了大量的工作，但人们对前列腺增生症的流行病学、自然病史还是知之不多。在组织学上，前列腺增生的种族和地区差异较小；但在临床上，前列腺增生的地区差异很大，其原因与缺乏统一的前列腺增生症诊断标准有关。

第二节 病因及发病机制

前列腺增生症的特点是围绕尿道周围的前列腺内上皮细胞和间质细胞数量增加。然而,上皮细胞和间质细胞的增殖以及程序性细胞死亡的过程受损均可能引起细胞数量的增加。因此,到目前为止,引起前列腺增生症的确切分子机制仍不清楚。在前列腺增生的相关因素中,雄激素、雌激素、细胞凋亡、间质及上皮细胞间相互作用、生长因子、神经递质等多种因素均可能单独或相互作用而引起此疾病。

一、雄激素的作用

雄激素是调控青春期和老年期前列腺生长的最主要激素。前列腺必须依靠雄激素来维持其生长、发育与发挥功能。而如果在青春期前就被去势或由于其他各种遗传疾病而导致雄激素的产生或作用障碍,就不会发生前列腺增生。吴阶平等调查了 26 名晚清太监遗老,这些太监在 10 ～ 26 岁时均被行睾丸切除手术,在接受调查时平均年龄已达 72 岁。其中,21 人的前列腺已完全不能触及,其余人的也明显萎缩。

雄激素可以直接刺激雄激素依赖性组织(如大脑、骨骼肌和曲细精管上皮)的生长;而在前列腺内,雄激素须依靠与核膜结合的类固醇 5-α 还原酶转化为双氢睾酮,才能发挥其生物学作用。在细胞内,无论是睾酮还是双氢睾酮,均须与雄激素受体蛋白结合才能发挥生物效应。而双氢睾酮因亲和力高,更易与雄激素受体蛋白结合,且双氢睾酮受体复合物比睾酮受体复合物更加稳定,所以是更有效的雄激素。

目前,研究者们已发现人体内有两种类固醇 5-α 还原酶,它们分别有不同的编码基因。1 型 5-α 还原酶主要存在于前列腺以外的组织或器官中,如皮肤及肝脏;2 型 5-α 还原酶虽然也可以存在于前列腺以外的组织,但主要存在于前列腺内。显然,2 型 5-α 还原酶对前列腺正常生长及增生起着关键的作用，而 1 型 5-α 还原酶的作用尚有待进一步研究。免疫组化研究证实，2 型 5-α 还原酶主要存在于前列腺间质细胞核膜上，在一部分基底细胞中也有表达，但不存在于腺上皮细胞中。体外试验发现，在将前列腺上皮细胞进行单独体外培养时，雄激素并不能直接刺激上皮细胞的有丝分裂。只有将上皮细胞和前列腺间质细胞同时培养时，雄激素才能促进上皮细胞的生长。这些研究说明，在前列腺增生过程中，间质细胞的核心作用是由间质细胞内的 2 型 5-α 还原酶通过旁分泌形式作用于前列腺上皮细胞来实现的。另外，由皮肤或肝脏中的 1 型 5-α 还原酶转化而来的外周循环中的双氢睾酮也可以通过内分泌形式作用于前列腺上皮细胞（见图 9-1）。

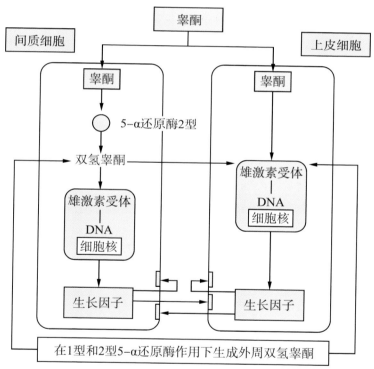

图 9-1　睾酮弥散至前列腺上皮和间质细胞中，直接与连接在雄激素调节基因启动区域的雄激素受体结合。在间质细胞中，大部分睾酮转变成活性更强的双氢睾酮，以自分泌形式作用于间质细胞或以旁分泌形式作用于上皮细胞（引自 Wein AJ, Kavoussi LR, Novick AC, et al. 坎贝尔 - 沃尔什泌尿外科学 [M]. 郭应禄，周利群，译 . 9 版 . 北京：北京大学医学出版社，2009.）

二、雌激素的作用

有动物试验提示，在前列腺增生症的发病机制中，雌激素有一定的作用，但其在前列腺增生症发生过程中的具体作用机制尚不清楚。Moore 等于 1979 年发现，在犬的前列腺增生症动物模型中，雌二醇能诱导雄激素受体产生增加。Berry 等 1986 证实，雌激素可能使犬的前列腺对雄激素更加敏感，并且可以刺激犬的间质细胞增生，产生更多胶原。芳香化酶抑制剂可使前列腺内雌激素水平下降，从而减少前列腺间质的增生。Prins 等发现，雌激素受体有两种，即表达在前列腺间质细胞内的 α 雌激素受体和表达在前列腺上皮细胞内的 β 雌激素受体，前列腺间质细胞内雌激素受体的类型决定了前列腺对雌激素的反应情况。

Ekmen 等研究发现，人的前列腺间质中存在雌激素受体，虽然浓度不高，但已经具有足够的生物学活性，可以刺激前列腺纤维基质的生长。男性随着年龄的增长，血清雌激素水平相对于睾酮水平绝对或相对升高。临床上发现，睾丸体积较大的前列腺增生症患者，血清中雌二醇水平也较高。但即便如此，目前，雌激素在人前列腺增生症发病机制中的作用尚不如雄激素清楚，有待进一步研究探索。

三、细胞凋亡

细胞凋亡是维持前列腺腺体内环境稳定的重要生理过程。研究表明，前列腺增生并非是细胞增殖的结果，而是由细胞程序性死亡减少所致的。雄激素在前列腺腺体内的作用是抑制细胞凋亡。在切除成年动物的双侧睾丸后，可促使前列腺细胞凋亡，腺体萎缩；在重新给予外源性雄激素后，前列腺组织又会增生，恢复原来的大小。

另外研究发现，生长因子在细胞凋亡的过程中也起到重要的作用。如转化生长因子 β 家族（Transforming growth factor β，TGF-β）有直接促进前列腺细胞凋亡的作用。动物试验发现，大鼠在去势后，在其前列腺细胞凋亡的过程中可伴有 TGF-β 及其受体水平的升高；若再给予外源性雄激素，则可以抑制 TGF-β 及其受体水平的升高。

四、间质－上皮细胞的相互作用

研究表明，前列腺间质细胞与上皮细胞之间可能通过旁分泌途径调节前列腺的分化。Isaacs 等研究发现，犬前列腺上皮细胞在体外培养时能迅速生长，但其细胞骨架的染色体类型发生了改变，失去了合成和分泌蛋白质的功能。相反，这些细胞如果生长在前列腺间质内，则会保持正常的分泌功能、细胞骨架染色体类型及生长速度。由此说明，间质细胞分泌的某些蛋白调节着上皮细胞的分化，而前列腺增生症的发生可能是由于抑制细胞增殖的某些间质成分缺失，导致细胞增殖缺乏正常的"阻断"机制。

五、生长因子

生长因子是一些小分子多肽，它们可以刺激或抑制细胞的分裂或分化过程。生长因子与类固醇激素之间的相互作用可能导致细胞增殖与死亡平衡的改变，从而可能诱导前列腺增生症。在与前列腺增生症有关的生长因子中，能刺激前列腺细胞增殖的有成纤维细胞生长因子（Fibroblast growth factors，FGF）家族中的碱性成纤维细胞生长因子（Basic fibroblast growth factor，bFGF）、角化生长因子（Keratinocyte growth factor，KGF）、表皮生长因子（Epidermal growth factor，EGF）和胰岛素样生长因子（Insulin-like growth factor，IGF）等；而 TGF-β 则对前列腺上皮细胞的增殖有抑制作用。

第三节　诊　断

一、临床表现及分类

前列腺增生症引起的各种症状被统称为下尿路症状（Lower urinary tract symptoms，LUTS）。但下尿路症状并非前列腺增生症所特有。前列腺增生症引起的下尿路症状主要表现为储尿期症状、排尿期症状、排尿后症状及相关的合并症。

1. 储尿期症状

储尿期症状主要表现为尿频、尿急、夜尿增多和急迫性尿失禁等。

2. 排尿期症状

排尿期症状主要表现为排尿踌躇、排尿费力、排尿时间延长、尿线变细、尿流无力、间断排尿、排尿疼痛、尿潴留及充盈性尿失禁等。

3. 排尿后症状

排尿后症状主要表现为排尿不尽感、尿后滴沥等。

4. 相关的合并症

相关的合并症主要有膀胱结石、泌尿道感染、血尿、尿失禁、膀胱逼尿肌失代偿、上尿路受损和肾功能不全等。

（1）膀胱结石：前列腺增生症伴有的膀胱结石一般是继发性结石，即由膀胱出口梗阻而引起的结石，其发病率约为3.4%。因此，老年男性因膀胱结石就诊时，需行直肠指检（Digital rectum examination，DRE）、B超检查等，以排除前列腺增生症继发膀胱结石的可能。

（2）泌尿道感染：前列腺增生症造成的膀胱出口梗阻是并发泌尿生殖道感染的直接原因。在发生下尿路感染时，会出现尿频、尿急、尿痛等膀胱刺激症状；在发生上尿路感染时，可有发热、腰痛及全身感染症状。

（3）血尿：前列腺增生症会引起前列腺部尿道黏膜充血、小静脉瘀血，一旦血管破裂就表现为血尿，偶有大量出血、形成血凝块充填膀胱，加重排尿困难的症状，甚至引起急性尿潴留。

（4）尿失禁：前列腺增生症引起的尿失禁可分为由膀胱逼尿肌不稳定所引起的急迫性尿失禁和膀胱过度充盈引起的充盈性尿失禁。

（5）膀胱逼尿肌失代偿：随着膀胱出口梗阻的进一步加重，会造成膀胱逼尿肌结构和收缩功能的损害，一些患者可并发膀胱憩室、膀胱憩室内结石、膀胱憩室内尿潴留等。

（6）上尿路受损和肾功能不全：少数前列腺增生症患者的下尿路症状不明显，常常延误治疗时机，就诊时已发现前列腺增大压迫双侧输尿管开口，导致双侧输尿管、双肾积水、肾功能不全甚至出现尿毒症。

（7）其他：前列腺增生症患者长期排尿困难导致腹压增高，可能引起腹股沟疝、脱肛或内痔等。

目前，国际公认的判断前列腺增生症患者症状严重程度的最佳手段有国际前列腺症状评分（International prostate symptom score，IPSS）和生活质量（Quality of life，QOL）评分。IPSS 是前列腺增生症患者下尿路症状严重程度的主观反映，它与最大尿流率、残余尿量以及前列腺体积无明显相关性。IPSS 总分 0 ~ 35 分，患者严重程度分类如下：轻度症状，0 ~ 7 分；中度症状，8 ~ 19 分；重度症状，20 ~ 35 分。QOL 评分（0 ~ 6 分）是了解患者目前下尿路症状水平的主观感受，其主要关心的是前列腺增生症患者受下尿路症状困扰的程度及是否能够忍受。

以上两种评分尽管不能完全概括下尿路症状对前列腺增生症患者生活质量的影响，但是它们为医生与患者之间的交流提供了平台，能够使医生更好地了解患者的疾病状态。

二、体格检查

（一）全身检查

全身检查应包括患者的步态、营养、意识、反应等一般情况。

（二）泌尿生殖系统检查

泌尿生殖系统的检查方法主要有视诊、触诊和叩诊。

1. 视诊

视诊观察患者在卧位或站立位时，腹部有无肿块，尤其是耻骨上区和腹股沟区。因为在尿潴留时，除比较肥胖的患者外，一般多能在耻骨上区看到过度充盈的膀胱。观察患者外生殖器的发育及阴毛分布情况。对于前列腺增生症患者来说，观察排尿的全过程情况非常重要，包括排尿有无踌躇、尿线粗细、射程远近、有无借助腹压排尿等，这将有助于判断前列腺增生症引起的膀胱出口梗阻的严重程度。

2. 触诊

触诊注意肾脏、膀胱的增大情况，及腹部、腹股沟区是否存在肿块。特别注意有无包茎、尿道外科狭窄、阴茎部尿道纤维化，会阴部有无手术瘢痕，能否摸到前尿道结石。注意两侧腹股沟区有无淋巴结肿大或包块，触摸阴囊内睾丸、附睾、精索的质地及大小情况。

3. 叩诊

叩诊如发生尿潴留，则膀胱充盈时在耻骨上区叩诊呈浊音，并可叩出其大小范围；也可以在腹部叩诊出移动性浊音，以判断有无腹水。

（三）直肠指检

直肠指检（Digital rectal examination，DRE）是泌尿外科医生最重要的也是最基本的操作技能。通过直肠指诊，能粗略估计前列腺的大小。另外，在直肠指诊时，应注意前列腺的形状、质地、对称性、中央沟等情况，注意有无结节、压痛，并注意腺体的活动性和边界，还要注意直肠内有无其他肿块，并注意肛门括约肌的张力等。

（四）神经系统检查

通过神经系统检查，评估有无导致患者排尿困难的神经系统疾病的存在，如神经源性膀胱功能障碍。主要的神经系统检查包括趾反射、踝反射、提睾反射、球海绵体反射、肛反射、腹壁反射、鞍区及下肢感觉、下肢运动等。

三、辅助检查

（一）尿常规

通过尿液分析，了解有无泌尿系统感染、血尿、蛋白尿及脓尿，以助于对下尿路症状患者进行鉴别诊断。结合尿细胞学等检查，可以有助于对泌尿系统肿瘤进行诊断。

（二）血肌酐测定

检测血肌酐是前列腺增生症患者的常规检查项目，以排除泌尿系统梗阻性病变引起的肾功能不全。若前列腺增生症患者血肌酐水平升高，则应考虑进行上尿路的影像学检查。另外，肾功能不全患者的术后并发症也会比肾功能正常的患者明显增加。

（三）前列腺特异抗原

血清前列腺特异抗原（Prostate specific antigen，PSA）水平升高不是前列腺癌所特有的。前列腺增生、前列腺炎都可能使血清 PSA 水平升高。另外，泌尿系统感染、前列腺穿刺活检、急性尿潴留、留置导尿、直肠指检以及前列腺按摩也都可以影响血清 PSA 水平。前列腺增生和临床局限性前列腺的 PSA 水平有重叠，28%前列腺增生症患者的血清 PSA 水平超过 4ng/mL。借助于 PSA 水平随着时间增长的速率，游离型与结合型 PSA 的比值及 PSA 密度可能增加 PSA 诊断前列腺增生症的特异性。前列腺增生症患者服用 5α 还原酶抑制剂治疗 3～6 个月后，PSA 水平可下降 40%～50%。因此，在对服用这类药物的前列腺增生症患者评估前列腺癌危险时，需将 PSA 值翻倍计算。

（四）超声检查

通过泌尿系统超声检查，可以了解前列腺的大小、形态、有无异常回声、突入膀胱的程度以及残余尿量。另外，还可以了解泌尿系统（肾、输尿管、膀胱）有无扩张、积水、结石、膀胱憩室或占位性病变。通过经直肠超声（Transrectal ultrasonography，TRUS），还可以精确测定前列腺体积［计算公式为 0.52× 前后径（cm）× 左右径（cm）× 上下径（cm）］。

（五）尿流率检查

尿流率检查记录的是整个排尿过程中的尿流速率。对于膀胱出口梗阻（Bladder outlet obstruction，BOO）患者的诊断，这毫无疑问是一种常用的、方便的、无创的检查手段。尿流率有两项主要参数，即最大尿流率（Q_{max}）和平均尿流率（Q_{ave}）。对于前列腺增生症患者而言，Q_{max} 更为重要。但是尿流率检查不能鉴别导致梗阻的原因，比如尿流率下降可能是由前列腺增生、尿道狭窄引起的，也可能是由逼尿肌收缩力减弱等引起的。因此，需要行进一步的尿动力学检查以明确膀胱出口梗阻的原因。

（六）尿动力学检查

若对引起患者膀胱出口梗阻的原因有疑问或需要对膀胱功能进行评估，则建议行尿动力学检查，并且结合其他相关检查，以鉴别神经系统病变或糖尿病所致神经源性膀胱。

（七）尿道膀胱镜检查

若怀疑前列腺增生症患者合并尿道狭窄、膀胱占位等，则建议行尿道膀胱镜检查。通过尿道膀胱镜检查，可以了解到以下情况：①前列腺增大所致的尿道或膀胱颈梗阻的特点；②膀胱颈后唇抬高的情况；③膀胱内小梁及憩室形成的情况；④膀胱内有无结石或占位性病变；⑤尿道狭窄的部位和程度。

（八）尿路影像学检查

对下尿路症状的男性患者，一般不推荐行常规的上尿路影像学检查。除非患者有血尿、泌尿系统感染、肾功能不全（此时推荐超声检查）、尿石症病史或泌尿系统手术史，才考虑行上尿路影像学检查。

四、鉴别诊断

（一）神经源性膀胱

神经源性膀胱可引起排尿困难、尿潴留或泌尿系统感染，与前列腺增生有相似的症状。但神经源性膀胱一般有明显的神经系统损害的病史和体征，如下肢感觉和运动障碍、会阴部感觉消退、便秘或大便失禁。直肠指检时，肛门括约肌松弛、收缩能力减弱，但前列腺并不增大。

（二）前列腺癌

前列腺癌患者前列腺增大，可出现与前列腺增生相似的症状。但在直肠指检时，前列腺部位有质地坚硬的结节；血 PSA 水平增高；经直肠超声显示前列腺增大，包膜反射不连续、界限不清。前列腺穿刺活检可以明确诊断。

（三）膀胱颈挛缩

膀胱颈挛缩患者较年轻，一般在 50 岁以前发病。在直肠指检和超声检查时，前列腺不增大。膀胱镜检查可见膀胱颈部后唇抬高，三角区与膀胱颈的距离变短。

（四）尿道狭窄

尿道狭窄患者有排尿困难、尿线变细或尿潴留等症状，但又有尿道损伤、尿道感染的病史。在直肠指检时，前列腺不增大。膀胱尿道造影可显示狭窄的部位和长度。

第四节　治　疗

下尿路症状是前列腺增生症患者的切身感受，最受患者本人重视。每个患者的耐受程度不同，下尿路症状及其所致的生活质量下降是患者寻求治疗的主要原因，也是治疗措施选择的重要依据。应充分了解患者的意愿，向患者交代各种治疗方法（包括观察等待、药物治疗和外科治疗）的效果与副作用。

一、观察等待

观察等待（Watchful waiting）是一种非药物、非手术的治疗措施，包括患者教育、生活方式指导及定期监测等。因为前列腺增生症是组织学的一种进行性良性增生过程，其发展过程较难预测。经过长时间的监测，只有少数前列腺增生症患者可能出现尿潴留、肾功能不全、膀胱结石等并发症。因此，对于大多数前列腺增生症患者来说，观察等待可能是一种合适的处理方式，特别是在患者生活质量尚未受下尿路症状明显影响时。

（一）适应证

对有轻度下尿路症状（IPSS ≤ 7）的患者，及有中度以上的下尿路症状（IPSS ≥ 8）但生活质量尚未受明显影响的患者，可以采取观察等待的方式。

（二）临床疗效

接受观察等待的患者在随访至 1 年时，85％保持病情稳定；在随访至

5年时，65％无临床进展。一项研究将556名有中度下尿路症状的前列腺增生症患者分为外科治疗组和观察等待组两组，当随访到5年时，观察等待组有36％的患者转入外科治疗组，64％保持稳定。

（三）观察等待的内容

1. 患者教育

应该为接受观察等待的患者提供前列腺增生症疾病相关知识（包括下尿路症状和前列腺增生症的临床进展）的教育，特别应该让患者了解观察等待的效果和预后。同时还应该提供前列腺癌的相关知识。前列腺增生症患者通常更关注发生前列腺癌的风险。研究结果显示，有下尿路症状人群检出前列腺癌的概率与无症状的同龄人群无差别。

2. 生活方式的指导

（1）改变生活嗜好：避免或减少咖啡因、乙醇及辛辣食物的摄入。乙醇和咖啡具有利尿和刺激作用，可以引起尿量增多、尿频、尿急等症状。

（2）合理的液体摄入：适当限制饮水可以缓解尿频症状，注意液体摄入时间，在夜间和出席公共社交场合前限水。但每日摄入的水量不应少于1500mL。

（3）优化排尿习惯：对伴有尿不尽症状的患者，可以采取放松排尿、二次排尿和尿后尿道挤压等方法。

（4）精神放松训练：对伴有尿急症状的患者，可以分散尿意感觉，把注意力从排尿的欲望中转移开，如挤捏阴茎、呼吸练习和会阴加压等。

（5）膀胱训练：对伴有尿频症状的患者，可以鼓励患者适当憋尿，以增加膀胱容量和排尿间歇时间。

（6）加强生活护理：为肢体或智力有缺陷的患者提供必要的生活辅助。

（7）治疗便秘：对伴有便秘者应同时治疗便秘。

3. 合并用药的指导

前列腺增生症患者常因为合并其他全身性疾病而同时使用多种药物，所以应了解和评价患者合并用药的情况。避免应用充血性药物和抗组胺药物。充血性药物可以使前列腺充血，增加尿道阻力；抗组胺药物可以阻滞乙酰胆碱的活性，使膀胱逼尿肌松弛，收缩力减弱，增加排尿困难。除此之外，还有一些精神病类药物、平喘类药物和胃肠解痉止痛类药物等也会引起患者排尿困难。必要时，应在其他专科医师的指导下进行调整，以减少合并用药对泌尿系统的影响。

4. 定期监测

定期检测是接受观察等待的前列腺增生症患者的重要临床过程。在观察等待开始后第 6 个月进行第一次监测；以后，每年检测一次。监测内容为初始评估的各项内容。其中，通过评估前列腺体积和血清 PSA 水平，可以预测前列腺增生症患者的症状、尿流率、急性尿潴留和手术介入的自然病程。定期监测的目的主要是了解患者的病情发展状况，是否有临床进展，以及是否有前列腺增生症相关并发症和绝对手术指征。根据这些个体风险评估结果，医生可以给予患者建议，并根据患者的愿望转为药物治疗或外科治疗。

二、药物治疗

前列腺增生症患者药物治疗的短期目标是缓解下尿路症状；长期目标是延缓疾病的临床进展，预防并发症的发生。在减少药物治疗副作用的同时，保持患者较高的生活质量，是前列腺增生症药物治疗的总体目标。用于治疗前列腺增生症的药物主要有四大类，即 α-受体阻滞剂、5α-还原酶抑制剂、M 受体拮抗剂、植物制剂。

（一）α-受体阻滞剂

1. α-受体阻滞剂的作用机制和尿路选择性

α-受体阻滞剂主要通过阻滞分布在前列腺和膀胱颈部平滑肌表面的肾上腺素能受体，松弛平滑肌，达到缓解膀胱出口动力性梗阻的作用。根据受体选择性，可将 α-受体阻滞剂分为非选择性 α-受体阻滞剂（酚苄明）、选择性 α_1-受体阻滞剂（多沙唑嗪、阿夫唑嗪、特拉唑嗪）和高选择性 α_1-受体阻滞剂（坦索罗辛 $\alpha_{1A} > \alpha_{1D} > \alpha_{1B}$，萘哌地尔 $\alpha_{1D} > \alpha_{1A} > \alpha_{1B}$）。赛洛多辛是一种新的高选择性 α_1-受体阻滞剂，其与 α_{1A} 受体的亲和性显著高于 α_{1D} 受体和 α_{1B} 受体（$\alpha_{1A} > \alpha_{1D} > \alpha_{1B}$）。20 世纪 70

年代，α-受体阻滞剂开始应用于临床治疗前列腺增生症引起的下尿路症状。最初采用的非选择性 α-受体阻滞剂（酚苄明）有明显的副作用，因而难以被患者接受。目前，临床应用的药物主要为 α$_1$-受体阻滞剂。

2. 适应证

α-受体阻滞剂适用于有中、重度下尿路症状的前列腺增生症患者。

3. 临床疗效

Djavan 和 Marberger 的 Meta 分析结果显示，与安慰剂相比，各种 α$_1$-受体阻滞剂均能显著改善患者的症状，使症状评分平均改善 30%～40%，使最大尿流率提高 16%～25%。α$_1$-受体阻滞剂治疗后，数小时至数天即可改善症状，但应在用药 4～6 周后再采用 IPSS 评估症状的改善情况。若连续使用 α$_1$-受体阻滞剂 1 个月，而症状无明显改善，则不应继续使用。一项关于应用坦索罗辛治疗前列腺增生症 6 年的临床研究结果表明，长期使用 α$_1$-受体阻滞剂能够维持稳定的疗效。同时，MTOPS 和 CombAT 研究也证实了单独应用 α$_1$-受体阻滞剂的长期疗效。

α$_1$-受体阻滞剂不影响前列腺体积和血清 PSA 水平，不能减少急性尿潴留的发生。但是前列腺增生症急性尿潴留患者在接受 α$_1$-受体阻滞剂治疗后，成功拔除尿管的机会明显高于安慰剂治疗。患者年龄不影响 α$_1$-受体阻滞剂的疗效。在短期（1 年内）的研究中，前列腺增生症患者的基线前列腺体积不影响 α$_1$-受体阻滞剂的疗效。

目前，关于不同种类 α$_1$-受体阻滞剂间的直接对照研究较少。美国泌尿外科学会前列腺增生症诊疗指南制定委员会采用特殊的 Bayesian 技术进行总结的结果显示，在剂量相当的前提下，各种 α$_1$-受体阻滞剂的临床疗效相近，副作用有一定的不同。与非高选择性 α$_1$-受体阻滞剂相比，坦索罗辛引起心血管系统副作用的发生率较低，但是异常射精的发生率相对较高。

4. 副作用

α$_1$-受体亚型的选择性和药代动力学等因素均会影响药物副作用的发生率。常见副作用包括头晕、头痛、乏力、困倦、体位性低血压、异常射精等。体位性低血压更容易发生于老年、合并心血管疾病或同时服用血管活性药物的患者。服用 α_1-受体阻滞剂的患者在接受白内障手术时可能出现虹膜松弛综合征（Intraoperative floppy iris syndrome）。因此，建议在白内障手术前停用 α_1-受体阻滞剂，但是关于术前停药多长时间尚无明确标准。

（二）5α-还原酶抑制剂

1. 5α-还原酶的作用机制和分型

5α-还原酶抑制剂通过抑制体内睾酮向双氢睾酮（Dihydrotestosterone，DHT）的转变，进而降低前列腺内双氢睾酮的含量，达到缩小前列腺体积、改善下尿路症状的治疗目的。

5α-还原酶有两类同工酶，即Ⅰ型和Ⅱ型 5α-还原酶。Ⅰ型 5α-还原酶主要分布在前列腺以外的组织中（如皮肤或肝脏）；Ⅱ型 5α-还原酶为前列腺内主要的 5α-还原酶类型，起主要作用。非那雄胺可抑制Ⅱ型 5α-还原酶，而度他雄胺可抑制Ⅰ型和Ⅱ型 5α-还原酶（双重阻滞剂）。非那雄胺可以降低 70% 血清 DHT 水平，度他雄胺可以降低 95% 血清 DHT 水平。两者降低前列腺内 DHT 水平的幅度为 85%～90%。

2. 适应证

5α-还原酶抑制剂适用于治疗前列腺体积增大伴中-重度下尿路症状的前列腺增生症患者。对于有前列腺增生症临床进展高风险的患者，5α-还原酶抑制剂可用于防止前列腺增生症的临床进展，包括降低发生急性尿潴留或手术治疗的风险。

3. 临床疗效

目前研究认为，非那雄胺和度他雄胺在临床疗效方面相似。有研究显示，前列腺体积越大，基线 PSA 水平越高，度他雄胺起效越快。非那雄胺可以缩小 20%～30% 的前列腺体积，使 IPSS 降低 15%，提高最大尿流率 1.3～1.6mL/s，并能使前列腺增生症患者发生急性尿潴留和需要手术治疗的风险降低 50% 左右，同时还能显著降低低级别前列腺癌的发生率。度他雄胺缩小前列腺体积 20%～30%，使 IPSS 降低 20%～30%，提高最大尿流率 2.2～2.7mL/s，能将前列腺增生症患者发生急性尿潴留和需要手术干预的风险分别降低 57% 和 48%，同时能显著降低低级别前列腺癌的发生率。

5α-还原酶抑制剂对前列腺体积较大和（或）血清 PSA 水平较高的患者治疗效果更好。5α-还原酶抑制剂的起效相对较慢。随机对照试验的结果显示，5α-还原酶抑制剂在使用 6～12 个月后可获得最大疗效。其长期疗效已得到证实，连续药物治疗 6 年，疗效持续稳定。5α-还原酶抑制剂能降低前列腺增生症患者血尿的发生率。一些研究资料显示，在经尿道前列腺电切术前应用 5α-还原酶抑制剂，能减少前列腺体积较大的前列腺增生症患者手术中的出血量。

4. 副作用

5α-还原酶抑制剂最常见的副作用包括勃起功能障碍、射精异常、性欲低下和其他（如男性乳房女性化、乳腺痛等）。

5. 对血清 PSA 水平的影响

5α-还原酶抑制剂能降低血清 PSA 水平，服用 6 个月以上，可使 PSA 水平减低 50% 左右。在对应用 5α-还原酶抑制剂的患者进行 PSA 筛查时，应考虑药物对 PSA 的影响。

（三）M 受体拮抗剂

M 受体拮抗剂通过阻断膀胱毒蕈碱（M）受体（主要是 M_2 和 M_3 亚型），缓解逼尿肌过度收缩，降低膀胱敏感性，从而改善前列腺增生症患者的储尿期症状。目前，临床常用的药物有托特罗定、索利那新，其他药物还有奥西布宁等。

当前列腺增生症患者以储尿期症状为主时，可以单独应用 M 受体拮抗剂。治疗过程中，应严密随访残余尿量的变化。M 受体拮抗剂可以改善前列腺增生症患者手术后的储尿期症状，但是目前缺乏大样本研究的支持。

M 受体拮抗剂的不良反应包括口干、头晕、便秘、排尿困难和视物模糊等，多发生于用药 2 周内和年龄 > 66 岁的患者。欧美多数研究显示，当残余尿量 > 200mL 时，应慎重应用 M 受体拮抗剂；当逼尿肌收缩无力时，不能应用 M 受体拮抗剂。尿潴留、胃潴留、窄角性青光眼以及对 M 受体拮抗剂过敏者禁用 M 受体拮抗剂。

（四）植物制剂

植物制剂，如普适泰等，适用于前列腺增生症及有相关下尿路症状患者的治疗。有研究结果提示，其疗效与 5α- 还原酶抑制剂及 α₁- 受体阻滞剂相当，且没有明显的副作用。但是植物制剂的作用机制复杂，难以判断具体成分的生物活性与疗效的相关性。以循证医学原理为基础的大规模随机对照临床研究，对进一步推动植物制剂在前列腺增生症治疗中的临床应用有着积极的意义。

（五）联合治疗

1. α₁- 受体阻滞剂联合 5α- 还原酶抑制剂

（1）适应证：α₁- 受体阻滞剂联合 5α- 还原酶抑制剂适用于治疗有中重度下尿路症状并且有前列腺增生进展风险的前列腺增生症患者。在采用联合治疗前，应充分考虑患者前列腺增生症临床进展的风险、患者的意愿、经济状况、联合治疗带来的费用增长及副作用等。

（2）临床疗效：目前已有多项关于 α₁- 受体阻滞剂与 5α- 还原酶抑制剂联合治疗的前瞻性随机对照研究，其中最为著名的是 MTOPS 研究和 CombAT 研究。这些研究的长期（1 年以上）结果证实，在降低前列腺增生临床进展风险方面，联合治疗优于任何一种单独药物治疗，在下尿路症状以及最大尿流率的改善方面有更好的疗效；而且与 α₁- 受体阻滞剂相比，联合治疗可以降低患者发生急性尿潴留或前列腺增生症患者需要手术治疗的风险。在缩小前列腺体积方面，联合治疗的效果与 5α- 还原酶抑制剂相似。

联合治疗时，患者可能面临 α₁- 受体阻滞剂和 5α- 还原酶抑制剂同时使用导致的副作用，且联合治疗的副作用发生率高于单独药物治疗。

2. α₁- 受体阻滞剂联合 M 受体拮抗剂

α₁- 受体阻滞剂联合 M 受体拮抗剂用于治疗前列腺增生症的下尿路症状，既可以改善排尿期症状，又可缓解储尿期症状，从而提高治疗效果。

（1）适应证：以储尿期症状为主的中重度下尿路症状患者可以联合应用 α1- 受体阻滞剂和 M 受体拮抗剂进行治疗。联合治疗方案有两种：先应用 α1- 受体阻滞剂，如果储尿期症状改善不明显，则再加用 M 受体拮抗剂；或者同时应用 α1- 受体阻滞剂和 M 受体拮抗剂。在联合治疗前后，必须监测残余尿量的变化。

（2）临床疗效：α₁- 受体阻滞剂能缓解 79% 前列腺增生症患者的排尿

期症状，但仅能缓解 34％ 的储尿期症状。用 α₁- 受体阻滞剂治疗前列腺增生症患者下尿路症状 4～6 周时，如果储尿期症状改善不明显，加用 M 受体拮抗剂能够显著改善尿急、尿频、夜尿等症状，不增加急性尿潴留的发生率。目前，多数研究联合治疗的疗程为 4～12 周。有研究显示，α₁- 受体阻滞剂与 M 受体拮抗剂联合治疗的效果明显优于单独应用 α₁- 受体阻滞剂。另有研究表明，托特罗定联合坦索罗辛治疗男性前列腺增生症患者 12 周，可以显著改善 IPSS，减少尿急次数、夜尿次数和急迫性尿失禁次数等。尤其对前列腺体积＞ 29mL 和血清 PSA 水平＞ 1.3ng/mL 的前列腺增生症患者，联合治疗比单独药物治疗更有优势。

α₁- 受体阻滞剂与 M 受体拮抗剂联合治疗时，可能出现两类药物各自的不良反应，但是不会导致有临床意义的残余尿量增加（残余尿 6～24mL），不显著影响 Q_{max}。对于有急性尿潴留史、残余尿量＞ 200mL 的前列腺增生症患者，应谨慎联合使用 M 受体拮抗剂。

三、手术治疗

（一）目　的

前列腺增生证是一种临床进展性疾病，部分患者最终需要手术治疗来解除下尿路症状和并发症，减少对患者生活质量的影响。

（二）适应证

手术治疗的适应证包括具有中重度下尿路症状并已明显影响生活质量的前列腺增生症患者，尤其是药物治疗效果不佳或拒绝接受药物治疗的患者。

当前列腺增生证导致以下并发症时，建议采用手术治疗：①反复尿潴留（至少在一次拔管后不能排尿，或发生两次以上尿潴留）；②反复血尿，药物治疗无效；③反复泌尿系统感染；④膀胱结石；⑤继发性上尿路积水（伴或不伴肾功能损害）。

对于合并腹股沟疝、严重的痔疮或脱肛，临床判断若不解除下尿路梗阻难以达到治疗效果的前列腺增生症患者，应当考虑手术治疗。膀胱憩室的存在并不是一个绝对的手术指征，除非伴有复发性尿路感染或渐进的膀胱功能障碍。

残余尿量的测定对前列腺增生症所致下尿路梗阻严重程度的判断具有一定的参考价值，但因其重复测量的不稳定性、个体间的差异，以及下尿路梗阻和膀胱收缩无力不能鉴别等因素，目前尚不能确定可将其作为手术指征的残余尿量上限。但对于残余尿明显增多，导致充溢性尿失禁的前列腺增生症患者，应当考虑手术治疗。

（三）治疗方式

前列腺增生症的手术治疗包括经典的外科手术治疗、激光治疗以及其他治疗方式。对前列腺增生症的治疗效果主要反映在患者主观症状（如IPSS）和客观指标（如最大尿流率）的改变上。对治疗方法的评价，则应考虑治疗效果、并发症以及社会经济条件等综合因素。对治疗方式的选择，应当综合考虑医生个人经验、患者的意见、前列腺的大小以及患者的伴发疾病和全身状况。

经典的外科手术方法有经尿道前列腺电切术（Transurethral resection of the prostate，TURP）、经尿道前列腺切开术（Transurethral incision of the prostate，TUIP）以及开放性前列腺摘除术等。目前，TURP 仍是前列腺增生症治疗的"金标准"。各种外科手术方法的治疗效果与 TURP 接近或相似，但适用范围和并发症有所差别。目前，作为 TURP 或 TUIP 的替代治疗手段，经尿道前列腺电汽化术（Transurethral electrovaporization of the prostate，TUVP）、经尿道前列腺等离子双极电切术（Bipolar transurethral plasma kinetic prostatectomy，TUPKP）和经尿道等离子前列腺剜除术（Transurethral plasma kinetic enucleation of the prostate， TUKEP）也被应用于外科治疗前列腺增生症。上述各种治疗手段均能够改善前列腺增生症患者 70％以上的下尿路症状。

1. 经尿道前列腺电切术

经尿道前列腺电切术（TURP）主要适用于治疗前列腺体积在 80mL 以下的前列腺增生症患者。技术熟练的术者可适当放宽对前列腺体积的限制。因冲洗液吸收过多导致的血容量扩张及稀释性低钠血症（经尿道电切综合征，TUR-S）的发生率约为 2％，其危险因素包括术中出血多、手术时间长和前列腺体积大等。需要输血的约为 2%～5%。术后各种并发症的发生率：尿失禁，约为 1%～2.2%；逆行射精，约为 65%～70%；膀胱颈挛缩，约为 4%；尿道狭窄，约为 3.8%。随着各种微创技术的发展，近年来行 TURP 的比例有所下降。

2. 经尿道前列腺等离子双极电切术和经尿道等离子前列腺剜除术

经尿道前列腺等离子双极电切术（TUPKP）是应用等离子双极电切系统，并以与单极 TURP 相似的方式进行经尿道前列腺切除手术。关键是以生理盐水作为术中冲洗液，很少发生 TUR-S。作为 TURP 的另外一种选择，TUPKP 的主要优点包括术中、术后出血少，输血率降低，后导尿和住院时间缩短；远期并发症与 TURP 相似。经尿道等离子前列腺剜除术（TUKEP）通过改变 TUPKP 的切割方法，于包膜内将前列腺切除，更加符合前列腺的解剖结构，具有所切除的前列腺增生组织更完整、术后复发率低、术中出血少等特点。TUKEP 也可应用于前列腺体积大于 80mL 的前列腺增生症患者。TUKEP 的治疗效果与 TURP 无明显差异，组织切除率和获取率高于 TURP，可增加前列腺偶发癌症的检出率。

3. 开放性前列腺摘除术

开放性前列腺摘除术主要适用于前列腺体积大于 80mL 的患者，特别是合并膀胱结石或膀胱憩室需一并手术者。常用术式有耻骨上前列腺摘除术和耻骨后前列腺摘除术。开放手术的出血量、输血的概率高于 TURP，住院时间也长于 TURP。术后各种并发症的发生率：尿失禁，约为 1%；逆行射精，约为 80%；膀胱颈挛缩，约为 1.8%；尿道狭窄，约为 2.6%。对勃起功能的影响可能与手术无关。随着各种腔内微创前列腺手术的推广与应用，开放性前列腺摘除术已极少开展。

4. 经尿道激光手术

近十余年以来，经尿道激光手术已成为治疗前列腺增生症的重要方式。前列腺激光手术通过激光对组织的汽化、切割及切除或组织的凝固、坏死及迟发性组织脱落，达到解除梗阻的目的。目前，用于治疗前列腺增生症的激光主要包括 Ho：YAG 激光（钬激光）、KTP 激光（绿激光）、2μm 激光（铥激光）及 1470nm 激光。

激光手术的共同特点是术中出血相对较少，尤其适用于有高危因素的患者。但是各种激光的作用原理及其激发波长均不同，因此各自有组织作用特性及不同的手术效果。目前，国内开展较多的是经尿道钬激光前列腺剜除术（Transurethral holmium laser enucleation of prostate，HoLEP）。Meta 分析显示，与 TURP 相比，HoLEP 的并发症发生率较低；术后 1 年随访时，最大尿流率和 IPSS 评分更佳。

（1）Ho：YAG 激光（钬激光）：其原理是通过激发连接于钇 - 铝石榴石晶体上的稀有元素钬，产生波长为 2100nm 的脉冲激光及其瞬间释放的强大能量，达到组织切割与凝固的作用，同时由于其能量的水吸收特征，故能量主要为表浅组织吸收并达到较高温度而汽化组织，但热损伤深度仅为 0.4mm。因此，钬激光特别适用于组织的精密切除。钬激光所产生的峰值能量可导致前列腺组织的精确和有效的切除，切除彻底，适用于各种前列腺增生患者。HoLEP 术后留置导尿时间短，术后逆行射精的发生率与其他经尿道手术方式类似，没有关于术后勃起功能障碍的报道。术后 1 年，Q_{max} 优于 TURP；术后 5 年，再手术率低于 TURP。

（2）KTP 激光（绿激光）：其原理是当 Nd：YAG（钕激光）穿过碳酸钛氧钾（KTP）晶体时，产生波长为 532nm（位于可见光谱绿光区域）的脉冲激光，故称绿激光。其能量优先为氧合血红蛋白所吸收，其次为水吸收，因此有利于血管的凝固和组织的汽化，热损伤深度为 1 ～ 2mm。目前，主要采用经尿道激光汽化术（Transurethral laser vaporization）。其通过激光能量汽化前列腺组织，以达到外科治疗的目的。短期 IPSS、尿流率、QOL 评分的改善效果与 TURP 相当。术后因尿潴留而需要导尿的发生率高于 TURP。长期疗效尚有待进一步研究。其主要缺陷是在前列腺组织汽化术后无法获得病理组织。

（3）铥激光：是微量元素钇 - 铝 - 石榴石（Yttrium-aluminum-garnet，即铥元素）激发产生的连续激光，包括 1.91μm 及 2.01μm 两个波长，因此常通称为 2μm 激光。由于其波长接近水的能量吸收峰值，因而能产生有效的组织汽化、切割及凝固作用。据文献报道，采用前列腺铥激光汽化切除术的近期手术有效率（最大尿流率、术后 IPSS 的改善）与 TURP 相似，术后血红蛋白及电解质水平较 TURP 术后稳定，而远期疗效有待循证医学证据支持。

（4）1470nm 激光：是众多治疗前列腺增生激光中的一种，因其波长为 1470nm 而得名。1470nm 激光的波长特性使水和血红蛋白联合吸收率大为提高，激光能量可同时被水和血红蛋白选择性吸收，从而产生非常好的组织消融和止血能力。另外，1470nm 激光的组织凝固深度较厚，因此可减少出血量及冲洗液吸收，手术过程中对患者身体的内环境影响较小。1470nm 激光组织吸收率较强且穿透深度较浅，因此，在进行腔内前列腺手术时，不仅能避免对正常组织的损害，有效减少组织产生坏死的区域，而且组织切割的效率更高。目前，1470nm 激光可应用于多种泌尿外科疾病的微创手术，如前列腺增生单纯汽化、汽化切除及剜除术，膀胱肿瘤的切除术，尿道狭窄的腔内切开术，尖锐湿疣等体外组织的汽化切除等。施国伟等应用 1470nm 半导体激光前列腺汽化剜除术治疗复杂性前列腺增生；并且认为，相比于 HoLEP 手术，1470nm 半导体激光前列腺汽化剜除术的止血效果好、汽化效率高、手术方式多样化。最关键的是其学习曲线不长，技术操作相对简单明了（见图 9-2～图 9-10），初学者容易掌握，经历大约 20 例手术后便可掌握该术式（见视频 9-1）。

视频 9-1

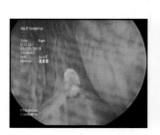
图 9-2　观察前列腺相态，确定精阜位置

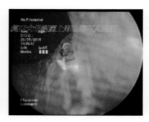
图 9-3　切除中叶（5 点钟汽化切沟）

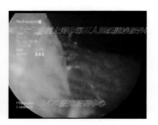
图 9-4　切除中叶（7 点钟汽化切沟）

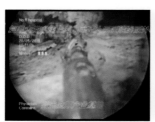
图 9-5　切除中叶（5、7 点联合逆向汽化剜除）

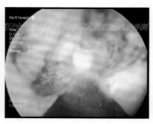
图 9-6　切除左侧叶（12 点汽化切沟）

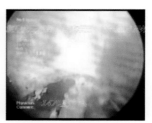
图 9-7　切除左侧叶（精阜前 5 点逆时针汽化切断尖部组织）

盆底功能障碍性疾病／诊治与康复

泌尿分册

254

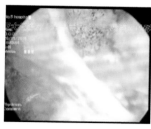 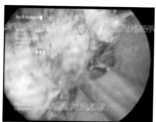 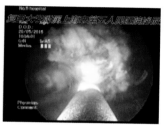

图 9-8 切除左侧叶（12 点顺时针汽化切断尖部组织并与 5 点会师）

图 9-9 切除左侧叶（逆向汽化剜除左叶推向膀胱）（参照图 9-6～图 9-8 操作完成右侧叶剜除，图略）

图 9-10 膀胱内组织粉碎

四、前列腺增生症患者尿潴留的处理

（一）急性尿潴留

在前列腺增生症患者发生急性尿潴留时，应及时引流尿液。首选置入导尿管；对导尿管置入失败者，可行耻骨上膀胱造瘘。一般留置导尿管时间为 3～7d，如同时服用 α-受体阻滞剂 3～7d，可提高拔管的成功率。拔管成功者，可继续接受前列腺增生症药物治疗；对拔管后再次发生尿潴留者，应择期进行外科治疗。

（二）慢性尿潴留

前列腺增生症患者长期膀胱出口梗阻、慢性尿潴留，可导致输尿管扩张、肾积水及肾功能损害。如肾功能正常，可行手术治疗；如出现肾功能不全，则应先引流膀胱尿液，待肾功能恢复到正常或接近正常，病情平稳，全身状况明显改善后，再行择期手术。

五、新技术的应用及展望

（一）前列腺部尿道悬吊术

前列腺部尿道悬吊术（Prostatic urethral lift， PUL）是一种微创手术方式，通过植入微型尿道悬吊装置（Urolift）来悬吊和压缩增生的前列腺侧叶，从而达到扩张前列腺部尿道的目的。Urolift 系统由微型尿道悬吊装置植入器、镍钛合金前列腺薄膜挂钩（直径为 0.6mm，长度为 8mm）、可调节但不可吸收聚酯单丝线和不锈钢尿道端件（8mm/1mm/0.5mm）等部分组成，用 20F 膀胱镜鞘和 2.9mm 0° 窥镜进行手术植入。Urolift 系统已于 2013、2014 年分别被美国食品药品监督管理局（Food and Drug Administration，FDA）和英国国家卫生与临床优化研究所（National Institute for Health and Clinical Excellence，NICE）批准上市销售。Perera 等对截至 2014 年 5 月的 Urolift 相关研究进行系统回顾和荟萃分析，结果显示患者在接受 PUL 治疗后，临床症状获得全面改善，IPSS 降低 7.2 ～ 8.7 分，Qol 提高至 2.2 ～ 2.4 分，Qmax 增加 3.8 ～ 4mL/s。术后 12 个月，性功能仍有较小改善（平均增益范围为 0.3 ～ 0.4），尚没有植入失败以及因感染需要取出植入装置的报道。

PUL 主要用于治疗前列腺两侧叶增生引起的下尿路梗阻及相关症状。FDA 批准将 Urolift 系统用于治疗年龄＞ 50 岁的继发于前列腺增生症导致膀胱出口梗阻相关症状的患者，同时患者不应存在以下任何一种情况：①前列腺体积＞ 80mL；②前列腺中叶明显突向膀胱引起下尿路梗阻；③尿路感染；④尿道存在影响悬吊装置进入前列腺部尿道的情况；⑤尿失禁；⑥目前存在肉眼血尿；⑦对镍钛过敏。

作为一种新的治疗前列腺增生症的微创手术，PUL 安全性、可行性高，可明显改善继发于前列腺增生症的下尿路症状，围手术期和术后并发症的发生率低，能够保留患者的勃起和射精功能，使患者获得较高的生活质量。但是该手术目前仅适用于特定范围内的患者，要验证其适应证和长期疗效及安全性仍需要更大规模、更深入的临床试验。

（二）经尿道水蒸气治疗术和机器人引导高能水切割术

经尿道水蒸气治疗术（Transurethral water vapor therapy，TUWVT）的原理是利用射频能量将无菌水加热，使其产生对流的高温水蒸气；水蒸气在释放进入前列腺后，能迅速在细胞间隙弥散，而不穿透前列腺区域外的组织界面；然后，水蒸气迅速冷凝液化，释放出大量热能，促使细胞变性死亡；坏死的组织可激活免疫系统，继而被机体吸收，最终使增生的腺体体积缩小，从而达到解除梗阻的作用。机器人引导高能水切割术（Robot guided high energy water ablation，RHWA）是将高能水切割技术用于治疗前列腺增生的一种新探索。在实施该术式时，先要确定需要切除的前列腺组织的范围和深度，并在特制的机器人设备上设置好程序化路径，然后将机械臂置入患者前列腺部尿道，机器人会按照预设的程序精准地释放高速水流对前列腺组织进行切割。目前，这两种新技术还处于临床试验研究中，其安全性及有效性还需要较长时间的大样本临床试验来验证。

目前，TURP 仍然是治疗前列腺增生症的金标准。随着科学技术的发展，特别是近十年来治疗前列腺增生症的各种微创治疗方法的不断涌现，可切除的前列腺体积也越来越大，已经出现要求更换金标准的呼声。在这股热潮中，我们要保持清醒的头脑，始终以循证医学辩证地看待出现的每项新技术。只有经过实践和时间的检验，才能确定每种新的微创方法在前列腺增生症治疗中的地位。总之，各种新的微创方法要取代 TURP 尚需要更多的临床研究和实践。

第五节　预　防

前列腺增生是一种常见的老年男性疾病，严重危害着患者的身心健康，影响患者的生活质量。如果我们平时能做到以下几点，就可以更好地养护前列腺。

（一）少食辛辣刺激性食品

辛辣刺激性食品既可导致性器官充血，又可使痔疮、便秘症状加重，压迫前列腺，加重排尿困难。

（二）不可憋尿

憋尿会造成膀胱过度充盈，使膀胱逼尿肌张力减弱，诱发排尿困难。

（三）避免久坐

经常久坐会使会阴部充血，引起排尿困难。因此，建议多参加文体活动及体育锻炼等，有助于减轻症状。

（四）慎用药物

有些药物可引起或加重排尿困难，如阿托品、麻黄素片、异丙基肾上腺素等。

（五）有规律的性生活

有规律的性生活是维持前列腺良好状态的条件之一。

参考文献

Alexis E. Photoselective vaporization of the prostate for the treatment of benign prostatic hyperplasia: 12-month results from the first United States multicenter prospective trial [J]. J Urol, 2004, 172: 1404-1408.

Barrack ER, Berry SJ. DNA synthesis in the canine prostate: effects of androgen and estrogen treatment [J]. Prostate, 1987, 10: 45-56.

Berry S, Coffey D, Strandberg JD, et al. Effect of age, castration, and testosterone replacement on the development and restoration of canine benign prostatic hyperplasia [J]. Prostate, 1986, 9: 295-302.

Castro P, Giri D, Lamb D, et al. Cellular senescence in the pathogenesis of benign prostatic hyperplasia [J]. Prostate, 2003, 55: 30-38.

Chung ASJ, Woo HH. Update on minimally invasive surgery and benign prostatic hyperplasia [J]. Asian J Urol, 2018, 5: 22-27.

Cohen P, Nunn S, Peehl DM. Transforming growth factor-beta induce growth inhibition and IGF-binding protein-3 production in prostatic stromal cells: abnormalities in cells cultured from benign prostatic hyperplasia tissues [J]. J Endocrinol, 2000, 164: 215-223.

Cunha C, Chung L, Shannon JM, et al. Hormone-induce morphogenesis and growth: role of mesenchymal-epithelial interactions [J]. Recent Prog Horm Res, 1983, 39: 559-598.

DeKlerk D, Coffey D, Ewing LL, et al. Comparison of spontaneous and experimentally induced canine prostatic hyperplasia [J]. J Clin Invest, 1979, 64: 842-849.

Du C, Jin X, Bai FD. Holmium laser enucleation of the prostate: the safety, efficacy, and learning experience in China [J]. J Endourol, 2008, 22 (5): 1031-1036.

Faber K, de Abreu AL, Ramos P, et al. Image-guided robot-assisted prostate ablation using water jet-hydrodissection: initial study of a novel technology for benign prostatic hyperplasia [J]. J Endourol, 2015, 29(1): 63-69.

Girman CJ. Natural history and epidemiology of benign prostatic hyperplasia: relationship between urologic measures [J]. Urology, 1998, 51: 8-12.

Gosling J, Dixon J. Structure of trabeculated detrusor smooth muscle in cases of prostatic hypertrophy [J]. Urol Int, 1980, 35: 3351-3372.

Kearney MC , Bingham JB, Berglancl R, et al. Clinical predictors in the use of finasteride for control of gross hematurial due to benign prostatic hyperplasia [J]. J Urol, 2002, 167: 2489-2491.

Kirby RS. The nature history of benign prostatic hyperplasia: what have we learned in the last decade? [J]. Urology, 2000, 56: 3-6.

Kitsberg D, Leder P. Keratinocyte growth factor induces mammary and prostatic hyperplasia and mammary adenocarcinpma in transgenic mice [J]. Oncogene, 1996, 13: 2507-2515.

Kyprianou N, Issacs J. Expression of transforming growth factor-beta in the rat ventral prostate during castration-induced programmed cell death [J]. Mol Endocrinol, 1989, 3: 1515-1522.

Lee C, Sensibar J, Dudek SM, et al. Prostatic ductal system in rats: Regional variation in morphological and functional activities [J]. Biol Reprod, 1990, 43: 1079-1086.

Malcolm GL, Timothy PS, Vinod N. Tamsulosin in the anagement of patients in acute urinary retention from benign prostatic hyperplasia [J]. BJU Intemational, 2005, 95: 354-357.

McConnell JD, Barry M, Bruskewitz R, et al. Benign prostatic hyperplasia: diagnosis and treatment. Clinical Practice Guideline, Number 8. Rockville, Md: Agency for Health Care Policy and Research, Public Health Service, U.S. Department of Health and Human Services,1994.

McConnell JD, Roehrborn CG, Bautista OM, et al. The long-term effect of doxazosin, finasteride, and combination therapy on the clinical progression of benign prostatic hyperplasia [J]. N Engl J Med, 2003, 349: 2387 -2398.

McConnell JD. The pathophysiology of benign prostatic hyperplasia [J]. J Androl, 1991, 12: 356-363.

Moore RJ, Gazak JM, Wilson JD. Regulation of cytoplasmic dihydrotestosterone binding in dog prostate by 17 beta-estradiol [J]. J Clin Invest, 1979, 63: 351-357.

Mynderse LA, Hanson D, Robb RA, et al. Rez ū m system water vapor treatment for lower urinary tract symptoms /benign prostatic hyperplasia: Validation of convective thermal energy transfer and characterization with magnetic resonance imaging and 3-dimensional renderings [J]. Urology, 2015, 86(1): 122-127.

Naslund J, Coffey D. The differential effects of neonatal androgen, estrogen, and progesterone on adult prostate growth [J]. J Urol, 1986, 136: 1136-1140.

Perera M, Roberts MJ, Doi SAR, et al. Prostatic urethral lift improves urinary symptoms and flow while preserving sexual function for men with benign prostatic hyperplasia: a systematic review and meta-analysis [J]. Eur Urol, 2015, 67(4): 704-713.

Prins GS, Marmer M, Woodham C, et al. Estrogen receptor-beta messenger ribonucleic acid ontogeny in the prostate of normal and neonatally estrogenized rats [J]. Endocrinology, 1998,

139: 874-883.

Roehorn CG, Boyle P, Bergner D, et al. Serum prostate-specific antigen and prostate volume predict long-term changes in symptoms and flow rate: results of a four-year, randomized trial comparing finasteride versus placebo. PLESS Study Group [J]. Urology, 1999, 54: 662-669.

Roehrborn CD, Mc Connell JD. Epidemiology, etiology, pathophysiology, and diagnosis of benign prostatic hyperplasia. In: Wein AJ, Kavoussi LR, Novick AC, et al. Campbell's Urology, ed 9. Philadelphia: Saunders, 2007.

Roehrborn CG, Kap1an SA, J ones JS, et al. Tolterodine extended release with or without tamsulosin in men with lower urinary tract symptoms including overactive b1adder symptoms: effects of prostate size [J]. Eur Urol, 2009, 55 (2): 472-479.

Roehrborn CG, Siami P, Barkin J, et al. CombA T Study Group. The effects of combination therapy with dutasteride and tamsulosin on clinical outcomes in men with symptomatic benign prostatic hyperplasia: 4 year results from the CombAT study [J]. Eur Urol, 2010, 57 (1): 123-131.

Roehrborn CG, Siami P, Barkin J, et al. The Influence of baseline parameters on changes in international prostate symptom score with dutasteride, tamsulosin, and combination therapy among men with symptomatic benign prostatic hyperplasia and an enlarged prostate: 2-year data from the CombAT study [J]. Euro Urol, 2009, 55: 461-471.

Sanda M, Beaty T, Stutzman RE, et al. Genetic susceptibility of benign prostatic hyperplasia [J]. J Urol, 1994, 152: 115-119.

Shapiro E, Hartanto V, Lepor H. Quantifying the smooth muscle content of the prostate using double-immuno-enzymatic staining and color assisted image analysis [J]. J Urol, 1992, 147: 1167-1170.

Walsh P, Hutchins G, Ewing LL. Tissue content of dihydrotestosterone in human prostatic hyperplasia is not supernormal [J]. J Clin Invest, 1983, 72: 1772-1777.

Xia SJ, Zhuo J, Sun X, et al. Thulium 1aser versus standard transurethra1 resection of the prostate: a randomized prospective trial [J]. Eur Urol, 2008, 53: 382-389.

Yamada S, Kuraoka S, Osano A, et al. Characterization of bladder selectivity of antimuscarinic agents on the basis of in vivo drug-receptor binding [J]. Int Neu.rourol J, 2012, 16: 107-115.

Yang Q, Peters TJ, Donovan JL, et al. Transurethral incision compared with transurethral resection of the prostate for bladder outlet obstruction: a systematic review and meta-ana1ysis of randoMISed controlled trials [J]. J Urol, 2001, 165: 1526-1532.

章俊,王曦龙,史朝亮,等. 1470am 半导体激光前列腺汽化剜除术治疗复杂性前列腺增生（附 80 例报告）[J]. 现代泌尿外科杂志, 2017, 22(3): 173-175.

（章　俊　施国伟）

第十章　前列腺术后尿失禁

第一节　定义及流行病学

一、定　义

尿失禁是指尿液经尿道不自主流出的一类疾病，男性和女性均可发病，严重影响患者的生活质量。前列腺术后尿失禁是男性尿失禁的一种类型，常指前列腺增生手术或者前列腺肿瘤根治手术后出现的尿失禁。根据病情，前列腺术后尿失禁可分为压力性尿失禁、急迫性尿失禁、充盈性尿失禁、混合性尿失禁等。

二、流行病学

（一）前列腺增生

前列腺增生（Prostatic hyperplasia）是老年男性的常见疾病。有研究显示，在60岁以上男性中，前列腺增生的发病率达70%。前列腺增生症是老年男性下尿路梗阻的最主要病因。有关前列腺增生发病机制的研究颇多，但其病因至今未能阐明，其病因可能是上皮和间质细胞增殖与细胞凋亡的平衡遭到破坏。其他相关因素有雄激素及其与雌激素的相互作用、前列腺间质与腺上皮细胞的相互作用、生长因子、炎症细胞、神经递质及遗传因素等。近年来，研究者也注意到，吸烟、肥胖、酗酒、家族史、人种及地理环境与前列腺增生症存在关系。

手术是前列腺增生的重要治疗方法，适用于有中、重度下尿路症状并明显影响生活质量的前列腺增生症患者。常用的外科手术有经尿道前列腺电切术（TURP）（见图10-1）、经尿道前列腺切开术（TUIP）、经尿道前列腺激光汽化术、经尿道前列腺激光剜除术以及开放性前列腺摘除术等。

流行病学调查显示，前列腺增生患者经尿道前列腺电切术后尿失禁的发生率为1.1%～15.2%，发生率的变异与尿失禁的定义及评估方法有关。

前列腺经尿道激光剜除术后尿失禁的发生率为2.3%～8.1%，且时间从数月到一年不等。奥地利TemmL团队的调查结果显示，58.3%男性认为尿失禁影响他们的生活质量；25.1%的尿失禁男性表示，尿失禁影响了他们的性生活。

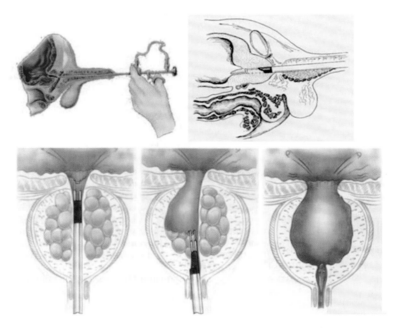

图10-1 前列腺电切术示意

（二）前列腺恶性肿瘤

前列腺恶性肿瘤包括前列腺癌和前列腺肉瘤等。前列腺癌包括腺癌（腺泡腺癌）、导尿管腺癌、尿路上皮癌、鳞状细胞癌、腺鳞癌等，其中前列腺腺癌占95%以上。2012年，我国肿瘤登记地区前列腺癌的发病率为9.92/10万，位居男性恶性肿瘤发病率的第6位。在55岁前，前列腺癌的发病率处于较低水平；55岁后逐渐升高，发病率随着年龄的增长而增长，高峰年龄为60～80岁。家族遗传型前列腺癌患者的发病年龄稍早，年龄≤55岁的患者占43%。根治性前列腺切除术是治疗前列腺恶性肿瘤的常用方法。根治性前列腺切除术常采用腹腔镜技术、机器人辅助腹腔镜技术以及开放手术方式。

尿失禁是根治性前列腺切除术后的一种重要并发症，对患者术后生活质量造成严重的影响。根治性前列腺切除术后 1 个月内尿失禁的发生率达 16%～40%，持续性尿失禁的发生率为 5%～20%。腹腔镜保留性神经根治性前列腺切除术后，尿失禁的发生率为 3%～28%。谢立平教授荟萃分析了国外 6 个研究，对比耻骨后前列腺癌根治术和腹腔镜前列腺癌根治术两种手术方式术后 1 年的尿失禁情况，结果显示两者尿失禁情况比较，差异无统计学意义。但有研究显示，达芬奇机器人腹腔镜根治性前列腺切除术后尿失禁的发生率低于耻骨后前列腺癌根治术和腹腔镜前列腺癌根治术。

第二节　病因及发病机制

一、解剖结构

前列腺是男性特有的性腺器官，位于膀胱与尿生殖膈之间。前列腺底与膀胱颈、精囊腺和输精管壶腹相邻。前方为耻骨联合，后方为直肠壶腹。直肠指诊时可触及前列腺的背侧，可评估前列腺质地、大小等，向上可触及输精管壶腹和精囊腺。

男性后尿道的控尿功能由尿道内括约肌和尿道外括约肌来实现。尿道内括约肌为平滑肌，位于膀胱颈和后尿道，由膀胱底延续下来的逼尿肌和两侧输尿管延续来的纵行肌以及尿道壁本身的平滑肌构成，包括前列腺部。尿道内括约肌分布有丰富的 α 受体，主要受交感神经支配，在控制膀胱排空、控尿、射精等方面具有重要的作用。尿道外括约肌为横纹肌，位于尿生殖膈之中，呈环形包绕膜部尿道，主要由阴部神经支配。有学者对男性后尿道前列腺及其周围结构进行了广泛而深入的研究，对成年人盆腔和不同胚龄的胚胎盆腔标本进行矢状和多重横断面切片，利用宏观解剖和微观镜下观察相结合并辅以组织化学研究的方法，发现在胚胎发育过程中，后尿道从膀胱颈向下一直到会阴膜都有横纹肌分布，中间没有间断，只是随前列腺的发育使尿道背侧的部分横纹肌纤维萎缩或消失，因此成年男性尿道背侧的横纹肌纤维较腹侧稀少得多。尿道外括约肌肌群的横纹肌背侧肌纤维插入固定在会阴中心腱，在腹侧和腹外侧尿道括约肌肌群的肌纤维黏附在尿道耻骨韧带上，近端黏附在前列腺尖部。耻骨尿道韧带分为前、中、后三部分，耻骨尿道韧带的后部又称为耻骨前列腺韧带。尿道外括约肌肌群的横纹肌的完整性及其悬吊和固定点对控尿功能有重要的作用。

Eiehelberg 等对未保留神经的前列腺癌根治术标本进行研究，发现前列腺周围各区间均有神经纤维分布，其中 4～5 点和 8～9 点的神经纤维数量合计占 45.9%～65.6%。Ganzer 等通过分析前列腺周围和前列腺包膜内神经纤维数量的变化关系，指出神经血管束中的部分神经纤维在走行过程中，离开神经血管束进入前列腺腺体内支配腺体活动。Steiner 等通过解剖观察发现，尿道外括约肌肌群受来自盆神经和髂腹下神经的自主神经与来自阴部内神经的体神经支配，前者支配尿道黏膜和平滑肌，后者支配尿道括约肌的横纹肌部分。髂腹下神经支配膀胱和直肠，其中有一分支在提肛肌下行走；前列腺尖部加入阴部内神经的盆内支，在提肛肌与尿道括约肌连接部的 5 点与 7 点的部位进入尿道外括约肌。

二、发病机制

前列腺增生症的治疗手术在理论上不会导致压力性尿失禁的发生，因为手术是在前列腺外科包膜内进行切除，不会损伤前列腺包膜外的尿道横纹括约肌。但如果前列腺慢性炎症粘连严重，分离包膜时平面不清，强行分离易致包膜广泛撕裂，或者经尿道前列腺手术时在精阜附近超范围切除、电流灼伤或激光损伤前列腺周围的横纹括约肌复合体，则会出现术后压力性尿失禁。我们也发现，对逼尿肌不稳定收缩或者膀胱顺应性下降而存在膀胱储尿期高压的前列腺增生症患者行前列腺切除术，因尿道阻力下降，破坏原有的平衡关系，会导致尿失禁的发生。尿动力学研究发现，前列腺增生患者术前逼尿肌不稳定的发生率为 57%～76%，术前急迫性尿失禁的发生率为 2.6%～4.8%。可见，膀胱逼尿肌不稳定收缩也是造成前列腺增生症术后尿失禁的原因之一。

根治性前列腺切除手术虽然紧贴前列腺尖部离断尿道，保留位于前列腺尖部与尿生殖膈之间的尿道横纹括约肌及周围组织，包括保留双侧神经血管束，但由于前列腺周围括约肌组织不可避免地要被切除，尿道内括约肌功能受损，并有腹压传递障碍、膀胱顺应性改变、逼尿肌功能异常、尿道括约肌结构和功能异常及神经系统功能障碍等因素，仍有可能导致尿失禁的发生。因此，根治性前列腺切除术后尿失禁的发生与尿道括约肌功能不足、膀胱逼尿肌功能障碍、膀胱出口梗阻及盆底功能障碍等因素相关。

Kahn 等于 1991 年曾报道，单纯尿道外括约肌功能障碍引起的压力性尿失禁约占前列腺增生手术后尿失禁患者的 25%，而其余患者则存在不同程度的膀胱充盈期功能障碍，如逼尿肌过度活动，或单独存在，或与压力性尿失禁并存。而在根治性前列腺切除术患者中，单纯压力性尿失禁约占30%，单纯逼尿肌过度活动占 20%，其余的为两者并存（混合性尿失禁）。因此，膀胱逼尿肌过度活动所引起的急迫性尿失禁在男性前列腺术后尿失禁中占据相当大的比例，在诊断中不能忽略和轻视。

三、前列腺术后尿失禁分类

（一）压力性尿失禁

压力性尿失禁是由腹压升高而致尿液持续性从尿道流出，常由医源性尿道括约肌损伤及尿道括约肌本身功能缺陷引起的。根据临床症状，可将压力性尿失禁分为三度，即轻度、中度和重度。①轻度：一般活动及夜间无尿失禁，腹压增加时偶发尿失禁，不需佩戴尿垫。②中度：在腹压增加及起立活动时，有频繁的尿失禁发生，需要佩戴尿垫生活。③重度：在起立活动或卧位体位变化时即有尿失禁，严重地影响患者的生活及社交活动。

压力性尿失禁最常见的原因为根治性前列腺切除术；其次为前列腺增生手术，包括经尿道前列腺切除术、经尿道前列腺激光 / 等离子剜除术、耻骨后前列腺切除术等。

（二）急迫性尿失禁

急迫性尿失禁有逼尿肌过度活动及神经源性逼尿肌过度活动两种机制类型，前者是膀胱过度活动症（Overactive bladder，OAB）的表现。Fayyad 对 14526 例成年人调查显示，男性膀胱过度活动症的患病率约为 6.2%；国内张祥华对 7123 例社区中老年人调查发现，膀胱过度活动症的患病率约为

9.2％。前列腺增生症患者术前逼尿肌过度活动的重要病因有膀胱过度活动症或前列腺增生，解除前列腺梗阻可改善50％～60％患者的膀胱过度活动症状；其他原因有逼尿肌老化、心脑血管疾病、糖尿病等，术后膀胱过度活动症状可能加重而出现急迫性尿失禁。神经源性逼尿肌过度活动常由神经系统疾病（如脑梗死、帕金森病、多系统萎缩等）引起。糖尿病也进一步加重急迫性尿失禁的发生。

（三）充盈性尿失禁

充盈性尿失禁是指由尿道梗阻（尿道狭窄、膀胱颈梗阻等）和膀胱收缩无力等原因导致慢性尿潴留后，在膀胱极度充盈的情况下，膀胱内压力超过正常尿道括约肌的阻力，尿液从尿道溢出。

（四）混合性尿失禁

混合性尿失禁指患者有压力性尿失禁，伴有膀胱过度活动症和（或）急迫性尿失禁的症状，是最常见的前列腺术后尿失禁类型，尤其在前列腺增生术后。

第三节　诊　断

一、临床表现

压力性尿失禁的临床表现为在大笑、咳嗽、喷嚏或行走等各种原因导致腹压增加后，尿液不自主地从尿道流出；在停止加压动作时，尿流随即终止；部分严重病例可出现尿液持续性滴漏。

急迫性尿失禁的临床表现为尿频、尿急、夜尿增多，不能及时赶到厕所排尿，每次尿量较少，听到流水声容易诱发。

充盈性尿失禁的临床表现早期为尿频、尿急，尤其夜尿增多，常伴有尿线变细，容易与急迫性尿失禁等相混淆，随着症状进一步发展，患者出现夜间遗尿现象。

二、体格检查

（一）外生殖器检查

生殖器检查包括排除尿道外口狭窄或其他疾病（如包茎等）；检查尿道有无瘢痕。

（二）会阴部神经系统检查（包括运动和感觉）

会阴部神经系统检查包括检查肛周和会阴皮肤感觉、肛门括约肌松弛度、龟头及海绵体肌反射，了解是否存在神经源性疾病所致的神经源性膀胱尿道功能障碍。

（三）相关评估

通过咳嗽试验，评估尿道括约肌功能。通过尿垫试验，评估漏尿程度。通过生活质量评估量表，评价对生活的影响程度。

三、实验室及辅助检查

（一）实验室检查

实验室检查包括尿常规、血生化、肾功能、尿细菌培养等。

（二）辅助检查

辅助检查包括双肾输尿管膀胱 B 超、膀胱残余尿测定、尿流率测定、尿动力学检查等。

（三）特殊检查（部分患者）

特殊检查包括膀胱镜检查（排除尿道狭窄或膀胱颈梗阻）、膀胱尿道造影、盆底电生理检查及盆腔 MRI 等。

尿动力学检查对于尿失禁的分类与分型、治疗方案的选择、预后评估等具有重要价值。其中，结合漏尿点压力测定、尿道压力分布测定，可确诊压力性尿失禁；对储尿期内出现膀胱逼尿肌不稳定收缩的患者，可确诊为急迫性尿失禁；如前面两者均存在，则为混合性尿失禁；而对膀胱逼尿肌收缩乏力且伴有尿失禁的患者，则考虑为充盈性尿失禁。通过影像尿动力学检查，更有助于了解尿失禁的分型及膀胱输尿管反流情况；通过充盈期膀胱测压，可评估逼尿肌的稳定性及膀胱容量；通过压力流率测定，可判断是否有膀胱出口梗阻。

第四节　治　疗

一、非手术治疗

（一）压力性尿失禁

1. 良好的生活方式

良好的生活方式包括减肥、戒烟、控制呼吸道疾病、治疗便秘及改变饮食习惯。例如向患者及其家属讲解尿液对排尿反射刺激的重要性，保证患者每天饮水量约为 1500 ～ 2000mL，并尽量在白天摄入，睡前 2 ～ 4h 限制饮水，以减少夜间排尿，减少咖啡因等食物摄入。

膀胱训练通过逐渐延长排尿间隔时间来增加功能性膀胱容量，减小尿失禁的频率。其关键在于对患者的教育，指导患者压抑急迫感、分散注意力、自我监控与执行，这对压力性、急迫性或混合性尿失禁均有效。

2. 盆底肌训练

目前，对盆底肌的训练尚无统一的训练方法，较共同的认识是必须使盆底肌达到相当的训练量才可能有效。可参照如下方法实施：持续收缩盆底肌（提肛运动）2 ～ 6s，松弛休息 2 ～ 6s，如此反复 10 ～ 15 次，每天训练 3 ～ 8 次，持续时间在 8 周以上。此法方便易行，适用于各种类型的轻度压力性尿失禁。

生物反馈治疗需借助生物反馈治疗仪，监测盆底肌肉的肌电活动，并将肌肉活动的信息转换为听觉和视觉信号反馈给患者，指导患者进行正确的盆底肌肉训练，并形成条件反射。电刺激治疗是通过刺激神经和肌肉，形成冲动，兴奋交感通路并抑制副交感通路，从而抑制和降低膀胱收缩能力。生物反馈与电刺激两者结合具有协同作用，故辅助电刺激的盆底肌训练疗效更佳。国产一次性直肠电极和家庭版训练仪应用于临床后，前列腺术后尿失禁的早期盆底康复训练也逐步获得推广。

3. 药物治疗

目前，临床上所使用的治疗药物主要为选择性 α_1- 肾上腺素受体激动剂，作用于尿道平滑肌 α_1 受体，以及刺激躯体运动神经元，增加尿道阻力。其副作用为高血压、心悸、头痛、肢端发冷。常用药物为米多君。米多君在临床中已被广泛使用，尤其联合盆底肌训练等方法时可增效。抗焦虑药物（如度洛西汀等）在国外也被证实对压力性尿失禁有效，其同时有抗焦虑效果，已被越来越多的患者认可。

4. 中医治疗

中医认为本病属于"小便不禁"的范畴，采用毫针、灸法、针灸、电针治疗、穴位注射和贴敷、针刺配耳穴及针灸加中药等方法治疗尿失禁，取得了较好的效果。但中医治疗缺乏大样本的随机对照研究，疗效有待进一步证实。

（二）急迫性尿失禁

1. 原发病的治疗

急迫性尿失禁有时为中枢或外周神经系统疾病所致，可在原发病稳定后再进行治疗。

2. 行为治疗

行为治疗是指让患者采取"定时排尿"的方法，每周逐渐延长排尿间隔 5～10min，每周进行一次排尿日记随访，这又被称为"膀胱训练"。

3. 药物治疗

常用的治疗药物有 M 受体阻滞剂，如奥昔布宁、托特罗定、索利那新等。这些药物均可影响逼尿肌收缩力，并有口干等副作用，因此必须排除膀胱出口梗阻。用药还需从小剂量开始，逐渐加量，直至出现疗效或出现明显副作用。新型药物选择性 β_3 肾上腺素能受体激动剂（米拉贝隆）已在国外应用并得到患者的信赖。

（三）充盈性尿失禁

对充盈性尿失禁的治疗主要是针对尿潴留的病因进行治疗：对逼尿肌

无力者，采取改善膀胱逼尿肌收缩力的治疗方案；对膀胱出口梗阻者，采取降低排尿出口阻力的方案；或者两种疗法联合。目前，临床上常用的药物包括以下几种。①溴吡斯的明片：可以改善膀胱逼尿肌压力；② α 受体阻滞剂（坦索罗辛、特拉唑嗪、多沙唑嗪控释片等）及骨骼肌松弛剂巴氯芬等：可以降低排尿出口阻力。α 受体阻滞剂主要作用于膀胱颈和前列腺包膜组织，能松弛平滑肌，降低膀胱颈和前列腺区的尿道阻力。

（四）混合性尿失禁

对混合性尿失禁治疗的重点在于判断急迫性尿失禁和压力性尿失禁在病因方面的权重以及各自的分类，以确定治疗的重点和先后次序。

轻度混合性尿失禁用非手术治疗常常有效，两者可同时进行。

混合性尿失禁若以急迫性尿失禁为主，则应首先治疗急迫性尿失禁，开始应采取行为治疗、药物治疗和电刺激治疗方案；然后判断所采取的非手术治疗是否有效。但由于存在压力性尿失禁因素，所以对急迫性尿失禁治疗效果的判断有一定的困难。另外，治疗后，若急迫性尿失禁得到改善，也可使压力性尿失禁得到一定的改善。

二、手术治疗

（一）外科手术治疗前的评估

由于外科手术是有创治疗，因此在进行外科手术治疗前，需进行详细的评估，其中包括病史与体格检查（包括神经系统）、尿常规、洁尿培养、排尿日记、生化检查等，辅助检查包括膀胱镜检查、尿道造影、尿动力学检查，必要时行影像尿动力学检查。对于前列腺术后尿失禁的外科介入时机，目前认为在进行 6 ～ 12 个月保守治疗（如有效的盆底肌训练等综合治疗）无效后方可施行外科手术治疗。

1. 压力性尿失禁

对压力性尿失禁可采取尿道周围注射组织填充剂注射疗法、人工尿道括约肌植入术和球海绵体悬吊术等。

（1）填充剂注射疗法：国内外文献报道，用不同类型的填充剂治疗根治性前列腺切除术尿失禁，改善率为 10% ～ 70%。由于填充剂易吸收和流失，所以 3 ～ 6 个月后常常需要重复注射。20 世纪 70 年代初，Politano 等首先应用特氟隆（Teflon）治疗压力性尿失禁，取得满意疗效。Klutke 于 1999 年报道了一组注射胶原患者（共 20 例），平均随访 28 个月，仅 10% 患者达到干燥，35% 患者的症状得到改善。Bevan-Thomas 于 1999 年报道了一组病例，治疗结果显示，控尿率为 21%，改善率为 28%，但平均注射 3.8 次，注射总容量为 29mL。Kutznetsov 于 2000 年报道了一组尿道内胶原注射患者，控尿率为 19%，但仅 2% 患者达到完全干燥。胶原、自体脂肪、硅制剂及生物玻璃等相继用于临床，为压力性尿失禁注射疗法增加希望。

（2）人工尿道括约肌植入术：自 1972 年首次应用以来，国外已有较多的长期随访结果报道。多篇文献报道，75% ～ 87% 患者能保持干燥或 1 天仅需 1 块尿垫。国外对前列腺术后尿失禁采取人工尿道括约肌植入术进行治疗，对患者随访 5 年的结果表明，植入装置功能完好率和辅助措施装置完好率为 49% ～ 71%，控尿率平均为 80%（50% ～ 89%）。在对人工尿道括约肌植入术与填充剂注射术随访 19 个月的比较中，人工尿道括约肌植入术的改善率是填充剂注射术的 3.5 倍。因此，目前国际上将人工尿道括约肌植入术作为治疗根治性前列腺切除术后尿失禁的金标准。

人工尿道括约肌是一种半自动的机械控尿装置，由硅橡胶构成，结构包括球囊、泵、尿道环及连通管。其有各种不同类型分别适用于男性、女性、成年人、儿童等。人工尿道括约肌植入术尤其适用于前列腺术后重度压力性尿失禁患者（见图 10-2 和图 10-3）。人工尿道括约肌植入术的标准：逼尿肌稳定或过度活动被控制，无低顺应性膀胱或低顺应性膀胱已被纠正；膀胱或尿道腔内结构正常；排除泌尿生殖系统感染、畸形、结石等因素；排除或纠正膀胱出口梗阻；无上尿路扩张及膀胱输尿管反流，或术前已被纠正。

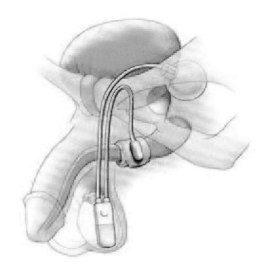

图 10-2　人工括约肌的作用机制

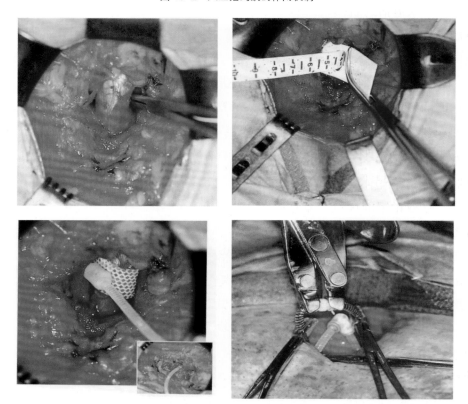

图 10-3　人工括约肌手术操作示意

具体手术方式见视频10-1。

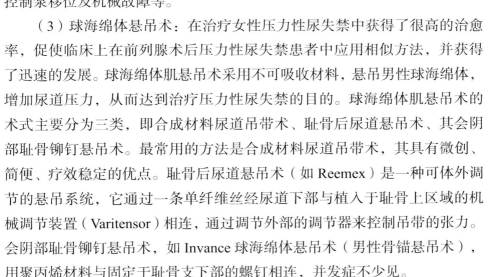

视频10-1

手术一般采取持续硬膜外麻醉或全麻的方式，患者取截石位，在会阴部或阴囊上部正中纵行切开皮肤约3cm，切开皮下脂肪及会阴浅筋膜，切开阴茎深筋膜，分离尿道球海绵体肌，游离球部尿道约2cm，用测量带测量尿道海绵体周长，选择合适的袖套，将袖套环绕该部尿道。利用原切口或一侧腹股沟切口，经腹股沟管分离至膀胱前间隙，置入储水囊。分离右侧阴囊，将控制泵置入皮下并固定；选择61～70cmH$_2$O压力的调压储液囊，往储水囊内注入生理盐水22～26mL；将袖套和储液囊连接管逐步连接，并连接各管道；挤压控制泵显示系统工作正常，缝合关闭皮肤切口。术后给予抗生素预防感染，在术后24h内拔除导尿管。此时，若患者仍处于尿失禁状态，则可辅助阴茎夹或阴茎套式导尿管控制排尿。术后4～6周，由医生指导患者使用控制泵。人工尿道括约肌植入术的并发症包括尿道萎缩、尿道侵蚀、皮肤感染、控制泵移位及机械故障等。

（3）球海绵体悬吊术：在治疗女性压力性尿失禁中获得了很高的治愈率，促使临床上在前列腺术后压力性尿失禁患者中应用相似方法，并获得了迅速的发展。球海绵体肌悬吊术采用不可吸收材料，悬吊男性球海绵体，增加尿道压力，从而达到治疗压力性尿失禁的目的。球海绵体肌悬吊术的术式主要分为三类，即合成材料尿道吊带术、耻骨后尿道悬吊术、其会阴部耻骨铆钉悬吊术。最常用的方法是合成材料尿道吊带术，其具有微创、简便、疗效稳定的优点。耻骨后尿道悬吊术（如Reemex）是一种可体外调节的悬吊系统，它通过一条单纤维丝经尿道下部与植入于耻骨上区域的机械调节装置（Varitensor）相连，通过调节外部的调节器来控制吊带的张力。会阴部耻骨铆钉悬吊术，如Invance球海绵体悬吊术（男性骨锚悬吊术），用聚丙烯材料与固定于耻骨支下部的螺钉相连，并发症不少见。

合成材料尿道吊带术的手术方式如下。①截石位，常规术野消毒，会阴部倒"Y"形切口，切开球海绵体肌，暴露球部尿道并沿球部尿道向两侧略做分离，分离到阴茎脚，置入吊带或补片，在指尖引导下，可经耻骨后向耻骨上两旁穿出或经闭孔在大腿内侧穿出，收紧。②在悬吊前、中、后进行尿道内压测定，尽可能使尿道内压达到所需压力（尿道内压

$65 \sim 85cmH_2O$ 或较悬吊前升高 $30 \sim 40cmH_2O$）。再次检测漏点压和（或）最大尿道压，膀胱区加压，观察尿液由尿道外口流出的情况。会阴部伤口用抗生素冲洗，缝合伤口。

球海绵体悬吊术近期随访的总体成功率为64%，失败率为8%～36%，并发症发生率低，但疗效取决于尿失禁的病因和严重程度。球海绵体悬吊术可引起局部血肿及感染、尿道萎缩或腐蚀、排尿困难、悬吊松弛等并发症。因此，应严格掌握适应证，并进行长期密切随访，及时发现和处理并发症，提前考虑应对措施。

2. 急迫性尿失禁

（1）神经电刺激疗法：分为骶神经调控（SNM）、胫神经电刺激（PTNS）、阴部神经电刺激（PNS）等。骶神经调控主要是利用特定参数与程序方案的弱电流，对骶髓的 $2 \sim 4$ 节段（$S_2 \sim S_4$）神经根及其分支进行刺激，干预排尿反射的神经通路，从而发挥调节膀胱和（或）尿道括约肌的作用。神经电刺激疗法在国内外均有良好的临床经验，但价格高昂。胫神经电刺激创伤小、费用低廉，在国外应用较为普及。阴部神经电刺激通过刺激阴部神经，抑制副交感传出通路，进而抑制膀胱的过度活动，但此技术尚未普及。

（2）逼尿肌A型肉毒毒素注射术：A型肉毒毒素是一种选择性乙酰胆碱阻断剂，可快速结合于神经肌肉终板，阻断神经递质的释放与传递，产生长期的局部去神经支配效应。2000 年，Schurch 等首次报道将肉毒毒素直接注射入人类膀胱逼尿肌，选择性阻断神经末梢，释放乙酰胆碱，抑制逼尿肌的不稳定收缩。在给膀胱逼尿肌注射A型肉毒毒素后，疗效可持续 $6 \sim 12$ 个月。国外学者认为，300U 是A型肉毒毒素完全阻断逼尿肌乙酰胆碱释放、抑制逼尿肌反射亢进的理想剂量，临床观察未见明显的严重并发症。

（二）手术方式

治疗时取截石位，采取腰麻或全麻，经尿道置入 F21 膀胱操作镜，将 $100 \sim 300U$ 的A型肉毒毒素溶解于 15mL 生理盐水中，经膀胱镜插入 6F 膀胱注射针，分为 30 个注射点均匀注射于膀胱逼尿肌内，每点注射 0.5mL；注射点主要分布于膀胱底部、两侧壁及顶部；注射深度为黏膜下肌层，避免穿透膀胱壁，避开膀胱三角区及双侧输尿管口（见图 10-4）。术后留置导尿管 2 ～ 3d，口服抗生素预防感染，拔管后评估疗效。

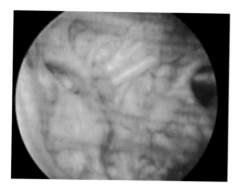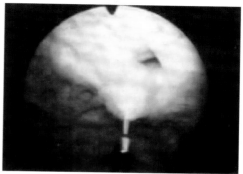

图 10-4 肉毒毒素注射操作示意

三、新技术应用及展望

干细胞具备自我修复和多向分化的潜能，给压力性尿失禁患者注射多种类型干细胞，可促进压力性尿失禁患者的尿道括约肌再生。目前，压力性尿失禁治疗中的干细胞主要来源有肌源干细胞、脂肪源干细胞、骨髓源干细胞。

肌源干细胞（Muscle-derived stem cells，MDSC）是肌卫星细胞的祖细胞，存在于肌肉、骨髓和脂肪组织中，可以分化为骨骼肌细胞、平滑肌细胞等。相比于其他注射材料，肌源干细胞具有以下三大优势。①自体来源干细胞不会诱导免疫排斥反应，体内维持时间长。②肌源干细胞可以融合形成有丝分裂后，具有多核细胞的肌小管结构，这与成纤维细胞和肌肉细胞截然不同。该特性可以限制注入细胞的扩张，进而降低发生尿道梗阻的风险。③肌源干细胞形成的肌小管和肌纤维还可以受宿主肌肉的支配神经所支配。因此，肌源干细胞不仅起到填充物的作用，而且在生理学上还具备促进尿道括约肌功能恢复的能力。

脂肪源干细胞（Adipose-derived stem cells，ADSC）存在于人类脂肪组织的血管基质中，也被称作多能间叶干细胞（Pluripotent mesenchymal stem cell，PMSC）。关于脂肪源干细胞的克隆研究发现，这些细胞具有向多细胞系分化的潜能，可以在特定诱导因子存在的情况下分化成脂肪源、肌源、软骨源、骨源和神经源细胞。

第五节 预 防

一、患者选择

由于膀胱逼尿肌过度活动是引起前列腺术后尿失禁的重要因素，所以对于可能存在急迫性尿失禁症状的患者，我们建议术前进行尿动力学检查，评估膀胱与尿道的储尿功能，鉴别膀胱逼尿肌过度活动和低顺应性膀胱等，避免术后尿失禁。存在神经系统病变的患者（如帕金森病患者）发生前列腺术后尿失禁的风险更高，而术前合理的病情评估可以降低术后发生尿失禁的风险。合适的手术适应证、手术时机、手术方式的选择，对避免出现术后尿失禁也颇为重要。

二、外科手术技巧的改进

在行根治性前列腺切除手术时，前列腺尖部周围组织的处理、尿道长度的保留和合适的后尿道固定均是减少术后尿失禁发生的重要措施，对前列腺增生手术中对尖部组织的适当保留也尤为重要。我们发现，如能根据术前尿动力学评估的膀胱储尿期功能及患者个体化差异，保留精准的前列腺尖部组织，可显著降低发生尿失禁的风险。因此，前列腺增生手术及根治性前列腺切除术最重要的步骤之一就是对前列腺尖部的处理，在保证尿路通畅或者前列腺癌根治术中肿瘤控制良好的前提下，尽量保留尿道括约肌及其周围神经组织，这是术后尿控满意的重要保证。

术者若未能完全掌握前列腺手术技巧，容易导致术后尿失禁。因此，应推行手术准入制度。术者在训练初期应使用前列腺手术模拟器，尽量缩短学习曲线；在有经验医生的指导下开展难度较大的前列腺手术，尽量避免医源性尿失禁的发生。

参考文献

Bauer RM, Bastian PJ, Gozzi C, et al. Postprostatectomy incontinence: all about diagnosis and management [J]. Eur Urol, 2009, 55(2): 322-333.

Campbell SE, Glazener CM, Hunter KF, et al. Conservative management for postprostatectomy urinary incontinence [J]. Cochrane Database Syst Rev, 2012, 1: CD001843.

Cerruto MA, D'Elia C, Artibani W. Continence and complications rates after male slings as primary surgery for post-prostatectomy incontinence: a systematic review. Arch Ital Urol Androl, 2013, 85(2): 92-95.

Chung E, Cartmill R. Diagnostic challenges in the evaluation of persistent or recurrent urinary incontinence after artificial urinary sphincter (AUS) implantation in patients after prostatectomy [J]. BJU Int, 2013, 112 (Suppl 2): 32-35.

Cornu JN, Melot C, Haab F. A pragmatic approach to the characterization and effective treatment of male patients with postprostatectomy incontinence [J]. Curr Opin Urol, 2014, 24(6): 566-570.

Crivellaro S, Morlacco A, Bodo G, et al. Systematic review of surgical treatment of post radical prostatectomy stress urinary incontinence [J]. Neurourol Urodyn, 2016, 35(8): 875-881.

Gerhard JF, Aragona MS, lianas R. Incontinence after radical prostatectomy: male sling or "best option" first? [J]. Der Urologe Ausg A, 2017, 56(12): 1559-1571.

Heesakkers J, Farag F, Bauer RM, et al. Pathophysiology and contributing factors in postprostatectomy incontinence: a review [J]. Eur Urol, 2017, 71(6): 936-944.

Hennessey DB, Hoag N, Gani J. Impact of bladder dysfunction in the management of post radical prostatectomy stress urinary incontinence—a review [J]. Transl Androl Urol, 2017, (Suppl 2): S103-S111.

James MH, McCammon KA. Artificial urinary sphincter for post-prostatectomy incontinence: a review [J]. Int J Urol, 2014, 21(6): 536-543.

Kojima Y, Takahashi N, Haga N, et al. Urinary incontinence after robot-assisted radical prostatectomy: pathophysiology and intraoperative techniques to improve surgical outcome [J]. Int J Urol, 2013, 20(11): 1052-1063.

Kretschmer A, Hubner W, Sandhu JS, et al. Evaluation and management of postprostatectomy incontinence: a systematic review of current literature[J]. Euro Urol Focus, 2016, 2(3): 245-259.

Kretschmer A, Nitti V. Surgical Treatment of male postprostatectomy incontinence: current concepts [J]. Euro Urol Focus, 2017, 3(4/5): 364-376.

Lebedinets AA, Shkol'nik MI. Pathophysiological rationale of the efficacy of conservative non-pharmacological therapy for urinary incontinence after radical prostatectomy [J]. Voprosy onkologii, 2013, 59(4): 435-443.

Loughlin KR, Prasad MM. Post-prostatectomy urinary incontinence: a confluence of 3 factors [J]. J Urol, 2010, 183(3): 871-877.

Nyarangi-Dix J, Huber J, Haferkamp A, et al. Operative therapy for stress urinary incontinence in men—from sling to artificial sphincter [J]. Aktuelle Urologie, 2011, 42(5): 306-310.

Pavlovich CP, Rocco B, Druskin SC, et al. Urinary continence recovery after radical prostatectomy-anatomical/reconstructive and nerve-sparing techniques to improve outcomes [J]. BJU Int, 2017, 120(2): 185-196.

Radadia KD, Farber NJ, Shinder B, et al. Management of postradical prostatectomy urinary incontinence: a review [J]. Urology, 2018, 113: 13-19.

Sahai A, Abrams P, Dmochowski R, et al. The role of male slings in post prostatectomy incontinence: ICI-RS 2015 [J]. Neurourol Urodyn, 2017, 36(4): 927-934.

Singla N, Singla AK. Post-prostatectomy incontinence: etiology, evaluation, and management [J]. Turkish Journal of Urology, 2014, 40(1): 1-8.

Taylor BL, Jaffe WI. Electrosurgical transurethral resection of the prostate and transurethral incision of the prostate (monopolar techniques) [J]. Can J Urol, 2015, 22 (Suppll): 24-29.

Vora AA, Dajani D, Lynch JH, etal. Anatomic and technical considerations for optimizing recovery of urinary function during robotic-assisted radical prostatectomy [J]. Curr Opin Urol, 2013, 23(1): 78-87.

Vuichoud C, Loughlin KR. Benign prostatic hyperplasia: epidemiology, economics and evaluation [J]. Can J Urol, 2015, 22 (Suppll): 1-6.

Welk BK, Herschorn S. The male sling for post-prostatectomy urinary incontinence: a review of contemporary sling designs and outcomes [J]. BJU Int, 2012, 109(3): 328-344.

Welliver C, Helo S, McVary KT. Technique considerations and complication management in transurethral resection of the prostate and photoselective vaporization of the prostate [J]. Transl Androl Urol, 2017, 6(4): 695-703.

常坤, 戴波. 前列腺癌根治术后尿失禁的预防与治疗 [J]. 中国癌症杂志, 2014, (3): 231-234.

廖利民. 前列腺术后尿失禁及其防治 [J]. 临床泌尿外科杂志, 2008, 239(2): 81-84.

马潞林, 洪锴, 黄毅, 等. 提高腹腔镜前列腺癌根治术后控尿的临床研究 [J]. 中华外科杂志, 2008, 46(24): 1882-1884.

徐月敏, 谷宝军, 谢弘, 等. 不同术式球部尿道悬吊术治疗男性获得性尿失禁的疗效分析 [J]. 中华泌尿外科杂志, 2013, 34(11): 847-850.

（黄邦高　徐智慧）

第十一章　女性排尿困难

第一节　定义及流行病学

女性排尿困难是指排尿费力、排尿等待、尿线断续、尿线无力、尿线变细等一系列症状。其最客观的标准是尿流率降低，即单位时间内的排尿量减少。如进一步发展，尿液不能排出而在膀胱内滞留，则为尿潴留。尿潴留可以分为急性和慢性两种。膀胱充盈压异常、逼尿肌过度活动、膀胱感觉异常及膀胱顺应性改变都会导致排尿困难；反复尿路感染及膀胱充盈压异常可导致肾功能受损。

第二节　病因及发病机制

一、病　因

导致女性排尿困难的病因多种多样。发生排尿困难的时间是诊断女性排尿困难以及进行分级的重要指标。短期发生的排尿困难，原因可考虑有内分泌失调、尿路感染、肠道功能紊乱（包括粪便堵塞）、药物原因及精神心理因素等。在某种单一因素或多种因素作用下，可导致膀胱收缩功能急性丧失。慢性神经性疾病（如帕金森病）患者调整用药或者增加治疗药物，是导致排尿困难的重要诱因。慢性排尿困难的原因可以分为以下几类：解剖性／梗阻性，神经性／功能性，心理精神原因，年龄相关性病变。

女性排尿困难的病因十分复杂（见表 11–1），常常不能被准确地诊断。

表 11-1　女性排尿困难病因分类

解剖性 / 梗阻性	神经性 / 功能性
妇科原因	上神经元功能受损
脱垂 　膀胱膨出 　子宫脱垂	假性括约肌 – 逼尿肌协同失调 帕金森氏病 运动障碍
子宫 　子宫肌瘤 　子宫后倾 　子宫内膜癌	自主神经病变 真性括约肌 – 逼尿肌协同失调 协同失调 脊髓损伤
尿路 　尿道肿瘤 　先天性疾病 　异位输尿管囊肿 　女性输尿管瓣膜 　阴道前壁囊肿	脱髓鞘疾病 下运动神经元受损 马尾神经损伤 盆神经损伤 脱髓鞘疾病 外周神经损伤
炎症 　尿道憩室 　尿道口狭窄 　Skene 导尿管肿大 　尿道肉阜	脊髓结核 糖尿病外周神经病变 带状疱疹 脊柱裂 功能性
膀胱颈 　膀胱颈梗阻	排尿功能紊乱 心因性尿潴留 Hinman 综合征
医源性因素 　术后 　尿失禁手术 　尿道操作器械 　不完全尿道重建	神经精神因素 / 年龄相关 / 药物 逼尿肌过度活动伴逼尿肌收缩力受损（DHIC） 收缩力减弱 梗阻相关 年龄相关 药物相关

二、发病机制

正常的膀胱排尿及储尿功能由逼尿肌和尿道括约肌共同协调，保持平衡。充盈期，尿道括约肌关闭，逼尿肌不收缩控制储尿，膀胱充盈压应该在较低水平保持平衡（约 5cmH$_2$O）。当尿液储存达到膀胱正常容量时，首先尿道外括约肌迅速、完全地松弛，伴随着括约肌肌电活动消失；紧接着，在尿道压下降的同时，逼尿肌压力升高，膀胱颈及尿道开放，开始排尿。排尿反射是在大脑控制下由脑干脑桥排尿中枢组织完成的，同时要求副交感神经和骶髓的躯体神经（骶髓排尿中枢）协同参与调节。女性排尿困难的发生机制复杂，包括因神经源性梗阻导致的尿道括约肌功能异常，平滑肌超微结构改变、膀胱憩室、支配膀胱功能神经病变导致的逼尿肌功能障碍。逼尿肌老化可表现为纤维化、萎缩、增生及神经受体密度降低等，而这些均与超微结构改变相关。女性排尿困难的发病机制可以分为功能性和解剖性。

（一）功能性梗阻

功能性梗阻不存在解剖结构的异常，而是在正常排尿过程中表现出功能受损，除排尿过程外，并无其他异常发现。在女性正常排尿时，膀胱逼尿肌压力虽很小（< $10cmH_2O$），但仍能完全排空膀胱，尿流率良好。由于多数女性排尿主要依靠盆底肌肉松弛、腹肌收缩，所以不需要产生很高的逼尿肌压力，女性膀胱出口的固有阻力很小。而当出口阻力稍有增加时，就足以扰乱排尿功能。功能性梗阻包括以下几种。

1. 原发性膀胱颈梗阻

原发性膀胱颈梗阻的特点是在逼尿肌持续正常收缩或增强收缩时，膀胱颈不能有效地开放。此病最先由 Marion 于 1933 年提出。膀胱镜检查可以见到膀胱颈抬高。在有了影像尿动力学检查后，该病的检出率大大提高。文献报道，该病可占女性排尿困难患者的 20% 以上。典型的尿动力学表现为正常或偏高的逼尿肌收缩，而尿流率低下。目前，对导致原发性膀胱颈梗阻的确切机制尚不清楚，可能的原因有以下几个方面。①膀胱颈部的平滑肌增生或胶原成分沉积后，尿道平滑肌的持续高张力导致膀胱颈僵硬；② α - 肾上腺素能受体数量增加或 α - 肾上腺素能受体对肾上腺素的敏感性增加，导致排尿时膀胱颈松弛障碍；③膀胱颈区肌肉异常排列，逼尿肌收缩造成膀胱颈狭窄。

2. Hinman 综合征

Hinman 综合征又称为失调性排尿或非神经源性神经性膀胱。Hinman 综合征患者临床上有神经疾患的特征，但不属于神经系统疾病。尿动力学显示，膀胱逼尿肌和外括约肌协同失调，横纹肌括约肌存在不随意收缩，并无神经系统异常。该病在儿童和青少年多见，在成年女性中也常有发生，临床主要表现为膀胱不能排空、反复感染和尿失禁。在储尿期，当逼尿肌发生不稳定收缩时，对急迫性排尿调节反应的控制依赖于盆底肌和外括约肌的收缩；在成为习惯后，在主动排尿期亦采取同样的反应，形成失调性排尿，尿流呈间断性，残余尿增多。逼尿肌结构或功能的异常也可能是失调性排尿的发病因素之一。国内有学者把成年人的失调性排尿又称为尿道中段梗阻。真正的尿道中段狭窄极为少见，多数为功能性梗阻，即所谓的失调性排尿。

3. 非神经源性的尿道括约肌痉挛（Fowler 综合征）

非神经源性的尿道括约肌痉挛（Fowler 综合征）是一种特殊类型的失调性排尿，属非神经源性，病因不明。临床表现为原发性尿道括约肌不松弛，同时抑制排尿反射。患者常伴有多囊卵巢、便秘、盆底疼痛、后背痛及性交困难等。可导致盆底肌肉（包括外括约肌）痉挛，逼尿肌无力。尿动力学表现为逼尿肌收缩无力，外括约肌肌电持续增高，常伴腹压增加，最大尿道关闭压增高。影像学表现为膀胱颈口开放良好，尿道膜部不开放。单纯尿道括约肌松弛和逼尿肌收缩不能有效地排尿和排空膀胱。

（二）解剖型梗阻

解剖原因引起的尿路梗阻常常在患者不排尿时就可发现异常，也可与功能性梗阻并存。常见的解剖性梗阻原因包括以下几个方面。

1. 先天性膀胱颈梗阻

膀胱颈梗阻可发生于任何年龄，发病率随年龄的增大而增高。先天性膀胱颈梗阻患者的发病年龄较小，主要由胚胎期发育障碍，即膀胱间叶组织发育障碍所致。其病变主要为括约肌增生肥厚，此外，还有生理性神经支配的失调，表现为在膀胱逼尿肌收缩时，膀胱颈部不松弛，从而合并功能性梗阻。

2. 炎症性梗阻

炎症性梗阻临床主要表现为膀胱颈挛缩，又称为膀胱颈硬化症。膀胱颈长期受慢性炎症刺激后水肿增厚，膀胱颈黏膜下层及肌层的纤维弹性组织增生及挛缩；在逼尿肌收缩时，膀胱颈无法正常开放。中老年妇女可因激素平衡失调而致尿道周围腺体增生，出现与男性前列腺增生同样的症状（包括排尿困难）。

3. 医源性梗阻

随着女性压力性尿失禁患者尿道中段悬吊手术的大量开展，术后排尿困难的患者不在少数。文献报道，尿道中段悬吊手术及盆底修复术后排尿困难的发生率分别为 15.0％和 32.4％。其主要原因有术前没有正确地评估膀胱功能。此外，因尿道中段悬吊手术技术不熟练而导致过度悬吊或者造成新的尿道扭曲而出现术后排尿困难者也较常见。尿道中段悬吊手术后，急性尿潴留的发生率为 1.4％～3.2％，这可能与手术部位黏膜水肿有关。

4. 外源性及内源性压迫

妇科肿瘤（如阴道肿瘤、宫颈肿瘤），卵巢肿块，以及尿道、膀胱、近膀胱颈口的肿瘤均可压迫膀胱颈口及尿道，尿道的其他病变（如尿道憩室、巴氏腺囊肿等）也可引起解剖学上的改变，而导致排尿障碍。关于膀胱膨出及神经源性疾病引起的排尿困难，我们在其他相关章节（第七章和第十三章）中分别详细讲解，在这里不再赘述。

第三节　诊　断

一、临床表现与分类

女性排尿困难发生缓慢且早期并无症状，在临床上常常被忽略。短时间内发生的排尿困难可有急性症状产生，如尿液溢出及排尿感觉障碍。关于临床上常见的几种病因引起的排尿困难表现，简述如下。

（1）膀胱颈梗阻：患者常伴有尿频、尿急等下尿路症状。进行性排尿困难可表现为尿流变细，排尿费力，呈滴沥状，后期出现残余尿增多、慢性尿潴留、充盈性尿失禁。

（2）盆腔器官脱垂：多发生于产后妇女。轻度膀胱脱垂可无临床症状；重度膀胱膨出早期表现为压力性尿失禁，随着脱垂的加重，尿失禁症状减轻，进而可表现为排尿困难。患者可能诉有阴道肿胀感或有突出的包块，使患者有"坐球感"，多伴有下坠感和腰部酸胀感。剧烈活动、长久站立、增加腹压，临床症状可加重；休息、侧卧位或俯卧位时，临床症状可减轻。

（3）尿道外括约肌痉挛：临床表现主要为尿线变细，尿不尽。多数患者病因不明，可能与炎症相关。部分患者伴有渐进性憋尿后膀胱区疼痛（类似间质性膀胱炎症状），严重者可出现肾输尿管反流、上尿路功能损害。

（4）手术及药物原因：产后排尿困难的发生率为 0.7%～4%，排尿困难时间一般不会超过 30d，原因多为硬膜外麻醉，大约有 0.05% 的患者持续存在排尿困难。女性尿失禁吊带术后也可导致排尿困难。抗胆碱能药物的使用也可导致排尿困难。精神类药物、抗癫痫药物、抗过敏药物、部分抗生素等也会引起药源性的排尿困难。因此，需仔细询问患者既往手术史及用药史。

（5）外源性及内源性压迫：尿道、膀胱、近膀胱颈口的肿瘤、血块、异物及膀胱结石，均可引起膀胱颈口及尿道梗阻，引起解剖学上的改变；妇科肿瘤（如阴道肿瘤、宫颈肿瘤）、卵巢肿块、妊娠子宫嵌顿在盆腔等的膀胱颈邻近器官病变均可导致排尿障碍。

（6）非器质性病因：癔症、精神及心理因素等均会导致排尿困难，需首先排除器质性病因。

二、体格检查

患者平卧，查看患者腹部是否有膨隆。患者取截石位，观察是否有膀胱和子宫脱垂及脱垂情况；嘱患者用力屏气，观察脱垂是否加重。经阴道触摸膀胱颈部，可触及膀胱颈增厚，特别是在留置导尿管时，膀胱颈部增厚更为明显。神经系统检查有助于证实可疑的疾病或发现未知的损伤，需注意骶神经的运动及感觉功能，包括肛门括约肌的张力，会阴感觉，球海绵体及肛门的收缩反射，下肢力量，深部腱反射（膝及踝关节）。

三、排尿日记

连续记录 72h 排尿情况，包括每次饮水时间、饮水量，排尿时间、尿量，尿失禁时间和伴随症状等。

四、辅助检查

（一）残余尿量测定

正常人残余尿量在 10mL 以下。用 B 超或导尿法测定残余尿量，其中导尿法测定更为准确。

（二）尿道膀胱镜检查

通过尿道膀胱镜检查，可发现尿道狭窄、尿道憩室，观察膀胱内是否有结石、肿瘤；在膀胱颈梗阻患者，可见膀胱内肌小梁增生、憩室形成，膀胱颈部黏膜僵硬水肿，膀胱颈后唇呈堤坝样改变（见图 11-1）。

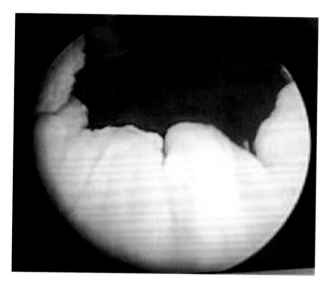

图 11-1　膀胱镜下膀胱颈梗阻可见后唇抬高

（三）尿动力学检查

1. 尿流率

尿流率检查被认为是筛查排尿困难的一种很好的办法。正常女性最大尿流率≥25mL/min。

2. 逼尿肌压力 - 流率测定

目前，尚无统一的特异性的尿动力学诊断标准，逼尿肌压力 - 流率测定可以用来鉴别诊断排尿困难是由膀胱颈梗阻引起的还是由逼尿肌无力引起的。排尿时，若平均最大逼尿肌压（P_{det}）高而最大尿流率低（Q_{max}），则提示存在梗阻；如 P_{det} 与 Q_{max} 均低，则提示逼尿肌收缩无力。结合最大尿流率时的逼尿肌压力与最大尿流率的关系、尿道膀胱镜的结果以及手术前后的残余尿量和尿流率的改善程度：当 $Q_{max} \leqslant 12mL/s$ 和 $P_{det}Q_{max} \geqslant 20cmH_2O$ 时，可诊断为膀胱颈梗阻；当 $Q_{max} < 12mL/s$ 和 $P_{det}Q_{max} < 20cmH_2O$ 时，可诊断为逼尿肌肌力受损。Blaivas-Groutz 列线图基于自由排尿时最大尿流率和逼尿肌压力，将女性膀胱出口梗阻分为 4 型（见图 11-2）。

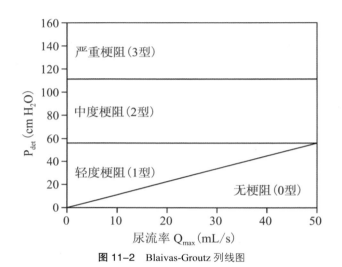

图 11-2 Blaivas-Groutz 列线图

3. 肌电图（Electromyography，EMG）

主要在尿动力学实验室进行括约肌肌电图检查，用于描述膀胱充盈及排尿期的括约肌活动。膀胱测压开始，先让患者通过主动收缩及舒张来证实主观控制排尿的能力，能够控制则提示锥体束未受损。然后开始膀胱灌注。随着灌注的进行，可见括约肌活动逐渐增加，表现为波幅频率及振幅的增加。在排尿期，括约肌活动应停止；否则为逼尿肌-括约肌协调失调，这常见于高位骶髓损伤患者中。EMG 的重要性在于识别神经源性膀胱功能障碍及行为来源的排尿困难患者的括约肌异常活动。

4. 影像尿动力学检查

对于女性膀胱出口梗阻的诊断，影像尿动力学检查是目前最精确的诊断方法。一般的尿动力学检查只能确定膀胱出口有无梗阻，如有梗阻，仅表示膀胱颈至尿道外口的尿道处于梗阻状态，并不能对梗阻的部位进行定位。而通过影像尿动力学检查，不仅能了解患者逼尿肌的功能状态，而且可同步观察膀胱尿道的形态变化，将膀胱尿道的功能与解剖结构有机地结合在一起。这不仅提高了对女性膀胱出口梗阻部位的诊断精度，而且对梗阻进行了精确的定位，从而指导治疗（见图11-3～图11-6）。此外，影像尿动力学检查可以用于评估膀胱输尿管反流的情况，了解出现反流时的膀胱内压力和容量。

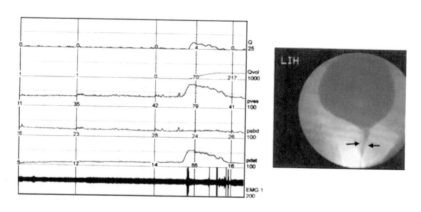

图 11-3 尿道狭窄患者尿动力学表现（引自 Hsiao SM, Lin HH, Kuo HC. Videourodynamic studies of women with voiding dysfunction [J]. Sci Rep, 2017, 7（1）: 6845.）

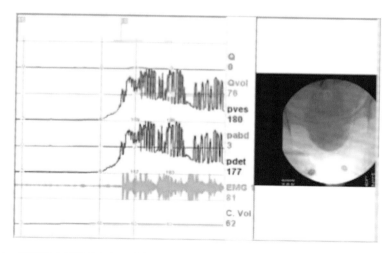

图 11-4 膀胱颈功能障碍患者尿动力学表现（引自 Hsiao SM, Lin HH, Kuo HC. Videourodynamic studies of women with voiding dysfunction [J]. Sci Rep, 2017, 7（1）: 6845.）

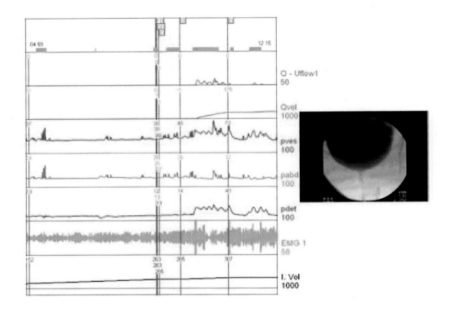

图 11-5　尿道括约肌痉挛患者尿动力学表现（引自 Hsiao SM, Lin HH, Kuo HC. Videourodynamic studies of women with voiding dysfunction [J]. Sci Rep, 2017, 7（1）：6845.）

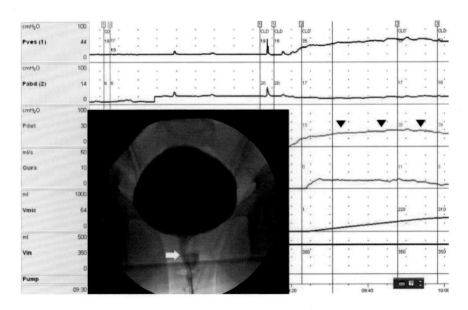

图 11-6　尿道憩室患者的尿动力学表现（引自 Lin KJ, Fan YH, Lin AT. Role of urodynamics in management of urethral diverticulum in females [J]. J Chin Med Assoc, 2017, 80（11）：712-716.）

（四）上尿路检查

对排尿困难并怀疑有上尿路受损风险的患者，如在储尿期和排尿期膀胱内压力升高、逼尿肌－括约肌协同失调及输尿管反流的患者，均应做肾功能检查及泌尿系统影像学检查。可以通过 B 超、排泄性静脉尿路造影和肾图等，评价肾输尿管的形态和功能。

第四节　治　疗

一、非手术治疗

（一）手法辅助排尿

最常见的辅助排尿手法有 Valsava 法（腹部紧张）和 Crede 法（手法按压下腹部）。这两种方法均通过按压促进膀胱排尿，但大部分不能排空。但长期采用 Valsava 法和 Crede 法排尿可能造成上尿路的反流，应慎重掌握指征。而膀胱按压适用于逼尿肌无力伴括约肌功能降低的患者。膀胱按压的禁忌证包括以下几个方面。①括约肌反射亢进和逼尿肌－括约肌协同失调；②膀胱输尿管反流；③有症状的尿路感染和尿道异常。对于骶髓上脊髓损伤的患者，可以通过有节律地敲击耻骨上来触发逼尿肌收缩。

（二）行为训练

行为训练是指通过患者的主观意识活动或功能锻炼来改善膀胱的功能。对于排尿困难的患者，要指导其采用最佳的排尿姿势。女性应采取坐位（或蹲位），避免蜷缩在马桶上，每次通过 3 次排尿来彻底排空膀胱。告知患者不管是否有尿意，都要在某一确定的时间或按固定的时间间隔进行排尿。

（三）药物治疗

1. 增强逼尿肌收缩的药物

增强逼尿肌收缩的药物主要应用拟胆碱药，国外常用的是氨甲酰甲基胆碱和卡巴胆碱。但临床上将其用于治疗非梗阻性尿潴留并未获得十分满意的效果。其他拟胆碱药物（如新斯的明、溴比斯的明等）在临床上亦有应用。

2. 降低尿道阻力的药物

降低尿道阻力的药物可以降低膀胱颈及近端尿道阻力，主要应用 α-肾上腺素能受体阻滞剂。对于膀胱颈及尿道 α-肾上腺素能受体兴奋性增高的患者，可考虑服用 α-肾上腺素能受体阻滞剂（如盐酸坦索罗辛、特拉唑嗪、多沙唑嗪等）降低尿道内括约肌张力。近年来，应用肉毒毒素做尿道外括约肌局部注射可取得较好的疗效。

3. 中医中药

中医中药膀胱出口梗阻、逼尿肌收缩增强的"高压低流"患者，表现为实证，可给予清湿热、散郁结、利气机而通水道；膀胱逼尿肌-尿道括约肌协同失调而膀胱收缩力减弱的患者，表现为虚实夹杂，宜补脾肾、助气化而达到"气化得行，则小便自通"的目的。普适泰（舍尼亭）、癃清片、癃闭舒等中成药亦已广泛应用于临床治疗。

（四）导尿治疗

1. 间歇导尿

间歇导尿指定期经尿道插入导尿管，以帮助不能自主排尿的患者排空膀胱。无菌性间歇性导尿术由医务人员在医院内操作，多用于需要短期间歇导尿以排空膀胱或促进膀胱功能恢复的患者，如麻醉后、梗阻性、脊髓损伤早期的脊髓休克期等原因引起的暂时性尿潴留或排空不完全。自家清洁间歇导尿多用于长期排尿困难的患者。患者可以在家中由自己或家属辅助完成。目前，国际尿控协会推荐的尿液引流顺序是：自家清洁间歇导尿→留置导尿潮式引流膀胱→留置导尿管→耻骨上膀胱造瘘。

2. 留置导尿管

对急性尿潴留患者，需行导尿管插入以减轻膀胱内压力。长期经尿道留置导尿管会发生泌尿系统感染、导尿管堵塞、膀胱挛缩、尿道狭窄及继发性结石等。

3. 耻骨上膀胱造瘘

对于不能耐受长期留置导尿管的患者，膀胱造瘘也是一种简单的尿液引流的方法，可用于长期卧床的患者，但仍然有泌尿系统感染、结石形成、膀胱失用性萎缩、膀胱出血并增加膀胱鳞状上皮化生的风险，进一步损害下尿路功能。对长期留置导尿管或膀胱造瘘的患者，每年至少随访一次，随访内容包括肾功能检查、泌尿系统影像学检查及尿动力学检查等。

（五）子宫托

对于症状较轻，合并膀胱膨出、子宫脱垂引起排尿困难，无须手术的患者，或者症状间断出现的患者，或暂时无手术意愿的患者，子宫托是针对症状的一种有效的治疗方法。对放置子宫托的患者，需要长期随访，确保子宫托位置正常。

（六）停止用药

对于怀疑药源性排尿困难的患者，有用药史的需停止用药，特别是精神类药物及抗组胺药物等抗胆碱能药物。停止用药，观察患者排尿困难症状是否好转。

（七）盆底康复治疗

在整体理论指导下，利用物理康复治疗手段对盆底支持结构进行训练，以加强及恢复其功能，有针对性地治疗女性常见的盆底功能障碍性疾病。盆底康复治疗的主要意义是预防和改善盆底支持结构的缺陷与损伤，改善排尿障碍。利用盆底肌电刺激，可通过电流唤醒肌肉活力，被动的刺激让肌肉得到锻炼。盆底生物反馈治疗通过放大感官，让机体主动地感知身体的变化，使患者学会控制。盆底康复治疗不仅适用于有盆底功能障碍的女性，而且也适用于膀胱癌根治术后、子宫全切术后的盆底功能恢复。

（八）针灸治疗

根据祖国医学"腑以通为用"的原则，针灸治疗应着眼于"通"，"通腑之法"。针刺可以增强逼尿肌收缩，促进排尿，同时对尿道功能的改善有良好的调整作用。临床经验表明，针刺百会穴对排尿困难有很好的疗效。中极、关元穴邻近膀胱，膀胱俞周围有腰丛、骶丛的神经分布，通过神经周围的刺激作用，可使膀胱逼尿肌收缩、括约肌松弛，产生排尿反射而促进尿液排出。

二、手术治疗

对女性排尿困难的手术治疗倾向于病因治疗。在确定手术方案之前，要确认排尿困难的原因。以下就尿道狭窄、膀胱颈梗阻以及尿失禁吊带术后的排尿困难的处理进行详细介绍。

（一）尿道狭窄的处理

女性尿道狭窄的病因包括医源性损伤、外伤、感染、放射性损伤及特发性尿道狭窄。其中，医源性损伤及阴道分娩所致的外伤是尿道狭窄的最常见原因，分别占尿道狭窄病因的42%和15%。目前，尿道狭窄的治疗方法包括尿道扩张术、尿道成形术及尿道重建术等。

1. 尿道扩张术

尿道扩张术的手术步骤如下。尿道表面麻醉后，选择合适的尿道扩张器并涂抹上液状石蜡；术者掌心向上，以拇指和示指分开大阴唇及小阴唇；扩张器头端向上，缓慢进入尿道，保留 5 ～ 10min，再按原路径返回。对于初次行尿道扩张术的患者，第一次插入尿道的尿道扩张器不宜过细或过粗，一般选择F16 ～ F18的尿道扩张器开始扩张，逐渐增大号码，对女性可扩张至45F。当首次选用的尿道扩张器无法通过狭窄段时，可减小尿道扩张器的号码进行扩张，直至通过狭窄段再增大尿道扩张器的号码。

2. 尿道成形术

对复发性和难治性尿道狭窄患者可采取尿道成形术。游离移植物和皮瓣是女性尿道成形术中常用的替代材料。目前，用于女性尿道成形术的游离移植物包括阴道壁、颊黏膜、舌黏膜、阴唇、膀胱黏膜等；而皮瓣往往采用带蒂皮瓣，可制作皮瓣的部位包括阴道前庭、阴道壁、阴唇等。这里介绍一下带蒂阴唇皮瓣尿道扩大成形术。

硬膜外麻醉或全麻后，患者取膀胱截石位。经尿道口插入F20尿道扩张器，估测尿道狭窄长度。于尿道背侧 12 点处，从尿道外口向内切开至正常尿道，游离尿道周围组织。根据尿道狭窄的长度，在右侧阴唇处取适当大小的舌形带蒂皮瓣。"舌根"带蒂，位于尿道口周围，用 4-0 可吸收线间断缝合尿道缺损处，遵循从皮瓣远端缝至尿道缺损近端、从皮瓣近端缝至尿道外口的原则，尽量减少皮瓣的扭转。术后留置 F22 硅胶导尿管，用凡士林纱覆盖切口。尿道口每天用聚维酮碘液消毒，1 周后拔除导尿管。

3. 尿道重建术

尿道重建术适用于因尿道创伤或手术损伤，或难产，使膀胱颈或尿道缺损而无法用其他方法修复者。施行这种手术必须要有足够的膀胱容量且膀胱肌肉无严重萎缩。

尿道重建术的手术路径分上下两组同时进行。上组于腹部耻骨上做横切口或腹正中旁做切口，常规显露膀胱前壁；下组于阴蒂下方前庭做一小横切口，紧贴耻骨联合下缘向耻骨后分离阴道前壁。必要时，纵行切开阴道前壁，膀胱底部三角区亦应游离一部分，使膀胱颈部完全松解。将已游离的膀胱颈由腹部切口拉出，在膀胱前壁正中切一全层膀胱瓣。该膀胱瓣由膀胱颈的前缘起，垂直向上，长 5.0cm，宽 3.0cm，膀胱瓣的基底与膀胱相连，以保证血供。膀胱瓣衬以 16F 导尿管，用 3-0 可吸收肠线间断全层缝合，再用 0 号丝线间断缝合肌层，将膀胱瓣做成平滑肌管。将游离的膀胱颈用 3-0 可吸收线横行间断缝合，其肌层再用细丝线间断缝合加强，使整个膀胱及新形成的尿道呈壶状。将膀胱壁形成的平滑肌管经耻骨后由阴道拉出，置于尿道床的位置。肌管四周与其相邻的软组织用丝线缝合数针固定，防止其回缩。阴道前壁用 2-0 可吸收线间断缝合以覆盖新形成的尿道。重建的尿道口用 3-0 可吸收线与前庭黏膜间断全层缝合，固定在正常尿道口的位置上。重建的尿道内换以 12 号导尿管固定。行耻骨上膀胱造瘘，耻骨后置引流，关闭腹部切口。导尿管于术后 7～10d 拔除。术后 2 周左右试行排尿。若无排尿困难，则可拔除膀胱造瘘管。根据排尿情况，定期扩张尿道，以防止尿道口狭窄（见图 11-7）。

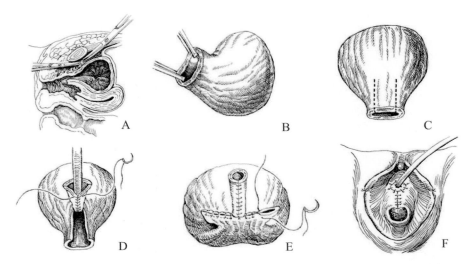

图 11-7 女性尿道重建术示意。（A）上下行协同游离尿道及膀胱颈；（B）膀胱颈从腹部切口提出；（C）切取膀胱瓣；（D）用膀胱瓣制作尿道；（E）缝合膀胱颈；（F）尿道会阴移植

（二）膀胱颈梗阻的手术处理

对于女性膀胱颈梗阻保守治疗效果不佳的患者，一旦明确诊断，就需要积极手术治疗。目前，多采用经尿道膀胱颈电切术，切断环形缩窄环，使膀胱颈梗阻得以解除。与传统开放手术相比，女性经尿道膀胱颈电切术具有创伤小、操作简单、治疗效果确切的优点。女性经尿道膀胱颈电切术与男性前列腺电切术不同，不做颈口全周电切。这是因为全周电切后颈口的尿路上皮全部被破坏，术后纤维瘢痕组织增生修复会产生继发性狭窄梗阻。术中也应尽量少用电凝止血，因为电凝有可能增加术后膀胱颈纤维化的发生。

1. 经尿道膀胱颈电切术

经尿道膀胱颈电切术常用的方法有膀胱颈切开术及膀胱颈狭窄组织切除术两种。

（1）膀胱颈切开：置入电切镜，可使用电切环或针状电极。若入镜困难，则可先予以尿道扩张，切忌使用暴力。必要时可在直视下进入，在膀胱颈5点、7点、3点、9点或12点部位切开，将颈部横行的肌纤维全部切开至显露深层的浆膜脂肪组织。楔形切开膀胱颈肌层，破坏其狭窄环，直至切开处呈"V"形展开（见图 11-8）。

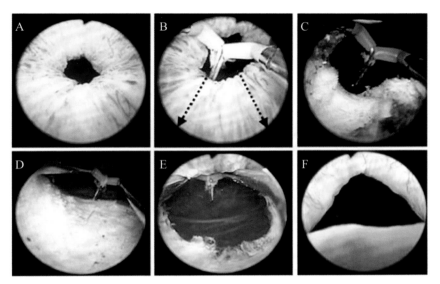

图 11-8 经尿道膀胱颈梗阻电切术示意。（A）术前颈口狭窄；（B）在颈口 5 点和 7 点位置切开；（C）切开深度至浆膜层；（D）继续切平膀胱颈口至膀胱基底成一平面，平滑肌被完全切断；（E）膀胱颈口充分敞开；（F）术后 3 年，膀胱颈口未见狭窄

（2）膀胱颈狭窄组织切除术：视膀胱颈口具体狭窄情况和狭窄程度而定。对后唇抬高呈堤坝样改变者，行以 6 点为中心的 5 ～ 7 点电切术；对膀胱颈环形狭窄者，则以 3 点、9 点为中心，切除 1 ～ 4 点及 11 ～ 8 点狭窄组织。切除的范围局限于膀胱颈部及尿道括约肌环近侧缘，一般不超过膀胱出口远端 1 ～ 1.5cm 尿道，最长不超过 2cm，深度达到浆膜脂肪组织。如果输尿管间嵴肥厚，则一并切除。电切结束后，膀胱颈口充分敞开，膀胱三角区与后尿道成一平面。

2. 膀胱颈楔形切除术

严重的膀胱颈梗阻用经尿道膀胱颈电切术治疗无效，可选择膀胱颈楔形切除术。对女性患者，切除范围不要过大、过深，防止尿失禁或尿道阴道瘘的发生。

患者取平卧位，做下腹部正中切口或弧形切口，中线分离腹直肌和锥状肌，显露膀胱前壁。将覆盖于膀胱前壁的腹膜反折向上方推开，用两把 Allis 钳钳住膀胱前壁，于其间打开膀胱，扩大膀胱创口，吸尽膀胱内液体。用圆针提起膀胱颈后唇，在膀胱颈后唇将黏膜弧形切开，在黏膜下潜行剥离至肌层，于 6 点处楔形切除，中部达膀胱颈肌层全层。在对膀胱肌层行楔形切除时，由外侧向中线切开，间断缝合。在缝合完成后，用指尖探查尿道内口，在膀胱颈前唇上方做弧形切口，切开黏膜，用弯钳提起肥厚的肌层，将前唇黏膜间断缝合，覆盖膀胱颈创面。手术完毕后，由尿道放入气囊导尿管。往气囊内注水 15 ～ 20mL 做牵引，以扩大膀胱颈（见图 11-9）。

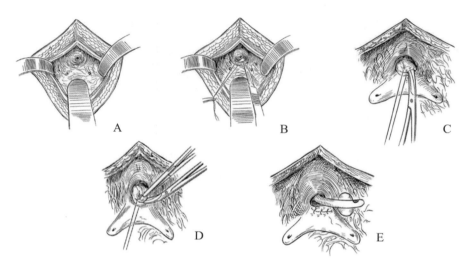

图 11-9　膀胱颈切开手术示意。（A）用膀胱拉钩将膀胱牵拉开，常发现膀胱颈后唇稍隆起；（B）用丝线将膀胱颈后唇提起做牵引，再用尖刀在后唇黏膜做一横切口；（C）用弯剪分离膀胱颈；（D）提起肌层或纤维组织，做楔形切除；（E）间断缝合膀胱颈后唇黏膜及其深部组织

（三）尿失禁吊带手术后排尿困难的处理

尿失禁吊带手术后发生排尿困难，最有可能的原因是悬吊过度或缝合过紧，吊带移位或卷曲等。当膀胱颈部及邻近尿道悬吊的位置过高或悬吊力度过紧时，会导致这部分组织结构被置于较高的耻骨后区域，导致尿道及膀胱颈产生一个生理性扭曲，在膀胱收缩时压迫尿道。在尿道中段及尿道旁末端行加压缝合，可能在缝合区域成角，从而拉近尿道和膀胱颈距离，导致膀胱排空障碍。

如尿失禁吊带手术后第 1 次拔除导尿管出现尿潴留，由于术后早期发生急性尿潴留可能与手术部位黏膜水肿有关，所以应继续留置导尿管，1 周内再次试拔导尿管，如仍有尿潴留或排尿困难，则立即行尿道扩张，一般需扩张至 F36 以上。将尿道扩张器向尿道 3 ～ 9 点方向施压，手指进入阴道，同时感受吊带较紧方向，重点向此方向施压。每周扩张 1 次，扩张 4 次后评估效果。如尿道扩张 4 次后，患者仍然排尿不畅，最大尿流率 < 15mL/s，则于术后 3 个月采取吊带松解术治疗。尿道扩张应在吊带手术后尽早进行，因为此时吊带瘢痕未形成，尿道扩张还有放松吊带的可能。而吊带松解术则需于吊带术后 3 个月进行，因为膀胱出口梗阻可能随时间的延长而缓解；且在 3 个月时，吊带周围瘢痕和已充分形成，剪断吊带后仍可起到支撑作用，可避免剪断吊带后尿失禁复发。

吊带松解术的基本步骤如下。患者取截石位；消毒后，用尿道扩张器下压尿道，手指进入阴道感受吊带位置；留置导尿管，取阴道前壁切口，分离至尿道，找到吊带，选择于尿道 3 点或 9 点方向剪断吊带；在剪断吊带后，再次用尿道扩张器下压尿道即可感觉到吊带已松，无须将吊带全部取出。也有于尿道 6 点方向剪断吊带。手术过程中应避免损伤尿道。如在尿道中段及两侧均无法找到吊带，则从尿道中段沿尿道游离至膀胱颈，即可找到吊带。术后留置导尿管，3 天后拔除。术后 1 个月，复查尿流率及残余尿。

三、新技术应用与展望

骶神经调控术（Sacral neuromodulation，SNM），又称骶神经刺激，是治疗排尿功能障碍的一种手段。近年来，SNM 在欧美非常流行，被誉为对传统治疗方法的革新。SNM 通过"电发生器"发出短脉冲刺激电流，连续施加于特定的骶神经，以此剥夺神经细胞本身的电生理特性，干扰异常的骶神经反射弧，进而影响与调节膀胱、尿道括约肌及盆底等骶神经支配的效应器官，起到"神经调节作用"。目前，将 SNM 用于治疗急迫性尿失禁、尿频尿急综合征及非梗阻性尿潴留已通过美国 FDA 的批准。研究提示，SNM 对部分神经源性膀胱也有治疗作用。在某些临床排尿功能障碍病例中，当找不到明确的原因，且临床常用的治疗手段无效时，可采用 SNM 治疗。SNM 尤其适用于经保守治疗失败而即将接受膀胱扩大或尿流改道等不可逆手术的患者。

第五节 预 防

针对不同的病因，需采取不同的预防手段。

一、产后排尿困难的预防

为预防产后排尿困难的发生，在产后 4～6h，应用温水擦拭会阴部，解除尿道括约肌痉挛，诱导排尿反射；可在耻骨联合上方放置热水袋，促进膀胱血流恢复，消除水肿；多饮水，促进膀胱充盈及尿意产生。若膀胱功能恢复慢，则可肌肉注射新斯的明，促进膀胱收缩排尿。对于仍不能排尿的患者，可予以间歇性自家清洁导尿，需要留置导尿管，且每 2～4 小时开放一次，促进膀胱功能恢复。

二、尿失禁吊带手术后排尿困难的预防

为预防尿失禁吊带手术后排尿困难的发生，应注意于术前正确评估，排除逼尿肌收缩功能障碍及膀胱出口梗阻等；对合并有神经源性膀胱病因（如糖尿病、帕金森病、脑梗死）的患者，需谨慎选择尿失禁吊带手术。由有经验的外科医师进行尿失禁吊带手术。吊带应吊于尿道中段而不是膀胱颈。分离尿道旁间隙对称，使两侧吊带张力均衡，术中调整吊带松紧度至适宜状态。若发生排尿困难，则需要适时行尿道扩张或吊带松解术。

参考文献

Amarenco G, Raibaut P, Ismael SS, et al. Evidence of occult dysautonomia in Fowler's syndrome: alteration of cardiovascular autonomic function tests in female patients presenting with urinary retention [J]. BJU Int, 2006, 97(2): 288-291.

Andrea CK, Bonis B, Davor I, et al. Ultrasound assessment of detrusor muscle thickness in children with non-neuropathic bladder /sphincter dysfuction [J]. Euro Urol, 2002, 41: 214-219.

Appell RA. Voiding dysfunction diagnosis and treatment [M]. Clifton, New Jersey: Humana press, 2000.

Brading AF. Alterations in the physiological properties of urinary bladder smooth muscle caused by bladder empting against an obstruction [J]. Scand J Urol Suppl, 1997, 184: 51.

Cardozo L, Staskin D. Textbook of Female Urology and Urogynecology-Informa Healthcare [M]. 2nd edition. Boca Raton: CRC Press, 2006.

Carey JM, Chon JK, Leach GE. Urethrolysis with martius labial fat pad graft for iatrogenic bladder outlet obstruction [J]. Urology, 2003, 61(S4): 21-25.

Carr LK, Wobster GD. Bladder outlet obstruction in women [J]. Urol Clin Am, 1996, 23: 385.

Chien CT, Yu HJ, Lin TB, et al. Neural mechanisms of impaired micturition reflex in rats with acute partial bladder outlet obstruction [J]. Neuroscience, 2000, 96(1): 221-230.

Flynn BJ, Mian HS, Cera PJ, et al. Early molecular changes in bladder hypertrophy due to bladder outlet obstruction [J]. Urology, 2002, 59(6): 978-982.

Glavind K, Ulavind E. Treatment of prolonged voiding dysfunction after tension free vaginal tape procedure [J]. Acta Obstct Gynecol Scand, 2007, 86(3): 357-360.

Goldman HB, Vasavada SP. Female Urology: a Practical Clinical Guide[M]. Clifton, New Jersey: Humana Press, 2007.

Haeffiger JA, Tissieres P, Tawadros T, et al. Connexins 43 and 26 are differentially increased after rat bladder outlet obstruction [J]. Experimental Cell Research, 2002, 274: 216-225.

Hoy NY, Coh JA, Kowalik CG. Management of voiding dysfunction after female neobladder creation [J]. Current Urology Reports, 2017, 18(5): 33.

Hsiao SM, Lin HH, Kuo HC. Videourodynamic studies of women with voiding dysfunction [J]. Sci Rep, 2017, 7(1): 6845.

Jhang JF, Jiang YH, Lee CL, et al. Long-term follow up and predictive factors for successful outcome of transurethral incision of the bladder neck in women with detrusor underactivity [J]. J Formos Med Assoc, 2016, 115(9): 807-813.

Kavia RB, Datta SN, Dasgupta R, et al. Urinary retention in women: its causes and management [J]. BJU Int, 2006, 97(2): 281-287.

Kim JC, Seo SI, Park YH, et al. Changes in detrusor and urinary growth factors according to detrusor function after partial bladder outlet obstruction in the rat [J]. Urology, 2001, 57(2): 371-375.

Lin KJ, Fan YH, Lin AT. Role of urodynamics in management of urethral diverticulum in females [J]. J Chin Med Assoc, 2017, 80(11): 712-716.

Littlejoh N, Cohn OA, Kowalik G, et al. Treatment of pelvic floor disorders following Neobladder

[J]. Current Urology Reports, 2017, 18(1): 5.

Liu ZS, Liu, Xu F, et al. Effect of electroacupuncture on urinary leakage among women with stress urinary incontinence: a randomized clinical trial [J]. JAMA, 2017, 317(24): 2493-2501.

Long CY, LoTS, Liu CM, et al. Lateral excision of tension free vaginal tape for the treatment of iatrogenic urethral obstruction [J]. Obstct Uynccol, 2001, 104(6): 1270-1274.

Malacarne DR, Nitti VW. Post-sling urinary retention in women [J]. Current Urology Reports, 2016, 17(11): 83.

Malde S, Solomon E, Spilotros M, et al. Female bladder outlet obstruction: common symptoms masking an uncommon cause [J]. Low Urin Tract Symptoms, 2019, 11(1): 72-77.

Martinez L, Khavari R. New frontiers in molecular and imaging research on evaluation and diagnosis of bladder outlet obstruction in women [J]. Curr Bladder Dysfunct Rep, 2017, 12(4): 291-297.

Neron M, Allègre L, Huberlant S, et al. Impact of systematic urinary catheterization protocol in delivery room on covert postpartum urinary retention: a before-after study [J]. Scientific Report, 2017, 7(1): 17720.

Petr H, Hansjorg D, Urs ES, et al. Non-inflammatory chronic pelvic pain syndrome can be caused by bladder neck hypertrophy [J]. Euro Urol, 2003, 44(1): 106-110.

Rehder P, Glodny B, Pichler R, et al. Dorsal urethroplasty with labia minora skin graft for female urethral strictures[J]. BJU Int, 2010, 106(8): 1211-1214.

Saad J. Urinary retention in women [J]. Current opinion in urology, 2014, 24(4): 375-379.

Schattner A, Al-Bewerat A. Levetiracetam (Keppra), urinary retention and literature search [J]. The Netherlands Journal of Medicine, 2016, 74(8): 371.

Vasavada SP, Appell RA, Sand PK, et al. Female Urology, Urogynecology, and Voiding Dysfunction[M]. Boca Raton: CRC Press, 2005.

梅骅. 泌尿外科手术学 [M]. 3 版. 北京：人民卫生出版社, 2008.

夏志军, 宋悦. 女性泌尿盆底疾病临床诊治 [M]. 北京：人民卫生出版社, 2016.

徐月敏, 谢弘, 吕向国, 等. 膀胱壁瓣重建新尿道治疗女性全尿道狭窄或缺如的疗效 [J]. 中华泌尿外科杂志, 2016, 37(8): 603-606.

（余燕岚）

第十二章　遗尿症

第一节　定义及流行病学

遗尿症（Nocturnal enuresis，NE），俗称"尿床"，通常指小儿在熟睡时不自主排尿。遗尿症多见于儿童，是儿童最常见的泌尿系统疾病，男孩多于女孩，少数患者为成年遗尿。夜间遗尿多见，约占80%，也可表现为白天遗尿或两者皆有。

婴幼儿由于缺乏控制排尿的能力，故遗尿在婴幼儿中多属正常。一般而言，婴幼儿控制排尿的能力以每年15%～20%的比例增加，所以儿童到4岁时约80%能完全控制排尿，而到5岁时仍约有15%的儿童有夜间遗尿。目前，大多数临床医务人员倾向于将5岁以后仍有尿床且频繁出现的，诊断为遗尿症。国际小儿尿控协会和世界卫生组织把儿童遗尿症定义为：5岁儿童以上，每月至少发生一夜晚睡眠中不自主漏尿，且症状持续时间＞3个月。中国儿童NE疾病管理协作组将儿童遗尿症定义为：年龄≥5岁的儿童平均每周至少两个夜晚不自主排尿，并持续3个月以上。遗尿症常影响儿童的身心发育，如果不予以治疗，1%～2%的患儿可能终身尿床。

由于全球各地对遗尿症的定义不尽一致，所以对发生率的统计也不尽一致。据统计，北美5～17岁人群遗尿症总体发生率为10.6%，其中5岁儿童遗尿症发生率为33%，17岁人群中仍有1%左右患有遗尿症；荷兰4岁儿童遗尿症发生率为12%～25%，8岁儿童为7%～10%，12岁儿童为2%～3%。土耳其的一项流行病学调查提示，6～13岁儿童遗尿症总发生率为9.52%，其中男孩为12.4%，女孩为6.5%，有白天遗尿的患儿占18%，且59.2%的患儿有家族史。中国5岁儿童遗尿症发生率为11.8%，5～12岁儿童遗尿症总体发生率为4.3%。

第二节 病因及发病机制

遗尿症一度被认为是精神方面的问题，现一般认为，遗尿症发病机制复杂，包括基因学改变、肾脏产生尿液的昼夜节律改变、膀胱及尿控机制异常等。

一、遗　传

流行病学调查已证实，遗尿症有家族史。据报道，父母没有遗尿症病史的，孩子患遗尿症的概率为15％；父母一方有遗尿症病史的，孩子患遗尿症的概率为44％；父母双方均有遗尿症病史的，孩子患 NE 的概率为77％。1995 年，Eiberg 等在第 13 染色体长臂上发现原发性遗尿症（Primary nocturnal enuresis，PNE）基因，命名为 *ENUR*1；同年，在第 12 染色体长臂上又发现另一个 PNE 基因，命名为 *ENUR*2；之后，又发现 22 号染色体上有 *ENUR*3。但迄今为止，上述基因位点与 PNE 发病的关系并没有得到确切证明。

二、夜间多尿及抗利尿激素（Antidiuretic hormone，ADH）分泌节律紊乱

夜间多尿被认为是一个主要因素，包括睡前摄入液体过多、抗利尿激素（Antidiuretic hormone，ADH）分泌过少或对 ADH 反应差。有研究发现，PNE 患儿体内 ADH 平均水平的昼夜分泌节律与正常儿童相反，并且两者在清晨时差异明显。ADH 在夜间分泌减少，会导致 PNE 患儿夜尿增多。腭扁桃体肥大导致遗尿症的原因也可能是气道梗阻或睡眠呼吸暂停患者胸腔持续负压，使 ADH 分泌减少。但夜间多尿的理论无法解释患儿为何夜间不起身排尿，无法解释无夜间多尿的患儿也有遗尿。

三、夜间膀胱功能

Dibianco 等学者发现，正常婴幼儿的膀胱容量在 1 岁时约为 60mL；其后每年增长（约 30mL/kg）。在对正常儿童以及 PNE 患儿膀胱的研究中发现，两组在膀胱的结构和大小上并没有明显的差别，主要的差别在于膀胱的功能。在膀胱功能不良的各种类型中，夜间功能性膀胱容量减小与 PNE 关系最为密切。夜间功能性膀胱容量是指在睡眠过程中，膀胱即将排尿时所能容纳的最大尿量，这反映了与睡眠过程相关的膀胱储存尿液的能力。白天和夜间的膀胱功能是不同的。在正常儿童中，夜间的膀胱功能是白天的 1.6 ~ 2.1 倍；但是在 PNE 患儿中，夜间的膀胱功能下降，而白天则正常。有人用移动尿动力学方法检查治疗效果不佳的遗尿儿童的膀胱功能，发现了功能性膀胱容量小、夜间逼尿肌不稳定及逼尿肌过度收缩等问题。除了尿动力学检查这种直接证据外，还有间接的证据，比如有研究提示遗尿儿童白天每次排尿的尿量较正常儿童少，又如，较多白天急迫性尿失禁儿童伴有遗尿等。

四、睡眠觉醒障碍

遗尿与睡眠有关，因为大部分遗尿儿童在白天排尿是正常的。PNE 患儿的家长常常抱怨说患儿的睡眠太深，因此，他们不能因胀满的膀胱刺激而觉醒。该机制也被认为在 PNE 的发病过程中起到了重要的作用。但是也有研究认为，严重的 PNE 患儿其实睡眠较浅，但是在排尿之前并不能觉醒，这是因为这部分患儿的觉醒中枢是被抑制的，膀胱的信号不断刺激大脑，而大脑对膀胱信号麻痹，就好像在睡眠的时候如果有人不停地敲门，人们可能渐渐地忽视敲门声。也有人认为，膀胱胀满或逼尿肌过度活动会反复刺激觉醒中枢，所以觉醒阈的提高或许只是身体对遗尿或者"碎片化"睡眠的权衡选择。

五、中枢神经系统的异常

婴幼儿对排尿的控制是一种反射性行为，即在膀胱充盈时诱导逼尿肌收缩并协调性引起括约肌舒张。整个过程无须意识参与，主要由位于脑干和脊髓的次高级中枢控制。小儿发育完全后，在正常情况下，排尿控制指令由大脑皮层有关中枢发出；若发育不完全，则将保留婴幼儿的排尿特点，使睡眠中大脑皮层控制能力下降，即出现遗尿。中枢神经系统发育的延迟是 PNE 发病过程中的一个重要环节。脑桥被认为是与排尿控制有关的区域。通过检测神经元标记物的水平，发现 PNE 患儿的脑桥可能有异常，因此它可能是 PNE 发病的一个中间环节。

六、心理因素

一直以来，心理因素被认为是影响 PNE 发病的一个重要因素。同时，在 PNE 患儿中，还常见神经精神方面的伴发症。遗尿症儿童的焦虑、强迫症、抑郁、多动症的发生率显著高于非遗尿症儿童。临床上常见的 PNE 患儿常常表现为，因为家长的责骂而使遗尿的症状逐渐加重，并且 PNE 患儿容易出现悲观、情绪化、感到羞耻等一系列负面情绪，这些症状又会反过来加重 PNE 病情的进展。但是对于两者之间是巧合，或是精神异常导致遗尿症还是遗尿症导致精神异常，尚存在争议。

七、器质性疾病

某些器质性疾病可引起遗尿，如尿路感染、尿路梗阻、神经源性下尿路功能障碍等。白天遗尿者的器质性疾病发生率较高。夜间遗尿者，尤其男孩，如伴有白天排尿症状，则应进行系统检查，以排除器质性疾病。

综上所述，遗尿症的发病机制非常复杂，是多因素的结果。夜间多尿、夜间逼尿肌过度活动及觉醒障碍三者被认为是相关且更为确切的因素。有人提出了"三系统模型"，这可以解释一些问题，但因此也有争议（见图 12-1）。

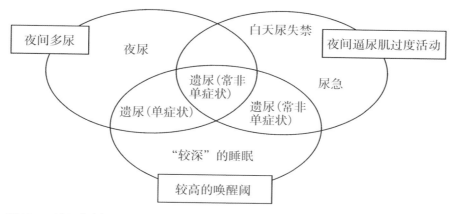

图 12-1 遗尿发病机制的三系统模型（引自 Nevéus T. Pathogenesis of enuresis: towards a new understanding [J]. Int J Urol, 2017, 24(3): 174-182.)

第三节　诊　断

一、临床表现及分类

遗尿症可分为原发性和继发性两大类。原发性遗尿症（Primary nocturnal enuresis，PNE）是指尿床从婴儿期延续而来，从未有过 6 个月以上的不尿床期，约占遗尿症患者的 70% ～ 80%；继发性遗尿症（Secondary nocturnal enuresis，SNE）是指曾有过 6 个月以上的不尿床期后出现尿床，多继发于某些器质性疾病，如尿路感染、下尿路梗阻、神经肌肉疾病等。根据是否伴有其他下尿路症状，可以将遗尿症分为单症状性遗尿症（Monosymptomatic nocturnal enuresis，MNE）和非单症状性遗尿症（Non-monosymptomatic nocturnal enuresis，NMNE）。出现夜间遗尿，伴有日间下尿路症状的，为非单症状性夜间遗尿；否之，则为单症状性夜间遗尿。

对于年龄 ≥ 5 岁、睡眠状态下不自主排尿 ≥ 2 次 / 周、持续时间超过 3 个月以上的小儿，可考虑遗尿症的诊断。遗尿症的诊断容易确定，重点是通过病史询问、体检和辅助检查对其进行分类并了解其病理生理变化。对于夜遗尿程度的判断，各国仍采用美国精神卫生协会制定的标准，每周2～3个夜晚尿床属于轻度遗尿，每周4～6个夜晚尿床属于中度遗尿，每周7个夜晚均尿床属于重度遗尿。

应详细询问病史，具体包括以下几个主要方面。①父母及兄弟姐妹中有无遗尿症病史；②患儿遗尿类型（白天遗尿还是夜间遗尿，原发性抑或继发性）及遗尿的频率；③有无伴随症状，如尿频、尿急、排尿困难等；④有无泌尿系统以外的异常，如有无大便情况、肢体活动功能、语言发育情况及睡眠异常，有无神经系统疾病，有无睡眠呼吸暂停等；⑤患儿进行排尿训练的年龄及进展；⑥以往治疗史。

单纯夜间遗尿，特别是原发性遗尿症患儿多无器质性疾病。而对白天遗尿及继发性遗尿症患者，应排除器质性疾病的可能。若遗尿频率已逐渐降低，则说明患儿控制排尿的能力正在进一步发展中，遗尿有自愈的可能。若有伴随症状，则遗尿多由器质性疾病引起。有发育迟缓的患儿常同时表现有其他方面的异常，如控制大便能力的发育迟缓，肢体活动能力及语言表达能力较同龄儿低。

二、体　检

（一）排尿日记

应进行全面的体格检查，特别注意对神经系统的检查，如脊柱畸形、步态异常、异常腱反射、不对称性足萎缩等，是否存在脊髓发育不良体征（如腰骶部有无毛发、脂肪瘤或管道等）；是否存在包皮过长、包茎、包皮龟头炎等；如有便秘，应行直肠指检。

三、辅助检查

（一）排尿日记

排尿日记作为一种非侵入性诊断工具，不仅可以用于诊断膀胱功能异常，而且还可以用于评估治疗效果。抗利尿激素测定在国内尚未开展。对于抗利尿激素分泌异常引起的遗尿症，排尿日记是重要的诊断方法。2012年国际小儿尿控协会《遗尿症管理实用共识指南》和 2014 年《中国儿童单症状性夜遗尿疾病管理专家共识》均认为儿童夜间排尿日记以连续记录7 个晚上为宜，白天排尿日记则以连续记录 3～4d 为宜（见表 12-1）。从排尿日记可以获得下列参数。①夜间总尿量（Total voided volume，TVV）：包括夜间尿布增重或夜间排尿量与清晨第 1 次尿量之和；②最大排尿量（Maximum voided volume，MVV）：早晨第 1 次排尿之外的 24h 内最大单次排尿量，该排尿量数值应该在连续 3～4d 记录排尿日记后确定。③预期膀胱容量（Expected bladder capacity，EBC）：EBC＝［年龄（岁）×30＋30］mL。若夜间总尿量超过相应年龄预计膀胱容量的 130％，则可诊断为夜间多尿。在记录排尿日记前，应及时与患者及其家属进行有效沟通，详述排尿日记的重要性及使用方法，以确保记录数据的真实准确性。记录期间，要求患者睡前 2h 内限水，于睡前排空膀胱之后进行记录。

（二）实验室检查

实验室检查包括尿常规，有无菌尿、低渗尿、尿糖等。检测尿的密度有助于判断去氨加压素的疗效。

（三）影像学检查

对所有初诊的遗尿症患者应进行超声检查，排除泌尿系统其他常见病，并测定残余尿量。Elsayed 等发现膀胱容量厚度指数（Bladder volume and wall thickness index，BVWI）与行为治疗效果有关：对 BVWI 正常的患儿，行为治疗有效率达 97％；而低 BVWI 和高 BVWI 的患儿，行为治疗的有效率分别只有 18％ 和 25％。排尿期膀胱尿道造影对有显著白天排尿症状和反复泌尿系统感染的患者有用。对顽固性遗尿症患者，需要行腰骶部 X 线平片或磁共振检查，以了解有无隐性脊柱裂等。尿动力学检查：对所有初诊患者，均应行尿流率及残余尿检查，初步评估下尿路功能；对疑有 NMNE、SNE 或经正规治疗半年以上无效者，推荐进行尿动力学检查，以明确是否存在下尿路功能障碍。研究表明，膀胱容量＞150％ 的预期膀胱容量，残余尿量＞10％ 的预期膀胱容量和膀胱壁增厚等，与 NMNE 有关。有报道称，遗尿症患儿尿动力学检查异常的典型表现有高敏感性膀胱、低膀胱顺应性、逼尿肌不稳定收缩、逼尿肌-括约肌协同失调等。

表 12-1　日间和夜间的排尿日记

第一部分　　　　日间排尿日记			
第 1 天	**第 2 天**	**第 3 天**	**第 4 天**
时间　饮水　尿量　漏尿	时间　饮水　尿量　漏尿	时间　饮水　尿量　漏尿	时间　饮水　尿量　漏尿

日间日记可用于评估患儿膀胱容量和日间最大排尿量

第 2 部分　　连续 7 个夜晚的夜间排尿日记							
项目	第 1 天	第 2 天	第 3 天	第 4 天	第 5 天	第 6 天	第 7 天
昨晚入睡时间							
入睡前 2h 饮水情况							
起床时间							
夜间未尿床							
夜间尿床							
夜间起床排尿							
［若有，则记录尿量（mL）］							
今天是否排大便							
药物治疗							
（记录药物名称，剂量及服药时间）							

医师填写本栏：
夜间尿量＝早晨第 1 次排尿量＋尿布增重值或夜间起夜排尿量

患儿遗尿当天情况评估表		
项目	日期	备注
治疗具体实施情况 / 药物用量		
遗尿次数		
遗尿发生时间		
晚餐时及睡前饮水，进食情况		
是否有日间排尿症状		
不良反应		
必要时行肝功能检查、电解质检测		

MNE 的分型诊断把日间排尿日记得到的 MVV 数值和夜间排尿日记得到的夜间尿量数值与预期膀胱容量进行比较，可区分以下 4 种类型的MNE：① NP（夜间多尿）型；②膀胱容量偏小型；③ NP 并且膀胱容量偏小型；④夜间尿量正常，并且膀胱容量正常型。

第四节　治　疗

一、非手术治疗

由于大多数遗尿症是由发育延缓引起的，有自愈倾向，故 5 岁以下的遗尿症患儿不需要药物治疗，但是要给予排尿训练。在开始治疗之前，应当了解患儿和家属最关心的问题和期望值。治疗前，应向患者或家长说明，使他们明白遗尿症为一种常见疾病，其他同龄儿童也可能有，不必为此尴尬，以尽量消除紧张、恐惧心理，避免歧视或责骂患儿，应多给予鼓励以增强患儿的信心；同时，讲清楚治疗可能历时较长且起效较慢，治愈后仍可复发，但这种复发的遗尿症大多为暂时性且对再次治疗的反应好，以取得患者或家长的配合。

（一）基础治疗

1. 行为治疗

行为治疗包括以下几个方面。调整饮食及生活习惯，加强膀胱训练。应建立规律的作息，鼓励患儿白天正常饮水，保证每日饮水量。避免食用含茶碱、咖啡因的食物或饮料。晚餐宜早，且宜清淡、少盐、少油。睡前 2h 禁止饮水，包括粥汤、牛奶、水果、果汁等含水分较多的食品。进行膀胱控制训练，即鼓励患儿日间有意识地摄入大量液体并憋尿，尽可能地延长排尿间隔时间，以增加功能性膀胱容量。另外，患儿在白天排尿时，可有意识中断排尿，之后再排尿，以加强尿道外括约肌对排尿的控制。行为治疗被推荐应用于所有遗尿症的患儿。

2. 唤醒训练

唤醒训练是指在夜里患儿发生遗尿之前，接近尿床的时间，将患儿唤醒，使其在清醒的状态下排尿，由此逐渐建立起患儿膀胱扩张与大脑觉醒之间的联系，渐渐地使患儿在膀胱扩张到一定程度时就可以自行觉醒。夜间唤醒儿童排尿并不会因睡眠中断而致不良后果。对于男性儿童，夜间唤醒治疗的效果更好。

因为便秘与遗尿症密切相关，所以家长若发现患儿出现便秘，就要及时对症治疗。这对治愈遗尿症大有裨益。

（二）一线治疗

去氨加压素（Desmopressin）和遗尿报警器是目前公认的一线治疗方法，可有效治愈大部分的儿童单症状性夜遗尿（MNE）。临床医师可根据儿童夜遗尿的具体类型选择合适的治疗方案，并在选择时充分考虑家长和患儿的意愿。去氨加压素和遗尿报警器的选用原则如下。①对夜间尿量增多但膀胱容量正常的患儿，宜用去氨加压素进行治疗；②膀胱容量偏小的患儿可能出现去氨加压素抵抗，宜用遗尿报警器进行治疗；③对夜间尿量增多且膀胱容量偏小的患儿，宜联合去氨加压素和遗尿报警器进行治疗；④对夜间尿量正常且膀胱容量正常的患儿，可给予遗尿警报器或去氨加压素治疗。若患儿及家长对遗尿报警器有抵触，则无论患儿为哪一亚型的单症状性夜遗尿，均可首先考虑用去氨加压素进行治疗。

1. 去氨加压素

去氨加压素的推荐剂量为 0.2mg/d，从小剂量起开始使用，并根据患儿情况及疗效调整剂量，最大剂量为 0.6mg/d。建议在初始治疗时，对药物的治疗效果，每两周评价 1 次，对无改善者应重新评估，包括记录排尿日记等。如果仍有夜间多尿，则可以增加去氨加压素的剂量。若在治疗 6～8 周后，对疗效不满意，则可联用遗尿报警器进行治疗或将患者转至遗尿专科诊治。去氨加压素的疗程一般为 3 个月。治疗 3 个月后，评估疗效，比较治疗第 3 个月与开始治疗前 1 个月的尿床夜数，疗效包括完全应答（尿床夜数减少

≥90%）、部分应答（尿床夜数减少50%～90%）及无应答（尿床夜数减少<50%）。在患儿达到完全应答后，停药并观察。如果停药后遗尿复发，则可以再次用去氨加压素进行治疗。有专家尝试逐渐减停药物，可减少遗尿复发的可能。去氨加压素耐受性良好。尽管患儿出现低钠血症及水中毒（头痛、恶心和呕吐等）的可能性极低，但是仍应就此对患儿家庭进行教育，避免自行调整药物剂量。去氨加压素治疗的注意事项包括以下几个方面。①夜间睡前1h服药，予以少量水送服。②服药前1h和服药后8h限制饮水，以达到治疗效果，并避免药物不良反应。③若患儿出现发热需要大量补充液体，则应暂停使用去氨加压素，以免引起水中毒；如果已经服用去氨加压素，则需限制饮水。④必要时监测血压及血钠水平。据报道，去氨加压素治疗遗尿的成功率约为60%～70%，突然停药容易复发。

2. 遗尿报警器

遗尿报警器即将一特制的电子装置用电线与内裤或尿布相连，一旦内裤或尿布上有数滴尿液就可触动电子装置发出警报，将患者唤醒并起床排尽余尿。通过反复训练，使患儿最终能感受到尿意而自觉醒来排尿。遗尿报警器治疗的有效率高达65%～70%，且复发率较低，在西方国家使用较为普遍。近年来，我国多家儿童遗尿诊疗中心也越来越多地应用遗尿报警器治疗，并逐渐推广。遗尿报警器的缺点是使用时容易打扰患儿和家长睡眠，且起效时间往往较长，多需连续使用8周或更长时间，需要患儿和家长有良好的依从性，且需每晚穿戴遗尿报警器。患儿连续14个夜晚不尿床为治疗成功；若持续治疗2～3个月无效，则为治疗失败。使用遗尿报警器成功治愈者，如中断治疗后病情复发，则应再次联系医生，在医生指导下再次使用遗尿报警器治疗，仍然有效。遗尿报警器还适用于去氨加压素药物减量阶段，以促进患儿觉醒。有Meta分析报道了共涉及3152例患儿的56个随机临床试验，显示遗尿报警器治疗的成功率为66%，其中一半在停止治疗后无遗尿。

3. 联合治疗

对于夜间尿量增多且膀胱容量偏小的患儿，可考虑采取去氨加压素和遗尿报警器联合治疗的方法。若患儿使用去氨加压素或遗尿报警器治疗后症状无改善，则需重新评估患儿病情，并可考虑采取去氨加压素和遗尿报警器联合治疗的方法。若联合治疗后症状仍无好转，则需记录患儿发生遗尿当天的情况，再次记录排尿日记重新评估患儿病情，并将患儿转至遗尿专科进行诊治。

（三）其他治疗

1. 抗胆碱药物

抗胆碱药物可以有效抑制膀胱逼尿肌过度活动症状，有效降低患儿夜间遗尿频率。抗胆碱能药物不仅对 NMNE 的治疗有重要的作用，而且对 NME 也有作用，因为 NME 患儿也可能存在膀胱逼尿肌过度活跃症状。临床常用的抗胆碱药物有奥昔布宁、托特罗定等。其主要不良反应包括口干、皮肤潮红、便秘、视力模糊及瞌睡等。需严格在专科医生指导下使用，并注意监测残余尿量。

2. 三环类抗抑郁药物

治疗儿童遗尿症的三环类抗抑郁药物有阿米替林（Amitriptyline）、去甲替林（Nortriptyline）、丙咪嗪（Imipramine）等。因其有抗胆碱作用，可增加功能性膀胱容量、减少膀胱无抑制性收缩，故对尿动力学紊乱的遗尿有效。但此类药物可能有心脏毒性等副作用，现在临床已不推荐常规使用。如需使用，要在专科医师指导下进行，并需要随访。

3. 中医药疗法

根据中医理论，遗尿症可分为肾气不足、脾肺肾气虚等类型。根据不同分型，给予温肾固涩、培元益气等治疗。报道的成方有缩泉止遗方、宣肺温肾止遗方、温肾健脾方等。推拿、捏脊等联合中药治疗对遗尿症也有一定的作用，但多为小样本观察试验。针灸治疗的作用较明确，但对其机制的争议尚多，其可能通过刺激一些神经化学物质（如 β- 内啡肽、脑啡肽、5- 羟色胺）的释放而发挥作用。

4. 生物反馈治疗

生物反馈治疗的基本原理是用仪器将人体内极微弱生理活动及生物电活动信息加以转换、放大并显示出来，通过反馈信息了解自身变化，并根据这些变化逐渐学会在一定程度上控制和纠正某些活动。通过互动式电脑游戏的形式，将生物反馈用于盆底肌训练，则可改善盆底肌舒缩功能，强化整个骨盆底肌群，从而纠正膀胱尿道功能紊乱。而膀胱功能紊乱可能是原发性遗尿的重要病因之一。

5. 心理疾病

遗尿症儿童合并心理、行为问题的可能性增加。心理疾病是遗尿治疗抵抗的危险因素。国际儿童尿控协会（International Children's Continence Society，ICCS）推荐对遗尿症儿童应用家长问卷进行心理评估。如有明显症状，则应进行全面评估，确诊行为或情绪问题，如注意缺陷多动障碍等。确诊后，要进行专业咨询和治疗。

6. 睡眠呼吸障碍

睡眠中气道阻力增加，如习惯性打鼾和阻塞性睡眠呼吸暂停综合征均能增加发生遗尿的风险。在成功治疗这些呼吸道疾病后，遗尿症症状可改善甚至治愈。因此，在治疗遗尿症前，全面了解患儿夜间睡眠呼吸状况有利于治疗。

7. 非单症状性遗尿症的治疗

非单症状性遗尿症（Non-monosymptomaticenuresis，NMNE）是指夜间遗尿合并其他下尿路症状。其治疗原则如下。如合并有便秘，则先治疗便秘可能使遗尿自行减退；先治疗合并的下尿路症状，则下尿路症状的缓解可能使遗尿缓解；如合并行为异常，则需同时处理；如遗尿持续存在，则采用治疗 MNE 的方法（去氨加压素、遗尿报警器等）来治疗 NMNE。

（四）遗尿症治疗流程

遗尿症治疗流程见图12-2。

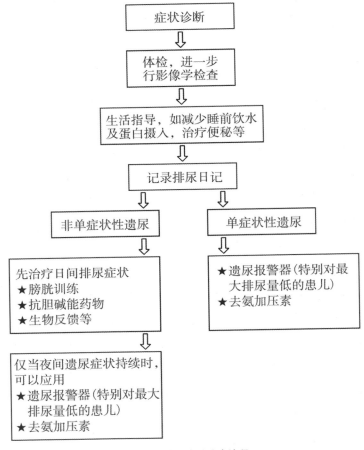

图12-2　遗尿症的治疗流程

（五）对治疗效果不佳患儿的应对

首先，应再次鉴别诊断，以防误诊、漏诊，必要时行尿动力学、膀胱镜等检查，以排除神经源性膀胱或膀胱出口梗阻等疾病。如确认无严重器质性疾病，则可采取以下措施。①加强行为治疗，对膀胱排空协同失调患者，可考虑生物反馈治疗。②联合治疗，如去氨加压素与胆碱能抑制剂联合治疗，或去氨加压素与遗尿警报器联合治疗，可提高治愈率。但胆碱能抑制剂与遗尿警报器联合治疗的效果似乎不佳。③据国外报道，在逼尿肌注射肉毒毒素、米拉贝隆，对特定病例可能有效。

二、手术治疗

遗尿症患者一般不用手术治疗。如合并有尿道瓣膜等可能引起下尿路症状的疾病时，则可以考虑手术治疗；对于同时有睡眠呼吸障碍和遗尿的患者，扁桃体切除术有一定的治疗作用。最近的 Meta 分析指出，经手术治疗，60%以上的患者受益，50%患者的症状完全缓解。

三、新技术应用及展望

（一）经皮骶旁神经电刺激

经皮骶旁神经电刺激被应用于治疗膀胱过度活动症，近年来也被应用于治疗遗尿症。有研究报道，将 45 例单症状性遗尿症患儿（29 位女孩，16 位男孩，年龄均大于 6 岁）随机分入两组，对照组接受行为治疗，试验组接受行为治疗＋骶旁神经电刺激治疗。开始时，对照组和试验组的湿床率分别为 77.0%和 78.3%；治疗后，湿床率分别为 49.5%和 31.2%（$P = 0.02$），干床率分别提高 37.3%和 61.8%（$P = 0.0038$），并且治疗效果与年龄和性别无关。另有报道称，19 例非单症状性遗尿症患儿（6 位男孩，19 位女孩，年龄为 5～17 岁）接受骶旁神经电刺激疗法，8 例（42.1%）遗尿治愈，4 例（21.1%）遗尿次数减少，6 例（31.6%）无明显治疗效果，1 例（5.3%）遗尿次数增多。作者认为，经皮骶旁神经电刺激的治疗效果在治疗前无法预测，与是否存在便秘、白天尿失禁、尿路感染等无关。

（二）功能磁刺激

有研究报道将 20 例原发性遗尿症女孩随机分为两组：10 例为治疗组，接受功能磁刺激治疗；10 例为安慰剂对照组。治疗组遗尿次数较对照组显著减少（$P = 0.007$），从治疗前的 3.1 次/周减少到治疗后的 1.3 次/周，3 例治愈，4 例改善，最大膀胱容量较对照组也有增加（$P = 0.022$），并认为功能磁刺激是很有前景的治疗方案。

（三）体外磁波

体外磁波既往被认为可增加功能膀胱容量，可治疗膀胱过度活动症等疾病。故有人尝试将体外磁波用于治疗遗尿症。有研究报道，55 例单症状性遗尿症患儿症（34 位男孩，21 位女孩，平均年龄 8 岁）之前接受去氨加压素、遗尿报警器、胆碱能拮抗剂治疗，但效果不佳。在接受体外磁波治疗前，遗尿频率为（5.16±2.03）夜 / 周；治疗后，遗尿频率降至（2.09±2.47）夜 / 周（$P = 0.04$）；功能性膀胱容量从治疗前的（92.84±40.21）mL 增加至治疗后的（174.90±59.56）mL，增高至 1.88 倍（$P = 0.002$）。总体而言，63.6％的患儿遗尿次数降低 50％以上。

第五节 预 防

对遗尿症的预防措施主要为培养按时排尿的习惯，建立合理的生活制度。如：进行排尿训练，耐心鼓励，训练膀胱收缩、自主排尿，养成良好的排尿习惯；白天不要过度疲劳；临睡前，让患儿把尿排空，睡前少饮水；入睡后，注意患儿时常遗尿的时间，按时预先唤醒，在其完全清醒后再排尿；睡时注意保暖。

另外，要避免心理创伤和精神刺激，消除精神紧张和心理负担。遗尿症对身体健康并没有多大影响，但患儿的心理压力很大，患儿会感到羞耻，不愿与小朋友玩，有自卑感等。所以应重视患儿的心理健康，对患儿进行心理疏导。

参考文献

Arda E, Cakiroglu B, Thomas DT. Primary nocturnal enuresis: a review [J]. Nephrourol Mon, 2016, 31, 8(4): e35809.

Austin PF, Bauer SB, Bower W, et al. The standardization of terminology of lower urinary tract function in children and adolescents: update report from the Standardization Committee of the International Children's Continence Society [J]. J Urol, 2016, 35(4): 471-481.

But I, Varda NM. Functional magnetic stimulation: a new method for the treatment of girls with primary nocturnal enuresis? [J]. J Pediatr Urol, 2006, 2(5): 415-418.

Butler RJ, Holland P. The three systems: a conceptual way of understanding nocturnal enuresis [J]. Scand J Urol Nephrol, 2000, 34: 27-277.

de Oliveira LF, de Oliveira DM, da Silva de Paula LI, et al. Transcutaneous parasacral electrical neural stimulation in children with primary monosymptomatic enuresis: a prospective randomized clinical trial[J]. J Urol,2013, 1909(4): 1359-1363.

DiBianco JM, Morley C, Al-Omar O. Nocturnal enuresis: a topic review and institution experience[J]. Avicenna J Med, 2014, 4(4): 77-86.

Elsayed ER, Abdalla MM, Eladl M, et al. Predictors of severity and treatment response in children with monosymptomatic nocturnal enuresis receiving behavioral therapy [J]. J Pediatr Urol, 2012, 8(1): 29-34.

Franco I, von Gontard A, De Gennaro M, et al. Evaluation and treatment of nonmonosymptomatic nocturnal enuresis: a standardization document from the International Children's Continence Society [J]. J Pediatr Urol, 2013, 9(2): 234-243.

Glazener CM, Evans JH, Peto RE. Alarm interventions for nocturnal enuresis in children [J]. Cochrane Database Syst Rev, 2005, 18(2): CD002911.

Haid B, Tekgül S. Primary and secondary enuresis: pathophysiology, diagnosis, and Treatment [J]. Eur Urol Focus, 2017, 3(2/3): 198-206.

Hjalmas K, Arnold T, Bower W, et al. Nocturnal enuresis: an international evidence based management strategy [J]. J Urol, 2004, 171(6 Pt 2): 2545-2561.

Kang SH, Bae JH, Shim KS, et al. Extracorporeal magnetic innervation therapy in children with refractory monosymptomatic nocturnal enuresis[J]. Urology, 2007, 70(3): 576-580.

Lehmann KJ, Nelson R, MacLellan D, et al. The role of adenotonsillectomy in the treatment of primary nocturnal enuresis in children: A systematic review [J]. J Pediatr Urol, 2018, 14(1): 53.e1-53.e8.

Lordêlo P, Benevides I, Kerner EG, et al. Treatment of non-monosymptomatic nocturnal enuresis by transcutaneous parasacral electrical nerve stimulation [J]. J Pediatr Urol, 2010, 6(5): 486-489.

Nevéus T, Läckgren G, Tuvemo T, et al. Enuresis-background and treatment [J]. Scand J Urol. Nephrol, 2000, 202(Suppl 206): 1-44.

Nevéus T. Pathogenesis of enuresis: towards a new understanding [J]. Int J Urol, 2017, 24(3): 174-182.

Sarici H, Telli O, Ozgur BC, et al. Prevalence of nocturnal enuresis and its influence on quality of life in school-aged children [J]. J Pediatr Urol, 2016, 12(3): 159.e1-6.

Sinha R, Raut S. Management of nocturnal enuresismyths and facts [J]. World J Nephrol, 2016, 5(4): 328-338.

Spee-van der Wekke J, Hirasing RA, Meulmeester JF, et al. Childhood nocturnal enuresis in The

Netherlands [J]. Urology, 1998, 51: 1022-1026.

Swithinbank L, Heron J, von Gontard A, et al. The natural history of daytime urinary incontinence in children: a large British cohort [J]. Acta Paediatr, 2010, 99: 1031-1036.

Yeung CK, Chiu HN, Sit FK. Bladder dysfunction in children with refractory monosymptomatic primary nocturnal enuresis [J]. J Urol, 1999, 162(3 Pt 2): 1049-1054; discussion 1054-1055.

Yeung CK, Diao M, Sreedhar B. Cortical arousal in children with severe enuresis [J]. N Engl J Med, 2008, 358(22): 2414-2415.

Yousefichaijan P, Khosrobeiqi A, Salehi B, et al. Incidence of obsessive-compulsive disorder in children with nonmonosymptomatic primary nocturnal enuresis [J]. J Pediatr Neurosci, 2016, 11(3): 197.

徐虹, 郭维. 小儿单症状性夜遗尿诊断与治疗 [J]. 中国实用儿科杂志, 2015, 30(4): 261-265.

中国儿童遗尿疾病管理协作组. 中国儿童单症状性夜遗尿疾病管理专家共识 [J]. 临床儿科杂志, 2014, 32(10): 970-975.

周蔚然, 沈颖, 刘小梅. 儿童原发性遗尿症治疗进展 [J]. 中国实用儿科杂志, 2015, 30(12): 948-951.

（张忠云　张正望）

第十三章 神经源性膀胱

第一节 定义与流行病学

一、定 义

神经源性膀胱（Neurogenic bladder，NB）是指由于神经控制机制出现紊乱而导致的下尿路功能障碍，通常需在存有明确的神经病变的前提下才能诊断。

二、流行病学

由于神经源性膀胱并非单一的疾病，涉及多种神经系统疾病，包括中枢性及周围性神经系统疾病，手术和外伤等造成的神经系统损伤，以及一些累及神经系统的感染性疾病等，所以谈及神经源性膀胱的流行病学，需逐一介绍这些疾病的流行病学特点。

（一）中枢性神经系统疾病

1. 脑血管意外

脑血管意外（Cerebrovascular accident， CVA）或脑卒中，是指局灶性神经系统疾病的急性发作，是致残或致死的主要原因，尤其在老年人中高发。病因主要包括脑血管的栓塞、动脉粥样硬化血栓形成以及脑出血。在65岁以上老年人中，脑血管意外的发生率大约为6%；在75岁以上老年人中，其发生率为9.5%。在美国，每年大约有50万例次脑血管意外发生。其中，1/3的患者死亡；1/3的患者长期生活在护理中心；1/3的患者返回家中，过着正常或接近于正常的生活。据卫生部门统计，我国现有脑卒中幸存者700万人，每年新发患者约为150万人，发病率为每年219/10万人。

脑血管意外显著影响泌尿生殖系统。对排尿功能的影响从尿潴留到完全性尿失禁都有可能。许多学者把泌尿外科的检查结果作为判断脑卒中患者预后的指标。Wade 和 Hewer 通过对 532 名脑卒中患者分析发现，在脑卒中后 1 周内出现尿失禁的患者，有半数在 6 个月内死亡。

发生于脑卒中后的尿失禁，可能与以下原因有关：失去皮质抑制后的逼尿肌过度活动（Detrusor overactivity，DO），膀胱功能正常的认知力受损，或者神经病变、药物引起的逼尿肌反射低下导致的充溢性尿失禁。通常情况下，脑卒中后的尿失禁时间比较短暂。脑卒中后，早期尿失禁的发生率为 57%～83%。随着时间的推移，许多患者可以恢复控制排尿。在发生尿失禁的患者中，有 80%可在脑卒中后 6 个月恢复控制排尿。

2. 帕金森病

帕金森病（Parkinson's disease，PD）是一种突发的、缓慢进展的中枢神经系统变性疾病，主要是由中脑黑质和纹状体内的神经递质多巴胺减少引起的。综合各国的资料，帕金森病的患病率为 10/10 ～ 405/10 万。全美国，帕金森病的患病率大致为 100/10 万～ 150/10 万，每年新发病率为 20/10 万。我国分别于 1980 年、1983 年、1986 年进行了 3 次流行病学调查，帕金森病的患病率分别为 18.2/10 万、44.0/10 万和 14.6/10 万，患病率明显低于世界其他地区。帕金森病的临床表现为震颤、肌肉僵直和运动迟缓。27%～ 70%的帕金森病患者可因神经源性膀胱导致排尿异常。下尿路症状可以与震颤同时出现，但多数出现于疾病的进展期。PD 患者最常见的神经源性下尿路症状有尿急、尿频和排尿不畅。27%的 PD 患者可有急迫性尿失禁。最常见的尿动力学表现为 DO 和（或）外括约肌功能障碍。尿动力学检查的异常随着疾病严重程度的增加而增加。也有报道称，PD 患者下尿路功能障碍并不具有疾病特异性，而是与年龄相关。因此，对于老年男性，在确定排尿症状与 PD 的关系前，应排除前列腺增生等梗阻性因素。对于震颤麻痹症状轻但有严重排尿异常的帕金森病患者，还应排除患者同时患有多系统萎缩的情况。

3. 多系统萎缩

多系统萎缩（Multiple system atrophy，MSA）是基底节、脑干、小脑、脊髓和自主神经多部位多系统变性的一组综合征，包括橄榄体 - 脑桥 - 小脑萎缩（Olive-pons-cerebellum atrophy，OPCA）、纹状体 - 黑质变性（Striatum-nigra degeneration, SND）、Shy-Drager 综合征（Shy-Drager syndrome，SDS）和小脑脊髓变性病等。有文献报道，MSA 的患病率为 1.9/10 万～4.9/10 万，每年发病率为 0.6/10 万；55 岁以下人群的患病率更高，为 16.8/10 万～28.7/10 万（因为 MSA 患者早期容易被误诊，所以实际患病率可能更高）。患者神经元萎缩可能累及中枢神经系统中控制排尿的重要神经元，因此常导致 MSA 患者很早就出现排尿异常的症状，且症状很严重。在多系统萎缩的不同进展期，排尿异常的表现各异。虽然患者在一个阶段表现为 DO，但是几个月或数年后又可能表现为膀胱排空障碍和不同程度的慢性尿潴留。

Kirby 等首先报道了 MSA 患者的泌尿生殖系统症状，发现这些泌尿生殖系统的改变主要发生于 SDS 患者中。其特征性的临床表现为明显的直立性低血压、阴茎勃起功能障碍、膀胱尿道综合征、夜间喘鸣、肌强直、无震颤的运动失能及左旋多巴不敏感。

SDS 较为罕见，表现为直立性低血压、尿失禁和尿潴留，以及相关的神经系统功能障碍。几乎所有 SDS 患者早期就可出现神经源性下尿路功能障碍，约 73％的患者伴有尿失禁。SDS 是一种进行性疾病，早期即出现泌尿系统症状，但直立性低血压出现得较晚。

4. 多发性硬化症

多发性硬化症（Multiple sclerosis，MS）是中枢系统神经脱髓鞘导致的一种失能性神经系统疾病，病变最常累及颈髓的后柱和侧柱，但也常累及腰髓、骶髓、视神经、大脑、小脑和脑干，是 20～45 岁年龄段最常见的神经系统疾病。MS 在北欧、北美的发病率为 0.6％～10％，远高于其他地区。其中，50％～90％的 MS 患者可伴有神经源性膀胱。MS 患者的排尿异常表现并非一成不变，而是随着所累及神经部位的变化或病程的演变而发生相应的改变。有 2％～12％的 MS 患者早期就存在下尿路功能障碍，在有些研究甚至高达 34％。大多数 MS 患者在确诊 10 年后会出现神经源性膀胱症状。

MS 患者的尿动力学表现主要为 DO、逼尿肌-尿道括约肌协同失调（Detrusor-sphincter dyssynergia，DSD）和逼尿肌收缩力减弱。MS 患者下尿路功能障碍的发病率与患者的残疾状态有关，出现行走困难的 MS 患者均可有下尿路功能障碍。在10％的MS患者中，排尿异常症状可以是疾病早期的唯一表现。由于MS的临床特点是缓解与加重不断相交替，所以其泌尿系统症状也并非一成不变。最常见的症状是尿频和尿急，约占31％～85％；而尿失禁约占37％～72％；伴或不伴有尿潴留的尿路梗阻约占2％～52％。

5. 颅脑肿瘤

累及大脑上、中额叶的颅脑肿瘤可能引起膀胱尿道功能障碍，其症状与累及程度和范围有关。作为额叶综合征的一部分，尿失禁常与意识淡漠、去抑制和自我忽略一起发生于额叶肿瘤患者。24％的颅脑肿瘤患者可发生下尿路功能障碍。30％的额叶皮质肿瘤患者存在排尿困难。脑胶质瘤患儿的尿潴留发生率高达71％。

6. 脑瘫

脑瘫（Cerebral palsy，CP）是大脑的一种非进展性疾病，表现为多种运动异常，常伴随智力受损、痉挛性异常或其他大脑功能障碍。在脑瘫患者中，常见神经源性膀胱；大约1/3的脑瘫患儿有下尿路症状。

7. 小脑共济失调

小脑共济失调是一类与小脑功能不全相关的行动异常现象。组织学表现力为浦肯野细胞形态异常和数量减少。临床查体可首先发现患者下肢协调功能差，随后累及近躯干侧肢体。还可发现深部腱反射及振动感觉减退，同时伴有本体感觉减退。小脑参与排尿反射的调控，故小脑共济失调也可以导致排尿功能障碍。其常见尿动力学表现为DO，伴或不伴DSD。

8. 脊髓发育不良

脊髓发育不良，也称脊柱裂或脊髓神经管闭合不全，可导致神经尾端和椎弓的畸形，是儿童神经源性膀胱的最常见原因。多数脊髓发育不良患者有进行性加重的脊髓和神经损害，可出现大小便失禁、下肢畸形或瘫痪。在美国，每1000名新生儿就约有1名脊髓发育不良的患儿。另外，脊柱裂有家族趋势，如果一个家庭中已经有1名脊柱裂患儿，那么在相同条件下怀孕所生的第2个婴幼儿发生脊髓发育不良的概率为2％～5％。DO和DSD是脊髓发育不良患者产生上尿路严重损害的最主要原因。目前，尚不清楚脊髓脊膜膨出引起的膀胱尿道功能障碍的发病率，但大多数研究认为其非常高，可达90％～97％。另外，在儿童成长期间，椎体的生长速度与脊髓延长的速度不协调也是一种危险因素，往往引起脊髓栓系综合征，临床上常表现为肠道、膀胱和下肢的功能障碍。其中，约50％的脊髓栓系患者可存在DO和DSD。

9. 脊髓损伤

脊髓损伤（Spinal cord injury，SCI）指由各种原因引起的脊髓结构、功能的损害，造成损伤水平以下的器官功能障碍。在全球各地，SCI的发生率为15/100万～40/100万。SCI可造成年人体严重的终身残疾，为导致神经源性膀胱的最常见原因之一。脊髓损伤引起的膀胱功能障碍以骶髓为界，又可划分为上运动神经元功能障碍和下运动神经元功能障碍。脊髓损伤平面越高，DO、逼尿肌-外括约肌协同失调（Detrusor ex-ternal sphincter dyssynergia，DESD）和逼尿肌-膀胱颈协同失调（Detrusor bladder neck dyssynergia，DBND）的发生率越高。

9％～16％的脊髓损伤为脊髓中央损伤综合征（Central cord syndrome，CCS），这是一种不完全脊髓损伤。其特征为不完全性四肢麻痹，且近端重于远端。CCS在老年人中的比例更高。42％的CCS患者伴有神经源性膀胱。临床上，近50年来SCI合并脑损伤的发病率明显增加，故需要特别注意是否同时存在脊髓和脑损伤，以便合理地对其导致的神经源性膀胱进行诊断和治疗。

（二）周围性神经系统疾病

1. 糖尿病

糖尿病是最常见的一种代谢性疾病，在美国有超过500万例病例。近年来，随着生活水平的提高、人口老龄化和生活方式的改变，我国糖尿病的发病率迅速增高。1995—1996年，对全国11个省市20～75岁4万人进行调查，糖尿病和糖耐量异常的患病率分别为3.21％和4.76％。目前，我国20岁以上糖尿病患者估计达2000万人以上，而糖耐量异常的患者不少于3000万人。糖尿病神经源性膀胱（Diabetic neurogenic bladder，DNB）是糖尿病常见的慢性并发症之一，发病率高，占糖尿病患者的

25%～85%。其具体机制尚不清楚，一般认为主要与糖尿病外周神经病变以及肌源性异常（即逼尿肌功能损害）等因素有关。DNB 的发病率还与糖尿病病程有关。病程长者，DNB 发病率高。其中，糖尿病病程达 10 年者，DNB 的发病率约为 25%；而病程在 45 年以上的患者，DNB 发病率大于50%。

DNB 的临床表现和尿动力学表现可伴随糖尿病症状出现。一般表现为膀胱感觉减退、膀胱容积增加和逼尿肌收缩力降低。通常，其起病隐匿，进展缓慢，大多数患者症状轻微。膀胱感觉受损是最常见的疾病起始表现。随着尿量增多，排尿反射减弱，膀胱容量增大，出现残余尿，并由此而引起尿频、排尿不尽、充盈性尿失禁、尿路感染、肾功能不全等相应症状。病情往往发展至严重阶段才出现临床症状。另外，由于 DNB 更常见于中老年人，许多患者同时也患有其他影响排尿功能的疾病，如前列腺增生、压力性尿失禁等，所以使 DNB 的诊断和治疗变得更加困难。

2. 盆腔手术

根治性盆腔手术术后较常见并发神经源性膀胱者。盆腔手术致盆丛神经损伤，不可避免地会影响排尿功能。排尿异常的类型取决于受累的神经及损伤程度、病情的演变过程。一般认为，继发于经腹会阴直肠切除术、根治性子宫切除术、经腹直肠切除和直肠结肠切除术的神经源性膀胱发生率分别为 20%～68%、16%～80%、20%～25% 和 10%～20%，多与盆神经丛神经纤维的切断、结扎瘢痕的牵扯及粘连等有关，对盆腔进行放疗可能加重这种改变。但随着近些年保留神经的盆腔手术的开展，与之相关的神经源性膀胱发生率也明显降低。

（三）感染性疾病

1. 获得性免疫缺陷综合征

30%～40% 的获得性免疫缺陷综合征（Acquired immune deficiency syndrome，AIDS）患者会有神经系统病变，并且 AIDS 累及中央和周围神经系统。感染 HIV 的单核细胞可通过血脑屏障进入中枢神经系统，直接损害大脑、脊髓和周围神经。当神经病变累及支配泌尿生殖系统的中枢和（或）周围神经系统时，会导致相应的排尿异常。受累神经部位不同，排尿功能障碍的表现亦有所不同。经过抗病毒、抗感染、抗胆碱药物治疗后，AIDS

患者的排尿功能可有所改善。

2. 带状疱疹

带状疱疹是由水痘带状疱疹病毒引起的急性炎症性皮肤病，常常以累及一个或多个皮节的痛性疱疹和相应后根神经节的炎症为特征。病毒可侵犯腰骶神经，除可造成相应神经支配部位皮肤簇集水疱外，还可导致盆丛及阴部神经受损，进而影响膀胱及尿道的功能，临床表现为尿潴留、排尿困难。带状疱疹导致的排尿异常多为暂时性的。疱疹出现在腰骶部和生殖器的患者，神经源性下尿路功能障碍的发生率高达28%。就带状疱疹患者整体而言，神经源性膀胱的发病率为4%。膀胱测压结果显示典型的逼尿肌无收缩。

3. 脊髓灰质炎

急性脊髓灰质炎（Acute poliomyelitis）患者多因逼尿肌不收缩而有尿潴留症状，且症状通常可随疾病的恢复而恢复。在脊髓灰质炎患者中，存在下尿路症状的高达93%，但只有很少一部分患者因出现逼尿肌收缩力减弱或逼尿肌不收缩而需要导尿治疗。脊髓灰质炎急性期数年后发生的进行性逼尿肌功能减退被称为脊髓灰质炎后综合征（Post-polio syndrome，PPS），其发生率在女性和男性患者中分别高达87%和74%。在女性患者中，尿失禁的发生率高于70%，但重度尿失禁多出现于PPS患者；在男性患者，多表现为排尿后滴沥或急迫性尿失禁，有PPS症状者的下尿路症状也更为严重。

第二节　病因及发病机制

下尿路（膀胱和尿道）有两个主要功能——储尿和排尿。人体的储尿和排尿生理是一个极为复杂的过程，涉及全身多个系统、组织与器官。调节这两种生理过程的是一个类似于切换电路的复杂神经控制系统，对膀胱的储尿功能和尿道的括约功能进行协调。在储尿期，膀胱充盈产生低级的膀胱传入神经信号，进而刺激支配膀胱出口（膀胱颈口和后尿道）的交感神经传出支及阴部神经中支配尿道外括约肌的传出神经。交感神经兴奋，并将信号传入膀胱神经节，从而在抑制逼尿肌的同时，传入信号也通过脊髓通路的"保护性反射"，促进控尿（见图13-1A）。在排尿期，强烈的排尿信号通过盆神经传入脊髓，并通过脊髓导水管周围灰质最终到达大脑皮层，大脑皮层兴奋并通过脑桥的排尿中枢协调，兴奋骶副交感神经核，使膀胱逼尿肌收缩，同时抑制脊髓的保护性反射（通过交感神经和阴部传出神经到尿道），开放膀胱出口（见图13-1B）。因此，周围神经-脊髓-脑干-脊髓-周围神经排尿反射通路的任何部位受损，都将导致储尿和排尿功能障碍。神经源性膀胱的病因和发病机制可从脑桥上病变、骶髓上脊髓病变、骶髓病变、骶髓以下及外周神经病变分类阐述。

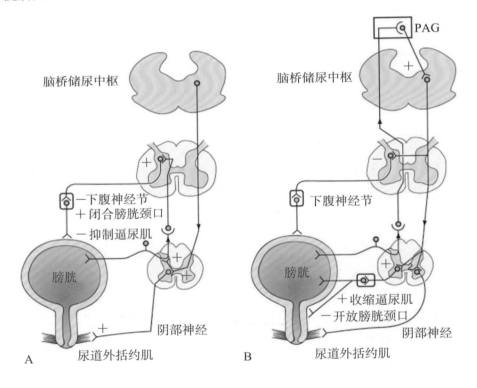

图13-1 膀胱储尿和排尿神经支配图

一、脑桥上病变

脑桥上病变是指由于大脑的抑制中枢病变受损，大脑皮质无法感知膀胱的充盈，不能随意控制储尿和排尿，往往导致出现 DO，临床上多表现为急迫性尿失禁。由于脑桥协同排尿中枢是完整的，逼尿肌 - 括约肌协同性通常是正常的，很少发生 DSD，膀胱低压储尿和排尿，因此对上尿路的损害较小。常见的脑桥上病变的原因是脑卒中、帕金森病和痴呆等。

二、骶髓上脊髓病变

骶髓上脊髓病变是指由于协调排尿脑桥中枢的下行通路被阻断，所以膀胱、肠道、括约肌功能的协同反射通路被破坏；同时，完全 SCI 后膀胱尿道感觉的上传通路也被中断，括约肌的保护性反射以及中枢对逼尿肌自主反射的抑制作用消失。因此，骶髓上脊髓病变导致神经源性下尿路功能障碍的典型模式是 DO 及 DSD，临床上出现逼尿肌高压、残余尿增加、尿失禁及泌尿系统感染等表现，进而引起膀胱输尿管反流、输尿管扩张、肾积水及肾脏瘢痕纤维化等上尿路损害，严重者可导致肾功能不全甚或尿毒症。

三、骶髓病变

骶髓病变由于逼尿肌神经核和阴部神经核损伤病变程度不同，所以临床表现也大不相同。

1. 如果逼尿肌神经核损伤而阴部神经核完整，则表现为逼尿肌松弛或无反射，膀胱容量增大且压力低，外括约肌痉挛，从而导致尿潴留。低压储尿、高腹压排尿的情况对患者的上尿路损害相对较小，出现尿失禁的情况也少。

2. 如果阴部神经核损伤而逼尿肌神经核完整，则表现为括约肌松弛、DO、膀胱容量降低。由于膀胱出口阻力较低，很少引起上尿路损害，所以临床上多表现为尿失禁症状。

3. 如果逼尿肌神经核和阴部神经核同时受损，则出现上述情况的混合改变，临床上可能同时存在排尿困难及尿失禁。

骶髓病变多见于骶髓发育异常（如骶裂、骶脊膜膨出等）患者。其下尿路病变机制复杂，个体差异很大，除上述典型改变外，还经常出现 DO

及 DSD 等骶髓上损害的特征，这可能与神经发育缺损水平及病变累及水平较高有关。由于骶髓发育异常病变的长期性，所以这类患者上尿路损害程度不次于甚至超过骶髓上脊髓病变患者。

四、骶髓以下及周围神经病变

初级排尿骶反射中枢受损或者相关外周神经受损，均可累及支配膀胱的交感神经和副交感神经，或同时累及支配尿道括约肌的交感神经及阴部神经，导致逼尿肌反射及收缩力减弱或消失，和（或）尿道内外括约肌控尿能力下降，从而出现排尿困难或尿失禁。

不同水平的神经病变导致神经源性膀胱，其病理生理改变机制具有一定的规律性，但并非完全与病变水平相对应。同一病变水平、不同病因、不同患者或同一患者在不同病程，其临床表现和发病机制均可能有一定差异。另外，神经源性膀胱患者常表现为储尿障碍与排尿障碍，必须从储尿、排尿及其协同性多方面来分析机制改变。影像尿动力学是揭示神经源性膀胱患者下尿路及上尿路病理生理改变机制及其规律的准确方法、"金标准"，也是指导临床分类的基础。

第三节 诊 断

对神经源性膀胱的诊断主要包括以下三个方面。

1. 对导致下尿路功能障碍的神经系统病变的诊断，如病变的性质、部位、程度、范围、病程等，可以通过神经系统疾病相关病史、体格检查、影像学检查和神经电生理检查明确。

2. 对下尿路和上尿路功能障碍以及泌尿系统并发症的诊断，如下尿路功能障碍的类型、程度，是否合并泌尿系统感染、结石、肿瘤，是否合并肾积水、输尿管扩张迂曲、膀胱输尿管反流等上尿路损害，应从相应的病史、体格检查、实验室检查、尿动力学检查、影像学检查、膀胱尿道镜检查加以明确。

3. 对其他相关器官、系统功能障碍的诊断，如是否合并性功能障碍、盆腔器官脱垂、便秘或大便失禁等，应通过病史采集、体格检查、实验室检查及影像学检查加以明确。

对神经源性膀胱的早期诊断和客观评估非常重要。只有早期诊断，才能尽早治疗，防止并发症的发生与发展。对于早期并不伴随神经系统症状的神经源性膀胱患者，尽管早期诊断存在一定的困难，但仍然需考虑其存在神经系统病变的可能性。因此，对于任何一个神经源性膀胱患者，首先应该对其进行详细的病史采集和体格检查。对于怀疑神经源性膀胱的患者，必须在施行侵入性检查之前完成病史采集以及体格检查。

一、临床表现及分类

（一）下尿路症状

下尿路症状包括储尿期症状、排尿期症状和排尿后症状。储尿期症状包括尿急、尿频、夜尿增多、尿失禁及遗尿等；排尿期症状包括排尿困难、尿潴留及尿痛等；排尿后症状包括尿后滴沥等。

1. 尿急

尿急是一种突发的、强烈的排尿欲望，且很难被主观抑制而延迟排尿，尿意一来即需排尿，不及时排尿甚至会出现急迫性尿失禁。

2. 尿频

若患者排尿次数增多，每次排尿量减少，成年人日间排尿次数≥8，夜间排尿次数≥2，则考虑为尿频。尿频反映DO、膀胱容量减少、膀胱排空减少、尿路感染及结石等其他病变。

3. 夜尿增多

夜间尿量增加，排尿次数增多（≥2次/晚），称为夜尿增多。

4. 尿失禁

尿液不自主地从尿道口流出，被称为尿失禁。临床上常将尿失禁分为压力性尿失禁、急迫性尿失禁、混合性尿失禁及充溢性尿失禁等。

（1）压力性尿失禁：指咳嗽、打喷嚏或运动等腹压增高时，出现不自主的尿液自尿道外口漏出。尿动力学检查表现为在充盈性膀胱测压时，在腹压增加而逼尿肌稳定性良好的情况下，出现不自主漏尿。多见于妇女分娩或绝经后盆底松弛，以及括约肌失神经支配所致尿道压下降的患者。

（2）急迫性尿失禁：指与尿急相伴随或尿急后立即出现的突然无法控制的排尿。最常见于多发性硬化、脑血管意外、帕金森病等脑桥上病变患者。

（3）混合性尿失禁：指同时存在压力性尿失禁和急迫性尿失禁，既可以有由尿急引起的，又可以有由用力、打喷嚏或咳嗽引起的不自主的尿液自尿道外口漏出。

（4）充溢性尿失禁：指膀胱过度充盈而尿液外溢，表现为不断的尿液下滴、反复的尿路感染及由明显增加的残余尿量引起的肾功能不全。大部分充盈性尿失禁由逼尿肌无力或严重的膀胱出口梗阻引起。脊髓损伤患者在脊髓休克期，特别是腰骶髓损伤患者，会出现典型的充溢性尿失禁。

5. 遗尿

遗尿是指在睡眠状态下反复出现的规律或不规律的不能控制的排尿。

6. 排尿困难

排尿困难表现为排尿踌躇、射程缩短、尿线变细、排尿费力、断续或呈滴沥状，排尿时屏气用力、排尿时间延长和排尿中断等。排尿费力可以反映逼尿肌无力或膀胱出口有梗阻，因此对已知的神经源性膀胱排尿困难患者要做进一步尿动力学检查。

7. 尿潴留

尿潴留指尿液不能及时排出，滞留于膀胱内。尿液完全不能排出，被称为完全性尿潴留；尿排不尽，仍有部分残留于膀胱内，被称为部分性尿潴留。尿潴留急性发作者，被称为急性尿潴留；病程日久、逐渐加重的，被称为慢性尿潴留。

8. 尿痛

尿痛指排尿时或排尿后尿道、会阴部、膀胱区疼痛不适，可为痉挛样疼痛、烧灼样痛、刀割样痛、针刺样痛。主要由膀胱及尿道的炎症刺激，使肌肉剧烈收缩、痉挛，或因炎症、异物损伤尿道黏膜而引起。

9. 尿后滴沥

尿后滴沥指排尿不尽，排尿之后滴沥不尽的病症。

（二）非泌尿系统症状

1. 性功能障碍

对于男性性功能障碍患者，需注意是否存在勃起功能障碍、性高潮异常、射精异常等；对于女性性功能障碍者，需注意是否存在性欲减退、性交困难等，并注意生殖器有无缺损及生殖器区域的敏感性。

2. 肠道症状

肠道症状包括排便频繁、便秘或大便失禁，直肠感觉异常，有里急后重感，排便习惯改变等。

3. 神经系统症状

神经系统症状可分为神经系统原发病起始期、进展期及治疗后的症状。这些症状包括肢体感觉运动障碍、肢体痉挛、自主神经反射亢进、精神症状及理解力等。

（三）分　类

任何一种疾病分类的目的是为了理解和处理该类疾病。一个好的疾病分类能用很简短的语言准确表达疾病的基本特征。神经源性膀胱分类标准应包括以下内容。①以尿动力学结果为分类基础；②反映临床症状；③反映相应的神经系统病变；④全面反映下尿路及上尿路的功能状态。

1. 国际尿控学会分类

国际尿控学会分类系统将排尿功能分为储尿期和排尿期两部分（见表13-1），并根据尿动力学结果对患者不同期的功能进行一一描述。与单纯的尿动力学分类相比，该分类能更详尽且准确地描述患者膀胱尿道功能的病理生理特征。

2. 廖氏分类

廖利民在既往下尿路功能障碍分类方法的基础之上，提出了一种包含上尿路功能状态的神经源性膀胱患者全尿路功能障碍的新分类方法。其中，对肾盂输尿管积水扩张提出了新的分度标准。此分类方法可为评估、描述、记录上尿路及下尿路的病理生理变化和制定治疗方案提供全面、科学及客观的基础。（见表13-2）。

表 13-1 ICS 下尿路功能障碍分类

储尿期	排尿期
膀胱功能 　正常或稳定 　逼尿肌过度活动 　特发性 　神经源性 膀胱感觉 　正常 　增强或过度敏感 　减弱或感觉低下 　缺失 　非特异性 膀胱容量 　正常 　高 　低 顺应性 　正常 　高 　低 尿道功能 　正常 　功能不全	膀胱功能 　正常 　逼尿肌收缩力低下 　逼尿肌无收缩 尿道功能 　正常 　尿道梗阻 　尿道过度活动 　机械梗阻

表13-2 廖氏神经源性膀胱患者全尿路功能障碍分类方法

下尿路功能		上尿路功能
储尿期	排尿期	
膀胱功能	膀胱功能	膀胱输尿管反流
逼尿肌活动性	逼尿肌收缩性	无
正常	正常	有：单、双侧
过度活动	收缩力低下	程度分度
	无收缩	Ⅰ
膀胱感觉		Ⅱ
正常	尿道功能	Ⅲ
增加或过敏	正常	Ⅳ
减退或感觉低下	梗阻	Ⅴ
缺失	尿道过度活动	
	逼尿肌-尿道外括约肌协同失调	肾盂输尿管积水扩张
膀胱容量	逼尿肌-膀胱颈协同失调	无
正常	括约肌过度活动	有：单、双侧
增大	括约肌松弛障碍	程度分度
减小	机械梗阻	1
		2
顺应性		3
正常		4
增高		
降低		膀胱壁段输尿管梗阻
		无
		梗阻
尿道功能		
正常		肾功能
功能不全		正常
膀胱颈		代偿期
外括约肌		失代偿期
		氮质血症
		尿毒症

  对膀胱输尿管反流的分级参照国际反流分级标准。Ⅰ级：反流至不扩张的输尿管；Ⅱ级：反流至不扩张的肾盂肾盏；Ⅲ级：输尿管、肾盂肾盏轻中度扩张，杯口变钝；Ⅳ级：中度输尿管迂曲和肾盂肾盏扩张；Ⅴ级：输尿管、肾盂肾盏重度扩张，乳头消失，输尿管迂曲。但是许多神经源性

膀胱患者并无膀胱输尿管反流，却经常出现肾盂肾盏积水扩张和输尿管迂曲扩张。

廖利民根据静脉肾盂造影或泌尿系统磁共振成像（Magnetic resonance imaging，MRI）检查，新提出了肾盂输尿管积水扩张分度标准。1度：肾盂肾盏轻度扩张，输尿管无扩张；2度：肾盂肾盏中度扩张，杯口变钝，输尿管轻度扩张；3度：肾盂肾盏中度扩张，输尿管中度扩张迂曲；4度：肾盂肾盏重度扩张，乳头消失，输尿管重度扩张迂曲。上述肾盂输尿管积水扩张常是由膀胱壁增厚导致壁段输尿管狭窄梗阻引起的。此方法最后对患者肾功能的损害程度也进行了分类。

二、体格检查

（一）一般体格检查

注意患者精神状态、意识、认知、步态、生命体征等。在首次询问时，要评估步行模式和行走不便情况。患者的自理能力，特别是排尿相关的能力，通常可以影响急迫性漏尿的程度。另外，对于不能行走同时存在排尿困难的患者，行耻骨上膀胱造瘘导尿是个很好的选择。

（二）泌尿及生殖系统检查

对所有疑诊神经源性膀胱的患者均应进行标准的、完整的泌尿系统体格检查，包括肾脏、输尿管、膀胱、尿道、外生殖器等的常规体检，还要注意腰腹部情况。应常规进行肛门直肠指诊，了解肛门括约肌张力和大便嵌塞情况。对女性患者，要注意是否合并盆腔器官脱垂等，了解是否在咳嗽时漏尿。对男性患者，还要检查前列腺，了解前列腺软硬程度及是否有波动，因前列腺炎症和前列腺脓肿在神经功能障碍的男性患者中并非少见，特别是长期留置导尿管的患者。

（三）神经系统检查

1. 感觉和运动功能检查

对脊髓损伤患者，应检查躯体感觉平面、运动平面、脊髓损伤平面，以及上下肢感觉运动功能和上下肢关键肌的肌力、肌张力。感觉平面是指身体两侧具有正常感觉功能的最低脊髓节段。感觉检查的必查部分是身体两侧各自的 28 个皮节的关键点。运动平面的概念与此相似，指身体两侧具有正常运动功能的最低脊髓节段。脊髓损伤平面可通过如下神经学检查来确定。①检查身体两侧各自 28 个皮节的关键感觉点；脊髓节段的感觉关键点体表分布（见图 13-2）。②检查身体两侧各自 10 个肌节的关键肌。应特别重视对会阴部及鞍区感觉的检查（见图 13-3）。

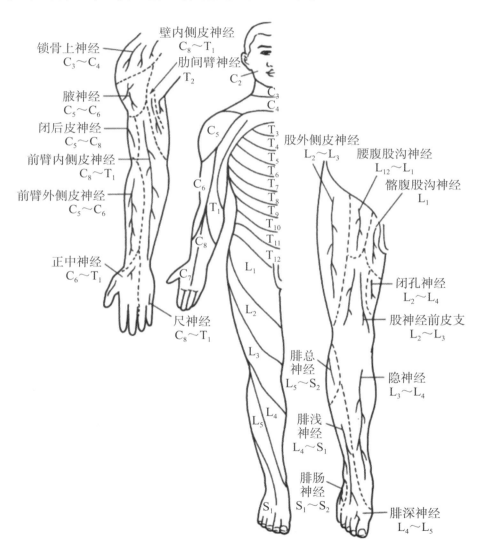

图 13-2 脊髓节段型感觉分布（腹面）

通过会阴部、鞍区及肛诊检查，可以明确双侧 $S_2 \sim S_5$ 节段神经支配的完整性（见图 13-3）。会阴部、鞍区感觉检查范围从肛门皮肤黏膜交界处至两侧坐骨结节之间，包括肛门黏膜皮肤交界处的感觉，通过肛门指诊检查直肠深感觉。运动功能检查是指通过肛门指诊了解肛门括约肌的张力及有无自主收缩。不完全性脊髓损伤指在神经损伤平面以下，包括最低位的骶段保留部分的感觉或运动功能。如果最低位的骶段感觉和运动功能完全消失，则确定为完全性脊髓损伤。

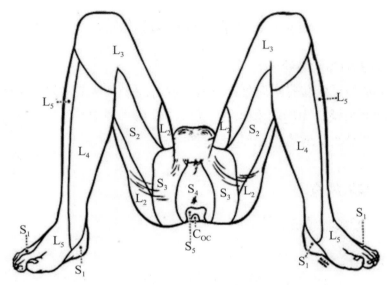

图 13-3　脊髓节段型感觉分布（会阴部、鞍区和下肢）

2. 神经反射检查

神经反射检查包括膝腱反射、跟腱反射、提睾肌反射、肛门反射、球海绵体肌反射、各种病理反射（Hoffmann 征和 Babinski 征）等检查。常用反射所对应的脊髓节段见图 13-4。肛门检查应检查球海绵体反射，即对男性轻轻挤压阴茎，对女性轻轻地将阴蒂挤压到耻骨联合，同时将手指置于直肠中感觉肛门括约肌的收缩，可以评估 $S_2 \sim S_4$ 反射弧的完整性。通过针刺交界处肛门皮肤黏膜的方法，检查肛门括约肌收缩情况，可以评估 $S_2 \sim S_5$ 的完整性。提睾反射评估的是 $L_1 \sim L_2$ 感觉神经节（见图 13-4）。

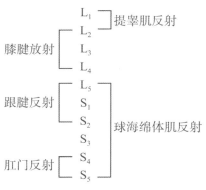

图 13-4 常用神经反射所对应的脊髓节段

3. 自主神经功能检查

自主神经反射包括皮肤划痕试验、眼心反射等。前者结果异常表明皮肤血管功能失调，为副交感神经兴奋性增高或交感神经麻痹；而后者可以反映迷走神经及交感神经功能状态。

三、辅助检查

（一）实验室检查

1. 尿液检查

通过尿液分析，可了解尿比重，尿中红细胞、白细胞、蛋白水平，及是否存在泌尿系统感染等，并间接反映肾功能状况。对怀疑有尿路感染的患者，还需进行尿液细胞学检查，同时做药敏试验。通过尿脱落细胞学检查，可以了解有无泌尿系统肿瘤。

2. 肾功能检查

血肌酐、尿素氮水平可以反映总肾功能状况以及上尿路功能受损程度，为进一步拟定治疗方案和选择合适的影像学检查提供依据。当肾功能异常时，患者用药剂量应相应调整。

（二）影像学检查

1. 泌尿系统超声

超声检查无创、简便易行。通过超声检查，可观察肾脏的大小、形态、内部回声，将肾积水与输尿管积水分为轻度、中度、重度；可测量膀胱壁厚度，观察膀胱黏膜回声，有无膀胱憩室及结石，测量膀胱残余尿量。对于神经源性下尿路功能障碍患者，对肾脏积水及输尿管扩张的检测极其重要，可提示下尿路严重病变。但通过超声检查不能辨别功能性或器质性梗阻，也不能证实是否存在膀胱输尿管反流及其严重程度，经常需要其他影像技术进一步明确。

2. X 线检查

对神经源性膀胱患者的泌尿系统 X 线检查主要包括泌尿系统平片（Plain film of kidney-ureter-bladder，KUB）、静脉尿路造影（Intravenous urogrphy，IVU）和膀胱尿道造影（Cystourethrography，CVG）。KUB 主要用于了解泌尿系统有无钙化和结石阴影，肾脏轮廓、大小、位置，腰大肌阴影，有无隐性脊柱裂等腰骶骨发育异常等。通过 IVU，能显示肾脏外形、轮廓及肾盏、肾盂、输尿管、膀胱等尿路形态，了解肾脏、输尿管、膀胱形态以及分侧肾功能，可用于诊断是否有神经源性膀胱合并肾积水和输尿管扩张等，并能同时反映两侧肾脏尿道造影情况。通过 CUG，可以了解膀胱尿道形态，是否存在膀胱输尿管反流以及反流程度的分级，是否存在 DSD，以及了解膀胱颈和尿道外括约肌开放动态等情况；在行尿动力学检查时，可同期行此项检查，即为影像尿动力学检查。

3. 泌尿系统 CT

CT 对颅脑及脊柱的骨性结构及其邻近的软组织有较好的分辨率，可用于诊断神经源性膀胱相关的原发性神经性疾病。通过 CT 尿路造影（Computed tomography urography，CTU），可以从多个层面非常清晰地完整显示肾脏大小、皮质厚度，肾盂积水形态，输尿管迂曲扩张，壁段输尿管狭窄及膀胱形态等尿路形态变化，并对上尿路积水扩张程度进行分级。与 B 超和静脉肾盂造影相比，CTU 能更清楚地显示上尿路及膀胱形态。通过 CTU，可以了解泌尿系统邻近器官情况，但在肾功能异常时应慎重选择增强扫描。

4. 磁共振成像检查

通过磁共振成像（Magnetic resonance imaging，MRI），可以清楚地显示脊柱、椎管和椎间盘，并能显示椎管内软组织等结构。对诊断椎间盘变性、膨出和脱出，椎管狭窄，脊柱外伤和感染的价值很高。MRI 对上尿路的评估与 CT 相似，该检查无须使用造影剂即可在冠状面等多个层面非常清晰地完整显示肾盂积水形态、输尿管迂曲扩张、壁段输尿管狭窄及膀胱形态等尿路形态变化，并对上尿路积水扩张程度进行分级，且不受肾功能的影响，无须造影剂。当患者体内有心脏起搏器、骨折内固定等金属植入物时，禁用 MRI。

5. 放射性核素检查

放射性核素检查包括肾图、利尿肾图或肾动态检查，可反映分侧肾功能情况，明确肾脏供血状态。通过利尿肾图，可以鉴别上尿路梗阻（如壁段输尿管梗阻）的性质是机械性梗阻还是动力性梗阻，但检查结果受利尿剂注射时间、水合作用和利尿作用、膀胱是否充盈及膀胱内压力等的影响。当疑有上尿路梗阻性疾病时，推荐采用利尿肾图联合膀胱引流综合判断。

（三）膀胱尿道镜检查

膀胱尿道镜检查对神经源性膀胱的早期诊断价值不大。膀胱内部情况大致正常，随着病程的增长，膀胱小梁逐渐增多，小室、憩室也逐渐形成（见图 13-5 和图 13-6）。通过内镜检查，可以直接测定膀胱内的各种感觉、膀胱容量、并发症和输尿管口的改变。膀胱尿道镜检查可用于评估下尿路并发症，同样有助于评估尿道及膀胱的解剖学异常。对于长期留置导尿管或膀胱造瘘管的患者，推荐定期行此项检查以排除膀胱肿瘤。

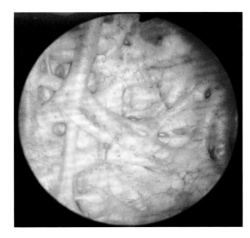

图 13-5　膀胱多发小梁

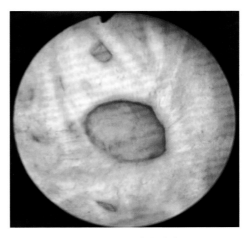

图 13-6　膀胱多发憩室

（四）尿动力学检查

尿动力学检查能对下尿路功能状态进行客观定量的评估，是揭示神经源性膀胱患者下尿路功能障碍的病理生理基础的唯一方法，在神经源性膀胱患者的诊疗与随访中具有不可替代的重要作用。尿动力学检查项目根据患者病史、症状及体征来选择。因为大部分尿动力学检查项目为有创性检查，所以应当先行记录排尿日记、自由尿流率、残余尿测定等无创检查项目；然后再进行充盈期膀胱测压、排尿期压力流率测定、肌电图检查、神经电生理检查等有创检查项目。影像尿动力学检查是证实神经源性膀胱患者尿路功能障碍及其病理生理改变的"金标准"。DSD 的出现强烈提示骶髓排尿中枢以上的脊髓病变；无张力膀胱和静息时膀胱颈开放（在无逼尿肌收缩的情况下，可见尿道有造影剂充盈），强烈提示胸腰段神经元病变；逼尿肌无收缩或充盈期膀胱感觉减退，提示骶髓病变。

常用尿动力学检查项目如下。

1. 自由尿流率

自由尿流率反映逼尿肌压力和尿道阻力综合作用的结果。因此，低尿流率既可能是由于膀胱出口梗阻造成的，也可能是由于逼尿肌收缩力受损造成的。一般在有创的尿动力学检查前进行尿流率测定，并重复测定 2～3 次以得到更加可靠的结果。尿流率的结果应与最大排尿量和残余尿量的结果结合起来综合判断。

2. 残余尿量

残余尿量是指在正常排尿后膀胱内剩余的尿量。建议在排尿之后即刻通过超声、膀胱容量测定仪及导尿等方法测定残余尿。这对神经源性膀胱患者的下尿路功能状态的初步判断、治疗策划及随访均具有重要的价值。每个人的残余尿量测定结果可以变化很大，因此需要重复测定。

3. 充盈期膀胱压力 - 容积

充盈期膀胱压力 - 容积（Cystometrogram，CMG）是模拟生理状态下的膀胱在充盈期和储尿期的压力 - 容积变化，并以曲线的形式记录下来，能准确记录充盈期膀胱的感觉、膀胱顺应性、逼尿肌稳定性及膀胱容量等指标，同时也要记录膀胱充盈过程中是否伴随尿急、疼痛、漏尿及自主神经反射亢进等异常现象。检查前应排空膀胱，充盈膀胱速率应与生理状况相似，最好以 10mL/min 或更慢的速度充盈膀胱，充盈膀胱所用盐水应加热至体温状态。充盈过快或者用室温盐水充盈膀胱会刺激膀胱，影响检查结果的准确性。

4. 漏尿点压（Leak point pressure，LPP）

（1）逼尿肌漏尿点压（Detrusor leak point pressure， DLPP）测定：DLPP 是指在无逼尿肌自主收缩及腹压增高的前提下，在膀胱充盈过程中出现漏尿时的最小逼尿肌压力，可用以预测上尿路损害的危险性。当 DLPP $\geqslant$ 40cmH$_2$O 时，上尿路发生继发性损害的风险显著增加，该指标在神经源性膀胱的治疗中具有重要意义。在无逼尿肌自主收缩及腹压改变的前提下，灌注过程中逼尿肌压力达到 40cmH$_2$O 时的膀胱容量被称为相对安全膀胱容量。严重的膀胱输尿管反流可缓冲膀胱压力，在这种情况下，若反流出现在逼尿肌压力达到 40cmH$_2$O 之前，则相对安全膀胱容量为开始出现反流时的膀胱容量。

（2）腹压漏尿点压（Abdominal leak point pressure， ALPP）测定：ALPP 指腹压增加至出现漏尿时的膀胱腔内压力，主要反映尿道括约肌对抗腹压增加的能力。该指标在部分由尿道括约肌去神经支配所致的压力性尿失禁患者中有意义，在其他神经源性膀胱患者中的临床应用价值有限。

5. 压力–流率测定

压力–流率测定（Pressure flow study）反映了逼尿肌与尿道括约肌的功能及协同状况，主要用来确定患者是否存在膀胱出口梗阻（Bladder outlet obstruction，BOO），特别是有无机械性或解剖性因素所致的 BOO。然而，大部分神经源性膀胱患者的 BOO 类型为功能性梗阻，如 DSD、尿道括约肌松弛障碍、膀胱颈松弛障碍等。因此，在神经源性膀胱患者中，此项检查应与括约肌肌电图（Electromyography， EMG）检查或影像学检查联合同步进行，这样能更准确地诊断功能性 BOO，更具有临床意义。

6. 肌电图（EMG）检查

尿动力学检查中的 EMG 检查一般采用募集电位肌电图，通常使用肛门括约肌贴片电极记录 EMG，反映整块肌肉的收缩和舒张状态。检查时，常规同步进行充盈期膀胱测压或压力–流率测定，可反映逼尿肌压力变化与尿道外括约肌活动的关系，及排尿期逼尿肌收缩与外括约肌活动的协调性，对于诊断 DSD 有重要价值。

7. 影像尿动力学检查

影像尿动力学检查（Video urodynamics，VUDS）是将充盈期膀胱测压、压力－流率测定等尿动力学检查与 X 线或 B 超等影像学检查相结合，结合的形式可以是完全同步或非同步两种。影像尿动力学检查，特别是结合 X 线的影像尿动力学检查是目前诊断逼尿肌－尿道外括约肌协同失调（Detrusor-external urethral sphincter dysregulation，DESD）、逼尿肌－膀胱颈协同失调（Detrusor-bladder neck coordination disorder，DBND），判断膀胱输尿管反流和漏尿点压力等神经源性膀胱患者尿路病理生理改变的最准确方法。影像尿动力学检查在膀胱测压时，可以同时获得膀胱影像，在逼尿肌压力－流率测定时可同时获得排尿期膀胱尿道影像。应用影像尿动力学检查可以评价整个膀胱形态，膀胱和尿道在静息和用力状态下膨出的程度，膀胱颈在静息和用力状态下的状态（关闭、鸟嘴样或开放），判断是否存在膀胱输尿管反流，是否存在膀胱或尿道憩室，是否存在膀胱瘘，以及判断尿道梗阻的部位。

（五）神经电生理检查

神经电生理检查是诊断神经系统病变的三大技术之一，目前已有专门针对下尿路和盆底感觉及运动功能的神经通路的电生理学检查，对神经源性膀胱患者的膀胱和盆底功能障碍进行评估。其中，腰骶髓和马尾神经功能的诊断和监测方法，与神经源性膀胱功能研究密切相关，为其治疗方案的制订和患者的预后判断提供参考。

1. 球海绵体反射潜伏期检查

球海绵体反射（Bulbocavernosus reflex，BCR）潜伏期检查是指通过电刺激阴茎或阴蒂神经，记录球海绵体肌在刺激后的电位变化（女性患者以肛门括约肌电位变化为参考），测定其潜伏期。该检查主要用于评估下运动神经元损伤患者 $S_2 \sim S_4$ 阴部神经反射弧的完整性。然而，目前国内外对健康人群的 BCR 潜伏期尚无统一标准，通常认为典型均值为 33ms。若所测患者的 BCR 潜伏期超过均值 ±（2.5 ～ 3）倍标准差或波形未引出，则可判断为异常。但即使 BCR 潜伏期在正常范围，也不能排除骶髓反射弧轴突存在损伤的可能性。脊髓栓系综合征和骶髓上脊髓损伤患者的 BCR 潜伏期常可缩短。

2. 阴部神经体感诱发电位检查

阴部神经体感诱发电位（Pudendal somatosensory evoked potential，PSEP）检查是检测脉冲刺激通过阴茎背神经（或阴蒂神经）、阴部神经沿脊髓传导至大脑皮层的速度。若从阴部神经刺激点到大脑皮层整个传导通路上存在损害，则可以导致诱发电位波峰、潜伏期、波幅的变化。它反映了神经冲动沿阴部神经传入纤维到达骶髓后，沿脊髓上行传导到大脑皮层通路的完整性。目前，国内外对健康人群的 PSEP 潜伏期尚无统一标准，典型值为 39ms，延长或缺失可判断为异常。

3. 阴部神经运动诱发电位检查

阴部神经运动诱发电位（Motor evoked potential，MEP）检查是指用电或磁刺激运动皮质或脊髓诱发，并在相应肌肉肌节记录电位的变化。它反映了从大脑皮层沿脊髓下传到盆底部的运动传导通路的完整性。若从大脑皮层到盆底整个传导通路上有损害，则可以诱发电位波峰、潜伏期、波幅的变化。目前，国内外对健康人群的 MEP 潜伏期尚无统一标准。

4. 阴部神经传导测定

阴部神经传导测定（Nerve conduction studies）包括对运动传导和感觉传导的测定。尽管在下尿路神经病变中，神经传导测定的数据较少，但此技术对膀胱病变的神经缺陷的鉴别是有价值的。①运动神经传导（Motor nerve conduction，MNC）：用特殊的 St Mark's 阴部神经电极，示指尖端为刺激电极，示指末端为记录电极，测定运动动作电位的潜伏期及波幅。其潜伏期正常小于 5ms，多为 2ms，波幅为 1mV，潜伏期延长或缺失为异常。②感觉神经传导（Sensory nerve conduction，SNC）：用两对贴片电极，将刺激电极贴于阴茎尖端，将记录电极贴于阴茎根部，可测定感觉电位传导的潜伏期、波幅及传导速度。其典型潜伏期为 1.5ms，波幅为 5μV，传导速度为 40ms/s，潜伏期延长或缺失为异常。

5. 自主神经反应测定

自主神经反应测定包括对副交感神经和交感神经的测定。①副交感神经测定：用特定的气囊尿管环形刺激电极及肛塞记录电极，刺激膀胱颈或尿道黏膜，记录肛门应答，可测定副交感反应的潜伏期。刺激后，感觉电位的典型潜伏期为55～70ms。潜伏期延长或缺失为异常。②交感神经测定：测定皮肤交感反应（Skin sympathetic response，SSR），用贴于阴茎或阴蒂的表面记录电极，刺激手掌正中神经，在阴茎或阴蒂记录应答，可测定交感反应的潜伏期与波幅。刺激后，SSR的典型潜伏期为1.5s，波幅为2～3mV。潜伏期延长或缺失为异常。SSR是人体在接受引起神经电活动的刺激之后出现的皮肤反射型电位，可由外源性和内源性刺激诱发产生。SSR可以用于评价下尿路相关交感功能的完整性。下尿路传入冲动在唤醒主观尿意感觉的同时能诱发SSR，其可作为判断膀胱感觉的指标，有助于判断膀胱颈功能是否健全，以及是否存在协同失调。

第四节 治 疗

神经源性膀胱的治疗原则：①要积极治疗原发病，在原发的神经系统病变未稳定以前，应以保守治疗为主；②应遵守先保守治疗后手术介入的次序来制定治疗方案，手术方案选择遵循从无创、微创再到有创的循序渐进原则；③在制订治疗个体化方案时，要综合考虑患者的性别、年龄、身体状况、社会经济条件、生活环境、文化习俗、宗教习惯、潜在的治疗风险与收益比，同时需结合患者的影像尿动力学检查结果；④神经源性膀胱患者的病情具有临床进展性，需定期、终身随访，尤其对治疗后的患者要做到在患者病情进展时及时调整治疗及随访方案。

神经源性膀胱的治疗目标：①保护上尿路功能；②恢复（或部分恢复）下尿路功能；③改善尿失禁症状，提高患者生活质量。其中，首要目标是保护肾脏功能，使患者能够长期生存；次要目标是提高患者生活质量。治疗的黄金法则是确保膀胱低压储尿和排尿，这将明显降低患者发生泌尿系统并发症的死亡率。对于在储尿期（DO、低顺应性）或排尿期（DSD、其他原因引起的膀胱出口梗阻）逼尿肌压力过高的患者，治疗的具体措施是将一个过度活动的、不稳定的高压膀胱转变成一个被动的低压膀胱（尽管会导致大量的残余尿），使尿失禁得以控制，然后采取间歇导尿等低压排尿方法来排空膀胱。

一、非手术治疗

在神经源性膀胱的治疗中，非手术治疗（保守治疗）是十分重要的治疗手段。相对于手术治疗，保守治疗侵入性小，低廉实用。若使用得当，几乎很少有严重的不良反应，能够有效延缓神经源性膀胱的进展，改善患者生活质量。

（一）行为疗法

神经源性膀胱的行为治疗即通过患者的主观意识活动或功能锻炼，来改善膀胱的储尿和排尿功能，低压储尿和排尿，从而部分恢复下尿路功能，降低下尿路功能障碍对上尿路功能的损害。

1. 盆底肌肉锻炼和生物反馈

盆底肌肉锻炼指患者有意识地对以肛提肌为主的盆底肌肉进行自主收缩，以加强控尿能力。Arnold Kegel 医生于 1948 年第一次提出了将盆底肌肉训练应用于产后尿失禁患者，以加强盆底肌肉收缩力，结果大约 1/4 患者的尿失禁症状得以改善。患者可以通过一些特殊的动作来掌握锻炼的要领。例如，假装要停止肛门排气而收缩肛门，假装要停止排尿而收缩盆底肌等，可使患者正确掌握盆底肌肉锻炼的方法。

目前，单纯的盆底肌肉锻炼在国外很少应用，为使盆底肌肉锻炼达到最大效果，常常结合生物反馈方法。盆底生物反馈是指采用模拟的声音或视觉信号来反馈提示盆底肌肉的活动状态，以使患者或医生了解盆底肌肉锻炼的正确性，从而获得正确的、更有效的盆底肌肉锻炼，达到盆底康复治疗的目的。盆底生物反馈仪利用装置建立外部的反馈通路，部分代偿或训练已经受损的内部反馈通路，从而有利于改变排尿习惯。因此，生物反馈本身不是一种治疗方法，只是用于辅助盆底肌肉锻炼。通过生物反馈，教患者充分认识和放大躯体行为，患者能体会到通常情况无法体会的信息，同时训练躯体行为，达到治疗效果。患者必须配合训练，学习增强自我意识和自我调节的方法，并不断练习，如同学习乐器。一般经过3个月可达稳定效果，躯体、精神和谐正常。治疗方案常为每日2～3次，每次20min，总共3～6个月。生物反馈仪有医院用型和家庭用型。盆底生物反馈也可结合其他盆底肌肉锻炼方法，推荐应用肌电图生物反馈来指导盆底肌训练，能够加强肌肉收缩后放松的效率和盆底肌张力，巩固盆底肌训练的效果。其中，特殊类型的生物反馈方法为阴道重力锥训练。该方法将阴道锥置入患者阴道内肛提肌以上，当将重物置于阴道内时，会提供感觉性反馈，通过收缩肛提肌维持其位置，保证阴道锥不落下，依次增加阴道锥重量，从而提高盆底肌肉收缩力。患者对该方法的满意率为40%～70%。其优点在于可以自我学习且不需要仪器监测。缺点为阴道锥置入困难、阴道不适感、阴道流血等。对于不完全去神经化的神经源性尿失禁及神经源性DO患者，推荐使用该类方法以增强盆底肌肉与括约的肌力量，从而改善尿失禁、抑制DO。

2. 膀胱行为训练

膀胱行为训练主要是对患者排尿习惯的一种修正手段，参照排尿日记、液体摄入量、膀胱容量、残余尿量以及尿动力学检查等指标制订患者的排尿方案，主要包括延迟排尿和定时排尿。延迟排尿是指针对DO患者，运用生物反馈技术，结合尿动力学检查结果来制订膀胱行为训练方案。在患者感知逼尿肌不自主收缩时，指导患者通过收缩括约肌以阻断尿液流出，从而中断逼尿肌的收缩。定时排尿是指在规定的时间间隔内排尿，主要适用于由认知或运动功能障碍导致尿失禁的患者，同时这也是针对大容量、感觉减退膀胱的首选训练方法（例如糖尿病神经源性膀胱）。目前，对于具体的膀胱训练方案尚无统一定论，应根据患者具体情况而定。一般情况下，方案为日间每2小时排尿1次，夜间每4小时排尿1次，每次尿量少于350mL。

3. 手术辅助排尿

（1）Crede手法排尿：先触摸胀大的膀胱，将双手置于耻骨联合上方膀胱顶部，缓慢由轻到重向膀胱体部挤压，将尿液挤出。Crede手法排尿只适用于骶部神经病变、无腹肌收缩、尿道括约肌功能不全的患者，且其膀胱低压储尿，同时排除膀胱输尿管反流。在用 Crede 手法排尿前，应行尿动力学检查，同时严密随访观察上尿路安全状态。

（2）Valsalva 排尿：指排尿时通过 Valsalva 动作（屏气、收紧腹肌等）增加腹压，将尿液挤出。Valsalva 排尿的适宜人群同 Crede 手法排尿，应严格对照指征，慎重选择。其潜在的风险也与 Crede 手法排尿相似，应严密观察上尿路安全状态。

（3）扳机点排尿：通过叩击耻骨上膀胱区、挤压阴茎、牵拉阴毛、摩擦大腿内侧、刺激肛门等，刺激诱发逼尿肌收缩和尿道括约肌松弛排尿。扳机点排尿的本质是刺激诱发骶反射排尿，其前提是具备完整的骶神经反射弧。扳机点排尿并不是一种安全的排尿模式，仅适用于少数骶上脊髓损伤的患者。在实施方案前，必须进行严格的泌尿系统检查，尤其是尿动力学测定，确定膀胱功能的情况对上尿路是安全的，并在尿动力学检查指导下长期随访，以确保上尿路安全。

（4）腔内药物灌注治疗：用于膀胱腔内灌注治疗的药物主要有抗胆碱能药物和 C 纤维阻滞剂。往膀胱腔内灌注抗胆碱能药物（M 受体阻断剂）可抑制 DO，由于药物吸收代谢途径不同，所以能有效地降低口服抗胆碱能药物所引起的的全身副作用。目前，可选择用于腔内灌注的抗胆碱能药物有托特罗定、奥昔布宁等。辣椒辣素及其类似物 RTX（Resiniferatoxin）均为 C 纤维阻滞剂，通过使 C 纤维脱敏，抑制 DO，其作用维持到 C 纤维恢复致敏为止。但辣椒辣素刺激性较强，并没有在临床上应用。理论上，RTX 抑制 DO 的作用较辣椒辣素强 1000 倍，而且其发生疼痛、炎性神经肽分泌、自主神经反射亢进等全身和局部的副作用较少，因此有文献报道选择性应用 RTX 治疗神经源性 DO；但是与 A 型肉毒毒素逼尿肌注射相比，RTX 膀胱灌注还具有一定的临床局限性。

（二）药物治疗

治疗神经源性膀胱的药物可通过作用于膀胱和尿道的神经递质及受体，改变神经功能活动状态，从而改善膀胱尿道的功能。M 受体阻断剂通过竞争性抑制乙酰胆碱与逼尿肌上 M_3 和 M_2 受体的结合，从而抑制膀胱逼尿肌反射性收缩，减轻 DO 程度，改善低顺应性膀胱，减少尿失禁。α－肾上腺素受体兴奋可以使尿道平滑肌层收缩，导致尿道内口关闭，因此 α 受体阻滞剂可降低膀胱出口阻力。药物治疗适用于病情较轻的患者，或可用作在复杂病情中实施治疗措施的辅助治疗。另外，药物往往需要联合治疗才能获得最大疗效。

1. 针对逼尿肌过度活动的药物

（1）M 受体阻断剂：是治疗神经源性 DO 的一线药物，可以抑制逼尿肌收缩、改善膀胱顺应性、增加膀胱容量，以便膀胱低压储尿，从而达到保护上尿路、减少尿失禁的目的。大部分神经源性膀胱患者在服用 M 受体阻断剂的同时，需要配合间歇导尿或者使用 α 受体阻断剂来排空膀胱。

托特罗定是强有力、高选择性的 M 受体阻断剂，可以同时阻断 M_2 及 M_3 受体亚型，其与膀胱的亲和力要高于唾液腺，因此口干等副作用要小于奥昔布宁，是治疗神经源性膀胱的典型药物。

索利那新是新型超高选择性 M 受体阻断剂，对 M 受体亚型及膀胱组织均有更高的选择性，与 M_3 受体的结合力要高于 M_2，与逼尿肌上 M 受体的结合力要比唾液腺强，因此口干副作用小，对中枢神经系统的副作用也较小，不会削弱认知功能。其在神经源性膀胱的治疗中也具有良好的应用前景。

丙哌维林具有抗胆碱及钙离子通道阻滞的双重作用，可以发挥松弛膀胱逼尿肌的作用。

（2）磷酸二酯酶 5 抑制剂（Phosphodiesterase 5-inhibitor，PDE5-I）：包括西地那非、伐他那非、他达那非和阿伐那非。有文献证实，此类药物治疗 DO 有显著的疗效。其中，伐他那非可以改善脊髓损伤所致神经源性膀胱患者的尿动力学指标。

2. 针对逼尿肌收缩无力的药物

目前，临床上尚无有效的药物能够治疗逼尿肌收缩无力。M 受体激动剂（氯贝胆碱）及胆碱酯酶抑制剂（溴地斯的明）虽然可以增强逼尿肌收缩力，有利于膀胱排空，但因其频发严重的副作用，所以没有常规应用于临床。

3. 降低膀胱出口阻力的药物

因为 α - 肾上腺受体主要分布于膀胱颈、后尿道及前列腺，所以 α 受体阻滞剂可以降低膀胱出口阻力，改善排尿困难等排尿期症状，也可部分改善尿频、尿急、夜尿等储尿期症状。另外，α 受体阻滞剂还可以改善某些神经源性膀胱患者因自主神经反射亢进所致的出汗症状。目前，临床常用的 α 受体阻滞剂有坦索罗辛、阿夫唑嗪、特拉唑嗪、多沙唑嗪和萘哌地尔等。

阿夫唑嗪、特拉唑嗪、多沙唑嗪和萘哌地尔为非选择性 α 受体阻滞剂，能够改善排尿困难，减少排尿后残余尿量，但其同时有体位性低血压的副作用。

坦索罗辛是一种高选择性的 $α_{1A}$ 选择性受体阻滞剂，不仅可以减小膀胱出口阻力，而且其体位性低血压的副作用少。

4. 增加膀胱出口阻力的药物

α 受体激动剂（如米多君）可增加膀胱出口阻力，但无证据支持其治疗神经源性膀胱有效。目前，尚无治疗神经源性尿道括约肌功能不全的有效药物。

5. 其他药物

$β_3$ 肾上腺素受体是人体膀胱上分布最广泛的 β 肾上腺素受体亚型，也是调节膀胱逼尿肌放松的最主要的 β 受体亚型。目前的研究证实，$β_3$ 受体激动剂治疗非神经源性 OAB 有效且安全，可以稳定逼尿肌，改善尿频、尿失禁的症状；同时并无口干、便秘、认知功能损害等 M 受体阻断剂常见的副作用。但神经源性 OAB 患者并不是该药临床试验的受试对象，因此对于其对神经源性 OAB 是否有类似的疗效仍需要进一步研究。

（三）其他保守治疗

1. 导尿治疗

（1）持续导尿：神经源性膀胱患者往往存在膀胱排空障碍，气囊导尿管能有效而简便地解决膀胱排空问题。临床上常见的持续导尿方式包括留置导尿管和耻骨上膀胱造瘘。对于神经源性膀胱患者而言，在原发神经系统疾病的急性期，短期留置导尿管是安全的；而长期留置导尿管或膀胱造瘘均可有较多并发症。其中，常见的并发症包括尿路感染、膀胱挛缩、膀胱结石、尿道狭窄、损伤性尿道下裂及膀胱癌等。另外，长期留置导尿管并不能完全防止膀胱输尿管反流和肾功能损害的发生。因此，对长期留置导尿管或膀胱造瘘的患者，每年至少随访一次，随访内容包括尿动力学检查、肾功能检测、全尿路影像学检查。成年人留置导尿管推荐使用 12 ～ 16F 全硅胶或硅化处理的导尿管，水囊注水 5 ～ 10mL 固定，减少球囊对膀胱颈的压迫并延长其被尿沉渣堵塞的时间。导尿管应定期更换，硅胶导尿管应每 2 ～ 4 周更换一次，而乳胶导尿管应每 1 ～ 2 周更换一次。

（2）外部集尿器：对于男性神经源性膀胱所致尿失禁患者，可以选择使用阴茎套和外部集尿器。对于已经接受尿道外括约肌切断术的患者，推荐使用外部集尿器，但过度肥胖、阴茎短小、阴茎萎缩或回缩的患者佩戴外部集尿器会比较困难。尽管长期佩戴外部集尿器引起泌尿系统感染的风险并不比其他方法高，但如果使用不当还是会引起膀胱出口梗阻、膀胱压力升高、膀胱过度充盈和上尿路损害等。因此，应定期检查佩戴外部集尿器后是否能够低压排空膀胱，是否有残余尿。

（3）间歇导尿术（Intermittent catheterization，IC）：是指定期经尿道或腹壁窦道插入导尿管来排空膀胱或储尿囊的治疗方法。长期的间歇导尿包括无菌间歇导尿和清洁间歇导尿（Clean intermittent catheterization，CIC）。导尿频率平均为 4 ～ 6 次 /d。根据尿动力学检查结果来确定安全膀胱容量以及导尿量，一般导尿时尿量小于 400mL。间歇导尿的适应证有逼尿肌收缩无力，DO 被控制后存在排空障碍。间歇导尿的禁忌证包括尿道畸形、尿道狭窄、严重尿路感染、尿道周围脓肿等。间歇导尿有如下注意要点。①选择适当粗细的导尿管：推荐使用 12 ～ 14F 的导尿管（对女性可以选用 14 ～ 16F）。②注意清洁或无菌操作：清洗双手，消毒尿道外口，经尿道无菌插管。③充分润滑尿道：推荐使用润滑剂，以避免发生尿道损伤等并发症。④轻柔操作：缓慢插入导尿管，避免损伤尿道黏膜（见图 13-7 ～图 13-10）。⑤拔管：在完全引流尿液后，轻微按压耻骨上区，同时缓慢拔出导尿管，在导尿管完全拔出前夹闭尿管末端，再完全拔出导尿管，防止尿液反流（见视频 13-1）；推荐采用超声膀胱容量测定仪测定膀胱容量，根据容量决定是否导尿。⑥饮水控制：适当控制饮水，使每日导尿量在 2000mL 左右。⑦随访：对于间歇导尿的患者，应每年至少随访一次，随访内容包括体检、实验室检查、泌尿系统 B 超及尿动力学检查。

视频 13-1

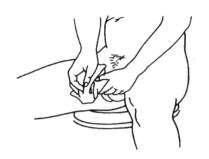

图 13-7　清洗尿道外口

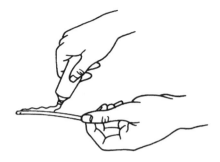

图 13-8　充分润滑导尿管

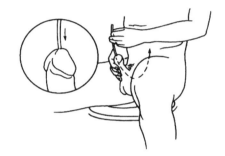

图 13-9　置入导尿管

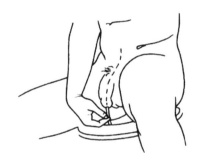

图 13-10　排空膀胱

2. 电刺激

电刺激是指利用细胞生物电特征对电刺激的应答来传递外界的人工电信号，通过外部电流的作用，使得神经源性膀胱患者产生局部的肌肉收缩或松弛，从而改善下尿路功能。

（1）周围电刺激：因中枢电刺激存在脑出血等严重的并发症，所以周围电刺激在泌尿外科疾病中的应用越来越广泛，包括脊髓圆锥、盆腔内脏神经、骶神经总根等植入电极，或直接刺激膀胱壁来治疗神经源性膀胱。其中，胫后神经刺激和外部临时电刺激（如阴茎/阴蒂或阴道/直肠腔内电刺激）在急性刺激时可抑制神经源性 DO，并长期有效。

（2）盆底肌电刺激：是指将电极植入靠近后尿道的盆底，与经皮植入的接收器连接，通过体外发生器产生一定的电流形式刺激盆底肌肉，从而达到治疗的目的。目前，盆底肌电刺激多采取经阴道或肛门插入电极的途径，以间歇式电流刺激盆底肌肉群。其主要作用机制为电流通过刺激尿道外括约肌及阴部神经，一方面加强尿道括约肌收缩，增强尿道关闭功能；另一方面形成神经冲动，通过局部神经回路及神经反射，对膀胱及尿道产生双重作用，通过抑制膀胱逼尿肌、激活尿道括约肌而达到控尿的目的。刺激参数一般为：电流 4～10mA，频率 20～50Hz，每天治疗 2 次，共治疗 8～12 周。其适应证主要有急迫性尿失禁、压力性尿失禁以及混合性尿失禁。盆底肌电刺激的主要副作用为反复操作而可能引发的阴道感染或激惹，同时因疗程比较长，患者依从性差。

（3）膀胱腔内电刺激（Intravesical electrical stimulation IVS）：将带有刺激电极（负极）的导尿管插入膀胱内，将另一头连接到体外电刺激发生器，以生理盐水为介质刺激逼尿肌，通过逼尿肌与中枢间尚存的传入神经联系通路，诱导膀胱产生排尿感觉，从而继发性增加传出通路神经冲动，促进排尿或提高控尿能力。推荐的常用刺激参数为脉冲幅度 10mA，周期 2ms，频率 20Hz，每天刺激 90min，为期至少 1 周。IVS 的适应证为感觉减退和（或）逼尿肌收缩乏力的神经源性膀胱。IVS 可增强膀胱灌注时的感觉，促进排尿，并有可能修复逼尿肌的神经控制能力。对神经源性逼尿肌收缩无力的患者，IVS 可改善排尿效率，减少残余尿量。研究表明，IVS 对外周神经病变患者的疗效最佳，但前提是逼尿肌必须无损伤，并且逼尿肌与大脑仍然存在传入连接。

3. 针灸

中医认为，神经源性膀胱患者因督脉受损，阳气不能通达全身，下焦（肾和膀胱）之气阻滞，肾气受损，膀胱气化功能失调，不能约束水液，造成癃闭或遗溺。针灸疗法具有易操作、痛苦小、经济等优点。如果能够探索到疗效确切且安全性好的治疗穴位及刺激强度，针灸可作为改善神经源性膀胱的方法之一。针刺对膀胱功能的调节作用机制如下。①调节高级中枢：通过针刺调节膀胱排尿中枢，实现其兴奋或抑制作用。不同穴位在主治功效上的差异也是由针刺时在中枢引起的变化不同所致的。②调节低级中枢：通过针刺作用于骶髓排尿中枢，从而影响膀胱排尿功能。针刺骶部穴位可直接调节相关神经的过度兴奋，松弛尿道括约肌和盆底肌，降低尿道阻力。通过神经反射，调节交感和（或）副交感神经对膀胱逼尿肌和尿道括约肌的影响，协调膀胱逼尿肌和尿道括约肌，调节膀胱的贮尿、排尿功能。目前，最常用的穴位是八髎、三阴交和中极。针刺操作方法：针刺八髎穴多深刺，针尖与皮肤呈 60°角，与身体后正中线呈 30°角，向内下方斜刺。针刺手法：因本病症多属虚证或本虚标实之证，故针刺手法多用补法。刺激方式有两种。①针刺：在针刺操作时要得气，使气至病所。在针刺次髎时，医者应觉指下沉紧，同时患者感觉麻胀感放散至整个会阴部及尿道为佳。②电针：刺激多以患者耐受为度。在使用电针仪时，应调整脉冲频率及电流，至患者出现肛门及会阴肌肉明显节律性收缩为止。

二、手术治疗

神经源性膀胱的手术治疗方法可分为治疗储尿功能障碍的术式、治疗排尿功能障碍的术式、同时治疗储尿和排尿功能障碍的术式及尿流改道术式四大类。对膀胱储尿功能障碍的治疗可以通过扩大膀胱容量和（或）增加尿道控尿能力两条途径实现。对排尿功能障碍的治疗可以通过增加膀胱收缩力和（或）降低尿道阻力两条途径实现。

（一）扩大膀胱容量的术式

扩大膀胱容量术式的目的在于扩大膀胱容量、抑制 DO、改善膀胱壁顺应性，以便低压储尿和排尿，从而降低发生上尿路损害的风险。术式的选择要遵循循序渐进的原则。目前，临床常见的扩大膀胱容量术式包括 A 型肉毒毒素膀胱壁注射术和肠道膀胱扩大术。

1. A 型肉毒毒素膀胱壁注射术

A 型肉毒毒素（Botulinum toxin A，BTX-A）是肉毒杆菌在繁殖中分泌的神经毒素，其注射于靶器官后作用于神经肌肉接头部位，通过抑制周围运动神经末梢突触前膜释放乙酰胆碱，引起肌肉的松弛性麻痹。这是一种可逆的"化学性"去神经支配过程。注射后，靶器官局部肌肉的收缩力降低。随着时间的推移，神经轴突萌芽形成新的突触接触，治疗效果逐渐减弱直至消失。

BTX-A 膀胱壁注射术的适应证包括药物等保守治疗无效但膀胱壁尚未严重纤维化的神经源性 DO 患者。BTX-A 膀胱壁注射术的禁忌证包括同时合并肌萎缩侧索硬化症或重症肌无力的患者，妊娠期及哺乳期妇女，过敏性体质者以及对本品过敏者。在使用BTX-A期间，禁用氨基糖苷类抗生素。BTX-A膀胱壁注射术的注射部位分为膀胱黏膜下注射（见图13-11）和膀胱肌层注射两种。

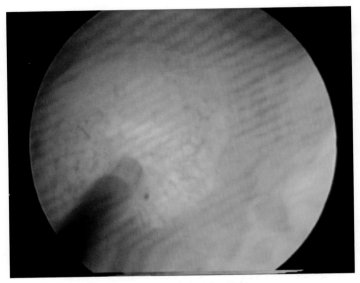

图13-11　BTX-A膀胱黏膜下注射

成年人神经源性DO患者在接受BTX-A膀胱壁注射后，膀胱容量、顺应性、逼尿肌稳定性明显改善，尿失禁次数减少。大多数患者术后需配合间歇导尿，因此在术前应告知患者术后需行间歇导尿。多数患者在接受注射1周左右起效，疗效平均维持3～9个月。随着时间的推移，治疗效果逐渐下降。已有的证据表明，重复注射治疗可以获得持续疗效。目前，治疗成年人神经源性膀胱过度活动症的BTX-A应用剂量为300U。使用时，将300U的A型肉毒毒素溶于15mL注射用水中，在膀胱镜下通过特制的注射针分30个点将其均匀注射于膀胱顶部、体部、两侧壁的逼尿肌内。注射时，避开膀胱壁大血管、膀胱三角区和输尿管口周围。成年人接受BTX-A膀胱壁注射的最常见并发症是下尿路感染和尿潴留。其他罕见的严重不良反应包括急性肉毒毒素中毒而引起的全身瘫痪和呼吸衰竭、一过性全身肌无力、过敏反应及流感样症状。

2. 肠道膀胱扩大术

肠道膀胱扩大术通过取一段肠管将其按"去管化"原则（即Laplace's

定律）折叠缝合成"U""S"或"W"形的肠补片，再将肠补片与剖开的膀胱吻合形成新的有足够容量的储尿囊，从而达到扩大膀胱容量、低压储尿、防止上尿路损害的目的。目前，最常用的术式有乙状结肠（见图 13-12～图 13-14 和视频 13-2）及回肠膀胱扩大术。

视频 13-2

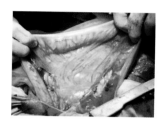

图 13-12　量取乙状结肠

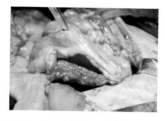

图 13-13　去管化乙状结肠襻与膀胱吻合

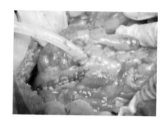

图 13-14　用乙状结肠扩大的膀胱

　　肠道膀胱扩大术的适应证包括顽固性逼尿肌过度活动伴膀胱挛缩、逼尿肌严重纤维化、膀胱顺应性极差、合并膀胱输尿管反流或狭窄的患者。该术式的禁忌证包括合并克罗恩病或溃疡性结肠炎等肠道炎症性疾病，既往因接受盆腔放疗或腹部手术导致严重腹腔粘连、严重肾功能不全等的患者。应在术前常规行影像尿动力学检查，评估患者膀胱的容量、稳定性、顺应性以及尿道括约肌和膀胱出口的功能，判断是否合并膀胱输尿管反流。可用 B 超、静脉尿路造影或泌尿系统磁共振成像、同位素肾图等检查，了解上尿路形态及积水扩张程度，判断分侧肾功能。

　　目前，对于在合并膀胱输尿管反流时是否需要同期行输尿管抗反流再植，尚存在争议。有文献报道，单纯行肠道膀胱扩大术对轻度膀胱输尿管反流的改善率为 100%，对重度反流的改善率为 87.5%。也有文献推荐，在重度膀胱输尿管反流合并上尿路积水时，应同期行输尿管抗反流再植。对于合并严重括约肌功能不全的患者，可选择配合膀胱颈闭合术、膀胱颈悬吊术或人工尿道括约肌植入术。对于因尿道狭窄、接受膀胱颈闭合术、肢体畸形、过度肥胖等导致术后无法经尿道间歇导尿的患者，可选择同期行可控腹壁造口术（阑尾或回肠）。对于膀胱挛缩导致壁段输尿管狭窄的患者，在行肠道膀胱扩大术时，应同期行输尿管抗反流再植术。

　　肠道膀胱扩大术长期疗效确切，目前仍然为膀胱扩大的"金标准"。高度推荐应用本术式治疗严重的神经源性膀胱。术后，患者须配合间歇导尿。肠道膀胱扩大术的主要并发症有肠道分泌黏液阻塞尿路、尿路感染、结石形成、肠梗阻、肠道功能紊乱、高氯性酸中毒、维生素 B_{12} 缺乏、电解质紊乱、储尿囊破裂、血栓形成及储尿囊恶变等。鉴于因神经源性膀胱而行肠道膀胱扩大术患者的年龄往往要低于因膀胱癌行膀胱替代的患者，因此对接受肠道膀胱扩大术患者的术后长期随访十分重要。

（二）增加尿道控尿能力的术式

任何增加尿道控尿能力的术式都会相应地增加排尿阻力。因此，这类术式的主要适应证为因尿道括约肌功能缺陷（Intrinsic sphincter deficiency ISD）导致的尿失禁。目前，临床常见的增加尿道控尿能力的术式包括尿道吊带术和人工尿道括约肌植入术。

1. 尿道吊带术

尿道吊带术是指通过吊带，自膀胱颈或中段尿道下方，将膀胱颈或尿道向耻骨上方向悬吊，固定膀胱颈及中段尿道（女性患者），或者压迫球部尿道（男性患者），以提高控尿能力。

尿道吊带术的适应证为尿道闭合功能不全的神经源性膀胱患者。吊带材料可选用自体筋膜以及合成材料。该术式在女性神经源性尿失禁患者中的成功率高于男性。对于症状轻微至中等程度的男性患者，可以选择尿道吊带术；否则，仍然首选人工尿道括约肌植入术。尿道吊带术的主要并发症有吊带断裂或松弛，吊带过度压迫导致的尿道侵蚀、感染、导尿困难、直肠损伤等。部分神经源性尿失禁患者在术后因膀胱出口阻力增加而影响逼尿肌稳定性，造成膀胱顺应性恶化。因此，术后要严密随访，必要时应配合应用 M 受体阻滞剂、膀胱扩大术等以降低膀胱内压力，扩大膀胱容量，改善膀胱顺应性。

2. 人工尿道括约肌植入术

目前，临床广泛使用 AMS800 型人工尿道括约肌，即由袖套、储水囊、控制泵在管道的连接下构成的 3 件套装置。其原理是利用包绕尿道的袖套充盈来压迫尿道，调节储水囊和控制泵，排空袖套，释放对尿道的压迫，进而实现排尿（见视频13-3）。

视频 13-3

人工尿道括约肌（AUS）植入术的适应证：尿道括约肌去神经支配导致的神经源性括约肌功能不全。对所有准备接受该术式的患者，均应在术前行影像尿动力学检查及排泄性尿路造影，确保上尿路、肾功能正常以及有足够的膀胱容量，排除膀胱输尿管反流、尿路感染、DO。另外，患者有使用人工尿道括约肌装置的智力和操纵能力。

因神经源性尿道括约肌功能不全而接受 AUS 植入术的患者，术后总体控尿率为 70%～95%，AUS 装置翻修率为 16%～60%，装置取出率为 19%～41%。AUS 植入术对神经源性尿失禁患者的总体疗效不如非神经源性尿失禁患者。AUS 植入术的主要远期并发症包括感染、尿道侵蚀、尿道萎缩及机械故障等。部分神经源性膀胱患者在接受 AUS 植入术后，有可能因膀胱出口阻力增加、膀胱内压力超过安全范围，进而导致肾积水、膀胱输尿管反流等并发症。因此，术后应及时复查影像尿动力学及上尿路影像学，必要时应配合应用 M 受体阻滞剂、自体膀胱扩大术、肠道膀胱扩大术等，以降低膀胱内压力、扩大膀胱容量、改善膀胱顺应性。

（三）增加膀胱收缩力的术式

1. 骶神经前根刺激术

骶神经前根刺激术（Sacral anterior root stimulation，SARS）通常将 Brindley 电极安放于 S_2～S_4 骶神经前根（硬膜外）；将皮下部分接收器置于侧腹部易于患者掌控处，通过导线与电极相连。植入电极刺激骶神经前根，诱发膀胱收缩。Brindley 技术包括 Brindley 骶神经前根刺激器＋骶神经后根切断术。此术式在配合骶神经后根完全性切断术（Sacral deafferentation，SDAF）的条件下，可选择应用于骶髓以上完全性脊髓损伤患者，且要求患者支配膀胱的传出神经功能必须存在。另不推荐单独应用 SDAF。

2. 逼尿肌成形术

逼尿肌成形术主要包括腹直肌转位膀胱重建术、背阔肌逼尿肌成形术等。其主要机制为腹直肌或背阔肌转位后，行显微外科术使神经血管吻合，利用腹直肌或背阔肌收缩及腹压增高的力量排尿。逼尿肌成形术的适应证为逼尿肌无反射且膀胱出口阻力较低的神经源性膀胱患者。手术最常见的并发症有持续尿潴留、上尿路损毁、盆腔脓肿、供皮区皮下积液等。

（四）降低尿道阻力的术式

降低尿道阻力的术式主要有A型肉毒毒素（BTX-A）尿道括约肌注射术、尿道外括约肌切断术、膀胱颈口切开术等，以治疗骶上脊髓损伤或脊膜膨出患者逼尿肌-尿道外括约肌协同失调（DESD）等排尿障碍。降低尿道阻力的术式通过阻断尿道外括约肌和（或）尿道周围横纹肌的不自主性收缩，降低尿道阻力，提高膀胱排空能力，以便低压排尿，从而达到保护上尿路的目的。这类手术通常由于术后出现尿失禁而需要配合外部集尿器，因此主要适用于男性神经源性膀胱患者。

1. A型肉毒毒素尿道括约肌注射术

A型肉毒毒素（BTX-A）尿道括约肌注射术是一种可逆的"化学性"括约肌去神经支配手术。根据后尿道阻力增高的部位，可分为尿道外括约肌注射术与尿道内括约肌（膀胱颈）注射术。BTX-A的一般应用剂量为100～200U，注射前将其溶于5～10mL注射用水中，在膀胱镜下通过特制的注射针于3、6、9、12点位将其分8～10个点分别注射于尿道外括约肌内和（或）尿道内括约肌（膀胱颈）内（见图13-15）。

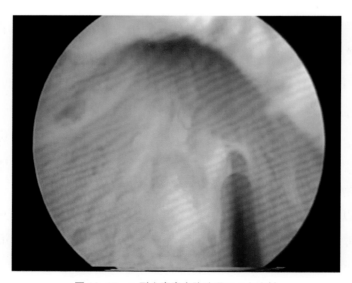

图 13-15　A型肉毒毒素膀胱颈口6点注射

文献报道，大多数患者术后残余尿量和排尿期最大逼尿肌压力显著降低，大约4%的患者术后出现压力性尿失禁症状。术后疗效平均维持3～9

个月，随着时间的推移，治疗效果逐渐下降。重复注射不影响临床效果。

2. 尿道外括约肌切断术

尿道外括约肌切断术为不可逆的破坏性手术，该手术的主要目的在于降低 DESD 导致的病理性膀胱内高压状态。尿道外括约肌切断术的主要指征为男性脊髓损伤或脊髓炎患者逼尿肌 - 尿道外括约肌协同失调；次要指征为四肢瘫患者有频繁发作的自主神经过反射、间歇导尿困难，患者因 DESD 残余尿量增多导致的反复泌尿系统感染发作，因尿道假道或狭窄而导致的间歇导尿困难，因膀胱引流不充分导致的上尿路损害等。

应用针状或环状电极电刀、激光（如钬激光）实施尿道外括约肌 12 点位切断，切口自精阜近端延伸到尿道球部近端，深度直至尿道外括约肌所有肌纤维被切断。对于合并逼尿肌－膀胱颈协同失调或严重前列腺增生的患者，应同时行膀胱颈切开或前列腺切除术。术后，大约 70% ～ 90% 患者的膀胱排空功能和上尿路的稳定性可以得到改善。近期并发症主要有术中和术后出血、复发、感染（甚至菌血症）、勃起功能损害、射精障碍及尿外渗等。

3. 膀胱颈切开术

在对神经源性膀胱患者实施经尿道外括约肌切断术时，如果患者合并 DBND、膀胱颈纤维化或狭窄，则可同期行膀胱颈切开术。

（五）治疗储尿和排尿功能障碍的术式

1. 骶神经后根切断＋骶神经前根刺激术

骶神经后根切断＋骶神经前根刺激术适用于 DESD 合并反射性尿失禁、残余尿增多的骶髓以上完全性脊髓损伤患者。通过完全切断骶神经后根，可以改善膀胱顺应性，抑制逼尿肌无抑制收缩。本术式不适用于膀胱壁严重纤维化以及逼尿肌收缩无力的患者。由于 Brindley 电极释放的刺激电流超过了正常人的疼痛阈值，因此该术式仅适用于完全性脊髓损伤的患者。

Brindley 电刺激利用尿道括约肌和膀胱逼尿肌的生物学特性不同，产生"刺激后排尿"模式。大约 80% 的患者可以获得足够的膀胱收缩力，产生有效排尿，但术后应加强对其上尿路的随访。Brindley 电刺激主要并发症有完全切断骶神经后根导致患者残存的勃起和射精功能损害，便秘症状加重，电极装置故障，电极植入部位感染和疼痛，脑脊液漏等。由于该术式创伤较大，有可能导致患者残存勃起和射精功能以及排便功能丧失，因此临床应用受限。

2. 骶神经调控术

骶神经调控术（Sacral neuromodulation，SNM）是近年发展起来的治疗慢性排尿功能障碍的一种新方法。其适应证有急迫性尿失禁、严重的尿急 - 尿频综合征和无膀胱出口梗阻的原发性尿潴留。尽管神经源性膀胱目前尚未被美国 FDA 列为 SNM 的常规适应证，但 SNM 对部分神经源性膀胱（如隐性骶裂、不完全脊髓损伤、多发硬化等）有治疗作用。

SNM 具有双向调节作用，它可以恢复尿路控制系统内部兴奋与抑制之间的正常平衡关系，其作用机制尚未被完全阐明。SNM 的治疗作用可能通过传入和传出两条途径实现。目前，临床广泛采用电刺激装置永久植入的方法，也称为 InterStim 疗法。该方法分两个阶段进行。第一阶段，将永久性电极采用穿刺法植入 S_3 神经孔，进行体外电刺激。测试阶段通过排尿日记、残余尿量和症状改善程度评估疗效，测试期通常为 2～4 周(不超过上个月)。如患者主观症状以及客观观察指标改善 50% 以上，即可进入第二阶段，即电刺激发生器的永久植入术，将永久性刺激器植入臀部外上象限，并与永久电极相连接。应用患者及医用程控仪来调节各刺激参数（如频率、电压、波宽及频道等），也可开关装置。根据日常刺激电压的高低及时间长短，在植入装置后数年应更换内置电池。测试期间，刺激装置的细菌感染率较高，应注意预防。因为电极在植入后可能发生位移，所以应通过对比 X 线片，对比前后电极位置，判断位移情况，必要时可以再次固定。主要并发症有电极植入部位疼痛，感染，腿部疼痛，麻木，反应消失，电极移位，电极被包裹纤维化等，但这些并发症极为有限。一些患者虽然不能完全改善储尿与排尿功能，但在储尿功能改善后可配合间歇导尿解决膀胱排空。SNM 对一些神经源性膀胱患者的排便功能也有较好的改善作用。

（六）尿液改道术式

尿流改道包括可控尿流改道和不可控尿流改道两类。

可控尿流改道的适应证包括以下几个方面。①神经源性膀胱合并膀胱肿瘤；②膀胱严重挛缩合并膀胱出口功能不全；③患者长期留置导尿管产生尿道瘘、骶尾部压疮等严重并发症；④因肢体畸形、尿道狭窄、尿道瘘、过度肥胖等而经尿道间歇导尿困难者。主要禁忌证有合并肠道炎症性疾病、严重腹腔粘连等。所选用肠道必须去管化，重建成高容量低压的可控储尿囊，同时能满足抗反流、控尿、自行插管导尿的原则。短期内可控尿流改道的控尿率超过 80％。常见的并发症有肠黏液分泌、感染、电解质紊乱、腹壁造口狭窄、输尿管与储尿囊的吻合口狭窄等。

当患者经腹壁造口自行间歇导尿困难或因上尿路积水、严重肾功能损害等原因而无法接受可控尿流改道时，可选择不可控尿流改道。最常用的术式是回肠膀胱术，其主要缺点是需要终身佩戴集尿袋，主要并发症有感染、电解质紊乱、肠梗阻、小肠远端梗阻、营养吸收不良、肠粘连、吻合口漏、吻合口狭窄、腹壁造口狭窄、造口旁疝及结石形成等。

三、新技术应用及展望

（一）组织工程学

组织工程（Tissue engineering）是由 Langer 和 Vacani 提出的概念。作为再生医学的一个重要组成部分，其应用细胞生物学、分子材料科学和工程学的原理，来开发具有正常器官生理功能的生物替代品。Boston 试验工作小组首先将该理念应用于膀胱组织再生。组织工程通常包括以下两类。①无细胞基质的生物材料应用：即单独应用无细胞基质的生物材料，依赖于个体自身组织细胞的生长能力，沿着生物材料结构爬行再生。②种植细胞或细胞因子的生物材料的应用：事先将体外培养的细胞或细胞因子种植于要移植的生物材料，使其更有效地促进机体组织器官的再生。

随着生物材料的不断发展和体外细胞分子水平研究的不断深入，并且因为肠道膀胱扩大术所存在的并发症，膀胱组织再生最近在神经源性膀胱治疗中又成为临床基础研究的焦点。2006 年，Atala 等研究发现，自体膀胱组织工程可安全有效地用于治疗因脊髓膨出而引起的终末期神经源性膀胱。在该研究中，对 7 名 4～19 岁的患儿因膀胱高压和（或）膀胱低顺应性行移植生物材料的膀胱扩大术。术前对患者行膀胱活组织检查，取其膀胱黏膜细胞和平滑肌细胞进行培养、扩增，并将其事先种植到生物材料支架中。大约在活检后 7 周，对种植有自体细胞的生物材料支架进行膀胱移植，重建膀胱。术中根据情况进行大网膜包裹。术后，胃肠功能迅速恢复，无消化不良、结石形成、肠粘连、肠分泌等并发症，并有效地保护了肾功能。另外，术后膀胱活检显示，再生的膀胱组织具有正常结构和基因表型。

尽管前期有关膀胱组织工程再生的动物及临床研究取得了骄人的成果，但是仍存在许多问题。其主要表现在以下三个方面：①种植的自体细胞的缺陷；②缺乏有效评估术后再生膀胱组织功能的手段；③移植的生物材料存在远期的皱缩现象。

针对上述存在的问题，今后有关组织工程治疗终末期神经源性膀胱的研究将集中在以下两个方面：①种植自体转基因细胞的生物材料应用研究；②体外膀胱组织细胞分子生物学的研究。

（二）神经电刺激疗法

在过去的 30 年里，神经电刺激疗法的使用有两大重要发展。其中，第一个是 Brindley 的骶神经前根（运动根）刺激，主要用于促进膀胱排空；第二个就是骶神经调节，用于各种膀胱功能障碍，包括急迫性尿失禁、尿频 - 尿急综合征和尿潴留。目前，除经典的适应证以外，神经电刺激疗法还越来越多地应用于治疗间质膀胱炎、慢性盆底痛以及神经源性膀胱，尤其是不完全性脊髓损伤所致的神经源性膀胱。中国康复研究中心北京博爱医院泌尿外科总结了近 10 年的骶神经调节经验：截至 2015 年 12 月，对 40 例神经源性膀胱患者进行了骶神经调节体验治疗，经过 1～3 周的评估，治疗尿频、尿急症状的有效率达到 59.1%，治疗尿失禁症状的有效率为 72.2%，治疗排尿困难症状的有效率为 22.2%，治疗便秘的有效率为 68.8%。其中，20 例患者选择了永久置入；12 例合并多种症状的患者并不是所有症状都得到了改善，包括 10 例患者排尿困难没有明显改善，残余尿量仍然多，但是尿频、尿急、尿失禁以及便秘症状得到了改善，仍然需要间歇导尿排空膀胱；有 2 例患者只有便秘症状得到了改善。

总之，结合现有的和将要出现的科学技术，研究出一种可置入的神经电刺激器，可有能力完全控制 SCI 患者的膀胱和括约肌，这项研究将定位

盆底功能障碍性疾病／诊治与康复——泌尿分册

于以下几个要点：①骶神经前根刺激治疗逼尿肌乏力，结合神经修补术完全恢复膀胱自主排尿；②骶神经调节抑制 DO，达到反射性尿失禁的自主控制；③选择性骶神经根刺激治疗逼尿肌－括约肌协同障碍。

同时，对骶神经电刺激技术也应该从以下两个方面加以改进：①进一步大幅度降低费用，简化操作，以使更多的患者获益；②如果刺激器体积能够显著减小，永久性电极能够经皮穿刺放置而不移位，那么电刺激装置的植入将变得更加容易，医生甚至可以在门诊局麻下完成手术。

第五节　预　防

对神经源性膀胱所致排尿障碍的预防主要为控制感染或消除感染，保持或改善上尿路功能，使膀胱低压储尿并低压排尿，同时尽量不用导尿管或造瘘，以免异物结石形成而造成膀胱内部防御机制下降。

神经源性膀胱是一种不稳定状态，甚至可以在短时期内发生很大变化，因此需要进行终身规律性随访。通过随访，可以了解膀胱尿道功能状况和泌尿系统有无并发症发生，并积极地及时进行预防。全面检查评估的时间间隔一般不超过 1 年。随访评估内容包括：尿常规（1 次 /2 月），泌尿系统超声及残余尿量测定（1 次 /6 月），肾功能及尿动力学检查（1 次 /1 年）。

一、泌尿系统感染

由于大部分神经源性膀胱患者存在排尿障碍、大量残余尿量及肾积水等因素，因此该类患者并发泌尿系统感染的风险高。对于常规随访的患者，应关注患者残余尿量有无增加，双肾有无积水，并注意对患者进行相应预防措施的宣教，如清洁间歇导尿的正确操作指导、保障日间饮水量、定时排尿及预防用药等。

二、泌尿系统结石

神经源性膀胱患者，尤其在神经病变早期，往往需要留置导尿管，导尿管的保留时间一旦超过 3 个月，患者并发膀胱结石的可能性就会明显增加。耻骨上膀胱造瘘同样会增加膀胱结石的发生率。因此，尽早拔除导尿管，进行间歇导尿，减少残余尿量，控制尿路感染，可以有效地预防泌尿系统结石。同时，常规进行泌尿系统 B 超随访。

三、泌尿系统肿瘤

部分神经源性膀胱患者由于长期带导尿管持续引流，所以膀胱肿瘤的发生率较普通人明显增加。因此，对血尿患者应进行泌尿系统影像学检查、尿脱落细胞检查、膀胱镜检查及随机活检。对长期留置导尿管的患者，应每年进行膀胱镜随访，并行膀胱镜随机活检。

参考文献

Atala A, Bauer SB, Soker S, et al. Tissue-engineered autologous bladders for patients needing cystoplasty[J]. Lancet, 2006, 367: 1241-1246.

Bemelmans BL, Hommes OR, Van Kerrebroeck PE, et al. Evidence for early lower urinary tract dysfunction in clinically silent multiple sclerosis [J]. J Urol, 1991, 145: 1219-1224.

Biers SM, Venn SN, Greenwell TJ. The past, present and future of augmentation cystoplasty [J]. BJU Int, 2012, 109: 1280-1293.

DasGupta R, Fowler CJ. Sexual and urological dysfunction in multiple sclerosis: better understanding and improved therapies [J]. Curr Opin Neurol, 2002, 15: 271-278.

Duckett JW, Bellinger MF. A plea for standardized grading of vesicoureteral reflux [J]. Eur Urol, 1982, 8: 74-77.

Geirsson G, Fall M, Sullivan L. Clinical and urodynamic effects of intravesical capsaicin treatment in patients with chronic traumatic spinal detrusor hyperreflexia [J]. J Urol, 1995, 154: 1825-1829.

Giannantoni A, Di Stasi SM, Stephen RL, et al. Intravesical resiniferatoxin versus botulinum-A toxin injections for neurogenic detrusor overactivity: a prospective randomized study [J]. J Urol, 2004, 172: 240-243.

Greenstein A, Matzkin H, Kaver I, et al. Acute urinary retention in herpes genitalis infection. Urodynamic evaluation [J]. Urology, 1988, 31: 453-456.

Gundogdu G, Komur M, Avlan D, et al. Relationship of bladder dysfunction with upper urinary tract deterioration in cerebral palsy [J]. J Pediatr Urol, 2013, 9: 659-664.

Khan Z, Singh VK, Yang WC. Neurogenic bladder in acquired immune deficiency syndrome (AIDS) [J]. Urology, 1992, 40: 289-291.

Lang EW, Chesnut RM, Hennerici M. Urinary retention and space-occupying lesions of the frontal cortex [J]. Eur Neurol, 1996, 36: 43-47.

Langer RS, Vacanti JP. Tissue engineering: the challenges ahead [J]. Sci Am, 1999, 280: 86-89.

Lenehan B, Street J, O'Toole P, et al. Central cord syndrome in Ireland: the effect of age on clinical outcome [J]. Eur Spine J, 2009, 18: 1458-1463.

Martinez-Salamanca JI, Carballido J, Eardley I, et al. Phosphodiesterase type 5 inhibitors in the management of non-neurogenic male lower urinary tract symptoms: critical analysis of current evidence [J]. Eur Urol, 2011, 60: 527-535.

McClurg D, Ashe RG, Marshall K, et al. Comparison of pelvic floor muscle training, electromyography biofeedback, and neuromuscular electrical stimulation for bladder dysfunction in people with multiple sclerosis: a randomized pilot study 2011 [J]. Neurourol Urodyn, 2006, 25: 337-348.

Mitsui T, Kakizaki H, Kobayashi S, et al. Vesicourethral function in diabetic patients: association of abnormal nerve conduction velocity with vesicourethral dysfunction [J]. Neurourol Urodyn, 1999, 18: 639-645.

Ohlstein EH, von Keitz A, Michel MC. A multicenter, double-blind, randomized, placebo-controlled trial of the beta3-adrenoceptor agonist solabegron for overactive bladder [J]. Eur Urol, 2012, 62: 834-840.

Phelan MW, Franks M, Somogyi GT, et al. Botulinum toxin urethral sphincter injection to restore bladder emptying in men and women with voiding dysfunction [J]. J Urol, 2001, 165: 1107-1110.

Sakakibara R, Kishi M, Tsuyusaki Y, et al. Neurology and the bladder: how to assess and manage neurogenic bladder dysfunction. With particular references to neural control of micturition [J]. Rinsho Shinkeigaku, 2013, 53: 181-190.

Schafer W, Abrams P, Liao L, et al. Good urodynamic practices: uroflowmetry, filling cystometry, and pressure-flow studies [J]. Neurourol Urodyn, 2002, 21: 261-274.

Schrag A, Ben-Shlomo Y, Quinn NP. Prevalence of progressive supranuclear palsy and multiple system atrophy: a cross-sectional study [J]. Lancet, 1999, 354: 1771-1775.

Schulte-Baukloh H. Botulinum toxin (BoNT): short form of a European consensus panel report regarding recommendations on the use of botulinum toxin in the treatment of lower urinary tract disorders and pelvic floor dysfunctions [J]. Urologe A, 2010, 49: 56-63.

Stohrer M, Goepel M, Kondo A, et al. The standardization of terminology in neurogenic lower urinary tract dysfunction: with suggestions for diagnostic procedures. International Continence Society Standardization Committee [J]. Neurourol Urodyn, 1999, 18: 139-158.

Taghavi R, Ariana K, Arab D. Diuresis renography for differentiation of upper urinary tract dilatation from obstruction: F + 20 and F15 methods[J]. Urol J, 2007, 4: 36-40.

Vacanti JP, Langer R. Tissue engineering: the design and fabrication of living replacement devices for surgical reconstruction and transplantation[J]. Lancet, 1999, 354(Suppl) 1: S32-S34.

van Gool JD, Dik P, de Jong TP. Bladder-sphincter dysfunction in myelomeningocele[J]. Eur J Pediatr , 2001, 160: 414-420.

Weld KJ, Graney MJ, Dmochowski RR. Clinical significance of detrusor sphincter dyssynergia type in patients with post-traumatic spinal cord injury [J]. Urology, 2000, 56: 565-568.

廖利民 . 神经源性膀胱尿路功能障碍的全面分类建议 [J]. 中国康复理论与实践 , 2010, 16(12): 1101-1102.

（胡洋　朱伟新　吴海啸）

第十四章 泌尿生殖道瘘

第一节 定义及流行病学

生殖道（阴道、宫颈和子宫）与泌尿道（尿道、膀胱和输尿管）之间的任何部位形成异常的通道就构成了泌尿生殖道瘘。

文献报道，盆底手术中膀胱损伤的发生率为 0.2%～1.8%，输尿管损伤的发生率为 0.03%～1.5%，因存在部分未报道的案例，所以其真实数据可能远超过报道的发生率。Ibeanu 等报道，因子宫切除术患者同时做膀胱镜检查，故膀胱损伤的发生率达 2.9%，输尿管损伤的发生率达 1.8%。泌尿生殖道瘘的研究显示，膀胱损伤与输尿管损伤的比例约为 5 : 1，而大多数导致泌尿生殖道瘘形成的损伤并不能在术中被及时发现。

第二节 病因及发病机制

引起膀胱阴道瘘的原因有四大类：①妇科损伤，如难产或产程过长时，膀胱和阴道过度受压损伤而导致膀胱阴道瘘；②外科手术损伤；③放射性损伤，常见于妇科恶性肿瘤放射治疗后；④盆腔恶性肿瘤，常见于晚期盆腔恶性肿瘤侵蚀膀胱和阴道时。

在发展中国家，膀胱阴道瘘的最常见原因是产伤。由于胎头骨盆不对称导致产程延长的梗阻性分娩，胎儿压迫使阴道前壁、膀胱、膀胱颈和近端尿道缺血坏死。在发达国家，膀胱阴道瘘的主要原因是妇产科、泌尿外科等盆腔手术损伤膀胱，其中 60%～80% 是经腹子宫切除术，其他手术有阴道前壁悬吊术、阴道前壁膨出修补术以及各类尿失禁治疗手术。膀胱阴道瘘的发生可出现在损伤时，也可出现在损伤后数天和数周内。现阶段，随着我国经济、医疗条件的不断提高，因产科分娩损伤导致的膀胱阴道瘘发生率逐年降低；而医源性损伤，尤其是经腹全子宫切除术（良性疾病或者恶性疾病）后造成的膀胱阴道瘘的发生率则呈明显上升趋势。

第三节　诊　断

一、临床表现及分类

尿瘘的临床表现取决于尿瘘的位置、大小以及膀胱颈部功能，主要表现为尿液不能控制地自阴道流出。根据瘘口位置，可能发生与体位有关的漏尿、压力性尿失禁、反复尿路感染、会阴部皮肤刺激、阴道积尿及阴道真菌感染等。久治不愈的下尿路刺激症状有时可因尿瘘形成而明显缓解。瘘口位置较高的膀胱阴道瘘患者在站立时无漏尿，而在平卧时却漏尿不止；瘘口极小者在膀胱充盈时出现漏尿；瘘口比较大的患者，膀胱内无法储存大量的尿液，常出现大量的漏尿，因此排尿量明显减少。如果患者出现阴道胀气或粪渣，则需进一步检查明确是否同时存在直肠阴道瘘。

漏尿出现的早晚与尿瘘形成的机制有关。外伤或产伤导致的阴道前壁撕裂常即刻出现症状或在导尿管拔除后 24h 内出现症状。90％的盆腔手术后尿瘘在术后 7 ～ 30d 拔除导尿管后出现症状。放疗引起的尿道阴道瘘与逐渐出现的闭塞性动脉内膜炎和血供减少导致的坏疽有关，可发生于放疗后 30d 甚至 30 年以后。其中，25％的患者在 5 年内是没有症状的。尿瘘常常导致患者严重的身体不适和心理痛苦。因此，对尿瘘的预防和治疗是非常重要的人道主义问题。

根据解剖位置，尿瘘分为膀胱阴道瘘（Vesico-vaginal fistula）、尿道阴道瘘（Urethra-vaginal fistula）、膀胱尿道阴道瘘（Vesico-urethra-vaginal fistula）、膀胱宫颈瘘（Vesico-cervical fistula）、膀胱宫颈阴道瘘（Vesico-cervical vaginal fistula）、输尿管阴道瘘（Uretero-vaginal fistula）及膀胱子宫瘘（Vesico-uterine fistula）（见图 14-1）。按照治疗的难易程度，尿瘘可分为单纯性尿瘘和复杂性尿瘘。其中，单纯性尿瘘是指非放疗引起的瘘口直径小于 0.5cm 的单发性尿瘘；复杂性尿瘘是指曾经修补失败，瘘口直径大于 2.5cm，或瘘口位于近段尿道、膀胱颈部及膀胱三角区的尿瘘，通常由慢性疾病、恶性肿瘤、人工合成吊带裸露或放疗引起。

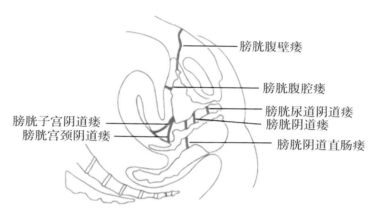

膀胱腹壁瘘

膀胱腹腔瘘

膀胱子宫阴道瘘

膀胱宫颈阴道瘘

膀胱尿道阴道瘘

膀胱阴道瘘

膀胱阴道直肠瘘

图 14-1 泌尿生殖道瘘的分类

二、体格检查

体格检查的主要内容是阴道相关的检查，包括阴道的深度、相关组织的脱垂情况、萎缩情况及阴道口的大小。对阴道后壁皱褶炎性水肿的病例，应同时进行直肠检查，以排除直肠损伤。

三、辅助检查

（一）亚甲蓝和靛蓝试验

亚甲蓝和靛蓝试验用于初步诊断膀胱阴道瘘。经尿道将亚甲蓝注入膀胱，若阴道棉签或棉塞染色，则表明存在膀胱阴道瘘。若检查未得出诊断，则在尿道内放置 Foley 导尿管，可防止尿道口远端的棉塞染色。未染色但浸湿的棉签，在静脉注射靛蓝时，棉塞被蓝染，均表明有输尿管阴道瘘。一般不推荐静脉用亚甲蓝以防止严重过敏反应的发生。

（二）静脉肾盂造影

经静脉肾盂造影（Intravenous pyelography，IVP）可以确定输尿管阴道瘘的部位，并有助于了解肾脏功能和输尿管的通畅情况。输尿管阴道瘘往往表现为肾盂积水和尿路显影中断。

（三）CT 泌尿系统影像

通过 CT 泌尿系统影像（CT urography，CTU），可以更清晰地显示尿路图像。其在泌尿生殖道瘘的诊断及术前评估方面有着重要的作用。考虑到复合损伤的可能性，CT 泌尿系统影像可以联合排泄性膀胱尿道造影，这对复杂瘘、复发瘘、产科瘘、与放疗相关瘘的诊断有着重要的意义，尤其对膀胱阴道瘘和输尿管阴道瘘的鉴别诊断有着不可替代性的作用。

（四）输尿管 / 膀胱尿道镜＋阴道镜检查

通过膀胱镜检查，可以确定膀胱侧瘘口大小、数目、位置、周围组织情况（水肿、感染、狭窄、瘢痕形成情况），以及是否累及膀胱颈部、三角区、双侧输尿管开口位置。对于输尿管阴道瘘患者，还可通过输尿管镜了解输尿管侧瘘口与输尿管开口的距离。这些对手术方式和手术时机的指导有着重要的价值。一般来说，急性期瘘口周围的黏膜有炎性红肿，而完全成熟的瘘口边缘光滑。同时，结合阴道镜检查，可以更加直观地了解阴道侧瘘口的大小、位置，以及瘘口周围组织的情况；对于部分妇科肿瘤术后引起的瘘口，更可观察局部有无肿瘤复发。对于放疗及恶性肿瘤引起的瘘口，应常规行组织活检。

第四节 治 疗

一、非手术治疗

部分泌尿生殖道瘘患者可以通过各种保守治疗（非手术治疗）获得良

好的疗效。

膀胱阴道瘘和尿道阴道瘘最常用的保守治疗方法是单纯膀胱引流。一般而言，对于手术损伤后 7d 之内发现的小的膀胱阴道瘘、尿道阴道瘘和输尿管阴道瘘，可以通过持续引流，促使瘘口组织上皮化，从而自然愈合。一个小样本研究描述了在对 4 例患者采取单纯膀胱引流后，成功治愈了术后膀胱阴道瘘。也有报道称，3 例瘘口直径小于 1cm 的膀胱阴道瘘患者在留置气囊导尿管后，用糜蛋白酶＋庆大霉素＋生理盐水冲洗膀胱，同时用糜蛋白酶擦拭阴道侧瘘口，治疗获得成功。

早期也曾有俄罗斯学者报道用磁性堵塞的方式治疗瘘口直径小于 2cm 的膀胱阴道瘘，64.7％（11/17）的患者获得了成功。

雌激素也被用于膀胱阴道瘘的保守治疗，并获得成功。文献报道，将雌激素用于治疗瘘口周围阴道组织瘘口直径小于 1cm 的膀胱阴道瘘，并获得成功，可能机制为雌激素通过促进阴道菌群向需氧菌转化，从而使阴道黏膜上皮增生，有利于伤口愈合。考虑到雌激素的相关副作用，如果患者需要口服雌激素治疗，则建议口服植物性雌激素。

在明确诊断输尿管阴道瘘后，推荐的首选治疗是输尿管支架。通常，我们建议在麻醉下由输尿管镜及导丝引导，放置双"J"管。这样放置的成功率较高；且越早放置，成功率越高。Muleta 等研究报道，发生于 1 个月内的瘘，82％患者可获得成功治疗；而治疗较晚的，则成功率仅为 33％。在成功放置支架后，应保留 6 ～ 8 周。感染、结石形成的风险随着时间的延长而增加。一般建议，在 4 ～ 6 周后进行 CTU 复查，评估瘘口的情况。如果瘘口愈合，则在膀胱镜下取出支架管；以后在 3、6、12 和 24 个月后随访复查，评估瘘口情况。如果瘘口没有愈合，则 8 周后再次进行复查评估；若瘘口仍未愈合，则准备手术修补。如果不能放置支架，则建议采取经皮肾穿刺引流的方法，直到损伤处炎症消退，可对患者行输尿管膀胱吻合术。

二、手术治疗

手术治疗是治疗泌尿生殖道瘘的主要方法。对于尿道阴道瘘，一般采取经阴道修补的方式（见图 14-2）。对于输尿管阴道瘘，由于材质限制及损伤部位的特点（往往位于输尿管中下段），所以多采取输尿管支架引流或输尿管膀胱再植术，而不是直接采取修补术。对以上两种泌尿生殖道瘘的手术处理方式相对比较单一；而对膀胱阴道瘘的处理方式比较复杂，手术方式也较多，以下进行重点讲述。

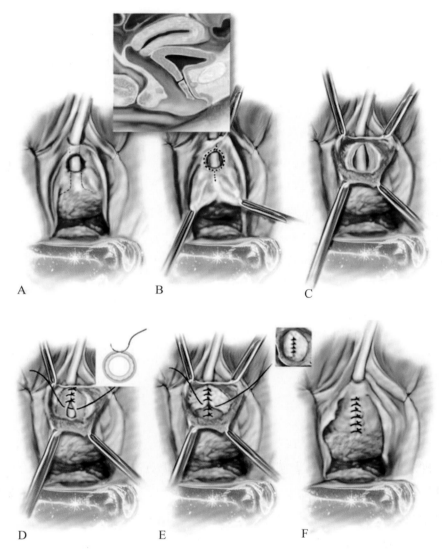

图 14-2 尿道阴道瘘的修补。A：尿道阴道瘘；B：切开阴道前壁，延伸到缺损的两侧；C：锐性分离阴道壁和下面的耻骨宫颈筋膜；D：用 5-0 可吸收线间断缝合尿道黏膜；E：用第一层缝线反过来缝合第二层，与耻骨宫颈筋膜融和；F：用 3-0 可吸收线间断关闭阴道切口（引自 Walters MD, Karram MM. Urogynecology and Reconstructive Pelvic Surgenry [M]. 4th Ed. London, UK: Elsevier, 2015.）

（一）手术修补的时机

对于瘘口的修补，手术时机的选择很重要。手术时机是影响手术成功率的重要因素。对于直接损伤的尿瘘和产伤，应尽可能在损伤后 72h 内修复。此时，组织柔软，外观正常，易于解剖及无张力缝合。否则，将手术的适宜时间推迟至损伤后 3 ～ 6 个月。对其他原因所致的尿瘘，亦应等待 3 ～ 6 个月再行手术。对尿瘘修补术后复发者，应严格等待 6 个月，待组织炎症水肿消退、瘘管成熟、局部血液供应恢复正常后再行手术，注意术前严格控制感染。

也有部分学者认为，可以缩短等待的时间，因为缩短修补的等待时间可以减少患者漏尿的痛苦。Karr 等认为，在明确膀胱阴道瘘诊断后，每 2 周检查一次，在确认阴道周围组织愈合良好、炎症消退后（通常在损伤后 4 ～ 8 周）予以修补，并认为这样不会增加手术失败的风险，与长时间等待的结果无区别。如同时合并输尿管损伤，则更宜早期手术。

1995 年，Herbert 和 Vaughn 建议修复时机应个体化，当瘘口的位置和邻近组织是柔软的、非炎症的上皮化、没有肉芽和坏死时，无须延长等待时间。一些医生还用类固醇和非类固醇抗炎药物促使及早手术。据国内学者经验，为缩短修补等待时间，可在瘘发生后即给予抗生素及 5mg 泼尼松，每日 3 次，连续应用 10 ～ 20d，然后行手术修补瘘孔，施行效果满意。

对于肿瘤放疗所致的尿瘘，应严格等待 1 年，待瘘管成熟、缺血性损伤稳定以及明确肿瘤无复发后，再行修补。

（二）手术前的准备

一旦决定手术修补，在等待期间就需要对患者进行一些相关处理。会阴护理非常重要，能让患者感到舒服且接受延迟处理。应该频繁更换护垫，以减轻炎性水肿和外阴刺激；对绝经期妇女，可局部使用雌激素软膏促进阴道上皮增生，改善组织质量，增加修复的成功率；对营养不良者，术前应予高蛋白质饮食，补充维生素和微量元素，纠正贫血。手术应在月经干净后 3 ～ 7d 进行。术前 3d，用 1/5000 高锰酸钾溶液坐浴，每天 1 ～ 2 次。术前于外阴、阴道及股内侧依次用肥皂水、清水洗洁，再用碘附溶液冲洗消毒，防止感染。

（三）手术途径的选择

手术途径包括经阴道、经腹部、经膀胱，以及经腹阴道联合途径。根据瘘口类型、性质、部位、大小、是否需要辅助手术及手术者技术擅长等，决定手术途径。

1. 低位瘘口

对于瘘口暴露清楚、阴道条件良好及低位瘘口（瘘口位于膀胱三角区内、膀胱颈部或近段尿道的尿瘘），可以经阴道途径修补。经阴道途径是可反复多次进行手术的途径。经阴道途径的手术对患者损伤较小，术后恢复时间较短，若修补失败仍可进一步选择其他途径再次进行修补。

2. 高位瘘口

若瘘口位于三角区以上，则通常以输尿管脊为分界。瘘口暴露困难、为复杂性尿瘘或合并粪瘘时，可以选择经腹或经腹阴道联合手术。对于瘘管周围瘢痕组织范围广、膀胱容量小或顺应性低的患者，术中需同时行膀胱扩大术的尿瘘或需同时行输尿管移植的尿瘘患者，累及盆腔内其他结构的复杂性尿瘘、合并阴道狭窄、暴露瘘孔困难的患者，禁忌采取经阴道途径。经腹途径修补的成功率较高，但手术创伤较大，术后恢复时间较长，术后患者容易产生肠道并发症。

最经典的手术途径是经阴道途径膀胱阴道瘘修补术。膀胱阴道瘘修补术封闭缝合瘘口相对简单。阴道壁的良好愈合能力是治愈瘘的关键。其因操作相对简单、患者损伤小以及所需特殊器械少等优点而被推广普及。近些年，随着腹腔镜微创技术的不断提高与改进，还可以通过腹腔镜途径对膀胱阴道瘘进行修补，特别是对复杂的膀胱阴道瘘的患者。与传统经阴道术式、经腹术式比较，目前的腹腔镜手术有以下两个方面的优势。①改变了术者的视野。传统的经阴道修补方法，我们形象地称之为"仰视"，术中对阴道侧的瘘口暴露更加直观。传统的经膀胱或经腹腔的修补方法，我们形象地称之为"俯视"，术中对膀胱侧的瘘口暴露更加直观。但由于手术视野的限制，传统方法对于对侧瘘口以及瘘管的暴露并不理想，从而很难彻底分离膀胱侧瘘口与阴道侧瘘口，尤其对于瘘口较大、周围瘢痕组织较重的病例。而腹腔镜手术的视野可以真正做到"钻入"盆腔，将手术视野转换为"平视"。②腹腔镜手术有些视野的改变是经阴道手术或是开放手术所无法比拟的，从而能够让术者更充分地分离膀胱、子宫、阴道，游离瘘管，为直视下彻底切除瘘管，充分游离膀胱侧与阴道侧瘘口后的无张力缝合创造了条件。

（四）手术修补的方法

如果瘘孔靠近输尿管开口处，则可以在切开前经膀胱镜放置或术中经膀胱放置输尿管导尿管，避免损伤输尿管。

1. 经阴道修补膀胱阴道瘘

对膀胱阴道瘘的手术方法有很多，最传统、损伤最小、最推荐的是经阴道修补的方法（仰视或俯视体位）。常见的手术方式有三种：传统经典手术方式、大阴唇皮瓣修补方式和 Latzko 窦道不切除方式。

（1）传统经典手术方式：患者取截石位，全麻，留置导尿管。暴露阴道，在阴道壁与尿道、膀胱壁之间的平面进行分离。因为此处组织疏松、易分离、出血少，所以可以将瘘口旁膀胱和阴道的瘢痕组织彻底切除。若瘢痕组织较广，则可彻底切除瘘口边缘血液循环不良的瘢痕组织，将组织创缘修剪整齐，游离瘘口周围组织，确保缝合时组织间无明显张力。用 4-0 可吸收线于膀胱侧创缘做横向间断缝合，第一层外翻缝合黏膜下层（不穿透膀胱黏膜层），第二层缝合肌层；再用 3-0 可吸收线做纵向间断缝合阴道侧瘘口。缝合完毕后，做膀胱注水试验，检查瘘口是否有漏液，如有漏液再加缝合。术后充分引流膀胱，使膀胱尽量处于空虚状态（见图 14-3）。

（2）大阴唇皮瓣修补方式：在缝合阴道黏膜前，取大阴唇带蒂皮瓣转移至瘘口覆盖，使之充填在膀胱与阴道之间，可进一步降低复发的概率，其余操作无变化（见图 14-4）。

（3）Latzko 窦道不切除方式：患者取截石位，全麻，留置导尿管。暴露阴道，对阴道壁与尿道、膀胱壁之间的平面进行分离，在瘘口周围 0.5～1cm 环形切开阴道壁，向瘘口周围充分游离阴道壁达 2.5cm 范围，使膀胱瘘口得到充分游离。去除瘘口周围多余瘢痕组织，但保留瘘管周围少许瘢痕组织。并不切除窦道，用 3-0 可吸收线缝合关闭瘘口。往膀胱注水观察密闭效果。多层缝合瘘口周围膀胱及阴道壁组织，关闭游离空间，关闭阴道壁。如果瘘口位置较高或游离充分，则术中可不用脂肪垫或肌皮瓣（见图 14-5）。

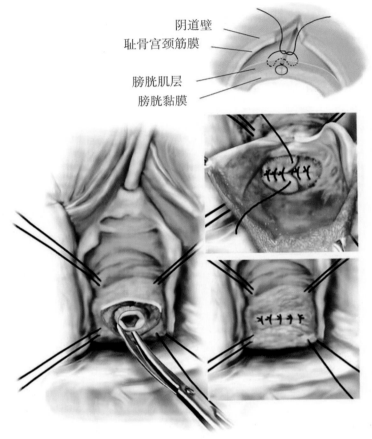

阴道壁
耻骨宫颈筋膜

膀胱肌层
膀胱黏膜

图 14-3　经阴道修补膀胱阴道瘘的经典术式。A：固定缝合，暴露瘘口（小瘘口），沿瘘口环形切开后，完全切除窦道或切除瘢痕化边缘，直至暴露出新鲜组织（大瘘口）；B：向各个方向广泛游离阴道黏膜，分层关闭瘘口，第一层用 4-0 可吸收线外翻缝合膀胱边缘，第二层缝合膀胱壁的肌层部分，重叠到第一层；C：关闭阴道黏膜（引自 Walters MD, Karram MM. Urogynecology and Reconstructive Pelvic Surgenry [M]. 4th Ed. London, UK: Elsevier, 2015: 610.）

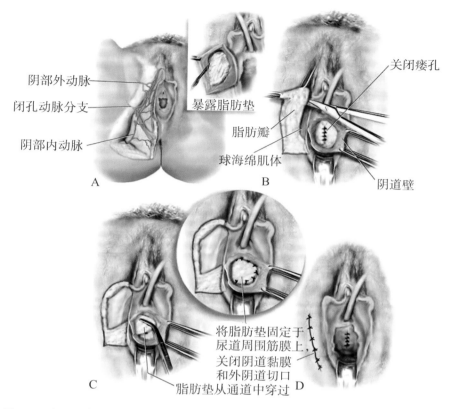

阴部外动脉

闭孔动脉分支

阴部内动脉

暴露脂肪垫

脂肪瓣

球海绵肌体

关闭瘘孔

阴道壁

将脂肪垫固定于
尿道周围筋膜上
关闭阴道黏膜
和外阴道切口

脂肪垫从通道中穿过

A　B　C　D

图 14-4　经阴道大阴唇皮瓣膀胱阴道瘘修补术。A：大阴唇丰富的血供。B：暴露并游离大阴唇下方的脂肪垫。C：将脂肪垫从阴道穿过，固定于尿道或膀胱周围筋膜上。D. 关闭阴道黏膜和外阴的切口（引自 Walters MD, Karram MM. Urogynecology and Reconstructive Pelvic Surgenry [M]. 4th Ed. London, UK: Elsevier, 2015: 611.）

国内沈宏教授于 2017 年在 Latzko 的基础上提出了改良"深埋法"修补膀胱阴道瘘，其主要的手术改变是把包括瘘口在内的阴道穹隆瘢痕作为整体进行分离。其主要手术步骤如下：在穹隆瘢痕边缘正常的阴道壁上做环形阴道壁切口；在游离阴道壁 1～2cm 后，带瘘口的穹隆瘢痕可见明显上移，被瘢痕牵张的瘘口可见回缩；剪去瘘口周围 0.5cm 以外的多余瘢痕；按 Latzko 手术方法连续严密关闭瘘口，往膀胱注水观察密闭效果；缝合膀胱及阴道组织第一层包埋，消灭无效腔；继续第二层包埋；最后缝合阴道壁。此方法操作更轻松，减张效果更好，可以明显提高第一次膀胱阴道瘘修补的成功率（见视频 14-1）。

视频 14-1

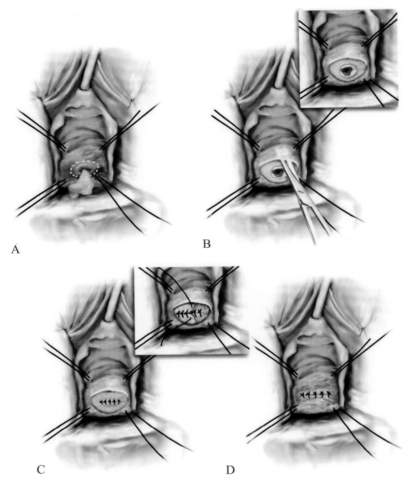

图 14-5　Latzko 窦道不切除修补术。A：在阴道壁固定缝线以暴露瘘口，首先围绕瘘口进行环形切开；B：向各个方向锐性分离阴道黏膜达 2.5cm；C：采用 3-0 可吸收线缝合瘘口边缘的阴道黏膜，注意不要切开瘘口或翻新瘘口边缘，如果有可能，则将第二层的耻骨宫颈筋膜缝合在第一层上；D：缝合阴道黏膜，完成修补（引自 Walters M D, Karram MM. Urogynecology and Reconstructive Pelvic Surgenry [M]. 4th Ed. London, UK: Elsevier, 2015：608.）

2. 开放经腹修补膀胱阴道瘘

　　传统开放经腹修补膀胱阴道瘘（俯视）是经典 O'Coner 打开膀胱寻找瘘口的方法（见图 14-6）。为了暴露瘘口及瘘管，往往需高位切开正常膀胱直至瘘口，手术创伤较大，同时术中容易损伤肠道，术后易致肠梗阻等并发症。尽管手术成功率较高，但此手术在临床上往往并不是首选，而被用来处理经其他修补方式失败的病例。具体步骤如下。患者取平卧位（偏头低脚高），全麻，留置导尿管。常规于下腹部正中切口切开腹部，直至暴露膀胱，打开膀胱。如瘘口靠近输尿管开口，则应预先插入输尿管导尿管标记，以免损伤。在瘘口周围缝两针做牵引，沿瘘口边缘切开膀胱壁，找到膀胱与阴道间的分离平面做潜行分离，修剪瘢痕组织。用3-0可吸收线纵向缝合阴道侧瘘口，用3-0可吸收线横向缝合膀胱肌层，最后缝合膀胱黏膜。若瘘口张力较大，则可采用膀胱黏膜皮瓣转移覆盖。全层缝合膀胱，留置腹腔引流，关闭切口。

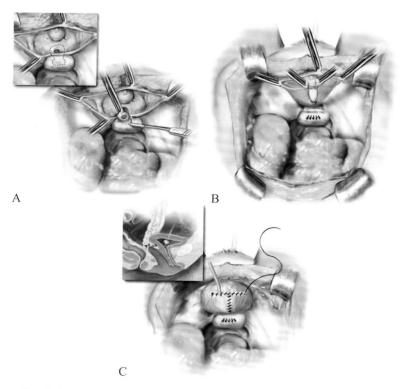

图 14-6　开放经腹膀胱阴道瘘修补。A：高位切开正常膀胱直至暴露瘘口，暴露双侧输尿管开口，切除瘘管和瘢痕化的阴道和膀胱；B：完成游离，注意游离面最好延伸到瘘口平面下，关闭阴道侧瘘口，开始关闭膀胱背面；C：彻底关闭膀胱，留置膀胱造瘘管（引自 Walters M D, Karram MM. Urogynecology and Reconstructive Pelvic Surgenry [M]. 4th Ed. London, UK: Elsevier, 2015: 615.）

3. 腹腔镜经腹修补膀胱阴道瘘

腹腔镜经腹修补膀胱阴道瘘（平视）使我们的视野可以"钻入"盆腔，更轻松地寻找到瘘口。常用的手术方式有两种，即经典的 O'Coner 打开膀胱定位瘘口法和改良不打开膀胱定位瘘口法（见图 14-7 和图 14-8）。我们常选用改良不打开膀胱定位瘘口法，因为该方法能将膀胱两侧上下彻底分开，彻底切除瘘管，使手术视野更直观，游离彻底，创伤亦较小，适用性较广。如图 14-9～图 14-11 所示三个病例均采用该方法进行腹腔镜经腹途径修补，并获得了成功（见视频 14-2～视频 14-4）。

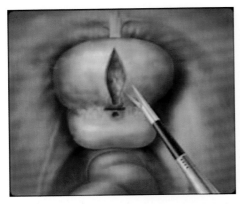

图 14-7　经典 O'Coner 打开膀胱寻找瘘口的方法

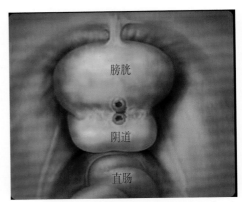

图 14-8　改良不打开膀胱寻找瘘口的方法

视频 14-2

视频 14-3

视频 14-4

具体手术步骤如下。患者取截石位，插管全麻。在膀胱镜下，置入双侧 5 号输尿管导尿管，留置导尿。做脐上弧形切口，建一个 12mm 观察孔（如患者曾进行过一次或一次以上的手术，不建议常规气腹）。于腹直肌旁双侧建操作通道，左侧直径 5mm，右侧直径 10mm。用腹腔镜剪刀进行肠粘连松解，暴露手术视野。手术助手使用举宫器，将阴道残端向前向下顶向腹腔，辨识膀胱阴道交界。用电钩沿举宫器指引以及膀胱镜指示瘘口方向，偏向阴道侧打开腹膜和阴道，确定瘘管，并进行充分分离。膀胱侧瘘口标记物为气囊导尿管及左右侧输尿管导尿管。电钩横向分离阴道侧瘘口与膀胱侧瘘口之间黏膜移行连接处，在避免损伤输尿管开口的前提下，充分分离膀胱侧瘘口与阴道侧瘘口。经阴道或腹腔镜下关闭阴道侧瘘口。再次建立气腹，往阴道内注水并确认阴道瘘口关闭成功（无气泡）。切除膀胱侧瘘口周围僵硬的瘢痕组织，尽量保留质地正常的膀胱肌层及黏膜层。为确保瘘口周围血供，使用 3-0 倒刺缝线对膀胱壁进行单层连续缝合，而非双层或多层缝合。缝合完毕后，经导尿管行膀胱注水（250～300mL）进行测漏试验，确保膀胱侧瘘口关闭。如有漏水处，则可用 3-0 单桥缝合线间断补缝。

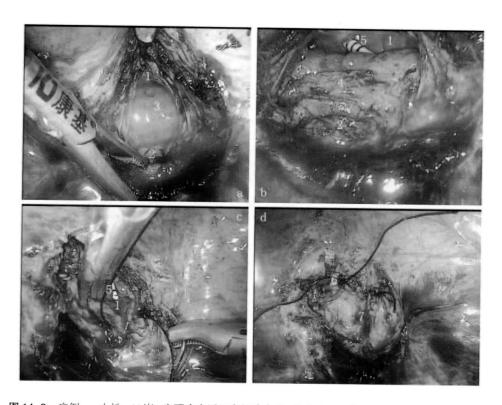

图 14-9　病例一，女性，44 岁，宫颈癌广泛子宫切除术后，放化疗后，膀胱阴道瘘。1：膀胱侧瘘口；2：阴道侧瘘口；3：膀胱侧瘘口与阴道侧瘘口间黏膜移行连接处（瘘管）；4：被分离的桥型结构；5：右侧输尿管导尿管；6：缝合后的膀胱侧瘘口；7：缝合后的阴道侧瘘口

尽管目前没有腹腔镜与开腹手术的随机对照试验研究，但我们知道腹腔镜手术的优点有视野暴露清晰、术中出血少、术后疼痛少、住院时间短、患者术后恢复快等；缺点包括对外科医生的经验和专业知识要求较高，需要专业的手术仪器操作室设备以及手术时间较长等。

4. 尿流改道

部分患者有肿瘤放疗史，膀胱容积常常因纤维化而严重受损，修补本身已经失去意义，或是尿道严重受损无法重建，因而需要进行尿流改道。尿流改道手术一般采取输尿管皮肤造口、经皮肾造瘘或肠代膀胱皮肤造瘘术。

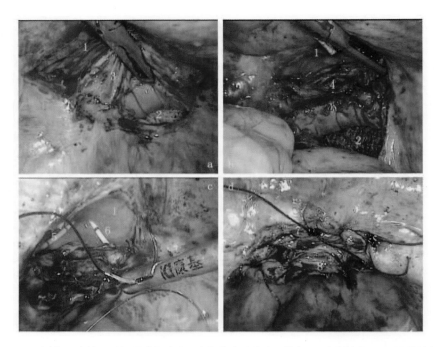

图14-10　病例二，女性，49岁，子宫肌瘤全子宫切除术后膀胱阴道瘘。1：膀胱侧瘘口；2：阴道侧瘘口；3：膀胱侧瘘口与阴道侧瘘口间黏膜移行连接处（瘘管）；4：被分离的瘘管；5：左侧输尿管导尿管；6：右侧输尿管导尿管；7：缝合后的膀胱侧瘘口；8：缝合后的阴道侧瘘口

（五）术中及术后关键点

最佳的泌尿生殖道瘘修补术应遵循以下几项基本原则。充分暴露瘘管，清创，去除失活和缺血的组织；处理原发病（如结石、结核、恶性肿瘤等），尽可能清除异物（如缝线、合成材料等）；仔细分离受累的两个器官间隙；游离足够组织，无张力缝合；按相应解剖层次逐层紧密缝合，避免错层关闭；多层缝合，缝线不要重叠；必要时，术中可使用带血管蒂的移植物；修复手术后应进行充分的尿路引流；预防和治疗感染（适当应用抗生素）；充分止血。如存在梗阻性病变，则应同时矫治。

术后常规留置导尿管2～4周（具体时间需根据术中情况决定），不建议长时间留置导尿管，因为长时间留置导尿管可能增加发生尿路感染和其他相关疾病的风险。若患者瘘口较大或术中缝合欠满意，建议同时留置膀胱造瘘管，以确保引流通畅。此外，术后需注意常规应用抗生素，保证营养和蛋白的摄入，以及保持导尿管或者膀胱造瘘管的通畅。若发现有堵塞情况，需及时疏通，必要时更换新的引流管。

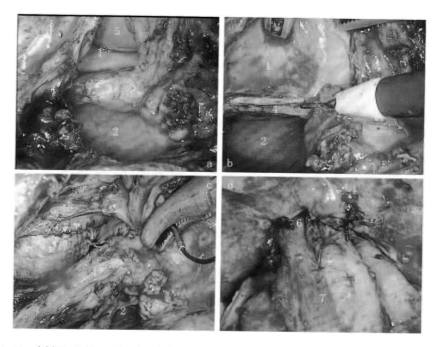

图 14-11　病例三，女性，33 岁，宫颈癌广泛全子宫切除术后，放化疗后，回肠代阴道，膀胱代阴道瘘，曾手术修补失败一次。1：膀胱侧瘘口；2：阴道侧瘘口；3：膀胱侧瘘口与阴道侧瘘口间黏膜移行连接处（瘘管）；4：被分离的瘘管结构；5：导尿管气囊；6：缝合后的膀胱侧瘘口；7：阴道侧瘘口与回肠再次吻合

三、新技术应用及展望

由于盆腔脏器位置的特殊性，开放手术显露困难，手术成功率不高而创伤较大，因此，医者一直在寻找更好的手术方式。1994 年，Nezhat 等首次报道了腹腔镜下膀胱阴道瘘修补术。此后，不断有学者报道腹腔镜膀胱阴道瘘修补术的成功经验。国内也有采用经膀胱腹腔镜技术修膀胱阴道瘘的成功报道。但由于该方法对术者的腹腔镜操作技术要求高，因此并未能得到广泛应用。

随着达芬奇机器人技术的不断成熟和进步，国外学者率先进行了研究。

Bragayrac 等报道，应用达芬奇机器人腹腔镜系统为 4 例膀胱阴道瘘患者实施了修补手术，手术中位时间为 117.5min，术中中位出血量约为 100mL，住院中位时间为 1.75d，留置尿管中位时间为 15.75d。国内学者也开始尝试用达芬奇机器人技术进行膀胱阴道瘘修补术，并初步取得了较好的疗效。机器人腹腔镜技术作为一种新型的技术，改进了传统腹腔镜技术，得到了很多泌尿外科专家的认可。机器人辅助腹腔镜下行膀胱阴道瘘修补具备以下优势：①精细解剖，高清三维视图，视野放大 12 倍，可以清晰、准确地进行组织定位和器械操作；②精准吻合，机械臂灵活、精确、可控，同时消除了腹腔镜下缝合产生的不必要颤动；③创伤更小，出血更少。

目前，达芬奇机器人辅助技术因投入费用高、系统缺乏触觉反馈技术等，所以在国内广泛推广还有很大的限制。但我们相信，随着该技术的进步，机器人辅助腹腔镜下膀胱阴道瘘修补术将成为治疗膀胱阴道瘘的有效手术方式。

第五节　预　防

一、妇科瘘的预防

在子宫切除时，仔细分离膀胱、子宫及宫颈，在关闭阴道穹窿时细致地缝合和钳夹，术中准确地判断和修补损伤的膀胱和输尿管，可以预防多数膀胱阴道瘘。故我们推荐：①术中若膀胱界限不清或疑有膀胱损伤，则可逆行充盈膀胱，以帮助确定膀胱界限，及以往手术粘连或下段子宫巨大肌瘤引起的周围组织扭曲或错位；②妇科瘘绝大多数发生在子宫切除术后（良性或恶性），在切除子宫时，建议运用筋膜内子宫切除的方法，膀胱宫颈间隙必须完全暴露出来，膀胱必须从前面和侧面完全松解开；③对于困难的盆腔手术，术前可考虑进行双侧输尿管置管，方便术中辨认输尿管；④术中一定要反复确定膀胱及输尿管有无损伤的可能。尽管缝合造成的组织坏死会导致瘘的发生，但仅缝线本身可能不会引起瘘的发生。1997 年，

Meeks 等在兔模型研究中发现，穿过阴道穹窿和膀胱的缝线与膀胱阴道瘘的发生无关。因此，术中反复检查和确认是必需的，膀胱阴道瘘的发生往往伴随着术中组织的锐性损伤。

二、产科瘘的预防

在发展中国家，每年有 50 万名妇女死于妊娠合并症，而每死亡一位就有 10 ～ 15 个永久损伤，且多为膀胱阴道瘘。预防策略可以是多个层面的：①增加产前检查和建立待产房，改善孕期监测，及确定一些不良情况及胎位不正；②训练后的助产士能在分娩时导尿，用产程图确定不正常的分娩。对产程延长不能经阴道分娩者，应及时进行剖宫分娩。

参考文献

Bragayrac LA, Azhar RA, Fernandez G, et al. Robotic repair of vesicovaginal fistulae with the transperitoneal-transvaginal approach: a case series [J]. Int Braz J Urol, 2014, 40(6): 810-815.

Coben BL, Gousse AE. Current techniques for vesicovaginal fistula repair: surgical pearls to optimize cure rate [J]. Curr Urol Rep, 2007, 8: 413-418.

Davits RJAM, Miranda SI. Conservative treatment of vesico-vaginal fistulas by bladder drainage alone [J]. Br J Urol, 1991, 68: 155-156.

Frajzyngier V, Li G, Larson E, et al. Development and comparison of prognostic scoring systems for surgical closure of genito- urinary fistula [J]. Am J Obstet Gynecol, 2013, 208(2): 112.e1-112.e11.

Frajzyngier V, Ruminjo J, Barone MA. Factors influencing urinary fistula repair outcomes in developing countries: a systematic review [J]. Am J Obstet Gynecol, 2012, 207(4): 248-258.

Goh JT, Howat P, de Costa C. Oestrogen therapy in the management of vesicovaginal fistula [J]. Aust N Z J Obstet Gynaecol, 2001, 41(3): 333-334.

Ibeanu OA, Chesson RR, Echols KT, et al. Urinary tract injury during hysterectomy based on universal cystoscopy [J]. Obstet Gynecol, 2009: 113-116.

Javali TD, Katti A, Nagaraj HK. A simplified laparoscopic approach to repair vesicovaginal fistula: the M.S. Ramaiah technique [J]. Urology, 2015, 85: 544-546.

Jiang C, Wang Y, Lv JW, et al. A modified transperitoneal laparpscppic approach combined with transvaginal access to repair complex vesicovaginal fistula: our technique and 7-year experience [J]. Int J Clin Exp Med, 2016, 9(2): 1756-1763.

Mahapatra PD, Bhattacharyya P. Laparoscopic intraperitoneal repair of high-up urinary bladder fistula: a review of 12 cases [J]. Int Urogynecol J Pelvic Floor Dysfunct, 2007, 18(6): 635-639.

Mark DW, Mickey MK. Urogynecology and Reconstructive Pelvic Surgery [M]. 4th Ed. London, UK: Elsevier, 2015.

Meeks GR, Sams JO, Field KW, et al. Formation of vesicovaginal fistula: the role of suture placement into the bladder during closure of the vaginal cuff after transabdominal hysterectomy [J]. Am J Obstet Gynecol, 1997, 177(6): 1298-1303.

Miklos JR, Moore RD. Failed omental flap vesicovaginal fistula repair subsequently repaired laparoscopically without an omental flap [J]. Female Pelvic Med Reconstr Surg, 2012, 18: 372-373.

Miklos JR, Moore RD. Laparoscopic extravesicalvesico vaginal fistula repair: our technique and 15-year experience [J]. Int Urogynecol J, 2015, 26: 441-446.

Miklos JR, Moore RD. Vesicovaginal fistula failing multiple surgical attempts salvaged laparoscopically without an interposition omental flap [J]. J Minim Invasive Gynecol, 2012, 19: 794-797.

Morita T, Tokue A. Successful endoscopic closure of radiation induced vesico-vaginal fistula with fibrin glue and bovine collagen [J]. J Urol, 1999, 162(5): 1689.

Muleta M, Rasmussen S, Kiserud T. Obstetric fistula in 14,928 Ethiopian women [J]. Acta Obstet Gynecol Scand, 2010, 89(7): 945-951.

Nardos R, Menber B, Browning A. Outcome of obstetric fistula repair after 10-day versus 14-day Foley catheterization [J]. Int J Gynaecol Obstet, 2012, 118(1): 21-23.

Nezhat CH, Nezhat F, Nezhat C, et al. Laparoscopic repair of a vesico-vaginal fistula: a case report [J]. Obstet Gynecol, 1994, 83: 899-901.

O'Conor VJ Jr, Sokol JK, Bulkley GJ, et al. Suprapubic closure of vesicovaginal fistula [J]. J Urol, 1973, 109: 515-554.

O'Conor VJ. Repair of vesicovaginal fistula with associated urethral loss [J]. Surg Gynecol Obstet, 1978, 146(2): 251-253.

O'Conor VJ. Review of experience with vesico-vaginal fistula repair [J]. J Urol, 1980, 123(3): 367-369.

Puntambekar SP, Desai R, Galagali A, et al. Laparoscopic transvesical approach for vesicovaginal fistula repair [J]. J Minim Invasive Gynecol, 2013, 20(3): 334.

Shaker H, Saafan A, Yassin M, et al. Obstetric vesicovaginal fistula repair: should we trim the fistula edges? A randomized prospective study [J]. Neurourol Urodyn, 2011, 30(3): 302-305.

Singh V, Sinha RJ, Mehrotra S, et al. Transperitoneal transvesical laparoscopic repair of vesicovaginal fistulae: experience of a tertiary care centre in northern India [J]. Curr Urol, 2013,

7(2): 75-82.

Sjøveian S, Vangen S, Mukwege D, et al. Surgical outcome of obstet ric fistula: a retrospective analysis of 595 patients [J]. Acta Obstet Gynecol Scand, 2011, 90(7): 753-760.

Wadie BS, Kamal MM. Repair of vesicovaginal fistula: single-centre experience and analysis of outcome predictors [J]. Arab J Urol, 2011, 9(2): 135-138.

Zambon JP, Batezini NSS, Pinto ERS, et al. Do we need new surgical techniques to repair vesicovaginal fistulas? [J]. Int Urogynecol, 2010, 21(3): 337-342.

沈宏. 经阴道途径膀胱阴道瘘修补术 [J]. 中国医师杂志, 2017, 3(19): 329-331.

（蒋　晨　吕坚伟）

第十五章　女性会阴部疼痛

第一节　定义及流行病学

女性会阴痛是指无器质性病变的、病因不明的阴道口、阴蒂根部、阴唇、尿道口及其周围组织剧烈疼痛的一组症候群，也是一种病因不清、无明确诊断、严重影响生活质量、治疗困难的慢性顽固性痛症。该病可造成患者器官功能失调，生活质量受损。临床上，会阴痛常以女性多见，男女比例约为 1：3～1：2，好发于中年人，常见于 40～60 岁患者，病程以 1 年以上的慢性者为多。但病因与临床表现的多样性增加了这种疾病的复杂性，且此部位的疼痛令患者难以启齿，限制了患者与医生讨论自己的症状，临床医生往往不能足够了解这些疼痛，导致诊断与治疗困难。因此，该病的治疗效果很难达到预期，这对医生也是挑战。近年来，各学科亚专科快速发展，特别是疼痛科迅速发展，也为会阴痛的治疗提供了一个多学科诊治的平台。

第二节　病因及发病机制

一、病　因

目前，会阴痛的病因仍然不清楚，也没有明确的证据证明某些固定因素与会阴痛的发病存在因果关系。可能的发病因素包括会阴部的慢性病史、会阴部手术史、解剖相关的原因及心理疾病等。会阴区疼痛的患者往往涉及多个不同的专科和亚专科，包括泌尿外科、妇科、胃肠外科、肛肠外科和内科等。而且，尽管做了广泛的评估检查，但大部分病例仍然没有找到明确的病因。很多患者长期受这种慢性疼痛的折磨，情绪低落。

（一）既往会阴部的慢性病史

会阴痛患者有相当一部分既往有会阴部的慢性病史。可能的病因有良性原因，如慢性前列腺炎、慢性直肠炎、慢性泌尿系统感染、膀胱炎、肛周脓肿、肛瘘、尿失禁及便秘等，也有恶性原因，如前列腺癌、盆腔脏器的癌症等。慢性肛门痛通常由以下共同的原因及可检测的组织病变造成，包括肛周脓肿、肛瘘、痔疮、肛裂或肛门直肠肿瘤等。

（二）会阴部手术史

常见的造成会阴痛的会阴部手术有妇产科手术（产科会阴部侧切、会阴部外伤、阴道脱垂重建术、子宫全切除术等）和肛肠外科手术（肛瘘切除术、痔疮结扎手术等）。

（三）解剖相关的原因

1. 阴部神经压卡

有报告称阴部神经卡压是难治性会阴痛的常见原因。慢性、难治性、致残性会阴痛可能由阴部神经压卡导致。阴部神经由 $S_2 \sim S_4$ 骶神经前支形成，经梨状肌下孔出盆腔到臀部，绕跨坐骨棘，穿过坐骨小孔到坐骨直肠窝，前行于阴部神经管，在那里分成前后 3 个分支，即阴蒂（阴茎）背神经支、会阴神经支、肛神经支（见图 15-1）。整个坐骨棘范围是阴部神经很可能受压的区域。阴部神经腹侧可以被骶棘韧带卡压，背侧可以被骶结节韧带卡压。同样地，卡压可以发生在骶结节韧带的镰行区、阴部神经管、闭孔筋膜处以及梨状肌区域。

2. 脊柱相关性疾病

骶管囊肿也许是会阴痛的常见病因。自 1938 年 Tarlovin 在尸体解剖中发现并报道了骶管囊肿这一病变后，许多作者相继描述了不同类型的腰骶区囊肿。有学者提出，Tarlovin 囊肿是神经根周围囊肿、神经根周围蛛网膜憩室、脑膜囊肿、脊髓硬脊膜囊肿或疝、蛛网膜袋形成的总称（见图 15-2）。Tarlovin 囊肿好发于腰骶尾部脊椎椎管内，单侧多见，常多发，大多数无症状，可发生于任何年龄段。也有文献报道称，女性腰椎间盘突出症患者经反复妇科或泌尿外科检查，实验室检查和盆腔 B 超检查等，均未发现异常，排除了妇科疾病、泌尿系统疾病。该组患者均以会阴痛为临床表现，且有腰腿疼痛，增加腹压使会阴痛加重等典型的腰椎间盘突出症状。该组患者经 CT 扫描均可发现 L_5/S_1 椎间盘非游离型突出 3～5mm 不等。因此，腰椎间盘突出也可能是会阴痛的一大病因。

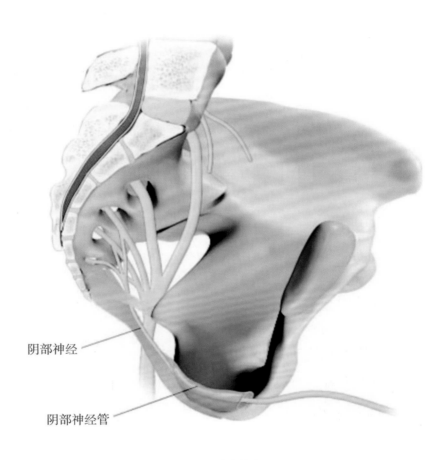

阴部神经

阴部神经管

图 15-1　阴部神经解剖走行

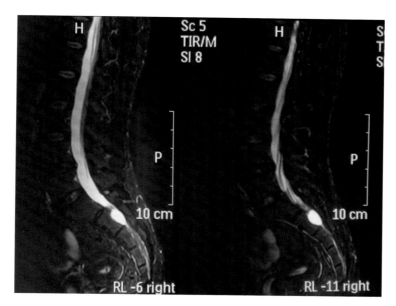

图 15-2　骶管囊肿的磁共振显影

（四）心理因素

心理因素在复杂慢性会阴痛患者中的作用越来越受到临床医生的关注。据报道，经历过精神和肉体虐待的人，更容易患上慢性会阴痛。也有很多研究表明，性虐待与女性慢性盆底痛有关系。慢性会阴痛是盆底疾病的一种极端的表现方式，但盆底疾病的治疗方式对会阴痛的缓解通常是无效的。很多病例在临床的病因分析中，综合考虑妇产科、泌尿外科、肛肠外科，都很难揭示其明确病因。潜在的结构异常虽然被考虑过，但少有客观证据。因此，会阴痛常被认为是心理疾病的表现。

（五）自发性

会阴痛的起源及病理生理机制不明，造成临床评估与治疗困难，这就是所谓的慢性自发性会阴痛。

（六）可导致阴部疼痛的其他疾病

1. 巴氏腺堵塞

假若发现无论怎样治疗，性生活时阴道外 1/3 都会出现摩擦烧灼感，刺痛不已，性生活后阴道口肿胀，那就要考虑巴氏腺（阴道口分泌润滑液的腺体）阻塞的问题。巴氏腺与输卵管一样，是可以通过手术疏通的（见图 15-3）。

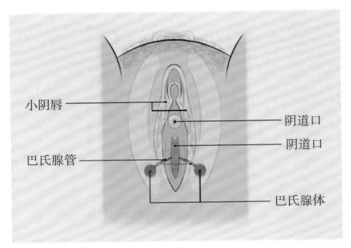

图 15-3 巴氏腺的解剖

2. 真菌感染

真菌感染是诱发"慢性阴部疼痛"的一个重要因素。洗会阴部的毛巾和脸盆，未跟洗脚用的毛巾和脚盆分开，是导致阴部真菌感染的一个重要原因。据权威数据统计，全球约有30%～40%的人曾经患过足部真菌感染。但是很多人忽略了由"脚气真菌→脚盆→毛巾→阴部感染"的传染链，甚至出现一边给阴部消炎，一边反复感染、反复肿胀疼痛的怪现象。

3. 草酸尿

有一些女性因为身体对食物中的草酸代谢不好，导致草酸盐在尿液中沉积下来，形成草尿酸，且在达到一定浓度后，排尿时，草酸盐就会刺激外阴处的皮肤，引起阴部疼痛，这在尿液浑浊的女性中最常见。外阴的皮肤较薄，且该处毛细血管极其丰富，容易受到草酸盐的侵蚀。在这种情况下，有必要进食低草酸类的蔬果来预防外阴痛。

二、发病机制

会阴痛的病因不是很明确，因此其病理生理机制也不是很清楚。其可能的原因是整个区域包括不同的、混合的躯体组织结构、内脏与自主神经病变，可以影响膀胱和控制肠道功能，以及炎症、自身免疫、免疫系统功能失调、排尿功能障碍和盆底肌肉紧张等多种因素可能参与其机制。对于那些创伤及术后疼痛的患者，创伤发生后中枢神经系统的传导通路重塑也可能是产生疼痛的机制之一。会阴区是躯体高度特化的一个区域，具有多种生物学功能（包括排便、排尿、性交和生殖）。这么多功能的实现需要神经系统的精确控制（见图15-4）。相比于躯体其他部位，对会阴区域的神经解剖、神经生理和神经药理学的研究还相当少。

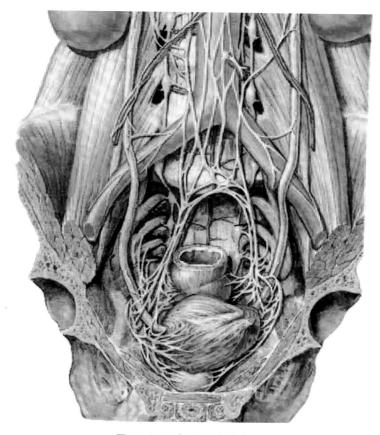

图 15-4 下腹下丛神经分布

1999 年，Burnett 和 Wesselmann 等完整概述了骨盆底的神经生物学。简而言之，躯体神经系统和自主神经系统均支配骨盆底。自主神经系统又分成交感和副交感神经系统两个部分。盆底感觉主要经副交感纤维传导，一小部分经胸腰交感纤维传入。睾丸和附睾的感觉主要由胸腹交感传入。会阴区的躯体传入传出纤维来源于骶髓 $S_2 \sim S_4$ 节段水平。来源于脊髓的骶神经根组成了骶丛。阴部神经从骶丛发出，阴部神经也接受骶尾交感干神经节发出的节后轴突。阴部神经沿坐骨直肠窝的侧壁，骶棘韧带背侧，靠阴部内血管的内侧走行，发出第一个分支为阴茎（阴蒂）脊神经，剩下的阴部神经纤维发出靠内侧的纤维支配肛管，背侧纤维到尿道括约肌，背外侧纤维到会阴前部肌肉。支配会阴后部肌肉的神经主要起源于脊髓 S_4 节段。起源于尾丛 $S_4 \sim S_5$ 神经根的分支发出纤维支配会阴、肛周、阴囊（阴唇）的皮肤。负责会阴区感觉的神经递质为神经肽。多个神经肽与盆底传入通路相关。大部分证据证明，P 物质和降钙素基因相关肽是这些感觉神经元释放的主要化学递质。

第三节　诊　断

一、临床表现及分类

（一）临床表现

会阴痛为阴部持续性灼痛，表现为自发性、阵发性跳痛，刀割样刺痛，电击样痛或无法形容的不能忍受的异样疼痛。疼痛部位包括尿道、阴唇、阴道、肛周及膀胱等。患者常有会阴部慢性疾病史，包括慢性泌尿系统感染、膀胱炎、肛周脓肿、慢性肛瘘、尿失禁及慢性便秘等。曾有类似"外阴灼痛"的诊断，但这并不能包括该症的所有临床症状。会阴痛的诊断标准：①有会阴神经分布区的疼痛；②排除妇产科、泌尿外科、肛肠科、身心障碍科等相关科的疾病；③经其他科室治疗多无效；④诊断性会阴部神经阻滞治疗有效。

到目前为止，全球对会阴痛还没有公认的、明确统一的定义与名称。现临床上常用的定义和名称如下。

（1）会阴痛综合征：为无器质性病变，是病因不明的阴道口、阴蒂根部、阴唇、尿道口及其周围组织剧烈疼痛的一组综合征，即一种病因不清楚、无明确诊断、严重影响生活质量且治疗困难的慢性顽固性疼痛。

（2）慢性会阴痛（Chronic perineal pain，CPP）：是应用最广的名称。慢性自发性会阴痛（Chronic idio-pathic perineal pain）特指那些病因与临床表现都不能被明确定义的会阴痛。

（3）阴道/会阴痛（Vaginal/perineal pain）：常见于产科外伤后及阴道脱垂等手术后，对性功能与生活质量有很大的影响。

（4）交感型会阴痛（Sympathetically mediated perineal pain，SMPP）：是会阴痛中缺乏明确定位的类型，该症患者常伴有会阴部的烧灼感与紧迫感。

（二）分　类

1. 外阴痛

1984 年，外阴疾病国际研究学会（International Society for the Study of Vulvar Disease Task Force）将外阴痛定义为慢性外阴部位不适，患者主诉外阴区域烧灼样、针刺样的感觉。外阴痛包括外阴皮肤病、周期性外阴阴道炎、外阴前庭炎、外阴乳头状瘤病以及外阴区感觉迟钝等多个亚型（组）。

外阴痛的发病率和患病率尚不清楚。对最近一个性功能障碍调查（National Health and Social Life Survey）中得出的数据进行分析，18 ～ 59 岁的美国女性有 16% 经历过性交痛。通过对上述不同年龄组进行数据分析发现，18 ～ 29 岁年龄段女性发生性交疼痛的比例较高，该调查未对疼痛的部位和原因加以分析。认识外阴痛的各种亚型很有必要，因为治疗依赖于正确的诊断。

在诊断外阴痛之前，先要治疗外阴区域的慢性感染。有多种生殖器部位的感染是造成慢性会阴痛的常见病因。妇科或皮肤科医生需要对外阴、阴道的感染进行彻底的检查。

外阴皮肤病是慢性外阴痛的常见病因。对有外阴痛表现的患者进行的前瞻性研究表明，大部分患者患有皮质激素反应性皮肤病。与大部分外阴痛的其他亚类不同的是，外阴皮肤病有发红、水泡、糜烂等通过体检可以查到的体征。对专科医生来说，若在给患者做检查时可以看到这些体征，则提示需要对患者进行广泛的疼痛病因评估。对这些体征的鉴别诊断很复杂，既有局部病变，也有全身性因素。炎症性皮肤病、慢性接触性皮炎、扁平苔藓、硬化性苔藓、单纯慢性苔藓、脂溢性皮炎、牛皮癣、疱疹病毒感染以及全身性自身免疫病（如贝赫切特病和系统性红斑狼疮等）的诊断通常需要对外阴做活检。外阴和阴道发红、糜烂也可以发生于糖尿病患者，但糖尿病患者通常表现为阴道瘙痒而没有疼痛。

周期性外阴阴道炎的特征性表现为阵发性的外阴疼痛，通常发生在性交后（疼痛往往在第 2 天最剧烈）或者月经周期的黄体期。有报道称，激素水平的变化可造成该周期性症状，如开始或停止口服避孕药物、妊娠期等。周期性外阴阴道炎可能是由多因素造成的。目前，考虑有多个可能的因素，如对念珠菌抗原过敏、免疫球蛋白 A 缺陷、阴道内环境的周期性改变等。如果病原菌培养证实有念珠菌，那么坚持长期局部或全身的抗霉菌治疗通常是有效的。

外阴前庭炎以性交困难为特征。当塞入棉球时，疼痛部位在阴道入口，在穿裤子、骑车、骑马时均可感觉到疼痛。查体往往可见前庭红斑。这种类型的外阴痛在查体时有典型的阴道前庭部位剧烈触痛。患者通常可以自己在阴道入口处指出一个特别疼痛的点。Kelly 在 1928 年首先描述了对伴有性交困难的前庭红斑的临床观察，位于处女膜环部黏膜处的深红色斑点极度敏感，是造成性交困难的原因，由于触痛明显，往往使阴道检查不能顺利进行。阴阜（Caruncle）部位发炎，伴或不伴这些斑点，通常会使阴道入口难以进入。早期的研究认为，长期感染是外阴前庭炎的病因，但组织学和分子生物学研究不支持该学说。大约 50% 的有临床外阴前庭炎症状的患者，最终症状可以自行缓解。

原发性外阴痛原先特指没有明确继发病因的慢性外阴部位疼痛。随后发现，皮肤神经痛的治疗方法对部分患者有效，因此更合适用感觉迟钝来替代原发性外阴痛的称谓。感觉迟钝性外阴痛患者多见于围绝经期和绝经后期的妇女。外阴前庭炎的疼痛局限于外阴前庭部位，疼痛可以触发；而感觉迟钝性外阴痛患者表现为弥散的、持续的外阴区域痛觉过敏，通常扩散到整个会阴区域。这些患者较少主诉性交困难。部分患者同时有外阴前庭炎和感觉迟钝性外阴痛的特点。有学者把这种复合症状描述为"前庭痛"。有假说认为，感觉迟钝性外阴痛的患者，外阴痛觉增敏源于神经性疼痛综合征，可能由阴部神经介导。为了支持该假说，Sonni 等研究发现，感觉迟钝性外阴痛的妇女对酸性溶液的疼痛阈值降低，应用于其他神经性疼痛的药物对很多患者同样有效。然而，目前还缺少临床随机对照研究，因此需要进行进一步的临床研究。

2. 阴蒂痛

与过去 15 年来关于外阴痛的大量研究相比，对阴蒂痛的报道还很少。在临床实践中，阴蒂痛偶尔发生于感觉迟钝性外阴痛的妇女。如果疼痛扩展至整个会阴区域，往往呈持续性（烧灼感、针刺感），在机械刺激（如紧身衣、性接触等情况）下加剧。曾有报道认为，慢性阴蒂痛是女性阴蒂包皮环切术的并发症。

3. 产后会阴痛

产后会阴痛是会阴痛的重要组成部分。产后会阴痛可以影响产后的日常生活，包括睡眠、排尿、排便、照顾新生儿等，严重的产后会阴痛可以持续很长时间，甚至可以引起产后抑郁症。产后会阴痛与会阴部的创伤程度密切相关。会阴部创伤通常包括侧切，1 度和 2 度撕裂以及 3 度和 4 度撕裂（见图 15-5 和图 15-6）。观察发现，分娩过程中的产科操作，包括侧切、产钳、胎头吸引、腹部加压方式、是否选择分娩镇痛、会阴伤口缝合方式及缝合材料均可影响会阴部的创伤程度。此外，母体因素，包括产次、种族、年龄、BMI、母体增重和胎儿情况（包括胎儿体重及胎方位），也在一定程度上影响分娩过程中的产科干预措施，从而影响产后的会阴部创伤和疼痛情况。

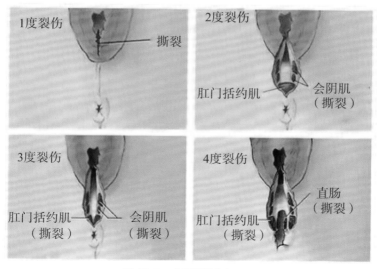

图 15-5　会阴撕裂分级

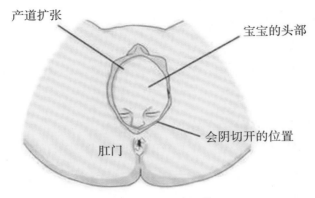

产道扩张

宝宝的头部

会阴切开的位置

肛门

图 15-6 会阴侧切位置

4. 尿道综合征

很多妇女因为排尿痛找泌尿外科、妇科医生和家庭医生就诊，但往往没有器质性疾病的证据，而且尿培养往往为阴性。Gallagher 等在 1965 年用尿道综合征来说明这个问题。据估计，在美国每年有 500 万人次因为尿道综合征至诊所或医院就诊。尿道综合征是一类疾病，以尿频、尿急、排尿困难为特点，有时伴耻骨上区和背部的疼痛以及尿潴留，而没有客观异常表现。典型尿道综合征发生于妇女的生育期，也可发生于儿童和男性。与其他伴有非恶性疼痛的慢性会阴综合征不同，这些患者有很大比例可以自行缓解。

关于尿道综合征的病因，有多个不同的理论，不过很多缺乏证据。曾经认为尿道综合征与尿路梗阻有关，因此采用外科手术可以治疗。不过，很少有尿路梗阻的解剖学证据。虽然有报道称，旨在解除尿路梗阻的手术对尿道综合征有良好的疗效，但尚缺乏长期的术后随访资料。这些外科治疗方法有发生尿失禁的风险，疗效通常不确切且往往是暂时的。迄今为止，还没有关于炎症或感染造成尿道综合征的证据，需要通过分子生物学方法，采用随机对照研究，来进一步证实隐性感染是否与慢性疼痛综合征有关。

在诊断前必须完整分析病史，因为尿道综合征的症状需要与很多泌尿系统疾病进行鉴别，如尿路感染、肿瘤、结石、间质性膀胱炎等。尿道综合征是一个排除性诊断。泌尿系统检查包括尿常规检查、尿培养、脱落细胞学分析、放射学检查、尿动力学检查及膀胱镜检查等。同时需要排除影

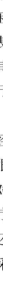

盆底功能障碍性疾病／诊治与康复——泌尿分册

响泌尿生殖系统神经支配的全身性疾病，如多发性硬化、胶原病、糖尿病等。对女性患者需要进行妇科检查，以排除妇科病因造成的泌尿系统症状。与其他慢性疼痛综合征一样，在多学科会诊时，心理科医生亦需要介入以排除心理因素造成的影响，同时评估慢性疼痛造成的抑郁症状的严重程度。

5. 尾骨痛

尾骨痛是指局限于尾骨的疼痛，是一种常见的会阴区疼痛综合征。Sienpion首先采用尾骨痛来描述特征性的尾骨区触痛和疼痛的慢性疼痛综合征，且坐位时加重。这种慢性疼痛综合征更常见于妇女和虚弱的老年人。部分患者有尾骨部位外伤史，往往是坐姿摔倒或者产伤。慢性尾骨创伤可能是由不良的坐姿持续压迫尾骨造成的。查体往往有尾骨触痛，因为腰骶椎、骶骨、肛门、直肠、盆腔、泌尿生殖道的疼痛常放射到尾骨。因此，详细的病史询问是非常重要的，并应询问可能的病因，如有无肛裂、痔、肛肠或妇科感染以及罕见病因，如占位病变（肿瘤）等。与其他会阴区疼痛一样，很多患者在彻底检查之后仍无法明确病因。

6. 直肠痛

直肠-肛管部位的疼痛可以是持续性的肛部痛，抑或是阵发性的痉挛性肛部痛。肛部痛可以由肛门和直肠的局部病变所致，也可以是来源于泌尿生殖道和脊髓腰骶段的牵涉痛。对直肠痛患者需要详细查体，检查分析诊断。因为肛部痛不同于其他会阴区疼痛，它的病因往往较明确。有报道称，24%患者的难治性肛部痛与阴部神经痛有关，使用治疗神经性疼痛的药物有良好的疗效。用局部麻醉药物诊断性阻滞阴部神经可以评估阴部神经在肛部痛中所起的作用。慢性特发性肛门痛被认为与异常肛肠直肠压力有关，可能是由肛门外括约肌功能障碍造成的。在这类患者中，采取生物反馈训练可以收到效果。

痉挛性肛部痛的特征性表现为肛门内括约肌和肛直肠环区域突发、短暂、剧烈的疼痛。有报道称，痉挛性肛部痛的发生率为14%，而在有胃肠道疾病患者中的发生率高达33%。家族性的痉挛性肛部痛可见于报道，故对家族史的采集非常重要。造成痉挛性肛部痛的直接原因应该是肌肉痉挛，但这类综合征的病因依然不清，所有研究均发现患者有胃肠道平滑肌的功能障碍。与持续性肛门痛的患者不同，大部分痉挛性肛部痛患者查体正常，常见的肛肠疾病（如肛裂、痔等）似乎与阵发性疼痛症状无关。

7. 广泛的会阴痛

会阴痛可以局限于会阴的特定区域。而在某些病例中，会阴疼痛综合征起病时局限于特定部位，而后逐渐扩展到整个会阴区域，疼痛程度逐渐加重，这属于慢性广泛性会阴疼痛综合征。其鉴别诊断很复杂，要排除来自胃肠道、泌尿系统和神经系统的病因，还要考虑与疼痛相关的外周神经病（如糖尿病、AIDS等）。法国学者研究发现，在因会阴痛至疼痛门诊就诊的患者中，91%可以诊断为阴部神经卡压综合征。

8. 慢性会阴痛的心理学改变

对于长期慢性会阴痛患者，与其他慢性疼痛综合征患者一样，在没有明显器质性病变的情况下，需要考虑心理因素的存在。但这样的研究多数忽略了心理变化是发生于疼痛之前还是疼痛造成的结果的问题。当慢性疼痛综合征患者表现为抑郁时，心理学检查就很有必要了，其关键是要明确患者在疼痛出现之前有无抑郁症状；在疼痛得到有效治疗后，患者的抑郁症状是否恢复正常。

治疗慢性会阴痛的医务人员必须认识到患者对自己的疼痛往往羞于启齿，而且他们更不希望自己是因为心理因素才造成的慢性疼痛表现，或者说是癔症。他们也害怕性生活受到影响，因为疼痛直接影响生殖器或者疼痛区域靠近生殖器，这会使患者感觉孤立。Klonoff等证实，在让患者评估疼痛程度时，他们对会阴生殖器部位疼痛程度的描述往往大于胸部、腹部、头部和口腔部位的疼痛。而且患者最不愿意讲述生殖器部位的疼痛，这比其他部位的疼痛更让他们感觉焦虑、抑郁和尴尬，所以心理因素评估必不可少。

二、体格检查

详细询问病史。不同病因、不同会阴部位的疼痛有其相应的特点。通过详细询问病史，可以对疾病诊断有一个最初的印象，以及在交流过程中与患者建立值得信赖的医患关系和判断患者的心理状态。以下几个问题是问诊方面的一个提纲：①什么时候开始疼痛的，疼痛是如何发作的，有什么诱因；②使疼痛加重或缓解的因素是什么；③疼痛是否与月经周期有关；④是否有性交痛；⑤疼痛一旦开始，是否有扩散或放射；⑥是否留意到疼痛与皮肤（疼痛、瘙痒、烧灼感）及肌肉关节有关；⑦疼痛是否与排尿相关（尿频，憋尿时疼痛，夜尿增多，尿道口痛）；⑧是否有便秘、腹泻或其他与肠道相关的症状；⑨疼痛是否引起情绪异常，如焦虑或抑郁；⑩自己曾采取过什么措施来缓解疼痛，哪些有效，哪些没效；⑪曾经采取什么治疗方法，是否有效；⑫以前用过什么药物，现在用什么药物治疗；⑬您认为疼痛的原因是什么；⑭对于疼痛，您最关注什么。

取膀胱截石位进行外生殖器检查。特别对于有外阴、阴道疼痛以及性交痛的患者，检查时注意皮肤有无捏痛，及前庭部位的疼痛和压痛；行棉签及牙签试验（见图15-7）来判断是否有阴部神经痛的相关体征。注意阴道检查时用单指检查，通过肌肉的收缩舒张对手指的压力来感知会阴部肌肉和肛提肌的强度及张力，判断是否有盆底肌肉的疼痛触发点；触摸阴道前壁，感知尿道和膀胱基底部是否有压痛和憋尿感，阴道前壁的压痛和憋尿感是间质性膀胱炎的特征之一。而后，按压阴部神经管，看是否能诱发疼痛，来判断患者是否有阴部神经痛。最后，进行窥器检查及双合诊盆腔检查，了解有无宫颈摆痛及举痛，宫骶韧带是否增粗，子宫后壁、阴道后穹隆有无触痛结节，是否有肿物，及盆腔器官活动度如何。

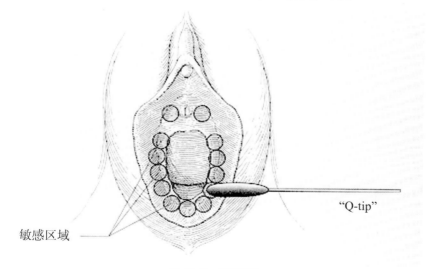

敏感区域

"Q-tip"

图 15-7　棉签试验

三、辅助检查

对会阴痛的诊断较为困难。因为缺少阳性体征及实验室指标，因此需请有关科室会诊，反复检查，并应与子宫内膜异位症、盆腔静脉瘀血综合征、慢性盆腔炎、残留卵巢综合征，及盆底筋膜、内收肌群耻骨附着处炎性病变等疾病加以鉴别。对阴部神经痛的诊断还要通过尿培养检查排除阴道炎及尿路感染。MRI 检查能细致地显示阴部神经的走行，也可用于排除骨盆的其他器官损伤。通过 MRI 检查，可以看到在 Alcock 管或坐骨棘水平阴部神经血管束的不对称肿胀、变形或高信号。

四、临床诊断

对阴部神经痛的诊断常为排除性诊断，即在排除其他原因引起的相同症状后可提示该诊断。南斯标准（the Nantes criteria）于 2008 年发布，是一个关于"阴部神经痛"的临床诊断标准。其重要的诊断标准有如下 5 条：①疼痛分布于阴部神经的支配区；②疼痛于坐位时进一步恶化；③患者夜间不会被痛醒；④体格检查没有感觉缺失；⑤阴部神经阻滞可以改善疼痛。另外，又补充以下几条诊断特点：①疼痛特征为烧灼样、电击样疼痛或跳痛；②痛觉超敏或痛觉过敏；③直肠或阴道异样感；④疼痛日益恶化；⑤单侧发作；⑥阴道或直肠检查坐骨棘压痛；⑦未经产妇女的神经电生理异常。

排除诊断如下：①疼痛局限在尾部、臀部、耻骨及下腹部；②瘙痒；③阵痛；④影像学检查（如 CT、MRI）异常。

阴部神经痛患者的临床检查通常是正常的，如果存在感觉的缺失，则提示骶神经根尤其马尾神经或骶神经丛受损，这些神经损伤有时不引起疼痛，而仅表现为感觉的缺失。通过 CT、MRI 等辅助检查，可排除脏器的损伤和腰椎水平的神经压迫原因（如马尾综合征、骶髂关节功能失调等）。神经生理试验（如运动潜伏期试验、肌电图描记法）可作为补充诊断检查。若神经反应速度慢于正常神经，则常提示有神经的损伤，但是此试验没有特异性。目前，对传导疼痛的感觉神经尚无最佳的检测办法。

第四节 治 疗

明确诊断后的精准治疗是最佳的治疗。对于会阴痛，诊断性和经验性治疗在临床中往往为其选择之一。在经抗炎、雌激素、止痛药、针灸、理疗等对症治疗无效后，可采取如下综合治疗措施。

一、非手术治疗

（一）心理学干预

心理治疗应为首要的治疗措施。医护人员应从关心、有耐心、鼓励其增强信心入手，对患者进行心理疏导工作；请身心科（心理科）专业医生共同施治。中药辨证施治可增强疗效。

（二）药物治疗

三环类药物不仅有抗抑郁、抗焦虑作用，而且还有一定的镇痛作用。对会阴痛患者，常常可以选择阿米替林、多虑平等，这些药物均有一定的疗效。阿米替林（Amitriptyline）从 25mg/次，2 次 /d 开始；对用药 1 周后效果不佳者可增为 3 次 /d。有学者的治疗经验为，给予普瑞巴林口服 75mg，初始剂量为 2 次，然后进行滴定，如果可以耐受，每日最大剂量可至 600mg。另外，在会阴区域局部外用一些药物，可能也有一定的镇痛作用。最近有研究指出，利用外用阿米替林 - 氯胺酮复合凝胶治疗会阴区域难治性疼痛，54%（7/13）患者的疼痛症状可以明显缓解。

（三）其他疗法

其他疗法包括物理疗法（如局部激光照射治疗、局部温水浴治疗等）和中医中药疗法。

（四）神经阻滞疗法

神经阻滞疗法是常选的治疗措施，根据疼痛部位与其支配神经，选用不同的治疗方法。

1. 骶管阻滞术

骶管是椎管的终末部位，在骶裂孔处前后扁平，左右宽度平均为17mm，矢径约为6mm，成年人骶管容量约为25～30mL。骶管阻滞术适用于会阴部、腹股沟部弥漫性疼痛，亦是常规采用的阻滞术。在治疗疼痛时，给予局麻药物，每周2次，每次注射15～30mL，直接阻断伤害刺激向中枢传导，产生即时止痛的作用。在一项关于治疗女性外阴痛的队列研究中，与安慰剂组对照，用包括骶管阻滞在内的各种神经阻滞取得了良好的镇痛效果。在临床工作中，虽然连续骶管阻滞对会阴痛有显著的疗效，但还需随访其长期效果。

2. 阴部神经阻滞术

阴部神经阻滞术为首选的阻滞术之一，适用于阴蒂、阴道口、小阴唇痛觉过敏、肛门坠感者，骶管阻滞效果不完全或疗效维持时间不超过24h者。在超声引导下行阴部神经阻滞更加精确、可视和微创。阴部神经阻滞以单侧为主，必要时可行双侧阻滞，单侧阻滞用药为15～20mL，双侧阻滞用药总量不超过25～30mL。阴部神经阻滞治疗后疼痛缓解可作为诊断的依据之一，但阴性结果并不能排除会阴痛。在一项涉及26例行阴部神经阻滞的女性患者的研究中，有16例（62%）患者疼痛得到了缓解。另一项阴部神经末梢阻滞的对照试验证实，阴部神经阻滞可以有效地缓解会阴痛。Takano观察了68例肛门痛患者，并进行了局部的阴部神经阻滞治疗，65%患者的疼痛得到了缓解。

3. 下腹下神经丛阻滞

下腹下神经丛支配盆腔内脏器官，是两侧腹和腰交感神经链的延续。1990年，Plancane首次描述了下腹下神经丛阻滞。下腹下神经丛阻滞对会阴痛及盆腔晚期癌痛患者有一定的治疗作用。对下腹下神经丛可采取分次阻滞，亦可采取连续置管阻滞治疗，且后者的疗效更确切、稳定、持久。同时，在局麻药物中加入一定剂量的非甾体抗炎药物，可获得更长时间的疼痛缓解。非甾体抗炎药物有减轻炎症、扩大神经活动空间的作用。神经阻滞的机制在于阻断痛觉信号的传导通路，抑制疼痛的恶性循环，改善血液供应，发挥抗菌消炎作用。另外，如阻滞效果尚佳，可行下腹下神经丛的毁损。

4. 射频热凝术

射频热凝术是利用温度，选择性毁损感觉神经纤维中较细小、对热耐受性差的 A 纤维和 C 纤维，而不影响本体感觉和运动。将射频热凝术用于治疗三叉神经痛、脊柱源性疼痛的观点已经得到了广泛的认可。目前，射频热凝术在会阴痛中的治疗应用逐步增多（见图 15-8）。2009 年，Stav 等应用脉冲射频成功地治疗了 1 例阴部神经痛一年半的女性患者，他们在阴部神经阻滞有效的前提下，于左侧阴部神经进行了 42℃、120s 的脉冲射频治疗；患者疼痛缓解，随访一年半，患者仅服用氨酚羟考酮，且术后没有出现并发症。

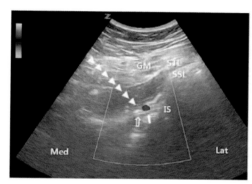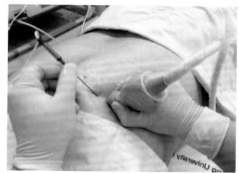

图 15-8 超声定位下阴部神经射频治疗

5. 银质针疗法

银质针疗法适用于内收肌耻骨联合等处软组织自发痛、功能受限及压痛明显的病例。于上述骨骼及附着点密集刺入银质针并深至骨膜，艾绒燃尽后起针，每 1 ～ 2 周进行 1 次。

二、手术治疗

（一）外科手术

有文献描述，阴部外科神经解压术的成功率为50%～60%。对于经保守治疗无效的难治性会阴痛患者，通过经臀通路的阴部外科神经手术减压，有助于缓解症状、恢复功能。在 Hu 等的研究中，60%（共58名）的患者对外科手术有良性反应。作者也提到，对于那些对外科减压手术无反应的患者，应考虑是否是中枢敏化作用在持续。Stephen 等的研究表明，骶尾部神经切断术对治疗癌性会阴痛是一种可行的方式，但其对尾骨痛与其他原因引起的会阴痛无效。

（二）会阴神经恢复手术

会阴痛与阴部神经息息相关。排便、排尿及性功能对患者来说至关重要，这些功能由阴部神经支配。因此，会阴手术后的神经恢复是非常重要的一部分。近年来，许多学者进行了大量的研究，通过神经转位、神经移植等方法，恢复患者的排便、排尿功能，并在临床工作中取得了一定的效果。

1. 手术入路

将脊髓损伤平面以上的周围神经作为动力神经，移位于阴部神经，以恢复阴部神经的功能。其手术入路可按如下方案进行：于髂后上棘与坐骨结节连线中下 1/3 水平取横切口，切开皮肤、皮下组织，显露臀大肌，钝性分离臀大肌，显露梨状肌，于梨状肌下缘处在髂后上棘与坐骨结节连线内侧约 12mm 处寻找阴部神经及其伴行的阴部内动脉、阴部内静脉，按手术需要切断阴部神经。如所需的阴部神经长度较长，则可切断部分梨状肌，于阴部神经穿出盆腔处切断该神经。

2. 手术中应注意的几个问题

（1）由于阴部神经中既有感觉神经纤维，又有运动神经纤维，属于混合神经，因此，所取的脊髓损伤平面以上的动力神经也应为混合神经，以保证既能向中枢传递躯体感觉，又能从中枢传导运动神经冲动至阴部神经的效应器。

（2）手术采用脊髓损伤平面以上的周围神经为动力神经，移位于阴部神经。因损伤平面以上的动力神经至阴部神经近端的距离较长，所以手术的创伤较大。同时，如果局部存在血肿，那么血肿机化将导致纤维结缔组织增生，影响神经的生长，影响手术效果。因此，应采用微创伤技术及细致的止血，以减轻对患者的创伤，并提高神经再生的质量。

（3）阴部神经属于混合神经，为保证神经吻合质量，进一步提高再生神经纤维的数量，最大限度地恢复患者的功能，应采用小间隙吻合技术。因为其可以防止神经瘤的形成，及神经纤维错对、重叠造成的有效再生神经数目的减少，提高吻合质量及有效再生神经纤维的数量。

三、新技术应用及展望

在很多主诉慢性会阴痛的患者中查不到任何可能的病变。将来，可能采取更新的治疗策略，针对特定慢性疼痛综合征的病理生理学机制进行治疗。目前，虽然对此还处在研究阶段，但临床医师必须了解我们可以做到的治疗措施。目前，大部分的治疗方法是经验性的。疼痛综合征很少能治愈，但几乎所有的患者可以通过多种方式部分缓解疼痛，包括药物（抗抑郁药、抗惊厥药、细胞膜稳定剂、阿片类药）治疗、局部疗法、神经阻滞，外科治疗、理疗和心理支持疗法。

Linda 等报道证实了，手法治疗技术加上特殊的物理治疗方法，与积极的肌肉松弛锻炼、弹性锻炼、有氧运动联合运用，在缓解会阴痛与改善性功能方面有积极的作用。Zeng 等在文章中提出，体外震荡波治疗（Extracorporeal shock wave treatment，ESWT）可能对慢性会阴痛发挥有效的作用。震荡的止痛作用很有趣，是在尿路结石的治疗过程中偶然被发现。虽然其治疗机制不明确，但已变成了越来越流行的一种治疗软组织疼痛的方式。Carmel 等的研究结果显示，通过神经生理学引导的阴部神经调节术是一种有效的治疗方式，尤其对那些其他治疗失败的患者。2 年的随访跟踪显示，阴部神经调节术能有效改善患者的症状。

脊髓电刺激技术的临床应用日益增多。作为一项新技术，脊髓电刺激技术在泌尿科多应用于间质性膀胱炎和膀胱功能障碍患者。对于会阴痛、诊断性阴部神经阻滞为阳性者，可以应用阴部神经骶神经刺激技术。脊髓电刺激将脊髓刺激电极安放于椎管的硬膜外腔后部，通过电流刺激脊髓后柱的传导束和后角感觉神经元，从而治疗疼痛。在保守治疗或其他治疗效果不满意时，应考虑脊髓电刺激。1965 年，Melzack 和 Wallt 提出的疼痛闸门学说，成为脊髓电刺激的主要作用机制。脊髓为调控和整合疼痛的中心，疼痛信号在进入高位中枢以前已在脊髓受到调控，脊髓通过开放和关闭"疼痛闸门"对刺激产生反应。近期报道的 1 例会阴痛病例在放置了 16 位电极刺激治疗后，疼痛明显缓解；并且随访 12 个月，疼痛缓解了 70%，减小了口服药物的用量，提高了患者的生存质量。目前，还有很多前瞻性和回顾性研究证实了脊髓电刺激在慢性疼痛中的有效性和安全性。

疼痛科医生对会阴痛的诊治是有优势的。疼痛科是个综合治疗平台，各科室可一起参加，综合运用内科药物疗法、神经阻滞疗法、微创介入疗法对会阴痛进行治疗，甚至可联合身心障碍科医师进行心理干预。但现在国内外对会阴痛还没有公认的诊断标准，有效疗法尚不确定。因此，其还面临着巨大的挑战。

第五节　预　防

女性会阴痛的病因仍然不清楚，也没有明确的证据证明某些固定因素与会阴痛的发病存在因果关系。然而，我们在日常生活中仍应关注自身，尽量避免因生活习惯和饮食等导致的会阴痛。

一、饮食保健

1. 宜多食用含维生素 B 丰富的食物，例如小麦、高粱、芡实、蜂蜜、豆腐、鸡肉、韭菜、牛奶等；宜多食水果和新鲜蔬菜。

2. 宜吃凉血解毒食物，如绿豆、粳米、黄瓜、苦瓜、马齿苋、绿茶等。

3. 少食辛辣食品。辛辣食品多食易生燥热，使内脏热毒蕴结，出现前后阴痒痛等症状，从而引发外阴痛。

4. 少食海鲜发物。带鱼、虾、蟹等腥膻之品会助长湿热，食后会使外阴瘙痒加重，不利于炎症的消退，故应少食。

5. 少食甜腻食物。油腻食物（如猪油、奶油、牛油等）、高糖食物（如巧克力、甜点心等）有助湿增热的作用，会增加白带的分泌量，有可能导致会阴痛。

二、生活预防

1. 保持良好的生活习惯，注意会阴卫生。

2. 锻炼身体，保持良好的体质，避免不规律的生活方式。

3. 忌烟少酒。烟草中的尼古丁可使动脉血与氧气的结合力减弱，酒能助长湿热。

4. 关注自身身体状况，定期体检。若出现不适，应及时就诊，早发现，早治疗。

5. 预防产后会阴痛。①进行会阴部产后常规护理，保持会阴部的清洁，防止伤口感染。②进行产后提肛运动。运动方法如下：产妇可取站位、坐位或卧位，全身放松，思想集中，两脚屈曲并分开与肩同宽，呼吸保持深且缓，吸气时收缩肛门，再收缩尿道，产生盆底肌上提的感觉，应持续收缩 3～5s，呼气时放松。一天 3 次，每次做 50～100 下。

参考文献

Amorim FA, Fm BDS, Bick D, et al. Women's experiences of perineal pain during the immediate postnatal period: a cross-sectional study in Brazil [J]. Midwifery, 2011, 27(6): e254.

Aradmehr M, Azhari S, Shakeri MT. Study of factors associated with postoperative pain following episiotomy in primiparous women at Mashhad Omalbanin Hospital in 2012 [J]. Journal of Midwifery & Reproductive Health, 2015, 3(1): 305-314.

Baggish MS, Sze EH, Johnson R. Urinary oxalate excretion and its role in vulvar pain syndrome [J]. American Journal of Obstetrics & Gynecology, 1997, 177(3): 507-511.

Boas RA, Schug SA, Acland RH. Perineal pain after rectal amputation: a 5-year follow-up [J]. Pain, 1993, 52(1): 67-70.

Burnett AL, Wesselmann U. History of the neurobiology of the pelvis [J]. Urology, 1999, 53(6): 1082-1089.

Carmel M, Lebel M, Tu LM. Pudendal nerve neuromodulation with neurophysiology guidance: a potential treatment option for refractory chronic pelvi-perineal pain [J]. International Urogynecology Journal, 2010, 21(5): 613-616.

Cemillán Fernández CA, Yebra BM, Manzano EL, et al. Perineal pain: a difficult diagnosis [J]. Medicina Clínica, 1990, 95(6): 233.

Danby CS, Margesson LJ. Approach to the diagnosis and treatment of vulvar pain [J]. Dermatologic Therapy, 2010, 23(5): 485.

Darnis B, Robert R, Labat JJ, et al. Perineal pain and inferior cluneal nerves: anatomy and surgery [J]. Surgical & Radiologic Anatomy, 2008, 30(3): 177.

Eckardt VF, Dodt O, Kanzler G, et al. Treatment of proctalgia fugax with salbutamol inhalation [J]. American Journal of Gastroenterology, 1996, 91(4): 686.

Farmer MA, Taylor AM, Bailey AL, et al. Repeated vulvovaginal fungal infections cause persistent pain in a mouse model of vulvodynia [J]. Science Translational Medicine, 2011, 3(101): 101ra91.

Gordon AS. Clitoral pain: the great unexplored pain in women [J]. J Sex Marital Ther, 2002, 28(sup1): 123-128.

Harlow BL, Stewart EG. A population-based assessment of chronic unexplained vulvar pain: have we underestimated the prevalence of vulvodynia [J]. Journal of the American Medical Womens Association, 2003, 58(2): 82.

Hu SS, Capen DA, Rimoldi RL, et al. The effect of surgical decompression on neurologic outcome after lumbar fractures [J]. Clin Orthop Relat Res, 1993, (288): 166-173.

Klonoff EA, Landrine H, Brown M. Appraisal and response to pain may be a function of its bodily location [J]. Journal of Psychosomatic Research, 1993, 37(6): 661-670.

Labat JJ, Riant T, Robert R, et al. Diagnostic criteria for pudendal neuralgia by pudendal nerve entrapment (Nantes criteria) [J]. Neurourology & UrodynamICS, 2008, 27(4): 306-310.

Macarthur AJ, Macarthur C. Incidence, severity, and determinants of perineal pain after vaginal delivery: a prospective cohort study [J]. American Journal of ObstetrICS & Gynecology, 2004, 191(4): 1199-1204.

Mazza L, Formento E, Fonda G. Anorectal and perineal pain: new pathophysiological hypothesis [J]. Techniques in Coloproctology, 2004, 8(2): 77-83.

Muthukumar N. Sacral extradural arachnoid cyst: a rare cause of low back and perineal pain [J]. European Spine Journal, 2002, 11(2): 162-166.

Park HJ, Jeon YH, Rho MH, et al. Incidental findings of the lumbar spine at MRI during herniated intervertebral disk disease evaluation [J]. AJR Am J Roentgenol, 2011, 196(5): 1151-1155.

Ridley CM, Frankman, Jones ISC, et al. New nomenclature for vulvar disease: international society for the study of vulvar disease [J]. Human Pathology, 1989, 20(5): 495.

Robert R, Labat JJ, Bensignor M, et al. Decompression and transposition of the pudendal nerve in pudendal neuralgia: a randomized controlled trial and long-term evaluation [J]. European

Urology, 2005, 47(3): 403-408.

Sanders J, Peters TJ, Campbell R. Techniques to reduce perineal pain during spontaneous vaginal delivery and perineal suturing: a UK survey of mkdwifery practice [J]. Midwifery, 2005, 21(2): 154-160.

Sartore A, De SF, Maso G, et al. The effects of mediolateral episiotomy on pelvic floor function after vaginal delivery [J]. Dkgest of the World Latest Medical Information, 2004, 103(4): 669.

Sonni L, Cattaneo A, De MA, et al. Idiopathic vulvodynia. Clinical evaluation of the pain threshold with acetic acid solutions [J]. Journal of Reproductive Medicine, 1995, 40(5): 337-341.

Stav K, Dwyer PL, Roberts L. Pudendal neuralgia. Fact or fiction [J]. Obstetrical & Gynecological Survey, 2009, 64(3): 190-199.

Toshniwal GR, Dureja GP, Prashanth SM. Transsacrococcygeal approach to ganglion impar block for management of chronic perineal pain: a prospective observational study [J]. Pain Physician, 2007, 10(5): 661-666.

Van d KE, Van VM. Chronic perineal pain related to sacral meningeal cysts [J]. Neurosurgery, 1991, 29(2): 223.

Wray AR, Templeton J. Coccygectomy. A review of thirty-seven cases [J]. Ulster Medical Journal, 1982, 51(2): 121.

Zeng XY, Liang C, Ye ZQ. Extracorporeal shock wave treatment for non-inflammatory chronic pelvic pain syndrome: a prospective, randomized and sham-controlled study [J]. Chinese Med J, 2012, 181(1): 114-118.

（田复波）

第十六章 男性性功能障碍

第一节 概 述

男子性活动是一个复杂的生理过程，要通过一系列的条件反射和非条件反射来完成。性活动包括性欲、阴茎勃起、性交、射精和性高潮五个环节。其中任一环节发生障碍而影响正常的性功能，即为男性性功能障碍。因此，男性性功能障碍不是一种孤立的疾病，它包括性欲异常、勃起异常、射精异常、男性性高潮障碍等。男性性功能障碍是一种常见疾病。据统计，其发病率占成年男性的 10% 左右。

男性性功能障碍的病因有很多。凡影响正常男性性功能所需的基本条件的因素均为本病病因。由于性功能障碍的出现是一种复杂的心理、生理变化与反应，包括患者对性的认识、理解，双方感情的深浅，性刺激的大小是否合适，同时也受家庭、社会、环境与人际关系的影响。男性性功能障碍的表现主要有以下几种。

性欲异常包括性欲低下、性厌恶、性欲旺盛或性成瘾。根据最新版《美国精神障碍诊断与统计手册-Ⅴ》（The Diagnostic and Statistical Manual of Mental Disorders-Ⅴ，DSM-Ⅴ），对男性性欲障碍的分类已经不包括性厌恶和性欲旺盛的诊断标准，仅保留男性性欲低下。

勃起异常包括勃起功能障碍（Erectile dysfunction，ED）和阴茎异常勃起。ED 是指阴茎持续不能达到或维持足够的勃起以完成满意的性生活。阴茎异常勃起是指在无性欲和无性刺激下，发生持续性、伴有疼痛的阴茎勃起，而性高潮后仍不能转入疲软状态。阴茎持续勃起的时间可以为数小时、数天或数周，但一般认为阴茎勃起超过 4 ～ 6h 即可诊断为阴茎异常勃起。因为在持续勃起 4 ～ 6h 以后，阴茎海绵体组织有低氧血症和酸中毒表现，有潜在组织损伤的可能。

男性射精障碍主要包括早泄（Premature ejaculation）、不射精（Anejaculation or absence ejaculation）、逆行射精（Retrograde ejaculation）、射精痛（Painful ejaculation）。目前，对早泄的定义尚未取得完全一致。在不同时期，对早泄的定义也有所差别。但对早泄的定义不管如何更改，其典型的特点有以下三个：①射精潜伏期（Intravaginal ejaculation latency time，LELT）短暂；②缺乏对射精的控制；③无法令性伴侣满意。不射精是指阴茎能正常勃起和进行性交活动，但性交时既没有顺行射精，也没有逆行射精，精液不能自尿道排出体外。逆行射精是指男性性欲正常，阴茎勃起正常，能进行性交，有射精动作和高潮感受，但无精液从尿道口排出，性交后尿液沉渣检查可见大量精子。不射精是指性交时阴茎能够坚强勃起至插入阴道内，但不出现射精反射和性高潮，常导致男性不育。射精痛是指男性在射精过程中发生的阴茎、尿道、睾丸、会阴部、下腹部或阴囊上方等任何一个部位的疼痛。

男性性高潮障碍（Orgasmic dysfunction）是指在性交时有正常的性兴奋，阴茎勃起坚硬，性交持续时间长，但难以达到性高潮，不射精或射精显著延长。

由于男性性功能障碍复杂，所以本章节主要论述男性性欲异常、男性勃起功能障碍和早泄。

第二节　男性性欲异常

一、定　义

性欲异常包括性欲低下、性厌恶、性欲旺盛或性成瘾。

DSM-V中对男性性欲障碍的分类已经不包括性厌恶和性欲旺盛的诊断标准，仅保留男性性欲低下。男性性欲低下的表现如下：①持续或反复地缺少（或缺乏）性幻想和对性活动的欲望；②这种障碍会引起患者显著的痛苦或人际关系方面的困难；③这种性功能失调不是由其他性功能障碍失调引起的，也不是完全由一种药物或一种躯体疾病引起的；④病程至少6个月。

二、病因及发病机制

男性性欲低下的病因复杂，可以是功能性的，也可以是器质性的。

功能性因素可以分为精神因素、社会因素、情境因素和医源性因素。其中，精神因素的原因有错误的性教育、性知识缺乏、性生活紧张、精神创伤、对性生活的恐惧及负疚心理等。形成功能性性欲低下的原因十分复杂，以上各种因素不仅会影响性交快感，也会造成心理和生理上的不良后果。久之，则会由此产生恶性循环，降低对性爱的兴趣。

器质性性欲低下可以由各系统疾病、年龄或药物等引起。

引起性欲低下的疾病包括以下几个方面。①内分泌系统疾病：性激素是诱发正常性欲的前提条件之一。其中，下丘脑 - 垂体 - 性腺轴的功能对维持正常的性欲至关重要。生殖腺功能低下、甲状腺功能低下或亢进、肾上腺皮质疾病、垂体疾病都可导致性欲的减退。引起生殖腺功能低下的疾病有很多，如 Klinefelter 综合征、无睾症（Anorchism）、男性 Turner 综合征、垂体功能低下、蝶鞍上肿瘤等。它们可直接作用于睾丸，也可作用于下丘脑、垂体水平，而间接影响睾丸的功能，使睾酮的合成减少，导致性欲低下。②神经系统疾病：脑血管疾病、癫痫、大部分痴呆和抑郁症等脑退行性病变都会引起性欲低下。③男性生殖系统疾病：如阴茎发育不全、阴茎硬结症、慢性前列腺炎、生殖器肿瘤及尿道损伤等。④全身慢性疾病：如肝硬化、糖尿病、慢性肾功能障碍、充血性心力衰竭、阻塞性肺病、血液病等。

很多药物可导致男性性功能减退、ED 和射精异常。有研究表明，药物引起的男性性欲低下约占 25%。比较常见的有以下几个方面。①抗高血压药：几乎所有抗高血压药物均有不同程度的引起性功能紊乱的副作用。②抗精神病药：具有镇静作用的药物如噻嗪类、丁酰苯类、苯二氮䓬类和锂类。③滥用药物：海洛因、美沙酮、中等剂量大麻长期应用可引起性功能障碍。④抗雄激素活性药物：醋酸环酮、螺内酯、地高辛、炔雌醇、6-2-17 羟孕酮等。⑤引起高催乳素血症的药物：如阿片类、内啡肽类。⑥抗组胺类：如西咪替丁、苯海拉明、氯苯那敏等。⑦其他药物：如氮芥、长春新碱等。

随着年龄的增长，性能力也有一个正常的衰退过程，在性反应生理学上表现为勃起的时间延长，精液射出减弱，不应期延长，性交频率也呈递减趋势。但是这些变化并不意味着性欲或性需求的必然减退。

三、诊 断

（一）临床表现

性欲低下的临床表现有性欲淡漠，性生活频率低，缺乏性快感；同时，缺乏性活动的主观愿望，包括性梦交和性幻想，缺乏性活动的意识，当性被剥夺时也不会有挫折感；常伴有神经抑郁、情绪低落等神经衰弱症状和勃起功能障碍等。

（二）诊断要点

男性性欲低下的诊断要点如下。

1. 要了解病史，了解有无其他系统性疾病以及药物使用情况。

2. 正常夫妻生活中，患者性兴趣、性要求明显减少，性交次数平均每月不足两次甚至没有。

3. 正常强度性刺激不能引起性欲。

4. 性生活主动性差，多处于被动应付状态。与患者的年龄和健康状况明显不一致。

5. 通过与体内性激素水平相关的性欲低下内分泌功能检查，可发现血清睾酮水平低下，雌激素或催乳素水平升高；有垂体功能低下、高催乳素血症、甲状腺功能低下等疾病。

6. 功能性性欲低下多表现为短暂性和境遇性；器质性性欲低下多为顽固性和持续性；自然性性欲低下患者年龄多在 50 岁以上。

性欲低下应与性厌恶相鉴别。性厌恶是指对性活动存在持续的或周期性发作的憎恶和抵触，避免或尽可能避免与性伴侣的性接触。发病以女性居多。

另外，功能性原因要与器质性疾病相鉴别，两者的鉴别要点如下。

（1）病史：前者多有精神因素，无慢性疾病史；后者有生殖系统疾病史、慢性疾病史或服药史。

（2）病程：前者病程反复，在诱因解除后，症状可缓解，为间歇性低下；后者病程呈持续性，有反复，不能恢复到原状态。

（3）病情：前者较轻，后者相对较重。

（4）生殖器官局部：前者多无改变，阴茎夜间有膨胀，夜间阴茎勃起试验（Noctumal penile tumescence，NPT）正常；后者多有生殖器或神经系统异常，夜间阴茎无膨胀，NPT 试验呈阳性。

（5）内分泌检查：前者无明显异常，后者性激素水平降低。

（6）心理治疗：前者治疗后可好转，后者治疗后无效。

四、治　疗

（一）心理治疗

大部分患者的性欲低下是由精神心理因素引起的。即使在由各种疾病引起的性欲低下中，也有相当一部分有心理因素的原因。因此，心理治疗是对性欲低下的一种重要的治疗方法。心理治疗包括解除思想顾虑、协调夫妻性生活关系、注意排除影响性欲的环境因素及自我锻炼等。

总之，性欲低下多由大脑皮层功能紊乱引起，精神心理因素在发病过程中占有重要地位。因此，精神心理治疗是治疗的首要方面。

（二）器质性性欲低下的原发病治疗

对全身性疾病、内分泌功能障碍及男性生殖系统疾病引起的性欲低下，应积极治疗原发病。随着病因的解除和原发病的好转，性欲低下也将得到改善。这类患者也可能有精神因素，这时可以辅助性地给予适当的精神或心理治疗。

对高泌乳素血症患者，可应用多巴胺激动剂溴隐亭（Bromocriptine）进行治疗。溴隐亭通常从小剂量开始，以免引起胃肠道不适。

对药物引起的性欲低下，应停用对性欲有明显影响的药物，尽可能以对性欲影响较小的药物替代；或等待治疗结束后，性欲低下会逐渐恢复；或适当用中西药结合治疗使其恢复。

对同时伴发其他男科疾病（如阴茎勃起功能障碍和早泄等）的部分患者，在阴茎勃起功能障碍获得治愈的同时，性欲低下也得到了改善。

（三）药物治疗

1. 人绒毛膜促性腺激素

继发性性腺功能衰退的病变通常在垂体或下丘脑，造成血清中促卵泡生成素（Follicle stimulating hormone，FSH）、促黄体生成素（Luteinizing hormone，LH）水平的下降，进而导致睾酮水平的下降。此时，可以肌内注射人绒毛膜促性腺激素（Human chorionic gonadotropin，hCG）。hCG的治疗剂量为1000～2000U，每周2次。对癫痫、偏头痛、哮喘、心功能不全的患者应慎用。

2. 雄激素

对于原发性性腺功能减退患者，由于病变在睾丸，造成血清睾酮水平下降，因此睾酮替代治疗是很有必要的。可行丙睾肌内注射或口服十一酸睾酮酯治疗。十一酸睾酮酯的起始治疗剂量为120～160mg/d，连续治疗2～3周后改为40～120mg/d维持。注意：在治疗前应排除前列腺癌。

3. 抗抑郁药

抗抑郁药包括盐酸丁氨苯丙酸和诺米芬新等。

4. 左旋多巴

在对帕金森综合征患者的治疗过程中发现，一部分男性患者在服用左旋多巴（Levodopa）治疗后，性欲得到增强。目前认为，这与激动大脑中枢神经系统的多巴胺受体有关。开始剂量为0.25～0.5g/d，每隔3～4天增加0.125～0.5g/d，维持剂量为3～6 g/d，分4～6次饭后服用。

5. 5-羟色胺拮抗剂

5-羟色胺拮抗剂包括曲唑酮(Trazodone)和芬氟拉明(Fenfluramine)等。

6. 育亨宾

育亨宾（Yohimbine）是一种选择性 α_2 肾上腺素能受体拮抗剂，能选择性地阻断外周神经节突触前膜 α_2 肾上腺素能受体，扩张血管平滑肌，增加阴茎海绵窦内的血流量，常用来治疗勃起功能障碍。同时，亨育宾也可通过影响中枢神经系统的 5-羟色胺（5-Hydroxytrytamine，5-HT) 和多巴胺递质，来增强男性性欲减退患者的性欲。

7. 中医中药

中医中药对男性性欲低下有较好的疗效。可根据中医辨证论治，酌情选用汤剂或中成药。如肾阳不足，可选用右归丸；肾精亏损，可选用左归饮加味；肝气郁结，可选用逍遥散加味；心虚胆怯，惊恐伤肾，可选用定志丸加味或天王补心丸；气血亏虚，可选用归脾汤、十全大补丸或人参养荣丸；痰湿内阻、气机不畅，可选用苍附导痰汤加味。

五、预　防

（一）良好的生活方式

避免熬夜，不抽烟、不酗酒，保持良好的生活规律。

（二）运　动

对男性而言，完成一次性生活的耗氧量及心跳加快、血压上升的程度，与爬二三层楼梯差不多。所以平时要多运动，锻炼体力与心肺功能。人的勃起神经与下半身的运动神经有密切的关系，强有力的射精必须依赖有力的下腹部肌肉和双下肢肌肉的强烈收缩帮助完成。

（三）治疗慢性病、减肥

对于由慢性疾病（例如糖尿病、高血压、高血脂等）引起的性功能障碍，目前尚无根治办法。因此，最重要的预防措施还是控制慢性疾病的进展。肥胖者罹患这些慢性病的概率比别人高，所以减肥可能是必要的。

（四）重燃生命力

男性应该让自己对人生保持新鲜感，对事情有好奇心。

（五）饮　食

经常服食羊肉、麻雀肉、海参、韭菜、泥鳅等对康复有重要的作用。

第三节　勃起功能障碍

一、定　义

勃起功能障碍（Erectile dysfunction，ED）是指阴茎持续不能达到或维持足够的勃起以完成满意的性生活。ED 是男性最常见的性功能障碍之一，是一种影响身心健康的慢性疾病，不仅影响患者及其伴侣的生活质量，也可能是心血管疾病（Cardiovascular diseases，CVD）的早期症状和危险信号。ED有很多分类方法，可以依据病史、病理生理机制、发病诱因、发病程度及有无并发症来分类，也可按照发病时间、病变程度及复杂程度进行分类。

阴茎勃起功能障碍在祖国传统医学中即为"阳痿"。先秦时期称作"不起"；汉唐时期多作"阴痿"；宋元时期，医家开始从"阳"的角度命名本病，《扁鹊心书》中首载"阳萎"一名；明代周之干的《慎斋遗书》首载"阳痿"之称，并广为后世医家沿用。阳痿因命门火衰，肝肾亏虚，或因惊恐、抑郁、气血淤滞等所致，是以临房时阴茎萎软不举，举而不坚或坚而不久，不能完成性交为主要表现的痿病类疾病。

ED是成年男性的常见病。美国马萨诸塞州男性老龄化研究（Massachusetts male aging study，MMAS）显示，1290名40～70岁男性的ED患病率为52%，其中轻、中、重度ED患病率分别为17.2%、25.2%和9.6%。随着社会人口老龄化趋势及人们对生活质量要求的不断提高，最新的流行病学数据显示，ED在我国也具有较高的患病率。据统计，在我国11个城市医院门诊就诊的ED患者中，30～50岁的ED患者占60%以上，中度和重度的ED患者分别占42.9%和29.9%。综合国内现有的报道资料，ED的患病率随着年龄的增加而升高。以上关于ED的流行病学报告结果波动较大，这主要与研究设计和方法，以及被调查者的年龄分布和社会经济地位有关。

二、病因及发病机制

ED病因错综复杂，通常是由多种因素导致的结果。阴茎的勃起是神经内分泌调节下的一种复杂的血管活动。这种活动需要神经、内分泌、血管、阴茎海绵体及心理因素密切协同，并受全身性疾病、营养与药物等多因素的影响。其中，任一方面的异常均可能导致ED。

（一）精神心理性病因

精神心理性病因包括日常夫妻关系不协调、性知识缺乏、不良的性经历、工作或经济压力、对媒体宣传的不正确理解、对疾病和处方药副作用的恐惧所致的焦虑和抑郁性心理障碍及环境因素等。

（二）内分泌性病因

内分泌性病因包括性腺功能减退、甲状腺疾病、肢端肥大症等导致的睾酮、LH、FSH 分泌异常。

（三）代谢性病因

代谢性病因以糖尿病及血脂代谢异常多见。其中，糖尿病患者可发生不同程度的自主神经、躯体神经以及周围神经功能性或神经递质改变。糖尿病还可引起阴茎海绵体白膜的异常，主要表现为包膜厚度增加，胶原的波浪样结构消失，海绵体与平滑肌之间大量增生的胶原纤维致使海绵体的顺应性下降，即海绵体舒张功能受损。血脂异常主要通过两种方式影响阴茎动脉血流：①导致髂内动脉、阴部内动脉和阴茎动脉等大血管粥样硬化，减小阴茎动脉血流量；②损伤血管内皮细胞，影响阴茎勃起过程中的血管平滑肌松弛功能。

（四）血管性病因

血管性病因是影响阴茎动脉血流灌注及静脉闭合机制的重要因素之一，包括动脉粥样硬化、动脉损伤、动脉狭窄、阴部动脉分流及心功能异常、先天性静脉发育不全、各种原因造成的瓣膜功能受损（老年人静脉退化、吸烟、创伤、糖尿病等可能使静脉受损后出现闭塞功能障碍）、海绵体白膜变薄、异常静脉交通支和阴茎异常勃起手术治疗后造成的异常分流等。

（五）神经性病因

神经性病因为大脑、脊髓、海绵体神经、阴部神经以及神经末梢、小动脉及海绵体上的感受器病变等因素。

（六）药物性病因

药物性病因包括神经精神方面的药物、抗高血压药物、抗雄激素活性药物及引起高泌乳素血症的药物等。

（七）其他病因

其他病因如年龄、海绵体勃起组织异常、海绵体平滑肌张力的改变等因素。

三、诊　断

（一）病　史

ED 的诊断主要是根据患者的主诉。获得的客观且准确的病史是该病诊断的关键。详细且准确的病史采集在 ED 的诊断和评估中具有非常重要的作用，医生不仅要详细询问患者的阴茎勃起功能情况，还应尽可能询问可能导致患者 ED 的病因和相关危险因素。

问诊包括发病与病程，婚姻及性生活史，生活、工作特点，精神、心理、社会、家庭因素，既往内外科病史，手术及创伤史，服药情况和不良嗜好等。

为了使医患之间更易沟通，使医生更容易制定治疗对策，病史采集应该在轻松舒适的环境下进行，应设法消除患者的羞涩、尴尬和难以启齿的心理状态，这在某些患者不愿主动叙述他们的病史时尤其重要。并应鼓励患者的配偶参与 ED 的问诊。

1. 性生活史

（1）发病与病程：ED 是什么情况下发生的，是突发还是逐渐发生的；起病后，是每次性生活都存在 ED，还是仅在某些特殊的情况下存在 ED；ED 的发生是否与环境、性伴侣等情况有关；ED 的程度是否逐渐加重；有无经过规范检查和治疗，疗效如何。

（2）阴茎勃起状况：包括性交时和非性交时。①性交时阴茎勃起状况：性欲有无异常；性刺激下，阴茎是否能够勃起，勃起硬度是否足够插入阴道，阴茎是否能够维持足够的勃起硬度直至性交完成；有无早泄、不射精、射精痛等射精功能障碍；有无性幻想；有无性高潮异常等。②非性交时阴茎勃起状况：有无夜间勃起和晨间勃起，勃起的频率如何，勃起的硬度情况如何等；有无自慰，自慰方式及频率如何；自慰时阴茎勃起硬度、维持等状况如何；在性幻想或视、听、嗅、触等刺激下，阴茎能否勃起，勃起硬度如何。

（3）婚姻、性伴侣及性交频率：患者的婚姻状况如何（未婚、已婚、离异）；对于已婚的，还需要询问夫妻关系如何，是否缺乏交流，是否互相感到厌恶或不合作等；是否有性交，有无固定的性伴侣，性伴侣情况如何（如性伴侣性别、性伴侣对患者的求医态度如何等）；患者性生活的频率，是同居的规律的性生活，还是两地分居仅在周末或月中或某个特定的时间过性生活。

（4）精神、心理、社会及家庭等因素：在生长发育过程中是否有不良的性经历或精神创伤；是否存在因工作和（或）生活压力增大导致的焦虑、抑郁、紧张等不良情绪，是否存在因 ED 导致的抑郁、焦虑情绪；性自信如何；是否存在不适当或特殊的性刺激方式；是否存在特殊的社会、家庭环境、宗教、传统观念等导致的错误的性知识、性观念或性无知。

2. 伴发疾病史

（1）全身性疾病：如心血管病、高血压、高脂血症、糖尿病、代谢综合征、肝肾功能不全等。

（2）神经系统疾病：如多发性硬化症、重症肌无力、脑萎缩、睡眠障碍等。

（3）生殖系统疾病：如阴茎畸形、阴茎硬结症、前列腺疾病等。

（4）内分泌性疾病：性腺功能减退症、甲状腺疾病、高泌乳素血症（垂体疾病）等。

（5）精神心理性疾病：抑郁、焦虑、恐惧和罪恶感等。

3. 手术、外伤史

（1）盆腔外伤或手术史。有无骨盆骨折、尿道损伤史，有无生殖器外伤；有无盆腔脏器（前列腺、膀胱、肠道）手术或放疗史，有无腹膜后淋巴结清扫史，有无生殖器手术史。

（2）中枢神经系统、腰椎和（或）脊髓外伤或手术史。

（3）其他。

4. 药物史

有无服用可能导致 ED 的药物。

要注意区别是由药物还是药物治疗的疾病引起的 ED。

5. 不良生活习惯或嗜好

不良生活习惯或嗜好包括吸烟史、嗜酒史、吸毒史、不洁性生活史及不良的饮食习惯、运动等。注意保护患者的隐私。

6. 心血管系统疾病及性活动

ED 患者心血管疾病患病率较高。目前，已有多项研究表明，心血管及代谢的危险因素与 ED 相关。根据心血管疾病危险因素分层，将 ED 患者分为三类（见表 16-1）。该分类可用于指导不同危险因素分层的 ED 患者进行性活动（见图 16-1）。

表 16-1　心血管疾病风险因素分层

低危组	中危组	高危组
无症状，冠心病风险因素（除外性别因素）＜ 3 个	冠心病风险因素（除外性别因素）≥ 3 个	高危心律失常
轻度、稳定型心绞痛［已就诊和（或）中度、稳定型心绞痛或已接收治疗］ 既往出现心梗但并无并发症	近期出现心梗（2～6 周内）	不稳定性或反复发作的心绞痛 短期内出现心肌梗死（＜ 2 周）
左心功能不全／慢性心衰（NYHA 分级Ⅰ级）	左心功能不全／慢性心衰（NYHA Ⅱ级）	左心功能不全／慢性心衰（NYHA 分级Ⅲ～Ⅳ）
冠状动脉成功后再通术后 高血压控制良好 轻度血管疾病	动脉硬化疾病的非心血管表现（如脑卒中、外周血管病变）	肥厚梗阻性心肌病及其他类型心肌病 高血压控制不住 中到重度血管疾病

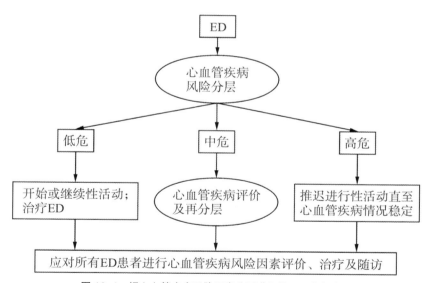

图 16-1　据心血管疾病风险因素分层进行的 ED 治疗流程

（二）临床表现及分类

患者表现为不同程度的阴茎不能勃起或者勃起不能维持，如表现为阴茎在任何情况下均不能勃起，发病较缓，呈进行性加重；或者虽能勃起，但勃起不坚，不能性交；或以过一段时间的正常性生活后出现的勃起障碍为特征，可以表现为在性兴奋时可以勃起，而在进行性交时又突然软缩。

ED 有很多种分类方法，可以根据病史、病理生理机制、发病诱因、发病程度及有无并发症进行分类，也可按照发病时间、病变程度及复杂程度分类。

1. 按发病时间分类

原发性 ED：指从首次性交即出现不能正常诱发勃起和（或）维持勃起，包括原发心理性 ED 和原发器质性 ED。

继发性 ED：相对于原发性 ED 而言，是指在有正常勃起或性交经历之后出现的勃起功能障碍。

2. 按程度分类

（1）根据评分分类：目前有多种勃起功能量表被用来评价 ED 的程度，例如国际勃起功能问卷、简明男性性功能量表（Brief male sexual function inventory，BMSFI）等。但应用最广泛和便利的是国际勃起功能问卷 -5（International index of erectile function 5，IIEF-5）（见表 16-2）。IIEF-5 量表是根据过去 6 个月的性生活实际情况回答表中的问题，选择适当评分进行评估。

表 16-2　IIEF-5 量表

问题 ＼ 分值	0	1	2	3	4	5	得分
1. 对阴茎勃起及维持勃起有多少信心？		很低	低	中等	高	很高	
2. 在受到性刺激后，有多少次阴茎能够坚挺地插入阴道？	无性活动	几乎没有或完全没有	只有几次	有时或大约一半时候	大多数时候	几乎每次或每次	
3. 性交时，阴茎有多少次能在进入阴道后维持勃起？	没有尝试性交	几乎没有或完全没有	只有几次	有时或大约一半时候	大多数时候	几乎每次或每次	
4. 性交时，保持勃起至性交完毕有多大的困难？	没有尝试性交	非常困难	很困难	有困难	有点困难	不困难	
5. 在尝试性交时是否感到满足？	没有尝试性交	几乎没有或完全没有	只有几次	有时或大约一半时候	大多数时候	几乎每次或每次	
						IIEF-5 评分	

一般而言，IIEF-5 评分小于 7 分，为重度 ED；8～11 分，为中度 ED；12～21 分，为轻度 ED；22～25 分，为无 ED。

（2）按阴茎勃起硬度分级：Ⅰ级，阴茎只胀大但不硬，为重度 ED；Ⅱ级，阴茎硬度不足以插入阴道，为中度 ED；Ⅲ级，阴茎能插入阴道但不坚挺，为轻度 ED；Ⅳ级，阴茎勃起坚挺，为勃起功能正常。

（3）按是否合并其他性功能障碍分类：如下。①单纯性 ED：指不伴有其他性功能障碍而单独发生的 ED。往往仅有轻中度 ED 和 ED 病史较短的患者属于此种类型。②复合性 ED：指合并其他性功能障碍的 ED。常见合并发生的性功能障碍包括射精功能障碍和性欲障碍。其他性功能障碍可以与 ED 有共同的致病因素，同时发生，如前列腺癌去势治疗可同时导致性欲减退和 ED；也可序贯发生，如早泄患者长期病变可造成心理性 ED，严重的 ED 患者可造成性欲减退。

（4）按 ED 的病因分类：包括精神心理性、内分泌性、代谢性、血管性、神经性、药物性和其他病因引起的 ED。

精神性 ED 包括以下几型。①无条件型：无性反应，包括原发性性唤起缺乏及老年性性唤起缺乏；性压抑，如慢性性亲密问题。②条件型：根据与性伴侣的相关性，分为特定性关系的性唤起缺乏、性主体取向的性唤起缺乏及性伴侣冲突或威胁的高度中心性抑制；根据性交表现相关性，分为合并其他性功能障碍（如早泄）或对性交表现的焦虑（如害怕性生活或者害怕性生活失败）等。③心理压力或心理失调相关的：合并负面情绪（如抑郁）或者日常生活压力（如性伴侣去世）等。

器质性 ED 包括以下几种。①血管源性（动脉性、海绵体性、混合性）；②神经源性（如卒中、帕金森病、腰椎间盘疾病及脊髓病变等）；③解剖源性（如阴茎解剖或者结构异常、小阴茎、阴茎硬节症等）；④内分泌性（如糖尿病、性腺功能减退症、高泌乳素血症、高脂血症等）。

勃起功能障碍主要由心理性与器质性因素相互作用、相互影响，复合型 ED 占多数。

（三）体格检查

1. 一般检查

一般检查包括：体型、毛发及皮下脂肪分布、肌肉力量、第二性征及有无男性乳房女性化等；心血管系统检查，测定血压和检查四肢脉搏；神经系统检查，需要注意患者下腰、下肢、会阴及阴茎的痛觉、触觉、温度觉等。

2. 专科检查

重点评估第二性征和性器官的发育，包括胡须密度、毛发分布、体脂分布及体质的明显改变等。注意阴茎的大小、外形（如阴茎弯曲），包皮有无异常（如包茎、包皮龟头炎、包皮粘连或包皮系带过短）等；仔细触摸阴茎海绵体，特别需要注意阴茎海绵体硬节症（Peyronie 病）；注意睾丸大小、质地；进行肛门指检；重点排除前列腺导致的精神性 ED，特别需要注意结合前列腺液常规排除前列腺的问题。

体格检查的重点为生殖系统、第二性征及局部神经感觉。对 50 岁以上男性应常规行直肠指诊。既往 3 ～ 6 个月内，如患者未进行过血压及心率检查，应先行血压及心率测定。

（四）辅助检查

1. 实验室检查

实验室检查应根据患者其他主诉及危险因素进行个体化安排，包括血常规、血生化等。对于考虑内分泌性 ED 的患者，应进行内分泌检查，检查项目包括以下几个方面。①性激素检测：黄体生成素（Luteinizing hormone，LH）、泌乳素（Prolactin，PRL）、睾酮（Testoterome，T）及雌二醇（Estradiol，E_2）；②糖耐量检测；③甲状腺功能测定；④肾上腺功能测定等。对 50 岁以上的或怀疑前列腺癌的患者，应检测前列腺特异抗原（Prostate specific antigen，PSA）。

2. 特殊检查

（1）阴茎夜间勃起测试（Nocturnal penile tumescence，NPT）：夜间阴茎勃起是健康男性从婴儿至成年的生理现象，因此 NPT 是临床上鉴别心理性和器质性 ED 的重要方法。NPT 可以在家中监测，是一种能够连续记录夜间阴茎胀大程度、硬度、勃起次数及持续时间的方法。正常人在夜间 8h 熟睡时，阴茎勃起 3 ～ 6 次，每次持续 15min 以上。勃起硬度＞ 70％，为正常勃起；40％～ 70％，为无效勃起；＜ 40％，为无硬度性勃起。由于该监测方法也受睡眠状态的影响，所以通常需要连续观察 2 ～ 3 个夜晚，以便更准确地了解患者夜间勃起情况。

（2）视频刺激下阴茎硬度测试（Visual stimulation tumescence and rigidity，VSTR）：近年来，有学者应用 VSTR 方法诊断记录患者口服 PDE5 抑制剂后的阴茎勃起情况。VSTR 适用于对门诊患者快速做出初步诊断及评价患者对药物治疗的反应情况。

（3）阴茎海绵体注射血管活性药物（Intracavernous injection，ICI）试验：主要用于鉴别血管性、心理性和神经性 ED。注射药物的剂量常因人而异，一般为前列腺素 E_1 约 10 ～ 20μg 或罂粟碱 15 ～ 60mg 或加酚妥拉明 1 ～ 2mg。

在注药后 10min 内，测量阴茎长度、周径以及阴茎勃起硬度。勃起硬度≥Ⅲ级，持续 30min 以上，为阳性勃起反应；勃起硬度≤Ⅱ级，提示有血管病变；硬度Ⅱ～Ⅲ级，为可疑。注药 15min 后，阴茎勃起缓慢，常表明阴茎动脉供血不全。若注药后勃起较快，但迅速疲软，则提示阴茎静脉闭塞功能障碍。由于精神心理、试验环境和药物剂量均可影响试验结果，故勃起不佳也不能肯定有血管病变，需行进一步检查。

ICI 试验可导致低血压、头痛、血肿、海绵体炎、尿道损伤和异常勃起等不良反应。规范操作可以减少阴茎血肿及尿道损伤的发生；在阴茎根部扎止血带可以降低低血压和头痛的发生率；如患者在注药后阴茎勃起超过 1h，则应及时到医院就诊，避免因异常勃起而给患者造成阴茎损伤。

（4）阴茎彩色多普勒超声检查（Color doppler duplex ultrasonography，CDDU）：是目前用于诊断血管性 ED 最有价值的方法之一。通过 CDDU，可以评价阴茎内血管功能，常用参数有海绵体动脉直径、收缩期峰值流速（Peak systolic velocity，PSV）、舒张末期流速（End-diastolic velocity，EDV）和阻力指数（Resistance index，RI）。目前，这些评价参数还没有统一的正常值。一般认为，注射血管活性药物后，阴茎海绵体动脉直径＞0.7mm 或增大 75％以上，PSV ≥ 30cm/s，EDV ＜ 5cm/s，RI ＞ 0.8，为正常；PSV ＜ 30cm，EDV ＞ 5cm/s，RI ＜ 0.8，提示阴茎静脉闭塞功能不全。

（5）神经诱发电位检查：包括多种检查，如阴茎感觉阈值测定、球海绵体反射潜伏时间、阴茎海绵体肌电图、躯体感觉诱发电位及括约肌肌电图等。目前，相关研究甚少，其应用价值尚需临床进一步验证。应用较多的检查为球海绵体反射（Bulbocavernosus reflex，BCR）潜伏时间，该法主要用于神经性 ED 的间接诊断和鉴别诊断。该检查在阴茎冠状沟和其近侧 3cm 处分别放置环状刺激电极，而在双侧球海绵体肌插入同心圆针式电极，记录反射信号，由直流电刺激器发出方形波刺激，测量并记录刺激开始至起反应的潜伏时间。BCR 潜伏时间的正常均值为 30 ～ 45ms，超过均值三个标准差以上者为异常，提示有神经性病变的可能（见图 16-2）。

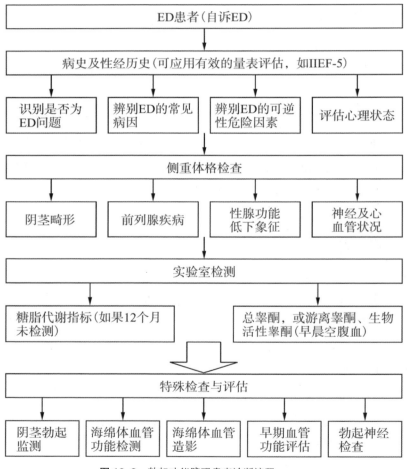

图 16-2　勃起功能障碍患者诊断流程

（6）阴茎海绵体灌注测压及阴茎海绵体造影术：用于诊断静脉性 ED。注入血管活性药物前列腺素 E_1 约 10 ～ 20μg（或罂粟碱 15 ～ 60mg/

酚妥拉明 1 ～ 2mg）5 ～ 10min，海绵体平滑肌松弛，用 80 ～ 120mL/min 流量快速注入造影剂。静脉功能正常者在海绵体内压为 100mmHg 时，灌流速度应维持低于 10mL/min；停止灌注后 30s 内，海绵体内压下降不应超过 50mmHg。观察阴茎海绵体形态，及阴茎和盆腔静脉回流情况。在注入造影剂后 30 ～ 60s、90s、120s 及 900s 时，摄前后位片。静脉漏的 X 线表现如下。①阴茎背深静脉及前列腺周围静脉丛显影；②阴部内、外静脉系统显影；③阴茎浅静脉显影；④尿道海绵体显影；⑤在少数患者可发现会阴丛显影。对于静脉闭塞、功能正常者在海绵体外难以见到造影剂影像。对于先天性或创伤性静脉漏者，可分别在阴茎脚或损伤处显示静脉漏影像。海绵体或白膜病变性静脉漏的典型表现为阴茎所有静脉通道的弥漫性泄露。

（7）阴部内动脉造影：选择性阴部内动脉造影术的主要适应证如下。①骨盆外伤后 ED；②原发性 ED，疑阴部内动脉血管畸形；③ NPT 和 ICI 试验反应阴性，需要进一步诊断者；④彩色多普勒检查显示动脉供血不全并准备行血管重建手术者。通过选择性阴茎动脉造影，可以明确动脉病变部位和程度，并可同时进行扩张或介入治疗。由于该技术并非绝对安全，可造成出血或动脉内膜剥脱等并发症，所以要慎重采用。

四、治　疗

在治疗 ED 前，应明确其基础疾病、诱发因素、危险因素及潜在的病因，应先对患者进行全面的医学检查，再确定适当的治疗方案。尤其应该区分出心理性 ED、药物因素或者不良生活方式引起的 ED，以上原因引起的 ED 有可能通过心理辅导或去除相关因素而得到改善。器质性 ED 或混合型 ED 通常要借助药物治疗等方法。

ED 是一种同时影响生理和心理的慢性疾病。其治疗的目标应该是全面康复，达到和维持坚挺的勃起硬度，并恢复满意的性生活。以往治疗以患者能够达到充分勃起、完成性交为目的。现在，人们认识到勃起硬度与患者的自尊心、自信心及治疗满意度等相关。

ED 的治疗不仅涉及患者本人，而且关系到患者伴侣。因此，应该既有与患者本人的单独沟通，也有与患者及其伴侣的共同交流。治疗应该基于患者及其伴侣的预期值、性生活满意度及总体健康满意度等要求。告知可选的治疗方法，有效性和风险，及是否有创伤性，并应该适当考虑治疗的经济性。由于 ED 的影响因素多，所以对治疗方法的选择也应该同时考虑患者的经历、社会背景、家庭状况等社会因素。对不同患者制定个体化的方案，则治疗效果会更好（见表 16-3）。

表 16-3　阴茎勃起功能障碍的治疗选择

治疗	具体选择
基础治疗	生活方式的调整，基础疾病的控制，心理疏导，性生活指导，雄激素治疗
一线治疗	PDE5 抑制剂，中成药
二线治疗	真空装置（Vacuum erectile device，VED），海绵体活性药物注射（Intracavernous injection，ICI）
三线治疗	动脉手术，静脉瘘手术，阴茎假体植入

（一）基础治疗

1. 改善生活方式

生活方式的调整是治疗 ED 的首要事项。建议患者应在治疗 ED 前或同时，改变不良生活方式，特别是有心血管疾病或代谢性疾病（如糖尿病、高血压等）的患者。最近的研究结果证明，良好的生活习惯（如戒烟、适度有氧运动和规律性生活等）不仅对勃起功能有益，而且对整体健康有益。同时应当告知患者，部分 ED 患者经过有效干预或治疗是可以恢复正常勃起功能的。增加体育运动、合理营养、控制体重等可以改善患者的血管功能和勃起功能，并且可以使患者对 PED5 抑制剂的治疗产生更好的反应。

2. 控制基础疾病

ED 是可以治疗的疾病，部分患者是可以治愈的。

对于有明确基础疾病的患者，应对病因进行治疗，如心血管疾病、糖尿病、内分泌异常、抑郁症等，并且应该与 ED 同时治疗或先于 ED 治疗。值得注意的是，一些药物可能在治疗这些基础疾病的同时引起 ED，如某些降压药会引起 ED 等。

ED 与冠状血管疾病往往同时存在。大约 50% ～ 70% 的冠状动脉性心脏病（Coronary artery disease，CAD）患者有 ED，两者有共同的危险因素。

其共同的病理基础是内皮功能下降。治疗心血管疾病也可使 ED 的治疗获益，能延缓甚至使勃起功能恢复。对心血管症状和心血管功能的治疗应该早于对 ED 的治疗。

糖尿病是 ED 的重要危险因素。控制糖尿病可以延缓 ED 的发生。

对于性腺功能减退的患者，可以通过补充睾酮或替代治疗，使血清睾酮水平达到正常水平，从而改善勃起功能。部分患者需要通过其他药物（如 PDE5 抑制剂）辅助，以获得更佳的疗效。

前列腺癌根治术（Radical prostatectomy，RP）是治疗早期前列腺癌的主要方法。但 RP 术后阴茎勃起功能障碍的发生率很高。保留神经的 RP 可以部分保留术后的性功能，尤其是双侧保留神经的 RP。有研究发现，RP 术后早期应用足量西地那非可以保留阴茎海绵体平滑肌的含量。目前，最常采用的治疗药物是口服 PDE5 抑制剂，包括连续每日服用和按需服用。

3. 心理治疗

心理治疗主要包括相关的心理辅导和性感集中训练法。对于有明显精神心理性 ED 的患者，推荐实施性心理治疗；对于应用 PDE5 抑制剂效果不理想的患者，也推荐给予性心理治疗。在口服 PDE5 抑制剂的同时进行心理治疗，可使 15%～20% 的药物治疗无效的患者获得治疗效果。

认知疗法是指让患者学习性知识，端正性态度，体会当中的乐趣，打破"性交失败→焦虑→性交更失败"的恶性循环索解导向治疗：通过"例外问题""奇迹问题""刻度问题""鼓励和表扬"等一系列对话，增强患者信心，减轻其焦虑、失落情绪，鼓励其克服恐惧，引导其走向积极的情绪。

在性心理治疗的基础上，进行性感集中训练，首先要消除焦虑、紧张、害怕失败的心理，放松身心，向患者强调集中体验性快感，以唤起性兴奋，达到良好的情感交流和沟通，进而完成性交的目的。性感集中训练分为四个基本过程，包括抚摸对方非生殖器的性敏感区及相互抚摸，抚摸对方包括生殖器在内的性敏感区及相互抚摸，阴道容纳和正常性交。

（二）药物治疗

1. 磷酸二酯酶 5 抑制剂

磷酸二酯酶 5 抑制剂（PDE5 抑制剂）为治疗勃起功能障碍的一线用药，

可在生化水平改善阴茎海绵体平滑肌细胞的舒张功能，增加海绵体血流灌注。PDE5 抑制剂对具有完整的海绵体神经信号传导系统的各种病因所导致的 ED 均有良好的疗效。对于器质性病变导致的 ED，其有效率可达 80%；对于心因性 ED，其有效率更高，对由高血压、高脂血症、糖尿病等引起的血管功能障碍型 ED 患者疗效尤其显著。

目前，欧洲药品局批准的 PDE5 抑制剂有以下 4 种，即他达拉非、西地那非、伐地那非、阿伐那非。总体循证级别是 1，推荐级别为 A。

（1）西地那非：于 1998 年推出。其在给药后 30 ～ 60min 起效，脂肪餐影响吸收。可用剂量有 25mg、50mg 和 100mg。推荐起始剂量为 50mg，根据患者反应程度和副作用可相应调整，疗效可维持 12h。其不良反应事件温和，有自限性。

（2）他达拉非：于 2003 年 2 月上市。其在 30min ～ 2h 起效，疗效可维持 36h，且不受食物影响。按需应用 10mg 和 20mg。推荐起始剂量为 10mg。现有剂型按时（5mg/d）服用。

（3）伐地那非：于 2003 年 3 月推出。其在服用 30min 后起效，效果受高脂肪餐影响。按需服用 5mg、10mg 和 20mg。推荐起始剂量为 10mg。

（4）阿伐那非：于 2013 年进入临床，为高选择性 PDE5 抑制剂。对 PDE5 抑制剂的选择性较其他 PDE 亚型高，副反应较低。按需（临时）服用剂量为 50mg、100mg 和 200mg。推荐起始剂量为 100mg，至少提早 30min 服用。50mg、100mg、200mg 三种剂量的性交成功率分别为 47%、58% 和 59%。另一组研究资料则显示，三种剂量的成功率分别为 64%、67% 和 71%。每天最大剂量为 200mg，无须根据肝肾功能、年龄调整用量。可以在餐中服；进食后，药物起效时间有推迟。

PDE5 抑制剂还可用于盆腔放疗特别是前列腺癌放疗，或经膀胱前列腺癌根治术后发生的 ED 患者。每晚规律使用小剂量（最大剂量的 1/4），以重新恢复患者的阴茎勃起功能。

在 PDE5 抑制剂易出现的不良反应中，鼻腔血管及中枢神经系统的不良反应较多，其对胃肠道和血压的影响较小，部分患者可发生轻度蓝视或绿视。

对于有高风险因素（不稳定型心绞痛、心功能不全失代偿、难以控制的

高血压)的患者,需等到心血管情况稳定后,才能考虑治疗 ED。临床研究表明,应用 PDE5 抑制剂未增加患者的心肌梗死发生率,但是若伴随以下心血管疾病,则禁用 PDE5 抑制剂。① 6 个月内发生心肌梗死、严重心律不齐。②静息位血压 < 90/50mmHg,或血压> 170/100mmHg;不稳定型心绞痛、性交时心绞痛或充血性心力衰竭(纽约心脏病协会标准)评分≥ 2 分。

使用酸盐类药物或 NO 的患者严禁使用 PDE5 抑制剂,因为它们可导致低血压甚至休克。如果在服用 PDE5 抑制剂后,患者心绞痛发作,则根据 PDE5 抑制剂半衰期不同,在以下时间段内禁用硝酸盐治疗:西地那非,24h;他达那非,48h;阿伐那非,12h。

一些抗高血压药物可以与 PDE5 抑制剂合用,如血管紧张素转换酶抑制剂、血管紧张素受体阻断剂、钙离子拮抗剂、β 受体阻滞剂及利尿剂等。

2. 雄激素治疗

雄激素治疗仅限于内分泌功能异常的勃起功能障碍患者。当血清睾酮水平反复低于 12nmol/L 时,应启动睾酮替代治疗,将睾酮补充至正常水平。雄性激素与 PDE5 抑制剂联用,可增强 PDE5 抑制剂的疗效。

3. 其他口服药物治疗

当存在高催乳素血症时,在排除垂体肿瘤后,可采用多巴胺拮抗剂治疗。

此外,临床常用的药物还有:作用于中枢神经系统的药物,如阿扑吗啡、曲唑酮;作用于局部的药物,如育亨宾、酚妥拉明。现这些均非临床常规用药。

4. 其他局部外用药物

硝酸甘油乳膏可用于因心理因素或轻度动脉灌注不足导致的勃起功能障碍患者,但不适用于阴茎血流循环严重受损的患者。

目前,前列腺素 E_1 主要用于各种手术导致的 ED,其疗效低于往阴茎海绵体内注射血管活性药物的方法。

5. 中药治疗

用中药治疗阳痿有着几千年的历史,也是中华民族治疗阳痿的主要方法。目前,市场上治疗阳痿的中成药的种类繁多,但需要在中医辨病辨证论治的基础上应用,主要针对心理性及轻中度器质性 ED 患者。根据文献证据、专家共识及相关阳痿病中医诊断治疗指南,现将主要证型及治疗的中成药汇集如下。

（1）肝气郁结证：

治法：疏肝理气。

主方：柴胡疏肝散《医宗金鉴》加减（证据级别：Ⅲ级；推荐级别：D，专家共识）、逍遥散《太平惠民和剂局方》加减（证据级别：Ⅴ级；推荐级别：E）。

常用药：柴胡、当归、白芍、白术、茯苓、炙甘草、生姜、薄荷、枳壳、陈皮、川芎、香附。

加减：见口干口苦，急躁易怒，目赤尿黄，此为气郁化火，可加丹皮、栀子、龙胆草以泻肝火；若气滞日久，兼有血瘀之证，则可加丹参、赤芍药以活血化瘀。

中成药：疏肝益阳胶囊（证据级别：Ⅰ级；推荐级别：B）、逍遥丸（证据级别：Ⅴ级；推荐级别：E）。

（2）湿热下注证：

治法：清热利湿。

主方：龙胆泻肝汤《医方集解》加减（证据级别：Ⅲ级；推荐级别：D）。

常用药：龙胆草、栀子、黄芩、柴胡、泽泻、车前子、当归、生地黄、甘草。

加减：对阴部瘙痒、潮湿重者，可加地肤子、苦参、蛇床子以燥湿止痒；对湿盛、困遏脾肾阳气者，可用右归丸合平胃散；对湿热久恋、灼伤肾阴、阴虚火旺者，可合用知柏地黄丸以滋阴降火。

中成药：龙胆泻肝丸（证据级别：Ⅴ级；推荐级别：E）。

（3）瘀血阻滞证：

治法：活血化瘀。

主方：少腹逐瘀汤《医林改错》加减（证据级别：Ⅱ级；推荐级别：C）。

常用药：小茴香、干姜、延胡索、没药、当归、川芎、官桂、蒲黄、五灵脂、赤芍。

加减：对疼痛重者，加金铃子、蜈蚣；对烦躁易怒者，瘀久化热，加知母、黄柏。

中成药：血府逐瘀丸（证据级别：Ⅳ级；推荐级别：E）。

（4）心脾两虚证：

治法：补益心脾。

主方：归脾汤《正体类要》加减（证据级别：Ⅴ级；推荐级别：E）。

常用药：人参、白术、当归、茯苓、黄芪、龙眼肉、远志、炒酸枣仁、木香、炙甘草。

加减：若夜寐不酣，可加夜交藤、合欢皮、柏子仁养心安神；对胸脘胀满、泛恶纳呆、属痰湿内盛者，加用半夏、川朴、竹茹以燥湿化痰。

中成药：归脾丸（证据级别：Ⅴ级；推荐级别：E）。

（5）肾阳亏虚证：

治法：温补肾阳。

主方：右归丸《景岳全书》加减（证据级别：Ⅱ级；推荐级别：C）。

常用药：熟地、当归、枸杞子、杜仲、山药、鹿角胶、制附子、肉桂、山茱萸、菟丝子。

加减：对阳虚重者，加淫羊藿、阳起石；对气虚重者，加人参、黄芪。

中成药：右归丸（证据级别：Ⅱ级；推荐级别：C）、金匮肾气丸（证据级别：Ⅳ级；推荐级别：E）。

（6）肾阴亏虚证：

治法：滋阴补肾。

主方：六味地黄丸《小儿药证直诀》加减（证据级别：Ⅲ级；推荐级别：D）、二地鳖甲煎《男科纲目》（证据级别：Ⅱ级；推荐级别：C）。

常用药：熟地黄、山药、山茱萸、茯苓、牡丹皮、泽泻、生地、沙苑子、枸杞子、巴戟天、生鳖甲（先煎）、牡蛎（先煎）、白芷、桑寄生。

加减：对心烦不寐、夜卧不安、梦遗、小便短黄之阴虚火旺者，加知母、黄柏；对健忘、耳鸣重者，加黄精、龟板以填精补髓。

中成药：左归丸（证据级别：Ⅳ级；推荐级别：E）、六味地黄丸（证据级别：Ⅴ级；推荐级别：E）。

（7）其他证型：除上证外，临床还可见惊恐伤肾证、痰湿阻滞证、肾精不足证等。此外，各个证型之间常常相互兼夹，如肝郁血瘀、肾虚血瘀、痰瘀互结、肝肾亏损等。根据不同证型，需辨证用药。从简明实用角度考虑，本书主要阐述基本证型。

（三）外用装置（负压吸引装置）

阴茎套环只适用于具有正常动脉灌注的患者。外在真空负压装置可普遍应用于任何类型的勃起功能障碍患者。在应用真空泵装置时，因为限制套环远端的全部阴茎组织静脉瘀血胀大，影响性生活后阴茎的恢复，所以建议患者使用压缩束带或压缩环的时间不超过 30min。研究表明，定期使用真空泵装置可避免或至少减轻阴茎术后因不使用而引起的阴茎海绵体平滑肌组织的萎缩。

（四）海绵体血管活性药物注射治疗

往阴茎海绵体内注射血管活性药物，是器质性勃起功能障碍二线治疗的重要选择。注射治疗可适用于所有患者，尤其是有正常或病理性动脉灌注，但有完善的海绵体静脉闭塞机制的患者。注射部位及方法示意见图 16-3。阴茎海绵体功能不全的患者不适合注射治疗。

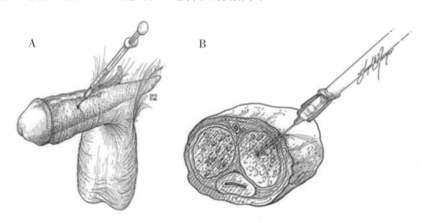

图 16-3 海绵体活性药物注射示意

罂粟碱是最早用于海绵体内注射的药物，但因其副作用很多，所以应慎用。酚妥拉明在联合用药中可以提高疗效，但酚妥拉明单用所引起的勃起反应较差。目前，最常用的是前列地尔海绵体内注射，临床疗效最为显著。其次就是自我注射前列腺素 E_1（Prostaglandin，PGE_1）。研究表明，PGE_1 不会导致阴茎持续勃起。PGE_1 是治疗多种原因导致的不同程度 ED 的安全有效方式，在长期观察中未出现严重并发症。

自我注射药物的剂量依赖于它们的药效，以 30～60min 勃起为宜。若在一次注射后没有产生足够的勃起，则应避免在同一天行第二次注射，且建议患者将注射频率限制在一周 2 次以内。

海绵体血管活性药物注射最严重的并发症是阴茎持续勃起。注射后，勃起持续 4h 或以上者，即为阴茎持续勃起，往往会导致阴茎缺血，出现严重后果。紧急处理则需要海绵体内穿刺、抽吸血液，必要时配合 α 受体激动剂。在传统治疗无效时，可以采取高选择性瘘管栓塞术。

（五）手术治疗

明确的器质性病变是任何手术指征的基础。可行的手术包括：对海绵体静脉血流增加的患者行静脉系统分流术；对动脉性疾病患者行血管重塑术；对其他治疗方法均无效的勃起功能障碍患者行假体植入术。

1. 阴茎静脉漏的手术治疗

静脉闭塞功能障碍（静脉漏）性 ED 的血流动力学基本明确，但是较难鉴别功能性异常（平滑肌功能障碍）和解剖结构缺陷（白膜异常）。目前，对于静脉闭塞功能障碍性 ED，没有明确的标准化诊断程序。随机对照的临床研究结果并不充分，其手术的有效性尚待验证。

（1）手术适应证：单纯静脉瘘，海绵体平滑肌及白膜结构及功能正常；阴茎海绵体动脉供血正常。

（2）手术术式：阴茎背浅静脉结扎术；阴茎背深静脉结扎术；阴茎背深静脉白膜下包埋术；阴茎脚静脉结扎术；阴茎脚白膜折叠＋静脉结扎术；阴茎背深静脉动脉化手术；阴茎海绵体静脉动脉化；尿道海绵体松解术；选择性静脉栓塞术；上述术式的组合；腹腔镜下腹膜外阴茎静脉结扎术。

2. 血管重建术

血管重建术适用于动脉灌注严重减低，同时阴茎浅动脉与阴茎深动脉存在交通支的患者。其主要目的是增加由动脉堵塞造成的海绵体灌注量。此类手术包括阴茎海绵体血管直接成形术，腹壁下动脉与白膜及海绵体直接吻合；腹壁下动脉与阴茎背动脉吻合术；在遇到海绵体动脉双侧堵塞时，可行阴茎背深静脉动脉化。

（1）手术适应证：年龄小于 55 岁；不吸烟或已戒烟者；未合并糖尿病；无静脉瘘存在；阴部内动脉狭窄。

（2）常用术式：腹壁下动脉 - 阴茎背动脉吻合术（血管成形）；腹壁

下动脉 - 阴茎背深静脉吻合术（静脉动脉化）；腹壁下动脉 - 阴茎背深静脉吻合＋静脉结扎术。

3. 阴茎假体（阴茎起勃器）手术

假体包括半硬性柔韧假体（目前已经淘汰）和液性阴茎假体。液性阴茎假体分为单件套假体、两件套假体和三件套假体。三件套阴茎起勃器包括成对的圆柱体、一个植入阴囊内的调节泵和一个植入盆腔膀胱前间隙的储液囊。

（1）阴茎假体手术的适应证：其他治疗方法失败的慢性、器质性男性勃起功能障碍。

（2）阴茎假体手术的禁忌证：阴茎海绵体严重纤维化、阴茎明显短小者；有全身严重性疾病，如心、肺、肾、肝等功能严重衰竭，恶性肿瘤晚期，全身出血性疾病，或糖尿病等；患有活动性感染，尤其泌尿生殖道感染者；患有明显的排尿障碍、尿道狭窄，如残余尿量明显增多或有严重的神经源性膀胱者。

阴茎假体通常通过三种路径植入，即冠状沟下、耻骨下和阴茎阴囊交界部。路径的选择通常由假体类型、患者解剖条件、手术史和术者习惯决定。

阴茎假体植入手术可在区域麻醉或全麻下进行。

国内外文献报道，阴茎假体植入术的并发症有海绵体白膜穿孔、海绵体纵隔交叉穿孔、感染、糜烂、连接接头脱落、阴茎缩短、阴茎头塌陷、术后疼痛及机械故障等。只要规范操作，并发症的发生率一般比较低。

Carson 等报道，在阴茎假体植入术后，患者满意度为 92％，患者配偶满意度为 96％。机械 3 年可靠性为 92％，5 年可靠性为 86％。

阴茎假体植入患者，术后可能需要行 MRI 检查，以评价假体状况，或诊断其他疾病（见图 16-4）。

（六）新技术应用及展望

1. 低能量体外冲击波治疗

低能量体外冲击波治疗（Law energy shock wave therapy，LESWT）是一种新颖的 ED 治疗方法。一项随机、双盲研究发现，采用 LESWT 来治疗血管性 ED，则患者勃起功能、阴茎血流动力学、IIEF 评分等得到明显改善，对依赖 PDE5 抑制剂的 ED 患者有良好的临床疗效，其中约 50％参与试验的患者无须再用 PDE5 抑制剂。另外，LESWT 对 PDE5 抑制剂治疗无效的重度 ED 患者具有治疗作用，能提高其 IIEF 评分及改善阴茎血流动力学，同时具有疗效持久、安全无创的特点。LESWT 具有良好的可行性及有效性，未来可能成为 ED 治疗的重要方法。

2. 基因治疗

目前，ED 的基因治疗已经成为男科研究领域的一个热点。基因治疗的目标是将目的基因转入靶细胞内，使靶细胞的基因表达发生变化，产生治疗效果。影响海绵体平滑肌细胞信号传导的信号分子和酶类均可以是 ED 基因治疗的目标。近 30 年来，基因治疗 ED 的研究发展迅速，发现了许多与阴茎勃起调控有关的基因。对于基因治疗 ED，曾一直在动物体内进行研究。Melman 等关于基因治疗 ED 用于人体的相关研究报道是一个重要的里程碑。

ED 基因治疗的候选基因包括一氧化氮合酶（NOS）、神经营养因子（Neurotrophin，NTF）、平滑肌 maxi-K$^+$ 通道、磷酸二酯酶（Phosphodiesterase，PDE）、降钙素基因相关肽、脑源性神经营养因子基因、NO 合酶蛋白抑制剂（Protein inhibitor of NOS，PIN）、血管内皮细胞生长因子（Vascular growth factor，EGF）基因、钙离子敏感性钾离子通道基因、胰岛素样生长因子（Insulin-like growth-factor，IGF）、血红素氧合酶（Heme oxygenase，HO）、血管内皮细胞生长因子（Vascular endothelial cell growth factor，VEGF）、cGMP 依赖性激酶 I、血管紧张素转换酶（Angiotensin-convertion enzyme，ACE）、生长因子（Growth factor，GF）等的相关基因。

目前，对 ED 的基因治疗主要集中在勃起组织的修复与保护（海绵体平滑肌细胞、神经等）、L-Arg-NO-cGMP 通路中的各类神经递质和酶、离子通道、RhoA/Rho 激酶系统等方面。基因治疗刚刚起步，虽然取得了一定进展，但仍存在诸多问题和技术难题。治疗的持久性和可控性是需要关注的重要问题，转染基因的长久表达需要深入研究。在基因治疗的安全性方面也存在很多难题，比如：如何确保病毒载体对人体没有致病性，插入的基因片段如何保证对人体没有致癌性等严重不良反应等。

ED 的治疗流程见图 16-4。

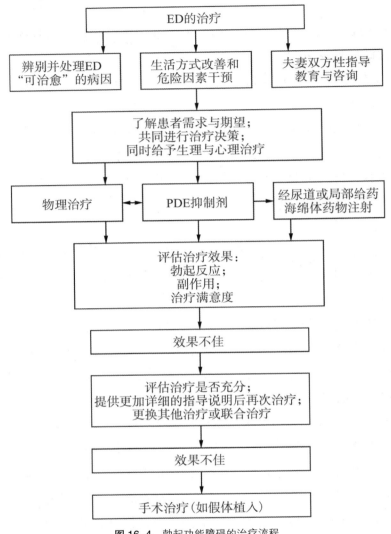

图 16-4 勃起功能障碍的治疗流程

五、预 防

ED 的预防与治疗是一个整体，应根据个体化的原则，采取综合措施。重视对男性人群及 ED 患者的相关宣教，针对 ED 危险因素，采取早期干预。由于多数中老年男性 ED 与动脉粥样硬化、高血压、糖尿病等相关，因此，ED 的预防与心脑血管疾病的防治是统一和互利的。此外，需兼顾勃起功能与社会心理、神经、内分泌、泌尿生殖疾病及创伤等多种因素的关系。ED

的预防目标和措施是：对有 ED 危险因素但勃起功能正常的男性，控制危险因素，降低发生 ED 的可能性；对勃起功能减退的男性，早期干预，恢复和保护勃起功能；对勃起功能障碍的男性，积极治疗，达到康复效果，提高性生活质量。

1. 节制性欲，切忌恣情纵欲、房事过频、手淫过度，宜清心寡欲、摒除杂念、怡情养性。

2. 发现和治疗可纠正的病因，控制 ED 相关危险因素最为重要，改善生活习惯，戒烟、运动、减肥，不应过食醇酒肥甘。

3. 积极治疗易造成 ED 的原发病，如动脉粥样硬化、高血压、糖尿病、甲状腺功能亢进、皮质醇增多症等，ED 的预防与心血管疾病的防治是统一和互利的。

4. 情绪低落、焦虑惊恐是 ED 的重要诱因。精神抑郁是 ED 难以治愈的主要因素。因此，调畅情志、愉悦心情、防止精神紧张是预防及调护的重要环节。

5. 重视心理干预。精神心理因素一直被认为是我国青壮年男性 ED 的重要危险因素之一。胡海翔等的早期研究显示，我国心理性 ED 患者比例高达 79.7%，而目前这种情况仍未见改善。缺乏解剖知识、性生理知识、性心理知识、性交知识，错误的性教育、精神创伤等都会影响 ED 预后。

6. 调整生活方式。不健康的饮食和生活习惯，如嗜烟酒、少运动、睡眠不足或质量欠佳、精神心理压力是造成 ED 的危险因素。

7. 夫妻因素。不和谐的性关系是青壮年 ED 的重要危险因素，而性伴侣的理解和支持有助于男性的性心理和生理健康。性活动是夫妻双方参与的活动，若一方出现勃起功能障碍，则另一方往往也会出现相应的性问题。因此，对勃起功能障碍的治疗必须遵循男女双方共同参与的原则，妻子应充分理解、主动参与、积极配合，才会取得较好的治疗效果。

第四节 早 泄

早泄（Premature ejaculation， PE）是男性最常见的性功能障碍。100多年来，早泄一直被认为是一种临床综合征，但早泄的定义标准各不相同且缺乏统一，使早泄的治疗和研究一直受到阻碍。随着我国社会经济水平的不断提高，以及人们对性认识的变化，性生活质量越来越受到人们的关注。早泄困扰着很多男性患者，民间有对早泄的各种不同认识和治疗方法。因此，有必要提高对早泄的统一认识，规范其临床治疗。早泄的临床诊疗工作将成为我国男科临床工作的重要问题之一。

一、定义及分类

（一）定 义

PE 可由两种不同方法来定义，即"客观标准"和"主观感受"。客观标准对 PE 的定义是根据实际射精持续时间和阴茎抽动次数来判断。主观感受对 PE 的定义是指男性在其本人或伴侣"期望"的时间之前射精的情况，此类男性往往感觉到对射精"控制力降低"，和（或）这种境况引起他的"困扰""不满意"或"人际交往困难"。

到目前为止，对 PE 的定义均未能得到普遍认同，常用的定义有以下几种。

1.《精神疾病诊断和统计手册Ⅳ-正文修订版》（Diagnostic and statistical manual of mental disorders Ⅳ-text revision， DSM-Ⅳ-TR）将 PE 定义为"总是或经常在插入阴道前、插入时或刚刚插入阴道后，即在极小的性刺激下不为所愿地射精。临床医生必须考虑到可影响兴奋期持续时间的各种因素，如年龄、对性伴侣的新鲜感、性交环境的改变，以及近期性交频度等"。

2.《射精障碍的指南》（Guideline on disorders of ejaculation）中指出，PE 是指"在阴茎插入阴道之前不能在充足的时间内控制射精"。

3.《早泄的药物治疗指南》（Guideline on the pharmacologic management of premature ejaculation）认为 PE 即指"射精发生在个人期望之前，不管是在插入前还是在插入后，并导致对方或双方的苦恼"。

以上的定义是没有循证医学基础的，目前临床上已经不推荐使用。但是所有的定义都包括 3 个要素：①射精潜伏期短；②控制射精能力差；③性满足程度低。

国际性医学会（International Society for Sexual Medicine，ISSM）从循证医学的角度指出，PE 的定义应包括以下三点：①射精总是或者几乎总是发生在阴茎插入阴道 1min 以内；②不能在阴茎全部或者几乎全部进入阴道后延迟射精；③消极的个人精神心理因素，比如苦恼、忧虑、挫折感和（或）逃避性活动等。该定义仅限应用于经阴道性交的原发性 PE 男性，根据已发表的客观数据还不足以对继发性 PE 做出循证医学的定义。因其具有循证医学基础，所以目前临床推荐使用该定义。

（二）分 类

早泄作为一种综合征，学者曾把 PE 分为原发性 PE 和继发性 PE 两大类。近年来，有学者提出与原发性 PE 和继发性 PE 截然不同的两种 PE 综合征，即自然变异 PE 和 PE 样射精功能障碍。这两种 PE 综合征均有正常射精潜伏期，常会出现正常的射精表现，故常被视为非病理综合征。现综合四种 PE 的表现，将其分为原发性 PE、继发性 PE、自然变异 PE 和 PE 样射精功能障碍。

1. 原发性 PE

原发性 PE 更多是由神经生理学原因所致的。其临床特征如下。①几乎每次性交都出现射精过早的情况；②（几乎）与任何性伴侣性交时均会出现；③大约从首次性生活后就一直存在；④在绝大多数（90%）情况下，射精时间在 30～60s；⑤延迟射精，在即将射精时抑制精液射出的能力低下或缺乏。

2. 继发性 PE

继发性 PE 的临床特征如下。①患者一生中的某个阶段发生射精过早；②之前在多数情况下射精潜伏期正常；③ PE 突然或逐步出现；④射精控制困难，在即将射精时抑制射精的能力降低或消失；⑤射精障碍的出现可能与勃起功能障碍、慢性前列腺炎、甲状腺功能不全等疾病及心理或人际关系问题相关。

3. 自然变异 PE

自然变异 PE 仅偶然或条件性地发生射精过早，不应该被视为真正的病理性症状。其临床特征如下。①没有规律的射精过早；②延迟射精能力降低，在即将射精时抑制射精的能力降低或消失；③在延迟射精能力降低的同时，伴有射精潜伏期过短或正常。

4. PE 样射精功能障碍

PE 样射精功能障碍是指男性实际经历或主诉 PE。心理和（或）人际关系问题可能是其潜在原因，不应被视为病理性症状。其临床特征如下。①性交时主观感受发生射精过快和射精缺乏控制；②实际阴道内射精潜伏期（Intravaginal ejaculatory latency，IELT）在正常范围；③延迟射精能力降低，在即将射精时抑制射精的能力降低或消失；④对自己射精控制能力的认识并不是由其他疾病引起的。

二、病因及发病机制

（一）患病率

由于对 PE 认识的不同、PE 定义的变化以及 PE 患病率数据的搜集方式（如基于人群、自我报告或基于临床等）的不同，所以目前尚缺乏 PE 患病率的循证医学数据。不同地理、文化环境、宗教信仰、种族和社会地位、政治影响力等可能影响 PE 的患病率。

目前，各种早泄的流行病学研究显示，早泄是最为常见的性功能障碍疾病，患病率为 20%～30%。早泄患病率的临床资料差异较大，有资料显示，早泄的患病率最低为 4%，最高为 66%。目前，尚缺乏我国大样本 PE 患病率情况的调查研究资料，缺乏不同地域、不同职业之间 PE 患病率的流行病学资料。

（二）病理生理学

PE 曾被认为可能是由心理和人际因素所致的。近年研究表明，PE 也许

盆底功能障碍性疾病——诊治与康复 泌尿分册

444

是躯体疾病或神经生理紊乱所致的。而心理、环境因素可能维持或强化 PE 的发生。龟头高度敏感、阴部神经在大脑皮层的定位、中枢 5- 羟色胺能神经递质紊乱、勃起困难、前列腺炎、某些药物因素、慢性盆腔疼痛综合征、甲状腺功能异常均可能是 PE 发生的原因。但目前缺乏大样本的循证医学证据支持。PE 可能与遗传因素有关，但仍需大样本的研究调查来证实这种观点。

（三）PE 对患者生活质量的影响

PE 患者性交和性关系满意度低，性交时难以放松，性交频率降低。PE 的不良影响范围往往超过性功能障碍本身，对自信心和与性伴侣的关系产生不利影响，导致患者苦闷、焦虑、尴尬和抑郁，可影响性欲望和生活情趣。伴侣的性关系满意度会随着 PE 的加重而进一步下降。尽管 PE 可对患者心理和生活质量（Quality of life，QoL）产生严重影响，但寻求治疗的男性却很少。其主要原因在于患者觉得尴尬且认为该病无有效治疗方法，而医生亦常因缺乏专业知识，不能提供恰当的治疗方法。

三、诊　断

（一）病　史

PE 诊断主要依据病史和性生活史，其中病史包括一般疾病史以及心理疾病史。根据病史，应将 PE 分为原发性和继发性。PE 是情境性的（在特定环境下或与特定伴侣）还是一贯性的，同时应关注 IELT、性刺激程度、对性生活和生活质量的影响，以及药物使用或滥用情况。部分勃起功能障碍（ED）患者会因难以获得和维持勃起而产生焦虑，进而发生继发性 PE。

（二）阴道内射精潜伏期

阴道内射精潜伏期是指阴茎插入阴道到射精开始的时间，可以通过秒表测量。单单用 IELT 不足以定义 PE，因为 PE 患者和正常人在 IELT 上有显著的重叠。IELT 对射精的自我控制有显著的直接影响，但是对射精相关个人苦恼和性交满意度无显著影响。此外，射精自我控制对射精相关个人苦恼和性交满意度（这两者直接影响射精相关的人际交往困难）有显著的直接影响。在日常门诊工作中，自我评估的 IELT 是足够的（自我评估和秒表测量的 IELT 是可互换的），并且能正确地区分 PE 状态（敏感性为 80％，特异性为 80％）。如果 IELT 和改善患者报告结果（Patient reported outcomes，PROs）联用，则能将特异性提高到 96％。虽然 IELT 是 PE 测量的客观工具，但是最近的研究显示，性满意度和苦恼与自我控制联系更紧密。尽管如此，秒表测量的 IELT 仍是临床试验所必需的。

（三）早泄评估问卷量表

为了客观地评估 PE，基于 PROs 的多种问卷被设计出来。目前，常用的量表有三种，分别是早泄简表（The premature ejaculation profile，PEP）、早泄指数（The index of premature ejaculation，IPE）和早泄诊断工具（Premature ejaculation diagnostic tool，PEDT）。另外，阿拉伯早泄指数（Arobic index of prematfure ejaculation，AIPE）等缺乏有效的临床数据。

在这些量表中，应用最广泛的工具是 PEDT。PEDT 是基于美国、德国和西班牙焦点小组和访谈法的五项问卷，主要评价控制力、频率、最小刺激、苦恼和人际交往困难。然而，PEDT 与自我报告诊断之间的相关性低。一项最近的研究表明：40％的人通过 PEDT 诊断为 PE，但只有 19％的人通过自我报告诊断为 PE。问卷简化了 PE 药物研究的方法，但是还需要进一步研究交叉文化的变化。

（四）体格检查

体格检查的重点是男性外生殖器检查，是否伴随包皮过长、包茎、阴茎头包皮炎、阴茎弯曲畸形、阴茎硬结症等生殖器异常，另外还应该检查其他血管、内分泌和神经系统，排除其他慢性疾病、内分泌疾病、自主神经疾病、阴茎硬结症、尿道炎及慢性前列腺炎等。

（五）辅助检查

1. 阴茎神经电生理检查

阴茎神经电生理检查客观准确，可以客观地区分早泄的神经敏感是来自于交感神经中枢还是外周的阴茎背神经及其分支。应用阴茎神经电生理检查可以测定会阴部各类感觉阈值、诱发电位、阴茎交感皮肤反应。对于阴茎神经电生理检查背神经躯体感觉激发电位（Dorsal never somatosensory evoked potentials，DNSEP）值低的患者，需考虑阴茎背神经敏感；对于交感皮肤反应（Sympathetic skin response，SSR）值低的患者，需考虑交感神经中枢敏感。

2. 阴茎生物感觉阈值测定

阴茎生物感觉阈值测定的检查方法简单，可以初步判断阴茎背神经向心性传导功能。

3. 球海绵体反射潜伏期测定

球海绵体反射潜伏期测定采用电刺激阴茎表面，在球海绵体肌插入电极，测定肌电图变化。但本方法特异性较差。

对 PE 的诊断主要依据病史和性生活史，通常包括射精潜伏时间（IELT）短、对射精的控制差、对此苦恼以及人际交往困难等方面。其中，IELT 是评价 PE 的重要客观指标。在日常门诊工作中，自我评估的 IELT 已足够；而在临床试验中，秒表测量的 IELT 是必需的。此外，临床医生可以借助问卷量表来协助诊断。目前，有两种患者报告结果（PEDT 研究与 AIPE 研究）可用于区分有无 PE，用于评估 PE 治疗效果，但量表只能辅助诊断而不能代替临床医生对性生活史的询问（见表 16-5）。

表 16-5　PE 诊断的循证水平与推荐级别

推荐	证据水平分级	推荐级别
PE 诊断和分类应依据病史和性生活史确定； 对 IELT、自我控制感、苦闷、人际交往困难和射精功能障碍进行综合评价	1a	A
IELT 的测定在临床工作中应用自我评估法；而临床试验中，采用秒表测定法	2a	B
通过患者报告结果（Patient reported outcomes，PROs）能够鉴别出 PE，但在推荐将 PROs 应用于临床之前还需开展更多的研究	3	C
体格检查是 PE 最初评价所必需的，以便鉴定是否有 PE 或其他性功能障碍，尤其与 ED 有关的基础疾病	3	C
实验室或神经生理检查只应在病史或体格检查特定结果指导下完成指定检查，一般不推荐常规进行	3	C

四、治　疗

对 PE 的治疗需要医生对患者的病情进行充分的评估，应充分评估患者的阴道内射精潜伏期（IELT）、PE 的持续时间及其类型，这对于早泄的个体化治疗特别重要，同时还要明确是否伴有 ED 或其他性功能障碍，对合并 ED、慢性前列腺炎、生殖道感染、包皮过长、甲状腺功能亢进等相关疾病的患者，需首先或同时进行合并症的治疗。

受射精过快所困扰的成年男性，其中有不少是由心理因素引起的。因此，对 PE 的治疗应包括性生活指导和心理干预，如减轻焦虑、提高自信心等。行为疗法在治疗 PE 时有效，但这种疗法费时，且需要性伴侣的配合和帮助，实施有一定的难度，远期疗效也尚不明确。因此，在治疗原发性 PE 中，不推荐将行为疗法作为一线治疗，只有当患者拒绝药物治疗或难以耐受药物所引起的不良反应时，才可考虑使用。药物治疗是 PE 治疗的首选，目前，选择性 5- 羟色胺再摄取抑制剂（Selective serotonin reuptake inhibitors，SSRIs）、三环类抗抑郁剂（Tricyclic Antidepressants，TCAs）和局部麻醉药物（Topical anaesthetic）对原发性或继发性 PE 有不同疗效。对于难治性或特别严重的 PE 患者（IELT < 30 ～ 60s 或插入阴道前即射精），口服 SSRIs 联合行为疗法或局部应用麻醉药物可取得较好的疗效，疗效明显优于单一治疗。

（一）心理、行为治疗

目前，对 PE 的心理治疗常常是指对精神动力、系统、行为、认知等疗法进行整合的短期治疗模式。心理和行为干预的目标是帮助患者改善射精控制能力。具体包括：①学会控制和（或）延迟射精；②增强对性生活的自信；③减少对性生活的焦虑；④改变刻板的性生活程序；⑤消除亲昵行为的有关障碍；⑥解决促发和维持早泄的人际问题；⑦适应干扰性生活的体验和想法；⑧增进与性伴侣的沟通和交流。

心理治疗适用于心理社会因素明显是 PE 的促发和维持因素，而单纯药物治疗效果不好的患者。心理治疗与药物治疗联合使用，有助于提高药物治疗的效果，使患者在停药后学会控制射精，增强患者的性自信，提高双方的性生活满意度。因此有学者提出，药物和心理联合治疗应是 PE 的一线治疗方案。已有不少研究证实，心理治疗可获得短期的疗效，但有关长期疗效的研究还比较有限。心理治疗对境遇性 PE 或 PE 样射精功能障碍的疗效可能好于原发性 PE 和继发性 PE。

心理治疗还受多个因素的影响，如治疗费用、治疗师的技术水平、患者和性伴侣的求治愿望等。有活力、抱有希望、性伴侣固定又配合好的患者，常能获得更好的疗效。

1. 心理治疗

心理治疗包括心理教育，营造温馨的性生活环境，以缓解 PE 的重要维持因素——焦虑情绪，降低交感神经的活动强度，从而降低射精阈值。

2. 行为治疗

行为疗法始于 20 世纪 50 年代，包括 Semans 的暂停训练、Masters 和 Johnson 的"暂停 - 挤捏"技术以及 Kaplan 的"停 - 动"技术等，这些都是针对 PE 的标准治疗技术。患者通过一系列循序渐进的训练，以建立射精控制能力。具体方法如下：从自我刺激开始，转换为性伴侣手法刺激，然后是不抽动的性交，最后采取"停 - 动 - 停"技术。如此反复训练，可减弱患者对性刺激的反应，以让患者能够接受更多的刺激，使患者在射精阈值下保持适宜的强度刺激并延长刺激时间。研究报道，行为治疗可延长 IELT、提高患者的性自信心和自尊心。

"停 - 动"技术的治疗目的就是提高射精刺激阈。性伴侣通过刺激患者阴茎直至患者感到射精即将逼近，则立即停止刺激，待射精预感完全消失后再重新给予刺激，如此重复 3 次，然后完成射精。这样，可以提高射精刺激阈值，从而缓解射精的紧迫感，加强抑制射精的能力，延长射精潜伏期。每周训练 3 次，直到患者能够较好地控制射精为止。

"暂停 - 挤捏"技术的具体方法是性伴侣将拇指放在阴茎的系带处，将示指与中指放在冠状沟缘上下方，挤捏压迫阴茎头 3 ~ 4s，当到达射精阈值时，性伴侣用力握住阴茎体，直到射精感消失。

近来有人采用性功能治疗仪对 PE 患者进行脱敏治疗，通过物理刺激以训练患者控制射精的能力，使患者掌握其达到射精阈值的刺激强度以延缓射精。其原理类似于行为治疗，约对半数患者有效。指南推荐，对药物治疗无效和效果欠佳的患者，可考虑联合应用行为治疗。

性交前手淫是许多年轻 PE 患者经常采用的方法。手淫射精后，阴茎敏感性降低，在不应期内使射精潜伏期延长。

行为疗法治疗 PE，虽在短期内取得一定疗效，但由于需要性伴侣长期密切配合，所以许多患者难以坚持而影响远期疗效。行为疗法一般 2 周左右见效，持续 3～6 个月可巩固疗效。

3. 认知治疗

认知治疗主要是有针对性的感知和体验，改善性伴侣之间的性交流，提高性技巧和自信心，减少与性活动有关的焦虑情绪。还可选用精神动力、肌肉放松等疗法。有关心理行为干预治疗 PE 有效性的证据为 2b 水平。

（二）局部麻醉药物治疗

局部麻醉药物用于治疗 PE 始于 1943 年，是最早用于 PE 药物治疗的药物之一。由于其不仅可降低阴茎敏感性，延长射精潜伏期，而且不会对射精感觉造成影响，所以可用于早泄的治疗。迄今为止，市售常用的局部麻醉药物包括凝胶、霜剂或喷雾状的利多卡因和（或）丙胺卡因混合制剂，多项小样本临床研究表明，利多卡因／丙胺卡因混合制剂的有效率约为 80%（基于患者自我症状的改善或 IELT）。但目前仍缺乏基于 IELT 或问卷形式评估局部麻醉药物治疗 PE 疗效的大样本随机对照研究。

利多卡因／丙胺卡因混合制剂应在性交前 10～20min 使用，其不良反应与药物剂量相关，包括由剂量过大而导致的龟头麻木，偶有引起 ED 的报道。若在发生性行为前不擦去涂抹的药物，则在性交时，药物经阴道吸收后可引起阴道麻木而致性伴侣的性快感缺失。有 1b 证据支持应用局部麻醉剂治疗原发性 PE 的有效性和安全性。如果患者或其性伴侣对该局部麻醉药物过敏，则绝对禁用。

（三）选择性 5- 羟色胺再摄取抑制剂

选择性 5- 羟色胺再摄取抑制剂（Selective serotonin reuptake inhibitors，SSRI）是临床上常用的抗抑郁药物。目前，这类药物被发现对 PE 有很好的治疗效果。SSRI 类药物包括两类：①专用于治疗 PE 的达泊西汀；②以抗抑郁为治疗目的的西酞普兰、帕罗西汀、舍曲林等。研究发现，5- 羟色胺参与射精控制，SSRI 类药物通过抑制突触前膜 5-HT 的再摄取，提高突触间隙的 5-HT 浓度，激活突触后膜 5-HT 相关受体，从而提高射精阈值，发挥其延长射精的功能。

1. SSRI 按需治疗

达泊西汀是目前首个、也是唯一获批用于治疗 PE 的药物，临床上应用最广泛。达泊西汀起效迅速，药物半衰期短，体内清除速度快，因此是 SSRI 按需治疗的一线推荐药物。在美国中 - 重度 PE 患者中进行的一项关于达泊西汀的随机、双盲、对照试验（1958 例患者）研究发现，采用达泊西汀 30mg 和 60mg 于性交前 1 ～ 3h 给药，结果显示，安慰剂组、30mg 达泊西汀组和 60mg 达泊西汀组的 IELT 分别由基线时的 0.9min 延长至 1.75min、2.78min 和 3.32min。30mg 达泊西汀组和 60mg 达泊西汀组的射精控制改善率分别为 51% 和 58%。达泊西汀的两种方案均在首次剂量时起效。达泊西汀 30mg 和 60mg 方案的常见不良事件发生率分别为：恶心为 8.7% 和 20.1%，腹泻为 3.9% 和 6.8%，头痛为 5.9% 和 6.8%，头晕为 3.0% 和 6.2%。对达泊西汀五项临床 III 期试验（$n = 6081$）结果的汇总分析显示，在治疗 12 周时，30mg 达泊西汀组和 60mg 达泊西汀组患者的 IELT 由基线的 0.9min 分别延长至 3.1min 和 3.6min。几何平均值分别延长了 2.5 倍和 3.0 倍。对于原发性 PE 和继发性 PE，达泊西汀都有相似的治疗效果。目前没有证据显示，达泊西汀与 PDE5 抑制剂存在药物相互作用。对于早泄合并勃起功能障碍的患者，联合应用达泊西汀和 PDE5 抑制剂仍然有效。目前，尚未发现达泊西汀存在增加自杀倾向的风险，也未发现明显的撤药综合征。

2. SSRI 每日治疗

在 PE 成为达泊西汀适应证之前，应用帕罗西汀 10 ～ 40mg/d，氯米帕明 12.5 ～ 50mg/d，舍曲林 50 ～ 200mg/d，西酞普兰 20 ～ 40mg/d 经验性治疗 PE 也是常用的可选择治疗方案。SSRI 每日治疗大约在 5 ～ 10d 后起效，2 ～ 3 周后达到最佳效果，并需要长期维持用药。常见的不良反应包括虚弱、疲乏、恶心、腹泻等。对于长期服药的患者，医生应当告诫其避免突然停药，因为突然停药可能出现 SSRI 撤药反应。另外，除达泊西汀以外的 SSRI 类药物治疗 PE 均属于适应证外的用药，医生须明确告知患者可能出现的不良反应和风险。有研究指出，长期服用 SSRI 类药物，有轻度增加抑郁症、焦虑症患者和未成年人自杀倾向的风险，但其对没有相应心理疾病的成年人是安全的。因此，SSRI每日治疗禁用于未成年人、焦虑症及抑郁症患者。

SSRI治疗首选达泊西汀，并按需用药。如疗效不佳，也可调整选择每日用药方案，如帕罗西汀、氯米帕明、舍曲林等。还有研究认为，低剂量的每日用药联合按需用药也是可选的。达泊西汀联用中药制剂治疗PE也有较好的疗效。具体的用药方案需根据患者性生活的频率、性伴侣是否稳定、个人偏好等因素个性化制定。

（四）PDE5抑制剂

PDE5抑制剂被广泛应用于治疗勃起功能障碍，常见药物包括西地那非、他达那非等。对于单独应用PDE5抑制剂治疗PE的效果，尚存在争议，但有文献显示联合应用西地那非和舍曲林治疗PE，比单用舍曲林的疗效要好。这可能是由于PDE5抑制剂可抑制射精管、输精管、精囊、后尿道平滑肌上的PDE5活性，从而使平滑肌舒张，射精潜伏期延长；也可能是因为患者阴茎勃起硬度增加而减少焦虑，降低勃起的性唤起阈值，而要达到射精阈值则需较高的性刺激水平。对于合并有ED的PE患者，可联合应用PDE5抑制剂治疗，对不伴有ED的PE患者，不推荐将PDE5抑制剂作为首选治疗药物。

（五）其他药物治疗

曲马朵是一种中枢性镇痛剂，通过激活阿片类受体以及抑制5-HT再摄取的双重作用，达到改善PE的效果。在一项安慰剂对照的小样本研究中，用曲马朵治疗64例PE患者，在发生性行为前2h按需服用曲马朵50mg，IELT从19～21s延长到243s，而安慰剂组为34s，且性生活满意度提高。长期服用曲马朵会造成药物成瘾性，且曲马朵存在较多的不良反应，因此仅推荐用于特定患者。

α_1肾上腺能受体拮抗剂治疗PE的可能机制是降低射精管道交感神经兴奋性，延迟射精；也可能作用于中枢神经系统的α受体，通过抑制中枢神经系统的兴奋性，控制射精反射，缓解PE症状。由于尚需要大样本进一步研究充分探讨其疗效，所以在临床实践中并不建议应用。

（六）手术治疗

对于行为和（或）药物治疗难以奏效的原发性 PE 患者，有文献报道可采取手术治疗，手术方法包括选择性阴茎背神经切断术和透明质酸凝胶阴茎龟头增大术。几个单中心小样本临床研究报道，选择性阴茎背神经切断术治疗原发性 PE，近期有一定疗效，但其总体和远期疗效尚有待进一步的多中心大样本长期随访研究证实。目前报道的 PE 手术治疗的临床研究均为单中心小样本的非随机对照研究，缺乏大样本的循证医学证据和长期随访资料，而且外科手术可能导致阴茎感觉减退、ED 甚或阴茎勃起功能永久丧失，其风险远大于收益。因此，建议慎重采用手术治疗 PE。PE 手术治疗为 4 级水平的循证医学证据。

五、预　防

（一）选择身心状况良好时性交

身体过度疲劳，精力不足，也可使射精中枢控制力减弱。应注意劳逸结合，适当参加耐力性体育运动，如长跑等；保持充足睡眠，保证精力充沛，有利于提高射精控制力。

（二）学习性知识，掌握性技巧

双方都应学习必要的性生理知识，掌握一些性技巧，如古代房中术"九浅一深""闭气固精""动停结合""浅插徐动"等技巧，均有助于延缓射精。消除性交前的紧张、恐惧心理，不必担心早泄会发展为阳痿。性生活频率适度，缩短两次射精间隔时间往往可使射精延迟。积极预防和治疗泌尿生殖系统炎症。切勿恣情纵欲或手淫过度，尤其注意避免快速射精的自慰。

（三）重视性伴侣在诊疗中的价值

有学者也指出，PE 是来自女性压力而导致的焦虑性抑郁症，PE 虽是男性的性功能问题，但与性伴侣密切相关。伴侣的情绪，对待性生活的态度，尤其是面对一次偶然的射精过快的反应，对男方影响甚大。所以，对于早泄患者来说，要要求性伴侣积极配合治疗。性伴侣要体贴、谅解、鼓励男方，帮助其树立战胜疾病的勇气，不可指责、责怪、推诿，甚至拒绝或减少性生活。否则，不仅会给男方造成更大的压力，而且也会使不应期时间过长，加重 PE 的发生。

另外，性伴侣的性魅力、性交前的准备、阴道内及全身的反应，也是影响男性射精快慢的重要因素，因此，提倡男女同治，强调女方在治疗中的作用和价值，也是 PE 诊治的最根本、最重要的环节。

有研究资料显示，PE 在糖尿病、抑郁症的患者群体中有较高的发病率，积极治疗基础病，控制血糖，调畅情志，对于 PE 的防治亦有重要意义。

参考文献

Bacon CG, Mittleman MA, Kawachi I, et al. Sexual function in men older than 50 years of age: results from the health professionals' follow-up study [J]. Ann Intern Med, 2003, 139(3): 161-168.

Chan SS, Leung DY, Abdullah AS, et al. Smoking-cessation and adherence intervention among Chinese patients with erectile dysfunction [J]. Am J Prev Med, 2010, 39(3): 251-258.

Cheng JY, Ng EM, Ko JS, et al. Physical activity and erectile dysfunction: meta-analysis of population-based studies [J]. Int J Impot Res, 2007, 19(3): 245-252.

Feldman HA, Goldstein I, Hatzichristou DG, et al. Impotence and its medical and psychosocial correlates: results of the Massachusetts Male Aging Study [J]. J Urol, 1994, 151(1): 54-61.

Giuliano F, Patrick DL, Porst H, et al. Premature ejaculation: results from a five-country European observational study [J]. Eur Urol, 2008, 53(5): 1048-1057.

Hatzimouratidis K, Amar E, Eardley I, et al. Guidelines on male sexual dysfunction: erectile dysfunction and premature ejaculation [J]. Eur Urol, 2010, 57(5): 804-814.

Jackson G, Boon N, Eardley I, et al. Erectile dysfunction and coronary artery disease prediction: evidence-based guidance and consensus [J]. Int J Clin Pract, 2010, 64(7): 848-857.

Jackson G, Montorsi P, Adams MA, et al. Cardiovascular aspects of sexual medicine [J]. J Sex Med, 2010, 7(4 Pt 2): 1608-1626.

Ji YS, Ko YH, Song PH, et al. Long-term survival and patient satisfaction with inflatable penile prosthesis for the treatment of erectile dysfunction [J]. Korean J Urol, 2015, 56(6): 461-465.

Lue TF, Giuliano F, Montorsi F, et al. Summary of the recommendations on sexual dysfunctions in men [J]. J Sex Med, 2004, 1(1): 6-23.

Ma Y, Qin H. Regular and frequent sexual intercourse for elderly men could preserve erectile function [J]. Med Hypotheses, 2009, 72(3): 370.

Pahlajani G, Raina R, Jones JS, et al. Early intervention with phosphodiesterase-5 inhibitors after prostate brachytherapy improves subsequent erectile function [J]. BJU Int, 2010, 106(10): 1524-1527.

Patrick DL, Rowland D, Rothman M. Interrelationships among measures of premature ejaculation: the central role of perceived control [J]. J Sex Med, 2007, 4(3): 780-788.

Pottek TS. Surgical treatment of erectile dysfunction [J]. Urologe A, 2015, 54(5): 676-683.

Raina R, Pahlajani G, Agarwal A, et al. Long-term potency after early use of a vacuum erection device following radical prostatectomy [J]. BJU Int, 2010, 106(11): 1719-1722.

Rosen RC, McMahon CG, Niederberger C, et al. Correlates to the clinical diagnosis of premature ejaculation: results from a large observational study of men and their partners [J]. J Urol, 2007, 177(3): 1059-1064; discussion 1064.

Sun L, Peng FL, Yu ZL, et al. Combined sildenafil with vacuum erection device therapy in the management of diabetic men with erectile dysfunction after failure of first-line sildenafil monotherapy [J]. Int J Urol, 2014, 21(12): 1263-1267.

Symonds T, Perelman MA, Althof S, et al. Development and validation of a premature ejaculation diagnostic tool [J]. Eur Urol, 2007, 52(2): 565-573.

Wein AJ, Kavoussi LR, Novick AC. 坎贝尔 - 沃尔什泌尿外科学 [M]. 郭应禄，周利群，主译. 北京：北京大学医学出版社，2009.

郭军，张春影，吕伯东. 早泄的诊断与治疗 [M]. 北京：人民军医出版社，2016.

郭应禄，胡礼泉. 男科学 [M]. 北京：人民卫生出版社，2004.

李宏军，黄宇烽. 实用男科学 [M]. 2 版. 北京：科学出版社，2017.

李柳骥，严季澜. 阳痿病名源流与定义探讨 [J]. 北京中医药，2011, 30(8): 592-594.

刘德风，姜辉，洪锴，等. 近 5 年来中国 11 个城市门诊勃起功能障碍患者的流行病学变化 [J]. 中华男科学杂志，2009, 15(8): 724-726.

刘继红. 性功能障碍 [M]. 北京：中国医药科技出版社，2004.

唐汉钧. 中医外科临床研究 [M]. 北京：人民卫生出版社，2009.

王琦. 男科学 [M]. 郑州：河南科学技术出版社，2007.

王晓峰，朱积川，邓春华. 中国男科疾病诊断治疗指南 [M]. 北京：人民卫生出版社，2013.

徐福松. 实用中医男科学 [M]. 北京：中国中医药出版社，2009.

中华人民共和国国家标准中医临床诊疗术语 (疾病部分 10.19)GB/T 16751.1-1997.

周仲瑛. 中医内科学 [M]. 北京：中国中医药出版社，2003.

朱积川. 男子勃起功能障碍诊治指南 [J]. 中国男科学杂志，2004, (1): 68-72.

（黄晓军）

第十七章　女性性功能障碍

第一节　定义与流行病学

女性性功能障碍（Female sexual dysfunction，FSD）指女性个体不能参与其所期望的性行为，且在性行为过程中不能得到或难以得到满足，包括性欲障碍、性唤起障碍、性高潮障碍、性交疼痛和阴道痉挛。这是全球范围内普遍存在的女性健康问题，严重影响着女性的生活品质及质量。目前，临床上对FSD的诊断以综合评估为主，尚无统一、广泛通用的客观生理检测。我国在FSD方面的临床和基础研究尚处于初级阶段，国内部分地区FSD的发病率为52.5%～86.7%。妊娠期是FSD的高发时期，特别是妊娠后3个月。

女性性欲障碍主要包括性欲低下、性欲亢进和性欲厌恶。性欲低下（Hypoactive sexual desire disorder，HSDD）是指持续或反复缺乏性幻想和对性活动的接受性，出现与其自身年龄不相符的性欲望和性兴趣淡漠，从而导致精神忧虑。在全球范围内，被困扰于性欲低下的女性高达5.4%～13.6%，育龄期女性HSDD的发病率约为10%。女性性欲亢进（Female hypersexuality）指女性的性欲持续异常旺盛，处于一种强烈、持续的性冲动状态，远远超出正常水平，即性欲要求强烈；性兴奋可出现过多、过快、过剧；性反应超常可以表现为迅速而强烈，甚至亲吻、拥抱、轻触会阴部位也能产生强烈的性高潮。性厌恶（Sexual aversion disorder）是指持续或反复对性伴侣正常的性接触具有恐惧厌恶感并回避性接触，从而导致精神忧虑。性厌恶是抑郁的重要原因之一，它可以严重限制个体行使性活动的能力。性厌恶多见于女性，多为继发性的，常由创伤性性经历所激发。女性性唤起障碍（Female sexual arousal disorder，FSAD）是指女性在性活动的过程中，从激发性冲动开始，直至性活动完全结束，仍然部分或完全没有达到性兴奋的程度，也没有出现性兴奋时所产生的阴道润滑、生殖器充血肿胀等性兴奋的生理反应。女性性高潮障碍是指女性虽有性兴趣及要求，性欲、性唤起正常，但是在性活动时，即使接受足够强度及有效性的性刺激并出现正常性兴奋期反应（如生殖器肿胀、阴道充分润滑）后，性高潮也仍反复或者持续地出现延迟或缺乏，患者只能得到较低水平的性快感，因此很少或者很难达到对于性的满足。女性性交疼痛是指在性活动时，阴茎向阴道内插入或者在阴道内抽动时抑或是完成性交之后出现的经常或反复的局部阴部或下腹部等部位轻重程度不等的疼痛。性交疼痛是最常见的女性性功能障碍之一，严重影响着女性的生活质量。性交疼痛主要包括两组症状：一是性交疼痛，是指因性交而引起的阴道局部或下腹部的疼痛；二是性交不能，是指阴茎不能触碰前庭及进入阴道，当发生严重的性交疼痛时，往往出现性交不能。阴道痉挛（Vaginismus）是指反复或者持续地发生阻碍性交进行的阴道外 1/3 部分肌肉群的不随意性痉挛性收缩，性交时阴道肌肉痉挛导致疼痛，进而限制了全部性反应，但性唤起、阴道滑润度、性欲及性高潮反应正常，对非性交活动可能感到满意和愉快。阴道痉挛可分为原发性阴道痉挛和继发性阴道痉挛，也可分为完全性阴道痉挛和境遇性阴道痉挛。

所以，在治疗原则上，要遵循以患者为中心的个体化原则，综合考虑到患者的希望、感受、认识和价值观，医生做到换位思考，从患者的角度来看待疾病的治疗，并在诊疗过程中给患者提供一个令其感到放松、宽容和温暖的氛围。

第二节　病因及发病机制

在病因学上，女性性功能障碍较为复杂，包括内分泌、神经、社会心理、肌肉、血管、药物等因素，目前更多地认为，女性性功能障碍是由多种因素协同作用导致的结果。

性欲低下的病因复杂，是由多种因素共同造成的。目前，认为其病因可分为功能性和器质性两大类，涉及社会心理因素、器质性因素及药物因素。性欲低下以心因性为主，包括心理障碍、性技巧匮乏、性观念错误、生活方式不良及年龄等。器质性因素包括心脑血管疾病、呼吸系统疾病、神经精神疾病、性传播疾病及内分泌疾病等。药物因素包括抗雄激素、抗精神病药物、镇静安眠类药物、抗高血压药物、皮质醇药物及化疗药物等。女性性功能与下丘脑 - 垂体 - 卵巢轴密切相关，只要其中某一环节出现异常，就可以导致性功能异常，少数表现为性欲亢进。性欲亢进的病因可分为器质性和功能性，器质性因素中的内分泌失调是女性性欲亢进的最常见病因，而生殖、神经等系统的疾病也与女性性欲亢进有关。雄激素水平过高、雌激素水平过高以及雄激素与雌激素比例失调都会引起性欲增强。精神性疾病、颅脑外伤或手术后、克 - 列二氏综合征、克 - 布二氏综合征、帕金森病、多发性硬化症、脑卒中患者也可表现出性欲亢进。在社会心理因素方面，青少年过早接触色情读物和录像等不正确的性诱导，加上药物因素作用，也是导致女性性欲亢进的原因。女性性厌恶多与性心理异常相关，是患者将性的恐惧、焦虑、厌恶等情绪与性活动联系起来所产生的结果。它可分为心理因素及器质性因素：心理因素与童年和青春期遭受创伤性虐待经历、错误的性观念及性教育、既往性活动中的挫折相关，从而产生性恐惧感和畏惧感；器质性因素包括体内雌激素水平下降及泌尿生殖器官外伤、手术、残疾等原因导致的性交疼痛等，从而出现性厌恶。

女性性唤起障碍主要包括社会心理因素、药物因素及器质性病变，其中，以社会心理因素为主。社会心理因素主要包括紧张、不安、焦虑、畏惧、悲伤等情绪，均可减少泌尿生殖器官的血流量，导致性反应缺乏，引起性唤起障碍。药物因素为因口服药物而导致继发性性唤起障碍，常见药物有口服避孕药物、抗胆碱能药物、抗抑郁药物、激素类药物、抗肿瘤药物等。性唤起的生理反应依赖于血管、神经系统的完整性，任何可影响这两个系统的疾病都会导致性唤起困难。

女性性高潮障碍主要包括社会心理因素、神经生理因素，且以社会心理因素为主。社会心理因素包括错误的性认知及性知识，对性存在消极态度及焦虑、抑郁情绪，婚姻不和谐、生活方式不良、性交流匮乏、心理冲突及性伴侣自身因素等。在神经生理因素中，性高潮能力与性敏感区密切相关。尤其是神经分布丰富的阴蒂，触觉非常敏感。糖尿病等患者的阴蒂神经末梢有损伤，可导致感觉减退。盆底肌肉强度也会影响性高潮能力，阴道 4 点及 8 点处耻骨尾骨肌上有丰富的感觉神经末梢，它的强度也是影响性高潮能力的重要因素之一。大脑是女性性高潮的重要来源。外伤、肿瘤、手术等对脑的损伤会不同程度地影响性高潮能力。另外，内分泌因素、精神药物也会对女性性高潮能力产生影响。

性交疼痛的病因包括心理性因素、器质性因素及混合性因素。心理因素主要包括消极性观念、性知识缺乏，及其他各种心理性因素（焦虑、抑郁、畏惧、自卑、性虐待或创伤史）、社会因素（伴侣间不信任、交流欠缺等人际交流因素）及各种因素间的交互作用。在确定性交疼痛的原因是心理性因素之前，必须首先寻找和排除器质性因素。器质性因素方面，在女性性兴奋期和平台期，阴道内 2/3 段出现扩张，导致子宫、阴道顶端升高；而生殖道畸形（如阴道下段各种先天性解剖异常，处女膜肥大或闭锁，阴道口的先天性狭窄）可能影响正常生殖器官扩张、升高，可能导致阴道深部的性交疼痛。另外，可能导致盆腔软组织粘连的泌尿生殖手术术后及慢性感染，均可造成深部的性交疼痛，勃起的阴茎深插入及抽动可加重这些深部疼痛。只要能够影响阴道润滑的疾病，都可能造成女性性交疼痛。比如：在药物的影响中，口服避孕药物及抗组胺类药物就是比较典型的，它们可造成阴茎插入阴道时或来回抽动时的灼痛感。干燥综合征、糖尿病等都可能造成阴道润滑度缺乏或者不足。盆底相关手术术后的瘢痕形成、皮赘或挛缩、处女膜痕、处女膜伞的裂伤或水肿、阴唇或阴道脓肿、阴蒂包茎、包皮过长、阴蒂神经炎、阴蒂包皮炎、前庭大腺囊肿、前庭炎、萎缩性阴道炎等均可引起性交疼痛。心理性、器质性因素对性功能障碍可单独起作用，也可以共同影响。在排除男方因素及女方器质性因素原因后，临床医师也不要忽略心理性因素所造成的影响。

阴道痉挛的病因主要分为心理性因素和器质性因素。任何引起性交疼痛的盆腔器官病理变化，均可能为引起阴道痉挛的基本原因。这些器质性因素也是最常见的引起阴道痉挛和性交疼痛的原因，如处女膜坚韧、子宫内膜异位症、盆腔或阴道感染性疾病、经阴道子宫切除术、老年性阴道萎缩引起的病理损伤等。

另外，女性妊娠和分娩给盆底造成了巨大改变，甚至影响女性产后的正常性功能。而女性即使在产后有性问题，也仅有极少数人会求医。女性在分娩、哺乳以及喂养孩子的过程中，辛劳会导致性生活频率、欲望等的改变，同时性交疼痛问题发生率也会有相应的增高。有相当部分的女性担心阴道分娩可能造成阴道松弛及会阴部肌肉的损伤，恐惧影响产后性生活质量而要求行剖宫产。在阴道分娩的女性中，性交疼痛与分娩过程中会阴的损伤程度有关。研究表明，剖宫产女性产后性交疼痛的持续时间较短。但在产后的 3～6 个月时，阴道分娩的女性与行剖宫产的女性在性交疼痛发生率方面无明显差异。分娩时会阴侧切、严重的裂伤导致盆底肌纤维及神经存在不同程度的损伤，使盆底肌肉张力下降，会阴部神经传导时间延长，从而降低盆底肌肉的收缩能力。

产后出现的性高潮障碍，大多是继发性的性高潮障碍。其主要原因是产后雌激素水平低，阴道黏膜弹性不佳、松弛、湿润度不良。对于阴道松弛，不只是发生于阴道分娩的女性中；选择性剖宫产同样会导致阴道及周围肌肉、筋膜在分娩后变得松弛，导致阴道的紧握力降低、控制力变差，从而可间接地影响性高潮的满意度。从妊娠中期起，胎盘会分泌大量的松弛素及孕激素，直接导致盆底组织结构、胶原纤维的变化，使盆底支持结构强度下降。另外，盆底支持组织中的韧带、筋膜、肌肉和神经，在阴道分娩的女性（尤其难产女性）中，会出现不同程度的损伤。阴道黏膜组织学检查显示，产后阴道前壁黏膜的神经纤维分布减少，但是这种异常在产后 60d 时会逐渐恢复至正常水平。第二个可能机制是外阴的神经影响。外阴神经是阴蒂、阴唇和和会阴的主要传入神经，它是与女性性功能有关的反射通路的传导神经。已经证明在阴道分娩以后，外阴神经会受到损伤。分娩期的外阴神经损伤有两种原因：第一个原因是外阴神经遭到胎儿头部的挤压，导致急性神经功能紊乱和缺血性损害；第二个原因是过度牵拉造成的伤害，主要与分娩的第二产程有关。产程中一些操作或因素可引起阴唇、阴蒂、会阴浅层肌群、深层肌群以及肛门括约肌等组织结构损伤，以及分布广泛且丰富的神经的损伤，比如巨大儿、产妇用力不当、急产、产钳术、胎头吸引术等，可以使以上在性活动中起到重要作用的组织结构在接受性刺激、性唤起过程中失去应有的性敏感，导致女性性唤起障碍。其中，80% 的经阴道分娩女性的盆底肌损伤是可逆的，绝大部分产后性功能障碍的患者在阴部神经功能恢复后，性功能障碍症状亦会消失。长期研究证据还显示，这种神经异常症状与禁欲有关。

盆底功能障碍性疾病（Pelvic floor dysfunction，PFD）是由盆腔支持结构病变而引起的盆底正常功能等发生改变，进而引起的相关疾病。其主要包括尿失禁、盆腔器官脱垂、慢性盆腔痛、便秘及大便失禁等，严重影响患者的生活质量。PFD 与 FSD 之间的关系密切，且两者呈正相关影响。

第三节　诊　断

一、临床表现及分类

女性性欲障碍中的性欲低下主要表现为持续或反复地对性活动不感兴趣，缺乏性幻想，参与性活动的主观愿望和意识缺失，以及主动性行为的要求降低。功能性性欲低下可伴随存在心理症状；器质性性欲低下也可伴随相对应的器质性病变。根据马晓年等提出的性欲低下的临床表现，可将其分为以下四级。①Ⅰ级：性欲较正常减弱，但可接受性伴侣的性要求。②Ⅱ级：性欲在某一阶段后出现减弱或只有在特定境遇下才出现减弱。③Ⅲ级：性欲一贯低下，每月性生活不足 2 次或虽然超过但系被动服从。④Ⅳ级：性欲一贯低下，中断性生活 6 个月以上。

性欲亢进表现为终日沉于性兴奋之中，从各方面持续地表现出对性的强烈渴求，为了获取性满足而寻找一切可能的性交对象和性交机会。临床表现为性兴奋出现过多、过快、过于剧烈，而当达不到要求时便出现焦虑、激动，甚至心慌、头昏、失眠、四肢无力等症状。患者对性活动的反应也超常地强烈，甚至拥抱、接吻也能产生强烈的性高潮。

性厌恶大多表现为回避性行为，并对性行为或性想象产生过分的焦虑和厌恶，严重者甚至表现为惊恐。程度轻微者可能可以有性高潮反应，但是不能在随意的性接触中使厌恶的情绪得以缓解；程度严重者即使是性伴侣轻柔的抚摸、拥抱也即刻会产生恶心、呕吐等反应，性器官的接触更会使其产生紧张、恐惧、不安的情绪，还会出现心慌、全身颤抖、大汗淋漓、面色苍白等表现。根据病情的程度轻重，可将女性性厌恶分为以下四级。

Ⅰ级：在一般情况下，尚能勉强接受性接触及性活动，仅仅在特定环境下才出现对性的厌恶，即性厌恶只是对特定的人或是在特定的环境或特定的性生活方式时才会产生。Ⅱ级：从来就对性生活持有强烈反对的态度，不情愿参加性活动，对性活动从来没有主动的要求。一般情况下，其对性生活有紧张感和焦虑感，有惊恐反应，并尽力地回避性生活。但在特定条件下，如在性伴侣的强烈要求下和十分温暖、安静、安全的环境下，经过较长时间的安抚与性刺激，尚能被动地接受与性伴侣的性生活。Ⅲ级：在态度上，反对任何性活动和性接触；在行动上，竭力排斥任何性活动和性接触，回避任何性活动，根本不可能接受性生活。Ⅳ级：对性活动和性接触持有反对态度，从行为上就表现为排斥，而且在实际性生活过程中，会出现各种变态性机体反应。比如一旦发生性活动，就出现心悸、气短、恶心、呕吐、冷汗、颤抖、僵直、晕厥等性恐惧症状。

性唤起障碍的临床表现可分为四级。Ⅰ级：在性生活中，女性有时或在某些特定境遇下，可出现阴道润滑不足或者反应较慢的表现。Ⅱ级：女性经常出现阴道润滑不足或者反应过慢的现象，对性生活会有一定的影响。Ⅲ级：阴道润滑不足或者反应很慢，导致表现出明显焦虑、不安或不适的情绪。Ⅳ级：阴道润滑严重不足或者几乎没有润滑反应，给性生活造成很大的困扰，导致个人或对方极大不满。

性高潮障碍的临床表现也可分为四级。Ⅰ级：既往有过性高潮史，但目前性高潮缺失。Ⅱ级：性高潮延迟，在足够强度和足够时间的有效性刺激下，女性处于性兴奋期时，性反应持续 20min 以上，却仍难以出现性高潮。Ⅲ级：从未获得过性高潮，或者除性高潮障碍外，还同时出现性欲低下、性唤起障碍及性感缺失等，表现为全程式女性性功能障碍。Ⅳ级：从未获得性高潮，并经多种治疗仍无任何改善（此为难治性性高潮障碍）。

性交疼痛按照严重程度可分为四级。Ⅰ级：性交时有轻度疼痛或不适感。Ⅱ级：阴茎插入时或抽动时即出现阴道浅部疼痛。Ⅲ级：性交时，阴道深处疼痛或者在性交结束后仍持续存在疼痛。Ⅳ级：性交疼痛严重到不能进行性交，并且性交疼痛症状的出现时间较久。

根据临床表现的严重程度，将阴道痉挛可分为以下四级。Ⅰ级：痉挛仅限于会阴部肌肉及肛提肌群，或仅在特定的境遇下发生痉挛。Ⅱ级：痉挛不仅局限在会阴部，而且包括整个骨盆的肌群，或在多种境遇下均会发生痉挛。Ⅲ级：臀部肌肉也会发生不随意性痉挛，可见整个臀部不由自主地抬起，若痉挛频繁发生，则导致性交很难以完成。Ⅳ级：患者会将双腿内收并极力向后撤退整个身躯，甚至出现大叫等惊恐反应。这些反应大多不是因为实际行动引起的，而是对性伴侣或医生的靠近出现的预感性反应，痉挛系原发性，导致性交未曾完成过。

产后的性功能障碍临床表现可包含以上各个方面。而盆底功能障碍性疾病根据疾病种类的不同，可分别呈现不同的临床表现，具体参阅本书相关章节。

二、体格检查

除对患者日常生活中与性功能有关的各种因素进行综合分析外，还应详细询问病史，包括姓名、年龄、受教育程度、职业、患者和配偶与性相关的情况、性历史、月经生育史及所接受过的治疗、婚姻关系、彼此感情、精神病史及其他全身性疾病情况，注意有无使用影响性功能的药物。采用女性性功能量表对其性功能进行评估，检查心理及精神状态，进行全身包括生殖器官的健康检查。

三、辅助检查

在对性欲低下患者的诊疗过程中，常用的辅助检查包括性激素、甲状腺激素、血糖、血生化测试，还包括女性生殖道血流、阴道顺应性、pH值及阴道等感应阈值相关的检查。彩超用于测定阴蒂、阴唇、尿道、阴道和子宫最大收缩期血流流速和舒张期末静脉血流流速。顺应性测量仪可用于测定阴道内压力/流量的变化。生物震感阈值测量器可用于记录生殖道震动阈值。

女性在性活动中又常常处于被动、接受地位，很难单凭性生活频率来做出诊断。加上个人所处的环境、心理、人际关系等都存在差异，临床上难以准确和简单地定量性欲程度。医生在病史询问时除了要详尽，避免遗漏外，更应注意保护患者的个人隐私，避免给患者增加压力。医生应当重视对患者是否有其他精神情感问题进行系统的评价，如抑郁症、焦虑、恐惧症中的社交恐惧、对精神活性药物等的依赖（如酒精依赖）等。值得注意的是，性欲亢进症状多来源于器质性疾病，诊断时除对患者进行全面问诊外，体格检查也十分重要，尤其是针对内分泌、神经系统及妇科的检查。在辅助检查方面，血清性激素检查，血睾酮水平和甲状腺功能的评估尤为重要。脑部 MRI 扫描及单光子放射计算机成像（Single photon eMISsion computed tomography，SPECT）扫描有助于检测脑部血流状态及病变。

根据女性性唤起障碍患者的临床表现分级，可诊断性唤起功能障碍的程度，还需要注意有无性兴奋、性兴趣、焦虑症状，及整体满意度，包括详细了解家族史及与性伴侣的关系。临床诊断时，除对患者进行全面问诊外，体格检查也尤为重要，尤其是针对神经系统及妇科的检查。在辅助检查方面，血清性激素检查较为重要，阴道光体积描记技术（光反射）用于测量阴蒂的血流。在临床上，应判断症状是否与精神障碍、药物等继发性因素相关。

对女性性高潮障碍的诊断，不仅仅需要评价性反应异常与否，更要排除器质性疾病，如血管系统、内分泌系统和神经系统病变。诊断时，除对患者进行全面问诊外，体格检查也十分重要，尤其是针对内分泌、神经系统及妇科的检查。对阴道和阴蒂部位的温觉及震动觉阈值测定亦可作为诊断女性性高潮障碍的方法。根据病史、体格检查和实验室检查，一般可做出诊断。

要评价性交疼痛的生理、心理、社会因素，应首先集中对疼痛的详细描述，包括疼痛的部位、性质、强度、诱发因素、持续时间及具有的意义等特定信息。首先，应把疼痛这一现存问题作为评价的重要出发点。疼痛的位置——当阴茎深深插入阴道时有中线部位上的疼痛，常常提示为器质性疾病，但心理因素也不容忽视。一旦同时存在某些局部疾患、过度焦虑之类的心理因素或既往遭受过消极和痛苦的经历，便会给女性带来疼痛或心理伤害。当没有明显的病理证据而出现单侧疼痛时，除了可能存在的心理因素之外，还应考虑是否与单侧卵巢的生理活动变化有关。患者若有性交后直肠疼痛，则需要考虑急性或慢性肛门直肠病理改变的可能。对疼痛性质、诱发因素、持续时间、强度，也需要详细记录。

阴道痉挛患者在性交时，阴道口强烈收缩，使阴茎插入困难或引起疼痛。对此，可进行专科检查，包括阴道深部触诊、内窥器检查、染色涂片检查及阴道分泌物培养等。若患者极度恐惧阴道及生殖器官检查，必要时可在麻醉下进行以上检查，排除器质性病变。

第四节 治 疗

一、非手术治疗

对于女性性功能障碍，应根据不同病因进行针对性治疗。这些治疗主要包括心理治疗、行为治疗、药物治疗及原发病治疗，且多为联合治疗。

（一）原发病治疗

对于器质性疾病导致的性功能障碍，首先应积极治疗原发病。应积极治疗各种慢性疾病（包括内分泌疾病、泌尿系统疾病及妇科疾病等）。另外，应培养良好的生活习惯，戒吸烟、酗酒，规律作息，适当体育锻炼。

（二）心理治疗

医生应全面掌握患者患病经历与病情特点，综合分析，准确判断性心理障碍的类型和程度，制订个性化的治疗方案，强调夫妻配合共同治疗。对性欲低下的心理治疗具体方法有：增进感情，纠正双方错误的生活模式，帮助就诊夫妇消除婚姻及性生活中存在的心理障碍问题，使两性关系和谐；并对性知识缺乏的患者进行性知识教育，注意强调性活动过程中的"前戏"和"后戏"；性伴侣双方要勇于探索满意的性爱方式。在对性欲亢进患者的治疗中，要注意对患者进行性知识宣教和引导正确的性观念，使患者建立起对性生活的合理认识，充分配合规范性治疗，树立起治疗信心；合理安排生活节奏，探索性行为频率和时间底线，取消色情物的刺激，综合调整造成性欲亢进的认知信念及行为。在对性厌恶及唤起障碍的治疗中，更要注意消除对性伴侣的敌意和偏见，走出内心的阴影，鼓励性伴侣双方共同参与到治疗过程中。对阴道痉挛的心理治疗包括消除条件反射性阴道反应及恐惧因素。应强调生殖器官解剖结构为正常状态。性交失败的原因是心情太紧张或存在潜意识里的性抑制。性健康咨询与宣教可以提高性伴侣之间的有效沟通，从而减轻患者焦虑、抑郁的心理状态。心理健康行为治疗可以帮助两性双方充分感受并理解影响人体的行为，以便纠正在性交时的逃避行为。

（三）行为疗法

1. 性感集中训练

性感集中训练系于 20 世纪 70 年代由美国妇产科学家玛司特斯和心理学家约翰逊夫妇创立，是治疗性功能障碍的一种快速且有效的心理行为疗法。

性感集中训练，又称两周强化治疗法，就是配偶双方集中接受为期 2 周的性治疗计划。它的一个重要原则是让患者夫妇建立一种强化意识，即在治疗中集中精力去体验愉快的性感受，而不是注意性表现的好坏，更不是追求某种难以达到的目的（如高潮的出现）。该疗法所谓的"集中"是指意念的集中，也即抛开为解决某种导致性功能障碍的不良行为而带来的紧张或焦虑情绪，只集中意念去体会渐渐增强的性感受，这将贯穿于整个治疗过程中。

其中操作步骤如下。

（1）非生殖器性感集中训练：按照广义的性观念——全身皮肤都能接受性刺激。本阶段的目的就是通过夫妇彼此的皮肤抚摸来获得性乐趣，并以此缓解患者的紧张、焦虑情绪。注意在这个阶段，抚摸时绝不准许接触乳房和生殖器官。而衣着多少、谁开始、抚摸的顺序、频率、手法的轻重和抚摸时间长短都存在种种变化，这些需要医生事先与患者夫妇进行充分的讨论和做出安排，从夫妇双方都能接受的肉体接触水平上开始训练，逐步增强亲密感和愉快的性体验。

（2）生殖器官性感集中训练：完成第一阶段抚摸的基础上，后将抚摸的范围扩大至乳房和生殖器官。本阶段的目的仍是让患者体会性刺激的乐趣，而不是把注意力放在实现某种目标上。这是消除患者紧张、焦虑的情绪，改善性唤起能力的关键步骤。采取"刺激 - 停止 - 再刺激"的技术能有效消除性恐惧。总之，在生殖器的抚摸中，夫妇双方一定要充分照顾到对方的意愿和承受力，不要希望一次就能给对方带来令其满意的刺激，而是需要通过多次的训练才能达到默契的配合。

（3）阴道容纳：目的是进一步减轻焦虑并向性交过渡，即允许阴茎插入阴道，但不要做抽动性交，故又称"插入训练"。多采用女上位进行。本阶段的主导权应主要控制在女方患者身上。在此期间，丈夫应按医生的要求做到充分的放松，不应强求过早地进入性交阶段，而应集中意念去体会性刺激所带来的愉快感受，及逐步增强对性激动的控制能力，等待治疗医生做出允许性交的决定。

（4）阴道容纳合并腔内活动训练：在这个阶段可允许抽动及实质性性交。在本项的后期阶段，仍采取女上位并由女方先主动发起这一活动，其要点仍是把注意力放在体验性交的感受上，而不要追求某种期望的目标（如勃起的硬度、性交时间的长短、性高潮的出现等）。在性活动恢复自然性后，高潮会随之到来。当达到一定的性兴奋后，男方再开始活动，先慢后快，逐渐增强活动的幅度，直到性交完成。训练过程要循序渐进，坚持不懈，若在某一阶段练习不能确切完成或者有抵触，就应退回至上一阶段的训练，直到可以很好地耐受并完成为止。

2. 盆底肌肌力训练

盆底肌中耻骨尾骨肌支撑着骨盆内器官及环绕阴道，规律进行盆底肌锻炼有助于增强该肌的力量，增加性交时对阴茎的紧握作用，增强快感，从而提高性欲。盆底肌肌力训练可帮助提高盆底肌群的肌力，增加生殖器部位的血流，提高性活动时的控制力，从而改善性功能；还具有控制排尿、排便、改善盆底肌的运动功能，提高盆底肌力及阴道弹性、塑形，促进肌肉代谢能力的作用。盆底肌肌力训练适用于性功能障碍，轻、中度压力性尿失禁，膀胱过度活动症，产后盆底康复，其他盆底功能障碍疾病，泌尿、妇产、肛肠手术术后康复。具体操作：收缩耻骨尾骨肌，保持 3s，放松 3s，重复坚持练习，每天 3 次，每次 10min；熟练以后，可以把收缩和放松的时间都延长到 5 ～ 10s。正确找到盆底肌群位置：在寻找正确盆底肌群时，建议腹部、臀部、大腿不用力，将阴道、肛门向肚脐方向上提收紧并保持。若在排尿过程中，将阴道、肛门向肚脐方向上提收紧能够使排尿停止，将阴道、肛门放松能够使排尿继续进行，即找到正确盆底肌群。女性也可以将手洗干净后，试着将一至两根手指放入阴道，用力收缩，感受用力的方式。

3. 手淫或振荡器疗法

该疗法通过对性高潮的体验来提高性欲，有助于建立起自信心和增强性欲。振荡器用于增强性快感，主要通过高频振荡促进性反应过程，适当使用可使女性达到性高潮，对因长期性高潮缺乏而导致的性欲低下有效（见图 17-1）。手淫疗法可达到类似的效果，但少部分人由此产生对手淫的依赖而回避夫妻性生活。

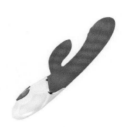

图 17-1　电动振荡器

4. 脱敏疗法

脱敏疗法主要是通过行为干预促进无意识冲突的解决，是性厌恶的治疗方法。具体操作如下：欣赏自己的裸体无反感后，熟悉生殖器结构，每天两次用温水冲洗外阴、大小阴唇、阴道口，直到无紧张感。每天冲洗外阴后，清洗手指，对外生殖器进行自我抚摸，由外向内，抚摸阴蒂、大小阴唇、阴道口等，再将手指伸入阴道，直到两个手指伸入阴道不再紧张为止。之后，采取女上位姿势进行性交，成功后过渡到正常的性生活。

5. 阴蒂治疗仪及盆底生物反馈治疗仪

阴蒂治疗仪主要通过增加阴蒂周围负压而促进阴蒂血流的增加，有助于阴蒂海绵体充血肿胀，调节阴蒂敏感性，提高性满意程度（见图 17-2）。盆底生物反馈治疗仪可通过改善肌力，调节末梢神经敏感度，进而改善患者性满意度（见图 17-3）。

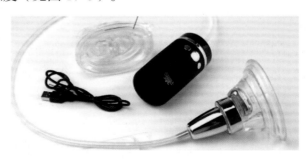

图 17-2　阴蒂负压治疗仪

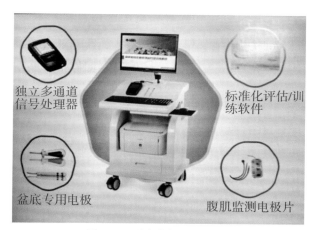

独立多通道
信号处理器

标准化评估/训
练软件

盆底专用电极

腹肌监测电极片

图 17-3　盆底生物反馈治疗仪

6. 手法治疗及其他治疗

对于原发性性高潮障碍患者，可采取手淫、振荡器刺激敏感区、无意识高潮恐惧的消除、分散注意力及盆底肌肌力训练等治疗方法。对于境遇性性高潮障碍患者，在于解决"无高潮"情况下，对患者产生抑制作用的特殊冲突。在性交过程中不能达到高潮者，可采用增强先于性交的性唤起，通过性伴侣爱抚、扩张阴道口及深压阴道4点、8点位置提高阴道本体感觉，性伴侣双方采用阴蒂刺激及性交相结合方法。催眠疗法、放松疗法、盆底生物反馈治疗、温水坐浴是性交疼痛治疗中的重要方法，必要时可行阴道扩张。针对阴道痉挛者，可通过对盆腔肌肉反复的"收紧-松弛"训练来达到治疗目的。此外，可使用由小到大号的阴道扩张器，对阴道肌肉逐步进行扩张治疗。据报道，肉毒毒素A注射治疗对中重度阴道痉挛也有一定疗效。

（四）药物治疗

1. 激素治疗

雌激素替代治疗可增加阴蒂的敏感性和性欲，减轻性交疼痛，有效地提高性欲及性活动。雌激素局部应用可以治疗阴道干涩、灼热感以及尿频、尿急感。绝经期女性的性欲低下、阴道干涩和性交痛可用雄激素与雌激素联合用药。局部应用睾酮的霜剂可以增强阴蒂的敏感性以及阴道的润滑度，从而提升性欲以及提高性唤起能力。另外，雄激素替代治疗可用于卵巢功能或肾上腺功能不足患者；而对于雌激素水平正常的患者，雄激素替代治疗只能作为辅助治疗。抗雄激素药物包括激素类环丙孕酮、雌二醇等。性唤起障碍中的激素药物治疗包括睾酮、雌激素、脱氢表雄酮、选择性雌激素受体调节剂等。非激素类药物治疗包括中枢作用制剂、磷酸二酯酶抑制剂、前列腺 E_1 及阴道润滑剂等。抗抑郁药物包括安非他酮、5-羟色胺能药物、心理刺激剂等。

2. 多巴胺激动剂

左旋多巴为多巴胺的前体物质，通过血脑屏障进入中枢，经多巴脱羧酶作用转化成多巴胺而改善性功能。司来吉兰为单胺氧化酶选择性抑制剂，可增加多巴胺在脑内的活动及多巴胺神经的敏感性，副作用较少。

3. 西地那非

西地那非通过减少第二信使 cGMP 的降解，来增强一氧化氮介导的阴蒂海绵体与阴道平滑肌的舒张作用。西地那非单用或者与其他血管活性药物联合使用治疗女性性唤起障碍，均可有一定的疗效。

4. 抗抑郁药与抗精神病类药物

丁胺苯丙酮具有加强多巴胺和抑制催乳素的作用，可增强性欲。曲唑酮具有多种潜在的促进性行为的药理作用：①能抑制 5-羟色胺摄取、阻断 α_1 受体；②对节后 β 受体有脱敏作用；③降低血中催乳素水平及多巴胺刺激作用。选择性 5-羟色胺再摄取抑制剂（如氟西汀）可帮助患者改善性功能。以上这些药物对抑郁伴性功能障碍者亦可有疗效。抗抑郁药包括盐酸曲唑酮、氟西汀等。镇静药物可用于更年期、内分泌失调等原因引起的性欲亢进。抗精神病类药物主要有：三环类抗抑郁药，例如丙咪嗪、地昔帕明、阿米替林等；单胺氧化酶抑制剂及阿普唑仑。

5. 酚妥拉明

酚妥拉明作为非选择性 α 肾上腺素能受体阻滞剂，可起到舒张阴蒂海绵体和血管平滑肌的作用，增加阴道血流，改善性唤起能力。

6. 中医药及其他治疗

中药（如银杏叶等）在女性性欲低下患者的治疗中也起到了一定的作用。

二、手术治疗

对于继发性性高潮障碍患者，要积极治疗原发病。必要时，可行阴蒂包皮切除术、性敏感提升术等泌尿外生殖器官整复术。术前严格把握手术指征是很重要的。而对于中重度压力性尿失禁，可采取手术治疗，手术治疗方案的选择详见《女性压力性尿失禁》章节。中老年的子宫脱垂患者，虽然病情并不十分严重，不妨碍健康及日常生活，但亦有夫妻双方坚决要求阴道及会阴修补者，术后患者产生外阴部较紧的舒适感，性生活明显改善，家庭美满。如外阴无严重湿疹，脱垂的子宫能回纳，均可性交。放子宫托者，若子宫托可顺利取放，则不妨碍性交；但在性交前需取出子宫托，清洗备用，同时清洗分泌物，再行性交。必须注意，如果发生子宫嵌顿，子宫托不能取出，则不能性交，因为阴茎触及子宫托，将产生摩擦痛，甚至擦破表皮引起溃疡，损伤生殖器官。手术治疗者（包括盆底重建和子宫切除），术后 6～8 周可恢复性生活。经阴道子宫切除术后刚恢复性生活时，注意动作应温柔、不鲁莽，阴茎插入不宜过深。刚性交时，可能有出血或疼痛，多因阴道伤口肉芽破损引起。在 2～3 次性生活后，无异常情况发生，则可过正常的性生活。

三、新技术应用及展望

目前，国内也有学者对传统的盆底肌肌力训练进行改良，将传统的盆底肌肌力训练与东方舞相结合，通过运动力学对机体的调节作用制定出改良型盆底优化训练疗法——龑式盆底优化训练疗法，使得盆底肌肉训练被患者更好地坚持与使用。它可有效唤醒女性深、浅肌层收缩的本体感觉，增加阴道壁的压力和阴道的血流，提升女性性功能相关指数，尤其在性欲、性唤起、性满意度、性高潮方面改善显著；也可在改善尿失禁、膀胱过度活动症等基础上提升女性性功能指数，增强幸福感（见图 17-4）。

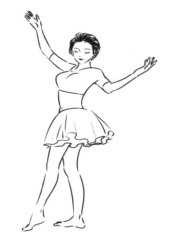

图 17-4 龑式盆底优化训练疗法

在性治疗新概念方面，对于"两性同治，双方提升"，也有一些创新疗法应用于临床，例如赟式性情提升配合训练疗法，由心理情感配合训练、中医穴位按摩、盆底肌群专项训练、性活动所需躯体肌群训练、腔内配合训练及体外配合训练六大部分组成，通过局部—整体—局部中西医结合整合治疗女性性功能障碍，提升两性性和谐及满意度（见图17-5）。

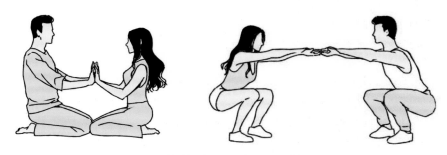

图 17-5　赟式性情提升配合训练系列疗法

第五节　预　防

良好的性健康教育、两性配合、探讨及磨合，都是预防女性性功能障碍的重要措施。另外，坚持有效的盆底肌训练是预防 FSD 的良好方法。具体操作为：收缩耻骨尾骨肌，保持 3s，放松 3s，重复坚持练习，每天 3 次，每次 10min；熟练以后，可以把收缩和放松的时间都延长到 5 ～ 10s。正确找到盆底肌群位置：在寻找正确盆底肌群时，建议腹部、臀部、大腿不用力，将阴道、肛门向肚脐方向上提收紧并保持。若在排尿过程中，将阴道、肛门向肚脐方向上提收紧能够使排尿停止，将阴道、肛门放松能够使排尿继续进行，即找到正确盆底肌群。女性也可以在将手洗干净后，试着将一至两手指放入阴道，用力收缩，感受用力的方式（见视频 17-1）。而改良型盆底优化训练疗法、赟式性情提升配合训练疗法等创新性行为治疗方法在一定程度上也可以帮助患者提高性信心。

视频 17-1

参考文献

Ahmed MR, Madny EH, Sayed Ahmed WA. Prevalence of female sexual dysfunction during pregnancy among Egyptian women [J]. J Obstet Gynaecol Res, 2014, 40: 1023-1029.

Aslan E, Fynes M. Female sexual dysfunction [J]. Int Urogynecol J Pelvic Floor Dysfunct, 2008, 19: 293-305.

Basson R, Berman J, Burnett A, et al. Report of the international consensus development conference on female sexual dysfunction: definitions and classifications [J]. J Urol, 2000, 163: 888-893.

Basson R, Leiblum S, Brotto L, et al. Definitions of women's sexual dysfunction reconsidered: advocating expansion and revision [J]. J PsychosomObstet Gynaecol, 2003, 24: 221-229.

Brin MF, Vapnek JM. Treatment of vaginismus withbotulinum toxin injections [J]. Lancet, 1997, 349: 252-253.

Du J, Ruan X, Gu M, et al. Prevalence of and risk factors for sexual dysfunction in young Chinese women according to the female sexual function index: an internetbasedsurvey [J]. Eur J ContraceptReprod Health Care, 2016, 21: 259-263.

Engman M, Wijma K, Wijma B. Long-term coital behaviorin women treated with cognitive behaviour therapy for superficialcoital pain and vaginismus [J]. Cognitive Behaviour Therapy, 2010, 39: 193-202.

Fageeh WM. Different treatment modalities for refractory vaginismus in Western Saudi Arabia [J]. J Sex Med, 2011, 8(6): 1735-1739.

Frank JE, MIStretta P, Will J. Diagnosis and treatment of female sexual dysfunction [J]. Am Fam Physician, 2008, 77: 635-642.

Hatzimouratidis K, Hatzichristou D. Sexual dysfunctions: classifications and definitions [J]. J Sex Med, 2007, 4: 241-250.

Laumann E, Nicolosi A, Glasser D, et al. Sexual problems among women and men aged 40 — 80 y: prevalence and correlates identified in the global study of sexual attitudes and behaviors [J]. Int J Impot Res, 2005, 17: 39-57.

Oberg K, Sjögren Fugl-Meyer K. On Swedish women's distressing sexual dysfunctions: some concomitant conditions and life satisfaction [J]. J Sex Med, 2005, 2: 169-180.

Pasqualotto EB, Pasqualotto FF, Sobreiro BP, et al. Female sexual dysfunction: the important points to remember [J]. Clinics, 2005, 60: 51-60.

Rosen RC, Shifren JL, Monz BU, et al. Correlates of sexually related personal distress in women with low sexual desire [J]. J SexMed, 2009, 6: 1549-1560.

van Lankveld JJ, Granot M, Weijmar Schultz WC, et al. Women's sexual pain disorders [J]. J Sex Med, 2010, 7: 615-631.

van Lankveld JJDM, ter Kuile MM, de Groot HE, et al. Cognitive-behavioral therapy for women with lifelong vaginismus: a randomized waiting-list controlled trial of efficacy [J]. J Consult Clinical Psychol, 2006, 74: 168-178.

贝为武，容丽媚，梁婧，等．南宁市成年女性性功能障碍状况及其影响因素 [J]．中国计划生育和妇产科，2016, 8: 71-75.

李宏军．女性性功能障碍的治疗进展 [J]．中华男科学杂志，2014, 20(3): 195-200.

娄文佳．女性性功能障碍调查及影响因素初探 [D]．北京：北京协和医学院，2011.

吕坚伟．压力性尿失禁的非手术治疗进展 [J]．上海医药，2016, 37(14): 10-11.

施国伟，王阳赟．改良型盆底优化训练疗法 [M]．北京：人民卫生出版社，2018.

王阳赟，史朝亮，王洋，等．索利那新联合赟式盆底优化训练疗法治疗女性重度膀胱过度活动症的前瞻、随机、对照临床研究 [J]．中国新药与临床研究，2017, 36(11): 657-662.

张爱霞，潘连军，陈湘玉，等．南京市城区女性性功能障碍的调查 [J]．中华男科学杂志，2011, 17(6): 488-491.

（王阳赟　施国伟）

附录一　排尿日记

姓名：　　　　性别：　　　　年龄：　　　　记录日期：

时间	液体摄入（mL）	排尿量（mL）	尿急感	漏尿
6：00				
12：00				
18：00				
0：00				
24h 总计				

1. 排尿日记的记录以 3～5d 为宜；时间紧迫，则 1～2d 也可以。

2. 在排尿日记记录期间，不必刻意改变生活方式。

3. 注意区分白天、夜间的排尿。

4. 从晨起第一次排尿开始计算。

附录二 国际尿失禁咨询委员会尿失禁问卷表简表（ICI-Q-SF）

许多患者时常漏尿，该表可用于调查尿失禁的发生率和尿失禁对患者的影响程度。仔细回想您近 4 周来的症状，尽可能回答以下问题。

1. 您的出生日期：□□□□年□□月□□日　　姓名

2. 性别（在"□"处打√）　　男□　　女□

3. 您漏尿的次数？

（在"□"内打√）

从来不漏尿　　　　　　　　　　　　　□ 0

1 星期大约漏尿 1 次或经常不到 1 次　　□ 1

1 星期漏尿 2 次或 3 次　　　　　　　　□ 2

每天大约漏尿 1 次　　　　　　　　　　□ 3

1 天漏尿数次　　　　　　　　　　　　□ 4

一直漏尿　　　　　　　　　　　　　　□ 5

4. 我们想知道您认为自己漏尿的量是多少？

在通常情况下，您的漏尿量是多少（不管您是否使用了防护用品）

（在"□"内打√）

不漏尿　　　　　□ 0

少量漏尿　　　　□ 2

中等量漏尿　　　□ 4

大量漏尿　　　　□ 6

5. 总体上看，漏尿对您日常生活影响程度如何？

请在 0（表示没有影响）～ 10（表示有很大影响）之间的某个数字上画圈

0 1 2 3 4 5 6 7 8 9 10

没有影响　　　　　　　　　　　　有很大影响

ICI-Q-SF 评分（把第 3、4、5 问题的分数相加）：_____

6. 什么时候发生漏尿？

（请在与您情况相符的那些空格打√）

从不漏尿　□

未能到达厕所就会有尿液漏出　□

在咳嗽或打喷嚏时漏尿 □

在睡着时漏尿 □

在活动或体育运动时漏尿 □

在小便完和穿好衣服时漏尿 □

在没有明显理由的情况下漏尿 □

在所有时间内漏尿 □

非常感谢您回答以上的问题!

附录三 尿失禁生活质量问卷（I-QOL）

日期：_____姓名：_____ID：

以下问题对您的影响评分如下。

极端地：1分；相当多：2分；中度：3分；轻度：4分；否：5分。

问　　题	极端地 （1分）	相当多 （2分）	中度 （3分）	轻度 （4分）	否 （5分）
1. 我担心不能及时到卫生间排尿					
2. 我因为尿失禁而顾虑咳嗽或打喷嚏					
3. 我从坐位变为站立时因为担心发生尿失禁而不得不小心					
4. 因尿失禁问题，我需对每个细节事先做好计划					
5. 我因为自己的尿失禁问题而沮丧					
6. 我因为尿失禁问题在长时间离家时感到不自在					
7. 我因尿失禁不能做自己想做的事而感到失落					
8. 我担心别人闻到我身上尿液的异味					
9. 我总顾虑我的尿失禁问题					
10. 能频繁而快速地去卫生间对我很重要					
11. 我为不知陌生环境的卫生间而顾虑					
12. 我担心我的尿失禁问题随着我年龄的增长而日渐严重					
13. 我因为尿失禁问题很难睡个好觉					
14. 我因为尿失禁问题感到尴尬和羞辱					
15. 我因为尿失禁问题觉得自己不是健康的人					

续表

问　题	极端地 （1分）	相当多 （2分）	中度 （3分）	轻度 （4分）	否 （5分）
16. 我因为尿失禁问题感到很无助					
17. 我因为尿失禁问题感到对生活没有兴趣					
18. 我担心尿湿自己					
19. 我觉得自己对膀胱没有控制能力					
20. 因为尿失禁，我必须控制我的饮水量					
21. 尿失禁问题限制了我的穿衣					
22. 尿失禁问题影响了我的性生活					
合计					
最后评分（合计分数－22）/88×100 （范围 0～100；分数越高，生活质量越高）					

总的来说，您对治疗效果满意吗？　　　　□是　　　　□否

以上 22 个问题涉及以下三个方面。

行为的限制：1、2、3、4、10、11、13、20。

心理的影响：5、6、7、9、15、16、17、21、22。

社会障碍：8、12、14、18、19。

索 引

（按拼音字母顺序排序）